# 医学影像学

王交运　王　阳　程晋锋　编著

中国纺织出版社有限公司

**图书在版编目（CIP）数据**

医学影像学 / 王交运，王阳，程晋锋编著. -- 北京：
中国纺织出版社有限公司，2023.10
ISBN 978-7-5229-1084-0

Ⅰ.①医…　Ⅱ.①王…②王…③程…　Ⅲ.①医学摄
影-技术培训-教材　Ⅳ.①R445

中国国家版本馆CIP数据核字（2023）第190951号

责任编辑：傅保娣　　责任校对：王蕙莹　　责任印制：王艳丽

中国纺织出版社有限公司出版发行
地址：北京市朝阳区百子湾东里 A407 号楼　邮政编码：100124
销售电话：010—67004422　传真：010—87155801
http://www.c-textilep.com
中国纺织出版社天猫旗舰店
官方微博 http://weibo.com/2119887771
三河市宏盛印务有限公司印刷　各地新华书店经销
2023年10月第1版第1次印刷
开本：787 × 1092　1/16　印张：26.75
字数：642千字　定价：138.00元

凡购本书，如有缺页、倒页、脱页，由本社图书营销中心调换

# 作者简介

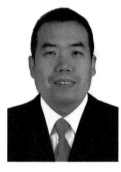

王交运，男，1981年出生，毕业于长治医学院医学影像专业。山西省医师协会介入医师分会青年委员会第一届委员会委员，山西省医师协会介入医师分会第四届委员会委员，晋城市医学会介入医学专业委员会委员。晋城市人民医院主治医师。从事介入科临床工作15年，对介入科各种常见病、多发病的诊断与治疗有丰富经验，对恶性肿瘤疾病的介入治疗有着独到见解，擅长恶性肿瘤经导管持续化疗灌注术。参编著作2部。

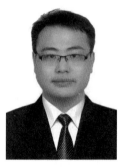

王阳，男，1989年出生，毕业于山西医科大学汾阳学院临床医学专业，医学学士学位，锦州医科大学在职研究生（在读）。山西省医师协会介入医师分会青年委员会委员，山西省医师协会放疗医师分会微创学委员，山西省医学会介入医学专业委员会委员。晋城市人民医院介入放射科主治医师。从事介入放射科临床工作9年，对介入放射科各种常见病、多发病的诊断与治疗有丰富经验，对肿瘤、血管疾病的治疗有着独到见解，擅长腔内治疗以及肝癌、动脉疾病的治疗。

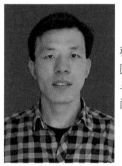

程晋锋，男，1981年出生，毕业于长治医学院临床专业，医学本科。晋城市人民医院超声科主治医师。从事超声专业17年，对超声科各种常见病、多发病的诊断与治疗有丰富经验，对腹部及妇科疾病的诊断有着独到见解，擅长高频超声诊断阑尾炎及小儿肠套叠超声引导水灌肠治疗。参编著作2部，主编专著1部。

# 编 委 会

# 前　言

近年来,随着医学影像学的迅速发展,一些新的检查技术和方法不断涌现,人们对疾病的认识水平也在不断提高,医学影像诊断在临床上的价值愈来愈重要。所有这些影像设备和检查技术的不断创新,不但进一步提高了影像诊断学的成像性,更重要的是使原来难以发现的组织结构和器官的形态、功能及代谢异常变得以清晰显示,从而显著提高了影像诊断水平,拓宽了应用领域。

本书共分为三个部分,从影像诊断、超声医学和介入放射的角度,详细地介绍了人体各个部位以及常见疾病的影像学表现与特点,本书在文字内容上,对其进行了较大幅度的精炼,使其重点更加突出,可读性更强。在方式上,以临床实用为目的,倡导医学影像技术理论化和理论知识实用化,强调实用性,避免与临床脱节。本节可供影像科医生和临床医生参考使用。

本书编写具体分工:王交运(第1～2章,第8章,第11章),共计20万余字;王阳(第3～4章,第9～10章),共计20万余字;程晋锋(第5～7章),共计20万余字。

由于本书编者水平和时间所限,书中难免有疏漏或不足之处,恳请广大师生不吝赐教,提出宝贵的改进意见。

编著者
2023 年 7 月

# 目　　录

## 第一篇　影像诊断学

## 第二篇　超声诊断学

# 第三篇　介入放射学

# 第一篇　影像诊断学

# 第一章　头颈部影像检查

## 第一节　眼眶蜂窝织炎和脓肿

### 一、概述

眼眶蜂窝织炎常为鼻窦炎所致,也可为血源性感染或外伤继发感染引起,细菌经筛板裂隙或静脉侵入眼眶。临床表现为眼球突出、结膜充血及水肿、发热等全身感染症状。

眼眶感染累及眶骨骨膜下导致脓液聚集,即形成骨膜下脓肿,可与蜂窝织炎并存,但仅根据临床表现难以鉴别两者。病因常为鼻窦炎,如筛窦炎与额窦炎,感冒、外伤、异物也可引起本病。临床表现除感染症状外,还可出现疼痛、眼球运动障碍及复视、眼睑下垂,实验室检查白细胞及中性粒细胞计数增高。

### 二、诊断

#### (一)超声检查

眶脂肪回声区增宽,其内呈海绵状或斑驳状。眼眶脓肿形成时则见边界清楚的低回声区或无回声区。

#### (二)CT 检查

眼睑软组织肿胀,眼外肌肿胀肥厚,眶内脂肪间隙密度增高,与周围结构分界不清,增强后明显强化。脓肿形成时可见密度不均匀肿块影,脓肿壁明显强化,脓腔不强化。骨髓炎表现为眶骨破坏、骨膜反应。

#### (三)MRI 表现

(1)眼眶蜂窝织炎时,视神经、眶内脂肪和眼外肌之间界面消失;脂肪的炎性水肿和炎症细胞浸润区呈长 $T_1$、长 $T_2$ 信号,边界不清楚,脂肪抑制 $T_2$ 加权像($T_2$WI)更清晰地显示炎性水肿区呈高信号;增强扫描病变呈明显强化,且强化不均匀。

(2)伴有眼睑软组织肿胀、眼环增厚、眼外肌肿胀及泪腺增大等表现。

(3)眶内脓肿形成时则表现为圆形、椭圆形或梭形影,呈较长 $T_1$、较长 $T_2$ 信号,DWI 上脓液呈明显高信号具有诊断特异性;增强后脓肿壁呈明显环形强化,中间液化区不强化(图 1-1)。

(4)骨髓炎表现为眶骨骨质破坏,骨膜反应,$T_1$WI 上骨髓内高信号脂肪影被低信号的炎

1

性组织取代,在脂肪抑制 $T_2WI$ 序列上呈异常高信号。

(5)鉴别诊断:骨膜下脓肿、骨髓炎需与转移瘤鉴别,主要根据临床表现及强化特点进行鉴别,鉴别有困难时可行活检确诊。

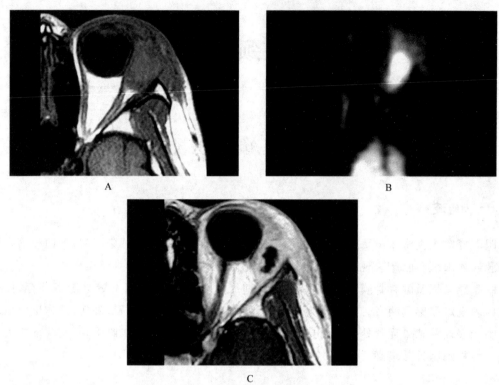

图 1-1　眼眶脓肿 MRI 表现

注　A.$T_1WI$ 示左眼外侧皮下软组织见片状等低信号,局部软组织肿胀,于肌锥外形成肿块影,邻近眼环受压。B.DWI 示病灶中央呈明显高信号。C.增强 $T_1WI$ 示病灶环形强化,脓腔无强化。

(王交运)

# 第二节　鼻窦炎性病变

## 一、概述

鼻窦炎是鼻窦最常见的疾病,以上颌窦发病率最高,其次为筛窦,可单发于某一鼻窦,但多数为两个以上的鼻窦先后或同时出现,少数患者可出现全鼻窦炎。按病程可分为急性鼻窦炎和慢性鼻窦炎,急性鼻窦炎以黏膜充血和炎性渗出为主,慢性鼻窦炎大多是急性鼻窦炎治疗不当或未彻底治愈所致,多表现为黏膜肥厚或息肉样变等。

## 二、诊断

### (一)诊断要点

CT 表现为黏膜增厚和窦腔密度增高,长期慢性炎症可导致窦壁骨质增生、肥厚和窦腔容积减小(图1-2)。窦腔软组织影内见不规则钙化提示并发真菌感染。窦腔扩大、窦腔呈低密度影、增强后周边强化、窦壁膨胀性改变提示鼻窦黏液囊肿。鼻窦炎CT表现为窦腔浑浊、密度增高,有时见气液平面,窦壁完整,骨质无破坏。

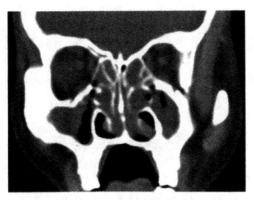

**图1-2 鼻窦炎CT表现**

**注** 双侧上颌窦、筛窦黏膜不规则增厚。

毛霉菌、曲霉菌等真菌感染时,窦腔内密度较高,可见钙化,部分引起骨质破坏,需与恶性病变鉴别。

**(二)鉴别诊断**

①鼻窦内良性肿瘤,鼻窦内肿块密度较高,增强扫描呈轻、中度强化。②鼻窦炎症积液不会发生强化。③毛霉菌、曲霉菌等真菌感染时,窦腔内密度较高,可见钙化,部分引起骨质破坏,需与恶性病变鉴别。

**(三)特别提示**

鼻窦炎临床无明显症状,而影像学检查可有阳性表现,X线摄片发现率约20%,CT发现率约40%,对鼻窦炎的分型及分期具有重要意义。MRI发现率高达60%。MRI检查T$_2$WI窦腔常为较高信号,增强后只有黏膜呈环形强化。

(王交运)

# 第三节 耳部疾病

## 一、中耳炎

中耳炎常见,尤其多见于儿童。中耳炎可为浆液性的,是由欧氏管功能失调,细菌或病毒感染所致。单纯性中耳炎无须放射线检查,但有合并症时,则需进行放射线检查。急性中耳炎可导致融合性乳突炎并伴有骨破坏,使感染突破乳突尖或产生硬膜外脓肿。中耳乳突炎的其他合并症包括脑膜炎、脑脓肿、乙状窦血栓、岩尖炎、化脓性迷路炎、面神经麻痹等。乙状窦栓塞可导致脑的静脉引流梗阻和耳源性脑积水。

急性分泌性中耳炎的CT表现为中耳腔黏膜增厚,腔内有水样密度影(图1-3)。

绝大多数急性中耳炎经治疗后痊愈,但也有比较多的病例变成慢性,其后果是中耳内肉芽组织形成,产生非活动性软组织密度。反复的肉芽组织出血能导致胆脂瘤性肉芽肿形成(图1-4),其病原学是有争议的,但胆固醇结晶、陈旧性出血和巨细胞存在于病变内。鼓膜经常出现紫红色,为陈旧性出血所致。

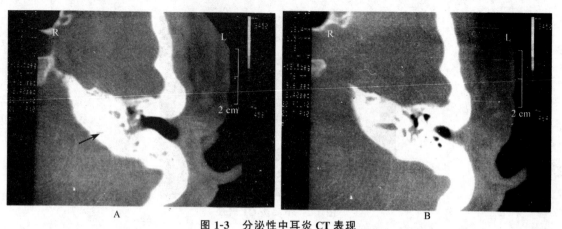

**图1-3 分泌性中耳炎 CT 表现**

　　注　A.横断面,经过圆窗水平,中耳腔内水样密度增高影。乳突气化差,呈致密型。耳蜗导水管显示清晰(箭头)。B.另一患者左耳横断面图像,经过卵圆窗水平,中耳腔内水样密度影,乳突气房模糊,密度增高,气房间隔欠清晰,为中耳与乳突炎症表现。

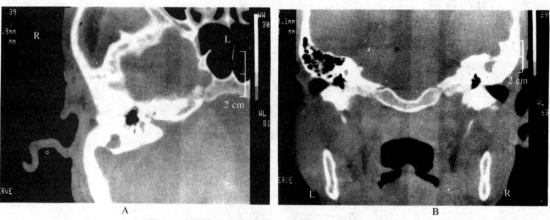

**图1-4 慢性乳突炎合并胆脂瘤性肉芽肿 CT 表现**

　　注　男性,39岁;右侧耳聋,流脓多年。A.横断面,经过卵圆窗水平。B.冠状面扫描:示中耳腔黏膜肥厚,听小骨破坏消失,乳突呈致密硬化型,乳突窦区域可见 0.6cm×0.7cm 不规则骨质破坏区。

　　鼓膜可以穿孔、增厚和向内牵扯。正常鼓膜在 CT 上难以见到,当清晰可见时提示鼓膜增厚。

　　鼓室硬化:是另一个中耳反复感染的合并症,可为纤维性、钙化性和新骨类型,鼓室硬化通常累及鼓膜,可见到小钙化灶沉积,当鼓室硬化累及镫骨时与耳硬化不可鉴别。

　　慢性中耳炎和鼓室硬化因听小骨固定或受侵蚀而产生传导性耳聋。

　　岩锥炎:是岩尖气房的感染,是中耳炎和乳突感染的少见合并症,感染通常经气房的通道扩展到岩尖,CT 表现为岩锥的气房密度增高。

　　岩骨尖综合征:由第Ⅵ对脑神经麻痹、第Ⅴ对脑神经痛和化脓性中耳炎组成,是岩锥炎的不太常见的合并症。

迷路炎骨化:迷路间隙的骨性闭塞,通常继发于化脓性迷路炎,是内耳受累的结果。脑膜、中耳或来自血流的感染可引起化脓性迷路炎。迷路炎性骨化的其他原因包括肿瘤、外伤、内耳出血、进展性耳硬化及外科手术。患者经常存在严重的眩晕和听力丧失。急性感染时迷路表现正常,此后经数月或数年发展为骨性腔隙闭塞。CT 表现为前庭、耳蜗、半规管等的密度明显增高,呈骨化密度。

## 二、胆脂瘤

### (一)病因、病理和临床表现

胆脂瘤一般在慢性炎症基础上发生,上鼓室为好发部位,胆脂瘤的发展途径为上鼓室、鼓窦入口、鼓窦,随着角化碎片增多,肿块逐渐增大。由于膨胀压迫,慢性炎症活动导致骨质破坏,上述部位窦腔明显扩大。有长期流脓病史,鼓膜穿孔位于松弛部。

### (二)诊断要点

CT 表现为上鼓室、鼓窦入口、鼓窦骨质受压破坏,腔道扩大,边缘光滑伴有骨质硬化,扩大的腔道内为软组织密度,增强扫描无强化。

CT 检查还可以发现并发症:鼓室盖骨质破坏;乙状窦壁破坏;内耳破坏;乳突外板破坏(图 1-5)。

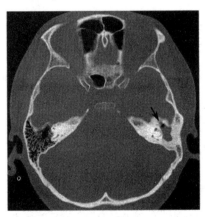

**图 1-5 左侧胆脂瘤 CT 表现**

**注** 上鼓室及乳突开口扩大,骨质破坏,边缘较光整(箭头)。

### (三)鉴别诊断

1.慢性中耳炎

骨质破坏模糊不清,以此鉴别。

2.中耳癌

中耳癌表现为鼓室内软组织肿块,周边骨壁破坏,增强 CT 见肿块向颅中窝或颅后窝侵犯。

3.面神经瘤

MRI 增强扫描明显强化,而胆脂瘤扫描无强化。

**（四）特别提示**

CT除能确定诊断外,还能清晰显示鼓室盖及乙状窦情况,为手术提供良好帮助。

# 三、颞骨血管瘤

## （一）病因、病理和临床表现

颞骨血管瘤包括血管瘤和血管畸形,可发生于外耳道、中耳、面神经管前膝、内耳道底,少见于后膝。临床表现为进行性面肌力弱、搏动性耳鸣及听力障碍等。

## （二）诊断要点

①鼓室、上鼓室软组织肿块;②肿块内钙化或骨针;③骨质蜂窝状或珊瑚状结构和骨质膨大;④面神经管前膝破坏或迷路扩大;⑤内耳道壁破坏;⑥岩骨广泛破坏,骨质破坏边缘不整。

## （三）鉴别诊断

1.面神经肿瘤

首发面瘫,面神经管区占位,局部管腔扩大,骨破坏,CT鉴别困难者,DSA可帮助诊断。

2.鼓室球瘤

CT增强明显强化,MRI特点为肿块内多数迂曲条状或点状血管流空影,DSA检查可确诊。

## （四）特别提示

CT为首选;MRI可确定肿瘤范围;DSA显示异常血管结构,有较大诊断价值。

# 四、外中耳癌

## （一）病因、病理和临床表现

外中耳癌少见,多见于中老年,病理为鳞癌,常有慢性耳部感染或外耳道炎病史。少数为基底细胞癌及腺癌。临床表现:早期为耳聋,耳道分泌物或水样或带血或有臭味,多耳痛难忍;晚期常有面瘫。

## （二）诊断要点

CT示外耳道、鼓室内充满软组织肿块。外耳道骨壁侵蚀破坏,边缘不整。肿块可累及外耳道骨壁、上鼓室、耳蜗、面神经管、颈静脉窝及岩骨尖。增强见肿块向颅中窝、颅后窝侵入破坏。

## （三）鉴别诊断

1.恶性外耳道炎

鉴别困难,需活检。

2.颞骨横纹肌肉瘤

多见于儿童,表现为颞骨广泛破坏,并有软组织肿块,增强高度强化。

## （四）特别提示

CT增强扫描是目前常用的检查方法。MRI显示肿瘤范围更佳,$T_1$加权像呈中等稍低信号,$T_2$加权像呈稍高信号,增强有强化。最后确诊需病理活检。

## 五、耳部先天性畸形

### (一)病因、病理和临床表现

耳部先天性畸形,外耳和中耳起源于第一、第二鳃弓和鳃沟及第一咽囊;内耳由外胚层的听泡发育而来。这些结构的发育异常,常可导致畸形单独发生或同时存在。外耳、中耳畸形临床上较多见。

### (二)诊断要点

外耳道闭锁表现为骨性外耳道狭窄或缺如;中耳畸形可见鼓室狭小和听小骨排列紊乱或缺如;内耳畸形显示前庭、半规管和耳蜗结构发育不全或完全不发育,呈单纯的圆形膜性腔影或致密骨。

### (三)鉴别诊断

一般无须鉴别。

### (四)特别提示

CT 为确定骨性畸形的首选;MRI 容易观察迷路,很好诊断内耳畸形。

(王交运)

# 第四节 鼻窦恶性肿瘤

## 一、概述

(1)鼻窦恶性肿瘤以上颌窦最常见,约占 4/5,其次是筛窦。病理上以鳞状细胞癌多见。

(2)鼻窦癌多见于中老年,肉瘤则多发生于青年,以男性多见。

(3)主要症状为进行性鼻塞、分泌物增多、脓血涕、鼻出血及嗅觉减退等,侵蚀骨壁后可有疼痛、面颊麻木等。

## 二、诊断要点

(1)鼻窦侵袭性肿块,窦壁及邻近骨质破坏,常同时累及鼻腔(图 1-6A)。

(2)好发部位依次为上颌窦(约 85%)、筛窦、蝶窦及额窦。

(3)邻近结构侵犯,包括翼腭窝、眼眶、颌面部软组织、牙槽骨、硬腭,并可沿圆孔侵入海绵窦区。

(4)肿块呈中度、不均匀强化(图 1-6B)。

## 三、特别提示

需与其他窦壁破坏病变鉴别。

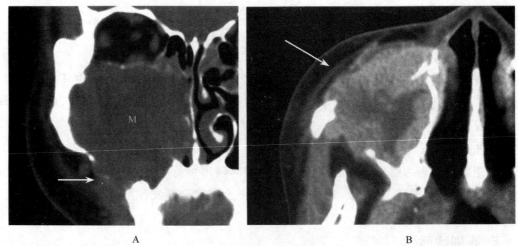

**图 1-6　鼻窦癌影像学表现**

注　A.男性,39 岁,腺样囊性癌。右上颌窦为软组织密度肿块占据(M),窦壁多处破坏,肿瘤侵入右侧鼻腔、筛窦、眼眶及右上颌窦前外侧软组织(箭头)。B.68 岁,鳞状细胞癌。右上颌窦不均匀及中度强化肿块(箭头)。

（王交运）

# 第五节　鼻咽癌

## 一、概述

(1)鼻咽癌是头颈部最常见的恶性肿瘤,是我国南方最常见的恶性肿瘤之一。其病因与遗传、环境和 EB 病毒感染等多种因素相关。好发于中年男性,但可发生于任何年龄段。

(2)鼻咽癌最好发部位为鼻咽顶后壁,其次为侧壁。可分别或同时起源于鼻咽部的假复层纤毛柱状上皮和鳞状上皮,病理上以鳞状细胞癌最多,其次为泡状核细胞癌和低分化腺癌。按照肿瘤的分化程度,分为未分化、低分化和较高分化 3 类,以低分化癌最多见。按照肿瘤的形态可分为结节型、菜花型、浸润型、溃疡型和黏膜下型 5 种类型。

(3)根据鼻咽癌扩散方向,可分为上行型(向上侵及颅底骨质及脑神经)、下行型(有淋巴结转移)和上下行型(兼有颅底、脑神经侵犯和颈部淋巴结转移)。上行型较局限,很少转移,而下行型和上下行型容易发生淋巴结转移,放疗效果不佳,预后较差。

(4)本病早期症状隐蔽,常在广泛浸润周围组织及发生淋巴结转移后才发现,涕血或痰内带血丝为鼻咽癌最常见的早期症状之一。其他症状有鼻塞、耳鸣、耳闷塞及听力减退(阻塞或压迫咽鼓管咽口)等。不少患者以颈部肿块或脑神经损害为首发症状就诊。鼻咽镜检查肿瘤呈紫红色,触之易出血。实验室检查可见 EB 病毒抗体增高。

## 二、诊断

### (一)诊断要点

鼻咽癌病灶较小时,CT 表现为咽隐窝变浅或咽鼓管变平;肿瘤较大时,向鼻咽腔生长,顶后壁或侧壁不规则肿块,咽鼓管隆起变厚。咽旁间隙变小。鼻咽癌常侵犯周围结构,颅底骨质破坏多表现为溶骨性,部分病例为成骨性。

鼻咽癌淋巴转移常位于颈后三角、颈静脉二腹肌淋巴结等,常显示中央低密度,周围有增强(图 1-7)。

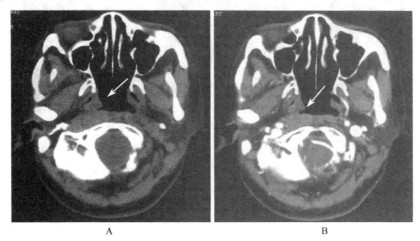

图 1-7　鼻咽癌 CT 表现

注　A.平扫。B.增强扫描。右侧咽隐窝变浅,咽鼓管咽口闭塞(箭头)。

### (二)鉴别诊断

需要同鼻咽部慢性炎症、淋巴瘤、颈部淋巴结结核等鉴别。

### (三)特别提示

CT 能明确鼻咽癌的侵犯范围及有无转移,并用于放疗后随访。

(王交运)

# 第六节　甲状腺癌

## 一、概述

甲状腺癌约占全身恶性肿瘤的 1%,包括甲状腺乳头癌(80%)、滤泡癌(10%)、髓样癌(5%～10%)、间变性癌(1%～2%)。瘤内常见钙化、坏死、囊变、出血、纤维化。临床表现为甲状腺快速增大的实性肿物、淋巴结大、声嘶。

## 二、诊断

### (一)诊断要点

CT 平扫甲状腺癌大小不一,为 2～5cm,常单发,部分病例可累及一叶或双侧甲状腺,边缘不规则,分界不清,密度低于正常残留甲状腺组织且不均,约 50% 可见细盐状钙化及更低密度坏死区;病变与周围组织分界不清,常有颈部淋巴结肿大,转移淋巴结,密度不均,多呈环状强化。甲状腺肿块生长迅速或侵犯包膜和邻近组织、器官是恶性的较为可靠的征象(图 1-8)。

增强扫描不均匀强化,强化程度低于正常组织,病灶边缘变清晰,边界模糊。

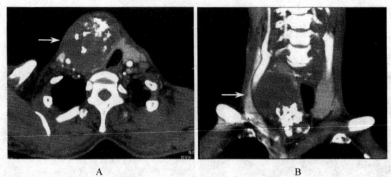

**图 1-8   甲状腺癌 CT 表现**

注    A.右侧甲状腺见不规则肿块,肿块内见不定形钙化,周围间隙不清(箭头)。B.颈静脉、气管受压推移 (箭头)。

### (二)鉴别诊断

需与结节性甲状腺肿、甲状腺腺瘤相鉴别。当甲状腺癌较小时,鉴别诊断困难,需在 B 超引导下活检定性。

### (三)特别提示

总体上 CT 对甲状腺癌的定性较超声没有明显优势。CT 可显示甲状腺癌对周围器官的侵犯、淋巴结转移情况及肿瘤同血管的关系。MRI 能辨别肿瘤切除术后甲状腺内组织特征,将纤维化和肿瘤复发区别开来,利于随访。

（王交运）

# 第七节    先天性颅脑畸形

## 一、CT 诊断

### (一)胼胝体发育不全

**1.病因、病理和临床表现**

胼胝体发育不全是较常见的颅脑发育畸形,包括胼胝体完全缺如和部分缺如,常合并脂肪瘤。

**2.诊断要点**

侧脑室前角扩大、分离,体部距离增宽,并向外突出,三角部和后角扩大,呈"蝙蝠翼"状。第三脑室扩大并向前上移位于分离的侧脑室之间,大脑纵裂一直延伸到第三脑室顶部。合并脂肪瘤时可见纵裂池为负 CT 值伴边缘钙化。

**3.鉴别诊断**

一般无须鉴别。

**4.特别提示**

由于 MRI 可以多方位成像,并且矢状位和冠状位显示胼胝体非常清楚,所以对该病诊断有重要意义。

### (二)小脑扁桃体下疝畸形

**1.病因、病理和临床表现**

小脑扁桃体下疝畸形,系后脑的发育异常。小脑扁桃体变尖、延长,经枕大孔下疝入颈椎管内,可合并延髓和第四脑室下移、脊髓空洞和幕上脑积水等。

**2.诊断要点**

CT 主要表现为幕上脑积水,椎管上端后部类圆形软组织为下疝的小脑扁桃体。X 线平片可显示颅颈部的畸形。

**3.鉴别诊断**

一般无须鉴别。

**4.特别提示**

因为 MRI 可以多方位成像,并且矢状位显示脑干、延髓与枕大孔关系及颈髓内部结构非常清楚,所以对该病诊断有重要意义。应行 MRI 检查。

### (三)脑颜面血管瘤综合征

**1.病因、病理和临床表现**

脑颜面血管瘤综合征又称斯德奇—韦伯(Sturge-Weber)综合征,属于先天性神经皮肤血管发育异常疾病。与神经外胚层和血管中胚层组织发育障碍有关。主要病理改变为颅内血管畸形、颜面三叉神经分布区皮肤血管痣及眼球脉络膜血管畸形。脑的基本病变为覆盖皮质灰质表面的软脑膜血管异常瘤样改变,好发于枕叶或顶枕叶、额叶或颞极,并可以导致血管闭塞、脑组织缺血、萎缩等改变。临床表现主要有:癫痫,部分患者伴偏瘫、不同程度智力低下等,并且颜面部沿三叉神经分布的血管痣的发生常与颅内血管瘤同侧。

**2.诊断要点**

CT 主要表现为枕叶或顶枕叶、额叶或颞极不规则斑片状高密度影或斑点状钙化,局部可以伴发脑萎缩或广泛脑萎缩改变。少数病例增强可以看到钙化部位及周围不规则的轻微脑皮质强化。

**3.鉴别诊断**

一般无须鉴别。

**4.特别提示**

CT 由于对钙化显示效果较 MRI 好,结合临床上三叉神经分布区颜面部血管痣,对该病诊断有重要意义。

### (四)丹迪—沃克畸形

丹迪—沃克(Dandy-Walker)畸形(DWM)即第四脑室中侧孔闭锁,包括典型 DWM、变异型 DWM 及大枕大池。发病机制可能为菱脑发育障碍、第四脑室正中孔开放延迟或第四脑室前膜区与脉络丛融合失败。主要病变为小脑蚓部完全或部分缺如、第四脑室气球样扩大,约70%伴其他神经管闭合障碍、神经元移行异常、脂肪瘤、下丘脑错构瘤、脊髓空洞等。临床特点为头围增大、枕区膨隆、头痛、呕吐、神经运动发育迟缓、小脑性共济失调及其他并发畸形症状。

**1.诊断要点**

(1)小脑蚓部及半球发育不良,第四脑室后壁缺如及向后囊状扩大,脑干及小脑上池受压,小脑蚓部向上旋转。

(2)小脑天幕上移,小脑后部间隔消失,窦汇与横窦上移、位于人字缝顶端上方,枕骨扇贝状受压,幕上脑积水。

(3)颅后窝扩大及枕骨受压、变薄。

2.特别提示

(1)DWM 变异型表现明显较轻,第四脑室上部与上蚓部相对正常,而下蚓部发育不良及逆时针旋转。

(2)应与蛛网膜囊肿、先天性小脑蚓部发育不全鉴别。

### (五)前脑无裂畸形

前脑无裂畸形(HPE)也称无嗅脑畸形,以额叶与深部灰质结构不同程度融合为特征,常并存面中线部畸形。可能为脑憩室化障碍所致,新皮质极度发育不良。临床表现包括面部畸形、小头、尿崩症、抽搐、神经运动发育迟缓、肌张力低下等。

1.诊断要点

(1)单一脑室或脑室部分发育异常,额叶、间脑、基底节融合。

(2)大脑镰及大脑纵裂前部缺如或部分缺如、透明隔缺如。

(3)外侧裂前移及外侧裂角度增大,伴或不伴背侧囊肿,脑积水。

(4)CTA:单一大脑前动脉或其缺如。

(5)CTV:矢状窦与直窦缺如,胚胎型深静脉。

(6)根据畸形程度分型:脑叶型、半脑叶型、无脑叶型。

2.特别提示

(1)分型依据:有无半球间裂、侧脑室枕角及颞角、中央灰质团块。

(2)胼胝体压部及体后部可形成,胼胝体前部缺如,胼胝体嘴部发育。

### (六)无脑回畸形

无脑回畸形属于神经元移行障碍,也称光滑脑,特征为大脑半球表面无脑回脑沟结构及皮质增厚、神经元排列紊乱,脑皮质仅有 4 层结构。可伴其他神经元移行障碍及神经管闭合异常。临床表现为神经运动发育迟缓、抽搐等。

1.诊断要点

(1)大脑半球脑皮质增厚,脑回及脑沟缺如或稀少,灰白质边界欠清楚,外侧裂变浅,岛盖缺如,蛛网膜下隙增宽。

(2)Ⅰ型:外观如"8"字形。Ⅱ型:灰白质边界模糊,髓鞘形成不良。Ⅲ型:合并小脑及脑干发育不良。

2.特别提示

可合并其他神经元移行障碍。

### (七)脑灰质异位

脑灰质异位(HGM)为最常见的神经元移行障碍,局部神经元发育不良,可合并其他脑畸形。常表现为难治性癫痫、认知及神经运动发育迟缓。

1.诊断要点

(1)皮质下或室管膜下结节块状、带状或弧形(脑中脑)等密度影,无强化,偶见营养不良性钙化。

(2)包括带状、室管膜下型、脑皮质下型。

2.特别提示

(1)对于较小的灰质异位,需薄层扫描及窄窗观察。

(2)与结节性硬化不同的是其MR信号与灰质一致。

(3)与等密度转移瘤不同的是无水肿及强化。

### (八)脑裂畸形

脑裂畸形为最严重的神经元移行障碍,也称无透明隔的前脑无裂畸形。可能为宫内感染、创伤及中毒所致。常合并其他神经元移行障碍等。临床表现包括脑瘫、抽搐、智力低下等。

1.诊断要点

(1)贯穿于脑实质的裂隙及软脑膜室管膜缝(PE缝),灰质覆盖,深部与脑室相通,中央前后回附近,局部见粗大皮质静脉。闭口型裂隙较小,开口型裂隙较大。

(2)Ⅰ度,裂隙宽度似脑沟。Ⅱ度,裂隙深达室管膜下,异位灰质向侧脑室突出。Ⅲ度,裂隙与脑室相通,侧脑室壁典型憩室样外突。

2.特别提示

裂隙可为各方向走行,需注意多方位观察。

### (九)神经纤维瘤病Ⅰ型

神经纤维瘤病Ⅰ型(NFl)也称周围型神经纤维瘤病,属神经皮肤综合征,以牛奶咖啡斑、丛状神经纤维瘤、脑错构瘤病变为特征。

1.诊断要点

(1)视神经孔、眶上裂、卵圆孔、人字缝扩大,蝶骨大翼发育不良、脑膜钙化。

(2)脑白质异常密度,皮下及颅底孔神经纤维瘤征象。

2.特别提示

(1)诊断标准中与影像学有关者包括脑与视神经胶质瘤、骨质异常、丛状神经纤维瘤。

(2)CT对于NF1脑实质病变显示不如MRI。

(3)颅外病变:肋骨发夹状改变和多发假关节、脊柱侧弯、椎骨扇贝状受压及椎间孔扩大、硬膜囊扩大、脊膜膨出。

### (十)神经纤维瘤病Ⅱ型(NF2)

神经纤维瘤病Ⅱ型(NF2)也称中央型NF,以颅内脑外多发肿瘤为特征,明显少于NF1。临床表现为听力减退、眩晕、共济障碍、其他脑神经受损症状等。

1.诊断要点

(1)单或双侧听神经瘤,与散发者表现一致(图1-9A),但可侵犯颞骨与耳蜗。其他脑神经(三叉神经最常见)、脊神经鞘瘤。

(2)单发或多发脑膜瘤(图1-9B)或脊膜瘤、脊髓星形细胞瘤或室管膜瘤。

(3)脑膜增厚及钙化、脉络丛与室管膜钙化,继发椎骨受压及侵蚀、椎间孔扩大。

2.特别提示

(1)双侧听神经鞘瘤即可诊断本病(图 1-9A),听神经瘤者中 2％～10％为 NF2。

(2)皮肤表现较少及较小。

(3)合并周围神经神经鞘瘤(图 1-9C)。

(4)需与其他神经皮肤综合征鉴别。

其他几种神经皮肤综合征少见,包括 Wyburn-Mason 综合征、共济失调—毛细血管扩张症、Rendu-Osler-Weber 综合征、Klippel-Trenaunay-Weber 综合征、神经皮肤黑色素病、表皮痣与基底细胞痣综合征、Cowden 病等。

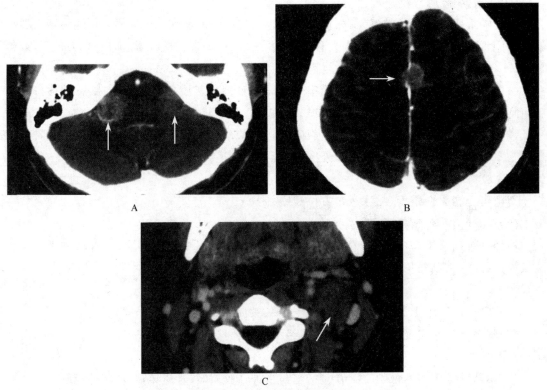

图 1-9　神经纤维瘤病Ⅱ型(NF2)

**注**　A.女性,16 岁,NF2。两侧桥小脑角区不均匀强化肿物(箭头)。B、C.女性,19 岁,NF2。B.多发脑膜瘤合并左侧听神经鞘瘤(未列出),大脑镰脑膜瘤(箭头)。C.左侧颈动脉鞘迷走神经鞘瘤(箭头)。

## (十一)结节性硬化

结节性硬化(Bourneville 病)是正染色体显性遗传性神经皮肤病。特点是在脑、肾、肺、心、脾、消化道和骨骼发生错构瘤。临床上以癫痫、智力障碍和皮脂腺瘤三征为特点。

1.病理

中枢神经系统结节性硬化包括:①皮质和皮质下白质、白质和侧脑室室管膜下错构瘤;②室管膜下结节;③室管膜下巨细胞星形细胞瘤;④放射状异位白质;⑤视网膜星形细胞错构瘤。

错构瘤肉眼观非常结实、坚硬,故称结节性硬化。组织学上,由许多星形细胞和含有 2 个或 3 个细胞核的大的卵圆形细胞组成,有的很像星形细胞和(或)神经单位。还有致密纤维胶质增生、异常髓鞘形成以及不同程度的钙化灶。皮质错构瘤使脑回变扁,很像扁平脑回。皮质下错构瘤可发生于任何部位,但以额、顶区多见,明显钙化在婴儿罕见,偶见于 2 岁以上儿童和成年,可为单发孤立性,但常为多发,单发者常伴室管膜下错构瘤,多见于大脑半球,偶见于小脑半球,可侵犯皮质、皮质下和白质。

室管膜下错构瘤常发生于靠近室间孔后部的尾状核头部、侧脑室外侧缘、侧脑室三角区的前面。70%为多发,30%为双侧性,大小各异,数毫米至 10 毫米不等。位于室间孔的错构瘤通常最大和钙化。室管膜下错构瘤钙化率较皮质或皮质下白质病变的钙化率高。约 10%室管膜下错构瘤演变为星形细胞瘤,尤以侵犯室间孔的尾状核头部的巨细胞星形细胞瘤最常见。

2.临床表现

结节性硬化的发病率为 1:(300 000~500 000),常见于儿童,占精神病院患儿的 0.1%~ 0.5%。临床表现以癫痫、智力障碍和面部皮脂腺瘤,尤以鼻唇区为特征,白斑痣以及其他各种各样的肿瘤。白斑痣表现为扁平、边界清楚的圆形或卵圆形的皮肤病,是最常见和最早期的结节性硬化的皮肤征象。用"皮脂腺瘤"可能是不适当的,因为皮脂腺增生并不常见,有的甚至完全没有皮脂腺增生,实质上较常见的是结缔组织和血管组织,在组织学上很像血管纤维瘤,90%患者均有血管纤维瘤,因此,用血管纤维瘤比皮脂腺瘤的名词更为准确。皮肤病变可在出生后发现,随年龄增长,病变增多和更明显。此外,还可有皮肤血管瘤、奶油咖啡斑等。

结节性硬化除表现在皮肤和中枢神经系统外,身体任何部位均可发生错构瘤,尤以肾血管肌脂肪瘤及肺错构瘤常见。眼球后极视网膜结晶瘤,由中央含透明玻璃质或钙化的纤维胶质组织组成,常不影响视力。此外还可有视网膜血管母细胞瘤和脉络膜血管瘤等。

3.CT 表现

结节性硬化的特征性表现是在侧脑室周围发现钙化结节,这些钙化结节在2~4 岁患儿,头颅平片难以显示,但 CT 可显示,CT 检出率比头颅平片高 50%。约 75%钙化结节为多发性,50%为双侧性,皮质下白质,白质的结节也可钙化。钙化程度与智力障碍或癫痫的程度无直接关系。非钙化性结节表现为同密度,病变较小,所以 CT 难显示,但 CT 增强扫描可显示,所以对癫痫患者 CT 增强扫描是有用的。皮质错构瘤呈高密度,可钙化,周围有一薄层低密度。CT 平扫显示脑实质低密度提示脑血管受累,狭窄导致脑梗死,白质低密度灶提示脱髓鞘,轻度或正常的脑室边缘不规则,必须追随复查,才能与脑室旁非钙化性结节所致的变形相鉴别。较大的室间孔结节可使室间孔阻塞,导致脑积水。高分辨率 CT 可显示视网膜和(或)脉络膜病变。偶尔可见小脑畸形和(或)皮质萎缩,提示普遍性脑发育不良。

颅内钙化结节可先于皮肤病变。有的婴儿结节性硬化可伴有脉络丛增大、脉络丛血管瘤和大脑中动脉分支的钙化。

10%~15%的错构瘤可恶变为胶质母细胞和大圆形星形细胞组织的巨细胞星形细胞瘤,通常生长慢,无转移。室管膜瘤、胶质母细胞瘤和多形胶质母细胞瘤也可由结节性硬化的错构瘤演变而来。良性错构瘤生长慢,钙化性结节不强化,如生长快,钙化性病灶有强化,应考虑到恶变的可能。

颅穹窿可增厚,可能是继发于严重智力障碍;癫痫患者可能为应用苯妥英钠治疗所致。

4.鉴别诊断

结节性硬化以面部皮脂腺瘤(纤维血管瘤)、癫痫和脑室旁结节样钙化为特征,CT诊断不难,但应注意与宫内感染的弓形体原虫病、巨细胞病毒脑炎、AVM、脑—三叉神经血管病(Sturge-Weber综合征)和脑白质异位相鉴别。

弓形体病和巨细胞病毒脑炎的钙化斑点较结节性硬化的钙化结节小,常伴脑萎缩或(和)脑小畸形以及基底节钙化。Sturge-Weber综合征的钙化呈脑回样,分布于枕、顶叶皮质。AVM的钙化常是环形或弓线形,伴局部脑萎缩。脑白质异位位于脑室旁,使脑室边缘不规则,很像结节性硬化,但前者呈等密度,且在脑室内壁,后者高密度,在脑室外壁。

### (十二)脑—三叉神经血管瘤病(Sturge-Weber综合征)

Sturge-Weber综合征既是家族遗传性病变,又可为散发性病变。本综合征以癫痫、面部三叉神经支配区的血管痣和枕叶血管瘤为特征。

1.病理

胚胎学解释了面部血管痣和枕—顶叶血管瘤的相互关系。在胚胎发育早期,发育成三叉神经支配区的面部皮肤的外胚叶,在发育成枕叶和邻近脑实质的神经管的上面及端脑和眼和上面皮的血供相近,因此,随胚胎的发育枕叶后移。

软脑膜血管瘤是很多薄壁、小于$140\mu m$的小静脉网,单层或多达4～5层,聚集于脑表面,偶尔相连的小静脉可穿入皮质。软脑膜血管典型者为单侧性,主要侵犯枕叶,也可为双侧性,侵犯顶、颞、额叶,甚至整个大脑半球,偶尔侵犯小脑。患侧邻近脑实质萎缩。

脑钙化包括脑皮质钙化和小的脑动脉钙化,尤以皮质深层较明显。头颅平片显示的脑回样钙化不是血管钙化,而是脑皮质本身的钙化。这是由于血管瘤本身以及与血管瘤相连的皮层静脉和上矢状窦的血流郁积和(或)栓塞形成,引起局部缺血、缺氧所致。小动脉钙化常在脑表面,与脑回本身无关,偶尔,在较深层的皮质,如4层和5层,可有小滴样毛细血管钙化。

2.临床表现

面部皮肤毛细血管痣,主要侵犯三叉神经支配区、前额、眼睑区和面颊部,尤以上部常见。早期出现癫痫,此外还有同侧偏盲、智力障碍、偏瘫、青光眼、蛛网膜下隙出血等。颅内钙化与三叉神经第一支支配区血管痣必须同时出现,才能诊断本综合征。

3.CT表现

钙化是CT诊断本病的特征。常是单侧性,位于枕叶,偶可为双侧性,也可侵犯顶、颞、额叶,甚至单侧或双侧大脑半球。CT扫描显示钙化呈脑回样或斑片样。患侧脑实质萎缩,尤以邻近钙化区更明显,表现为脑室扩大,脑沟、脑池、脑裂增宽,鼻旁窦和乳突显气化,颅穹窿增厚,蝶骨嵴上抬。CT增强扫描显示血管瘤强化,深部静脉增粗。此外,有的病例还可有脉络丛增大或血管瘤、脱髓鞘和胶质增生等征象。我们遇到1例,钙化灶侵犯双侧大脑半球和双侧基底节。2岁以下患儿钙化程度轻。散发病例可伴中脑AVM。

# 二、MRI 诊断

## （一）脑膜膨出及脑膜脑膨出

颅裂（颅骨缺损）一般发生在颅骨中线部位，少数可偏于一侧，颅穹窿部、颅底部均可发生。颅内结构自该处疝出至颅外。发生于颅穹窿部者，可自枕、后囟、顶骨间、前囟、额骨间或颞部膨出。发生于颅底部者，可自鼻根部、鼻腔、鼻咽腔或眼眶部位膨出。根据疝出物的不同，分为脑膜膨出和脑膜脑膨出，脑膜膨出的疝出物为脑膜和脑脊液，脑膜脑膨出的疝出物为脑组织、脑膜和脑脊液，脑室也可疝出。

1.诊断要点

（1）症状和体征。

1）局部症状：可见头颅某处囊性膨出包块，大小各异，触之软而有弹性，其基底部蒂状或广阔基底；有的可触及骨缺损边缘。患儿哭闹时包块增大。透光试验阳性，脑膜脑膨出时有可能见到膨出的脑组织阴影。

2）神经系统症状：轻者无明显症状。重者可出现智力低下、抽搐、不同程度瘫痪，腱反射亢进，不恒定的病理反射。另外，不同发生部位可出现相应脑神经受累表现。

3）邻近器官的受压表现：膨出发生的部位不同，可有头形的不同改变。如发生在鼻根部，可出现颜面畸形、鼻根扁宽、眼距加大、眶腔变小，有时出现"三角眼"。

（2）X 线摄片：头颅 X 线摄片可见颅骨中线部有一圆形骨缺损，边缘硬化，外翻。

（3）CT 表现：CT 不仅可显示颅骨缺损的形态，还可显示膨出颅外组织中是否含有脑组织或脑脊液。脑膜膨出物呈脑脊液密度，脑膜脑膨出物可见脑组织密度影，局部脑组织、脑室受牵拉、变形；合并脑室膨出时，脑组织密度影中见脑脊液密度。

2.MRI 表现

（1）颅骨局限性缺损，颅内结构自缺损处突至颅外，颅裂疝囊的 MRI 较 CT 显示更为清楚，但颅骨缺损显示较差。

（2）脑膜膨出者突出物呈长 $T_1$、长 $T_2$ 信号，与脑脊液信号一致（图 1-10）；脑膜脑膨出者突出物内还含有脑组织，与颅内脑组织相连（图 1-11）。

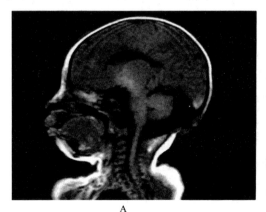
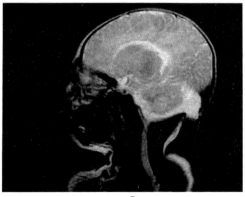

A        B

**图 1-10 脑膜膨出 MRI 表现**

注 A、B.矢状面 $T_1WI$ 和 $T_2WI$ 示枕大池脑脊液自枕骨缺损处疝至颅腔外。

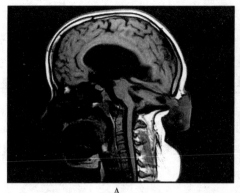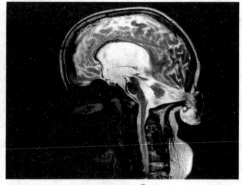

**图 1-11　脑膜脑膨出 MRI 表现**

注　A、B.矢状面 T₁WI 和 T₂WI 示小脑和脑脊液自枕骨缺损处疝出,脑组织受牵拉向枕骨缺损处移位。

（3）脑室牵拉延长,指向颅骨缺损处,甚至可随脑组织膨出至颅外。

（4）MRI 有助于显示颅底的脑膨出。

（5）少数可伴有脑发育异常,包括脑回增宽、皮质增厚、灰质异位等。

## （二）透明隔发育异常

透明隔是两侧侧脑室前角间的间隔,如在胚胎期融合不全,可产生一个潜在的间隙,即透明隔腔或称第五脑室。透明隔腔在 8 个半月以前的胎儿中全部存在,并存在于 82% 的新生儿,15% 永存于成年人,属正常变异。透明隔腔向后上扩展,形成 Vergae 腔,即第六脑室。Vergae腔是胼胝体和穹窿之间海马连合的闭合不全。透明隔腔内如液体过多,具有张力,向外膨隆突出,称为透明隔囊肿。此外,透明隔也可缺如。

**1.诊断要点**

（1）症状和体征:通常透明隔发育异常时临床上可无症状,少数患者可出现非特异症状,如锥体束征阳性。还有少数患者可能有癫痫发作等表现,透明隔缺如时可能有智力发育异常。

（2）CT 表现:平扫可清楚显示透明隔的各种发育异常。

**2.MRI 表现**

（1）第五脑室是位于两侧侧脑室体部之间的腔隙,其内信号与脑脊液一致,其两侧壁与中线平行,侧脑室体部变窄（图 1-12）。

（2）第六脑室表现为第五脑室后上方三角形含脑脊液的腔隙（图 1-13）。

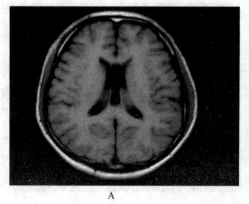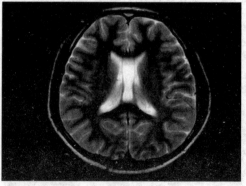

**图 1-12　第五脑室 MRI 表现**

注　A、B.T₁WI 和 T₂WI 示两侧侧脑室体部间第五脑室,与侧脑室内脑脊液信号一致。

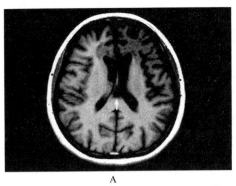
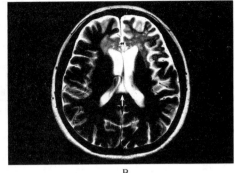

**图 1-13 第六脑室 MRI 表现**

注 A、B.T₁WI 和 T₂WI 示两侧脑室三角区间第六脑室(箭头),与侧脑室内脑脊液信号一致。

(3)透明隔囊肿表现为透明隔壁向外膨隆突出,呈椭圆形,两侧脑室体部受压明显,囊内仍为脑脊液信号(图 1-14)。

(4)透明隔缺如时,等 T₁、短 T₂ 信号的透明隔消失,两侧脑室融合为单一脑室,并常扩大(图 1-15)。

(5)透明隔缺如可伴有其他颅脑畸形。

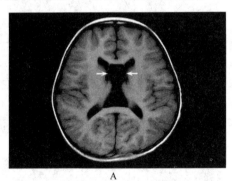
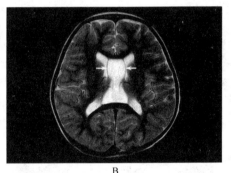

**图 1-14 透明隔囊肿 MRI 表现**

注 A、B.T₁WI 和 T₂WI 示透明隔腔外壁向外膨突,压迫两侧脑室内侧壁(箭头)。

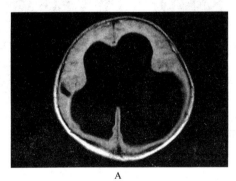
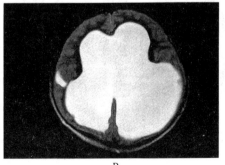

**图 1-15 透明隔缺如 MRI 表现**

注 A、B.T₁WI 和 T₂WI 示两侧脑室相互融合,两者间无透明隔。

### (三)胼胝体发育不良

胼胝体发育不良是最常见的颅脑畸形,是胚胎期背部中线结构发育不良的一种形式。主要包括胼胝体缺如和部分缺如。胼胝体发育不良还可合并其他畸形,如胼胝体脂肪瘤、蛛网膜囊肿、脑膨出、小脑扁桃体下疝畸形、灰质异位症、脑回畸形等。

1.诊断要点

(1)症状和体征:胼胝体发育不良者可无症状或仅有轻度的视觉障碍,或有交叉触觉定位障碍。可有智力发育不全和癫痫。可伴有脑积水改变。婴儿患者常呈痉挛状态并有其他锥体束受累的体征。

(2)CT 表现:胼胝体缺如时两侧侧脑室明显分离,脑室后角扩张,形成典型的"蝙蝠翼"状侧脑室外形。

2.MRI 表现

(1)在矢状面上能够清晰显示胼胝体缺如情况。部分缺如者胼胝体局部缺失,完全缺如时则无胼胝体可见(图 1-16)。

(2)两侧侧脑室明显分离,呈"八"字形,第三脑室扩大并上移,插入两侧侧脑室体部之间。

(3)可合并脂肪瘤等其他畸形(图 1-17)。

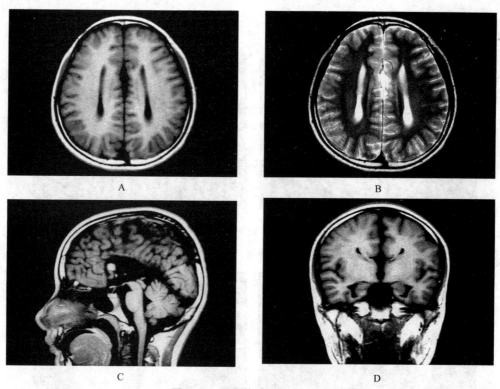

图 1-16　胼胝体缺如 MRI 表现

注　A、B.$T_1WI$ 和 $T_2WI$ 示双侧侧脑室分离,呈"八"字形。C.矢状面 $T_1WI$ 示正常胼胝体结构消失。D.冠状面 $T_1WI$ 示第三脑室扩大向上移位,与两侧侧脑室构成"牛角征"。

### (四)丹迪—沃克综合征

丹迪—沃克(Dandy-Walker)综合征,又称先天性第四脑室中侧孔闭塞,是一组原因未明的菱脑畸形,儿童常见,偶见于成人,无性别差异,可能与遗传、感染、化学性等多种因素有关。

它以第四脑室囊状扩大、小脑半球及小脑蚓部发育不全和脑积水为特征,约 25% 的病例小脑蚓部缺如。常伴中枢神经系统其他畸形。

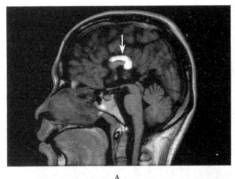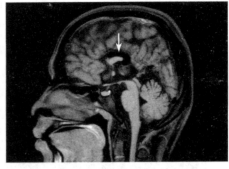

图 1-17　胼胝体发育不良伴脂肪瘤 MRI 表现

注　A.矢状面 $T_1$WI 示正常胼胝体结构大部分消失,仅有少许体部存在,其上部及后部脂肪瘤呈高信号(箭头)。B.脂肪抑制像脂肪瘤呈低信号(箭头)。

1.诊断要点

(1)症状和体征。

1)多数患儿 2 岁以前出现症状,头颅外形异常,可表现为运动迟缓或兴奋性增强。

2)颅高压症状:头痛、呕吐等。

3)可有展神经麻痹、眼颤、共济失调等,严重者可出现痉挛状态,两侧病理征阳性。

(2)CT 表现:可清晰显示小脑蚓部发育不全,第四脑室向后呈囊状扩张。枕骨变薄并膨隆。

2.MRI 表现

(1)小脑蚓部体积变小或缺如,小脑半球体积缩小。

(2)第四脑室扩大,向后与枕大池相通,形成巨大的呈脑脊液信号的囊肿(图 1-18)。

(3)颅后窝扩大,枕骨变薄,天幕、窦汇和横窦向上抬高、移位。

(4)常有不同程度的脑积水,第三脑室、两侧侧脑室扩大。

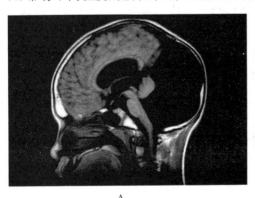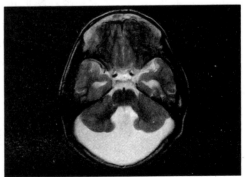

图 1-18　丹迪—沃克综合征 MRI 表现

注　A、B.矢状面 $T_1$WI 和横断面 $T_2$WI 示小脑蚓部大部分缺如,小脑半球体积缩小,第四脑室扩大并与枕大池相通,天幕明显上抬,第三脑室、侧脑室扩张、积水。

### （五）小脑扁桃体延髓联合畸形

最早由 Chiari 描述。通常将菱脑畸形伴脑积水的异常分为 3 种类型，而后将伴有严重小脑发育不全者补充为第 4 种。Chiari Ⅰ 型和 Chiari Ⅱ 型较常见；Chiari Ⅲ 型少见；Chiari Ⅳ 型结构独特，临床罕见。

1.Chiari Ⅰ 型

在 MRI 可见小脑扁桃体下疝，即小脑扁桃体变形、移位，向下疝出枕大孔，进入颈椎管上部。一般认为，小脑扁桃体低于枕大孔 3mm 属于正常范围，低于枕大孔 3～5mm 为界限性异常，低于枕大孔 5mm 可确认下疝。Chiari Ⅰ 型通常不伴有其他的脑畸形。20%～25% 的患者伴有脊髓积水空洞症（图 1-19）。有时伴有颈颅交界处畸形，包括扁平颅底、第 1 颈椎与枕骨融合等。

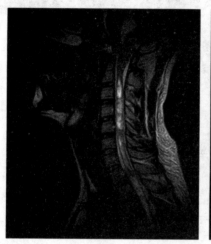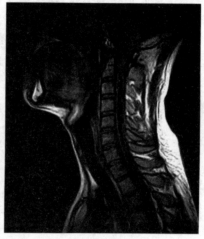

A                                                B

**图 1-19　小脑扁桃体延髓联合畸形 MRI 表现**

注　A、B.颈椎矢状面 $T_2WI$ 及 $T_1WI$ 显示小脑扁桃体突入枕大孔，颈髓及上段胸髓内见脊髓空洞。

2.Chiari Ⅱ 型

它是一种比较复杂的畸形，影响脊椎、颅骨、硬膜和菱脑。与 Chiari Ⅰ 型相比，Chiari Ⅱ 型多伴有幕上畸形，表现更复杂。Chiari Ⅱ 型均伴有某种形式的神经管闭合不全，如脑膜膨出、脊髓脊膜膨出、脑积水等。颅骨和硬膜畸形包括颅骨缺损、枕大孔开裂、不同程度的脑镰发育不全、横窦及窦汇低位伴有颅后窝浅小、小脑幕发育不全伴幕切迹增宽以及小脑蚓部和半球向上膨出（小脑假瘤）；中脑和小脑异常包括菱脑发育不全导致延髓与小脑向下移位、延髓扭曲以及小脑围绕脑干两侧向前内侧生长；脑室和脑池异常包括半球间裂锯齿状扩大、脑室扩大、透明隔缺如或开窗、导水管狭窄或闭塞、第四脑室拉长并变小且向尾侧移位；脑实质异常包括脑回小、灰质异位及胼胝体发育不全；脊柱和脊髓异常包括脊髓脊膜膨出（腰骶部占 75%，颈胸部占 25%）、脊髓积水空洞症、脊髓低位合并脂肪瘤、脊髓纵裂等。

3.Chiari Ⅲ 型

临床少见，表现为 Chiari Ⅱ 型异常伴有下枕部或上颈部脑膨出。

4.Chiari Ⅳ 型

临床罕见，除前述各种异常表现外，还可见小脑缺失或发育不全、脑干细小以及颅后窝大部被脑脊液腔占据。

### （六）脑裂畸形

1.病理和临床表现

脑裂畸形是最严重的神经元移行异常,病理表现为大脑半球内出现衬有灰质的横行裂隙状缺损,从脑表面向内延伸至侧脑室室管膜下,贯穿大脑半球,可发生在大脑半球的任何部位,单侧或双侧均可发生,分为开唇型和闭唇型两种,常伴发灰质异位、多小脑回畸形、透明隔缺如或胼胝体发育不全等。

临床表现为癫痫、运动障碍、智力低下及发育迟缓等症状。

2.诊断要点

（1）从脑表面延伸到室管膜下区的裂隙,可宽窄不一,其内呈脑脊液信号,$T_1WI$ 呈低信号,$T_2WI$ 呈高信号,裂隙可双侧或单侧,可对称或不对称。

（2）开唇型:呈跨大脑半球的宽大脑脊液信号的裂隙,与蛛网膜下隙或脑室相通,裂隙两侧衬以与邻近部位皮质相连的灰质层。

（3）闭唇型:裂隙呈狭缝状,边缘衬以厚薄不一的皮质,MRI上各序列上与灰质信号相同,侧脑室外侧壁可见局限性峰状突起与裂隙相连（图 1-20）。

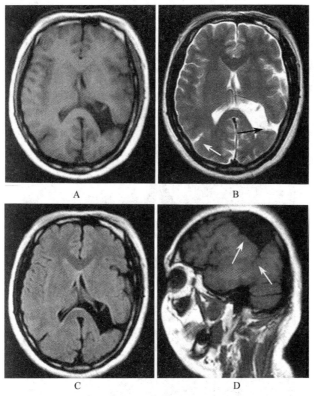

**图 1-20　脑裂畸形（开唇型、闭唇型）MRI 表现**

注　A、B、C.分别为 $T_1WI$、$T_2WI$、FLAIR,示左侧颞枕顶叶交界处一从脑表面延伸到室管膜下的宽大裂隙（开唇型,黑色箭头）,其内呈脑脊液信号,裂隙周边可见灰质信号,裂隙与左侧侧脑室相通,左侧侧脑室三角区扩大;右侧颞枕叶交界处示一狭窄状裂隙（闭唇型,白色箭头）;另合并左侧颞叶局部巨脑回畸形。D.矢状位 $T_1WI$,清晰显示左侧颞枕顶叶交界处裂隙全貌（白色箭头）。

**3.鉴别诊断**

闭唇型脑裂畸形的裂隙不明显时应与孤立型灰质异位鉴别,开唇型脑裂畸形与脑穿通畸形鉴别。

**4.特别提示**

脑裂畸形与脑穿通畸形重要鉴别点在于前者裂隙的周围可见异位的灰质,而后者没有。

### (七)巨脑回畸形

**1.病理和临床表现**

巨脑回畸形是一种先天性大脑发育畸形,它与脑裂畸形、无脑回畸形、多微小脑回畸形、灰质异位等同属神经元移行异常病变。大体病理改变以脑回宽大、脑沟变浅为特征,临床上患者常有不同程度的精神、运动及智力障碍,病情重者常不能发育至成年。

**2.诊断要点**

(1)可有部分脑回结构存在,脑回异常增宽,脑皮质增厚,皮质内表面光滑,白质变薄,脑沟变浅。

(2)根据病变范围可分为全脑型和局限型:前者两侧大脑半球对称性脑沟稀少,脑回粗大,灰质均匀增厚,白质区明显变薄,伴有侧裂扩大和形态上的改变;后者病变主要位于额、颞叶。

(3)巨脑回畸形常伴有神经元移行异常的其他病变,如合并灰质异位等,还可伴有胼胝体发育不全、透明隔缺如等其他脑发育畸形。巨脑回畸形 MRI 表现见图 1-21。

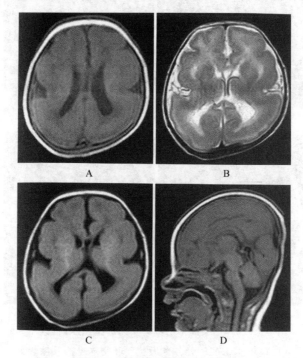

**图 1-21  巨脑回畸形 MRI 表现**

注  A、B、C.分别为 $T_1WI$、$T_2WI$、FLAIR,示双侧额颞顶枕叶脑回粗大,脑回变浅减少,脑灰质均匀增厚,脑白质减少。D.为 $T_1WI$ 矢状位脑沟、脑裂减少,脑表面异常光整。本例还合并胼胝体发育不良。

3.鉴别诊断

本病主要须与多微小脑回畸形及无脑回畸形进行鉴别。

4.特别提示

巨脑回的典型表现为光滑的脑表面、宽大扁平的脑回、变浅的脑沟、异常增厚的皮质等,而无脑回畸形则表现为脑沟、脑回完全消失,脑表面光滑,它是巨脑回畸形程度最重的一种表现。

（王交运）

# 第二章  胸部影像检查

## 第一节  冠状动脉疾病

### 一、急性冠状动脉综合征

#### (一)概述

2018 年欧洲心脏病学会年会公布了第四次心肌梗死全球定义。新定义区分了心肌梗死与心肌损伤,是否存在缺血是关键。心肌肌钙蛋白(cTn)升高,超过了正常值就是心肌损伤。肌钙蛋白值升高和(或)下降过程为急性心肌损伤。若肌钙蛋白持续升高,就是慢性心肌损伤。

心肌梗死定义为急性心肌损伤且存在心肌缺血的临床证据,心肌缺血证据包括:心肌缺血症状,新发缺血性心电图改变,出现病理性 Q 波,新发存活心肌丢失或局部室壁运动异常的影像学证据与缺血性病因,通过血管造影或尸检确定冠状动脉血栓。新的心肌梗死定义仍然分为 5 型。1 型心肌梗死:斑块破裂或斑块侵蚀引起的急性血栓形成;2 型心肌梗死:心肌供氧和需求失衡所致,与急性动脉粥样硬化血栓形成无关;3 型心肌梗死:有心肌缺血症状,且有新出现的心电图缺血性改变或室颤,但尚未得到 cTn 检测结果前患者已死亡,是猝死性心肌梗死;4 型心肌梗死:4a 型为经皮冠脉介入术(PCI)术后再梗死,cTn 值升高>5 倍,4b 型由支架内血栓导致,4c 型为再狭窄所致;5 型心肌梗死:为冠状动脉手术相关心肌梗死,要求 cTn 值升高>10 倍。

急性 ST 段抬高型心肌梗死(STEMI)主要是指由斑块破裂或斑块侵蚀引起急性动脉粥样硬化血栓形成的 1 型心肌梗死,在急性心肌损伤的基础上有心肌缺血的证据,表现为心电图 ST 段抬高及 ST-T 动态演变。

STEMI 的病因主要为动脉粥样斑块破裂、溃疡、裂纹、糜烂或夹层导致一支或多支冠状动脉血栓形成,进一步诱发血栓性阻塞,导致心肌血流减少和坏死。因此,包括血小板和凝血过程激活在内的血栓栓塞机制是 STEMI 发生和进展的核心机制,抗栓治疗在 STEMI 的处置中发挥关键作用。

随着社会经济的发展,人们的生活方式发生了深刻的变化,尤其是人口老龄化及城镇化进程的加速,中国心血管病危险因素流行趋势呈明显上升态势,导致了心血管病的发病人数持续增加。心血管病病死率仍居首位,高于肿瘤及其他疾病。其中,急性心肌梗死病死率总体呈上升态势。因此,进一步提高冠心病一级和二级预防水平,及时诊治 STEMI 刻不容缓。

急性冠状动脉综合征(ACS)的临床特点如下。

(1)病史采集应重点询问胸痛和相关症状。STEMI的典型症状为胸骨后或心前区剧烈的压榨性疼痛(通常超过 10 分钟),可向左上臂、下颌、颈部、背或肩部放射;常伴有恶心、呕吐、大汗和呼吸困难等;含硝酸甘油不能完全缓解。应注意不典型疼痛部位和表现及无痛性心肌梗死(特别是女性、老年、糖尿病及高血压患者)。既往史包括冠心病(心绞痛、心肌梗死、PCI 或冠状动脉搭桥术)、高血压、糖尿病、外科手术或拔牙史、出血性疾病(包括消化性溃疡、脑血管意外、大出血、不明原因贫血或黑便)、脑血管(缺血性脑卒中、颅内出血或蛛网膜下隙出血)病史以及抗血小板、抗凝和溶栓药物应用史。

(2)体格检查方面,应密切关注生命体征。观察患者的一般状态,有无皮肤湿冷、面色苍白、烦躁不安、颈静脉怒张等;听诊有无肺部啰音、心率不齐、心脏杂音和奔马律;评估神经系统体征。对于 STEMI 患者建议采用 Killip 分级法评估心功能,见表 2-1。

表 2-1　Killip 心功能分级评估

| 分级 | 症状与体征 |
| --- | --- |
| Ⅰ级 | 无明显心力衰竭 |
| Ⅱ级 | 有左心衰竭,肺部啰音＜50％肺野,奔马律,窦性心动过速或其他心律失常,静脉压升高,有肺淤血的 X 线表现 |
| Ⅲ级 | 肺部啰音＞50％肺野,可出现急性肺水肿 |
| Ⅳ级 | 心源性休克,有不同阶段和程度的血流动力学障碍 |

(3)心电图表现:对疑似 STEMI 的胸痛患者,应在首次医疗接触(FMC)后 10 分钟内记录 12 导联心电图[下壁和(或)正后壁心肌梗死时需加做 $V_{3R} \sim V_{5R}$ 和 $V_7 \sim V_9$ 导联]。典型的 STEMI 早期心电图表现为,ST 段弓背向上抬高(呈单向曲线)伴或不伴病理性 Q 波、R 波减低(正后壁心肌梗死时,ST 段变化可以不明显)。超急期心电图可表现为异常高大且两支不对称的 T 波。首次心电图不能明确诊断时,需在 10 分钟后复查。与既往心电图进行比较有助于诊断。左束支传导阻滞患者发生心肌梗死时,心电图诊断困难,需结合临床情况仔细判断。建议尽早开始心电监测,以发现恶性心律失常。

(4)实验室检查:cTn 是诊断心肌坏死最特异和敏感的首选心肌损伤标志物,通常在 STEMI 症状发生后 2～4 小时开始升高,10～24 小时达到峰值,并可持续升高 7～14 天。肌酸激酶同工酶(CK-MB)对判断心肌坏死的临床特异性较高,STEMI 时其测值超过正常上限并有动态变化。溶栓治疗后梗死相关动脉开通时 CK-MB 峰值前移(14 小时以内)。CK-MB 测定也适于诊断再发心肌梗死。肌红蛋白测定有助于 STEMI 早期诊断,但特异性较差。

需要强调的是,对于 STEMI 的诊断,实验室检查结果只能明确是否存在心肌损伤,急性心肌损伤的基础上又有心肌缺血的证据才能诊断 STEMI,实验室检查必须与心电图等其他评估方法相结合才能准确地诊断 STEMI。

### (二)影像学检查技术与优选应用

1.影像学检查方法

(1)胸部 X 线摄片有助于判断心肺循环状态、有无明显肺淤血或肺水肿,准确判断 Killip

分级和危险分层。

（2）CT在胸痛三联征(急性心肌梗死、急性肺栓塞、急性主动脉夹层)的鉴别诊断中发挥至关重要的作用,在临床症状和心电图及实验室检查不能明确诊断STEMI或疑诊急性肺栓塞、主动脉夹层的情况下,及时行增强CT检查有助于快速诊断。

（3）心脏磁共振检查和核医学检查,不适合急诊患者的检查,但在评估心肌活性及心肌缺血方面有重要的价值。

2.影像检查流程优选原则

必须指出,通过症状和心电图改变如果能够明确诊断STEMI的患者,不需等待心肌损伤标志物和(或)影像学检查结果,而应尽早给予再灌注及其他相关治疗。床旁胸部X线摄片和超声心动图,在条件允许下是急诊患者首选的影像学检查项目。临床诊断不能除外主动脉夹层或肺动脉栓塞的情况下,胸痛三联征计算机体层血管成像(CTA)检查,可以通过一次扫描、一次造影剂注射,同时显示冠状动脉、肺动脉及主动脉3种血管的图像,为临床及时准确地诊断急性心肌梗死、急性肺栓塞和主动脉夹层提供依据,还为急诊胸痛患者争取抢救时间,降低病死率。

对于错过急诊PCI或冠状动脉搭桥术(CABG)再灌注治疗时间窗的急性心肌梗死患者,心脏核医学检查可帮助判断残余存活心肌及缺血范围,为制订手术方案及风险评估提供依据。心脏磁共振检查技术可帮助判断心肌损伤的病因,如炎症、缺血等,在心肌炎和心肌病的鉴别诊断中发挥重要作用,还可用于急性心肌梗死再灌注治疗后的患者,帮助评估治疗效果及判断预后。

### （三）影像学表现

1.X线表现

胸片对STEMI并无特异性诊断价值,一般情况下都显示正常,但急诊床旁胸片有助于判断STEMI患者的心、肺循环情况,如有无肺淤血及肺水肿,有无心脏增大或充血性心力衰竭等,可用于辅助鉴别诊断及进行风险评估。

2.CT表现

临床明确的ACS患者不需要做CT相关检查。临床症状和心电图未能明确诊断STEMI的情况下,需要及时准确地鉴别诊断。不能除外急性肺栓塞或主动脉夹层时可进一步行心血管增强CT检查。随着近年来扫描技术和成像技术的进步,胸痛三联征CTA检查,实现了一次扫描和一次造影剂注射同时显示冠状动脉、肺动脉及主动脉3种血管的图像,为临床及时准确地诊断急性心肌梗死、急性肺栓塞和主动脉夹层提供依据,避免错误的临床治疗及延误时机(图2-1)。

冠状动脉CT血管成像(CCTA)可以从两个方面进行冠状动脉病变的评价:一是斑块定量分析和斑块定性分析,二是判断管腔是否狭窄和狭窄程度。ACS患者,可以发现肇事血管的闭塞,且CT值<30HU,提示为血栓组织。急性心肌梗死,在CTA图像上,可以发现心内膜的低密度影,并与肇事血管的血流灌注区域一致。近年来,基于CCTA图像后处理获得的血流储备分数(FFR),称为CT-FFR技术,实现了CT无创方法同时诊断血管腔狭窄和缺血的功能。

评价冠状动脉狭窄程度采用国际通用的目测直径法,以狭窄处管腔内径减少的百分比进行计算。2011 年国内《心脏冠状动脉多排 CT 临床应用专家共识》建议,将冠状动脉狭窄程度分 5 级:无狭窄或管腔不规则(0%～25%的狭窄)、轻度狭窄(<50%的狭窄)、中度狭窄(50%～69%的狭窄)、重度狭窄(70%～99%的狭窄)和闭塞(100%狭窄)。CCTA 评价冠状动脉有较高的敏感性和阴性排除价值,是目前诊断和排除冠心病强有力的影像学工具。

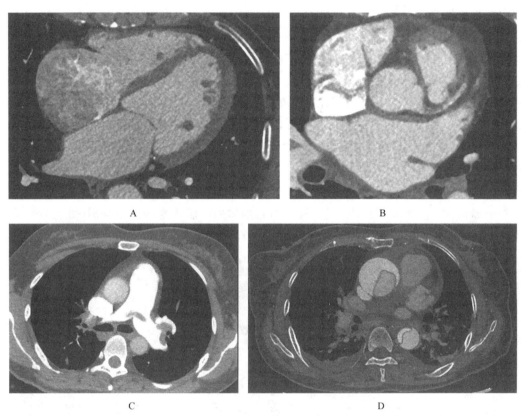

图 2-1　胸痛三联征 CT 表现

注　A.冠状动脉 CT 成像示左心室前壁和下壁心内膜下广泛密度偏低,心肌梗死改变。B.同一病例,前降支近中段非钙化为主混合斑块,近段管腔狭窄 70%～90%。C.肺动脉 CT 成像示肺动脉增宽,左右肺动脉融合部可见骑跨血栓,诊断为急性肺栓塞,继发肺动脉高压。D.全主动脉 CT 成像示主动脉呈双腔结构,诊断为 A 型主动脉夹层。

不同于冠状动脉造影的是,除了判断冠状动脉狭窄程度,CCTA 还可以进行斑块的定性和定量分析,为临床提供更多的信息。CCTA 显示的冠状动脉斑块定性可分为非钙化斑块、钙化斑块和混合斑块。近年来的临床研究结果显示,CCTA 对识别冠状动脉易损斑块有较好的应用价值。易损斑块的 CT 特征包括:低 CT 值斑块(30～60HU)、血管正性重构、点状钙化、餐巾环征(低密度斑块核心周围被较高 CT 值的斑块环绕)。定量分析可以量化斑块负荷,为冠心病患者提供预后信息,也可作为评价药物干预斑块进展的检测工具。

3.心脏 MRI 表现

(1)在 $T_2WI$ 上,发现受累心肌的高信号,即使不用任何造影剂也可表现为高信号,但实际梗死面积小于信号增强区域。

（2）急性心肌梗死在梗死区表现为灌注缺损区域。

（3）延迟强化：在应用 MRI 延迟扫描时，呈现高信号强化。

目前比较一致的看法是，真正可逆性损害的心肌，在 MRI 延迟扫描上并不表现为持久性强化，但梗死区周围缺血损害的心肌，有时也会呈现一过性的强化，随着时间延长，这种现象会逐渐消失。

急性心肌梗死的延迟强化，基于其不同的病理生理学基础，通常表现为 4 种形式。①心内膜下延迟增强，通常心外膜未被累及。这种类型的心肌梗死临床表现为非 Q 波心肌梗死，预后良好。②透壁性延迟强化，通常见于范围广泛的再灌注性心肌梗死，血运重建后无法改善心肌收缩力。③类似于透壁性强化，但同时伴心内膜下低信号区，即通常所称的"无复流"现象。"无复流"现象是指在透壁性心肌梗死的基础上，无法全部恢复再灌注，其原因包括微循环障碍、心肌坏死或严重水肿压迫壁间血管所致，通常被认为是非良性左心室重构的预测因子。急性期心肌梗死有 20%～30% 的患者会出现"无复流"现象。磁共振心肌灌注扫描，无论是首过法还是延迟增强均可显示，但延迟 MRI 效果最佳，表现为无信号和低信号区。④外围强化而中央区无血流灌注呈现为低信号，通常在无再灌注的梗死心肌中可以见到，预后不良。

对于 STEMI 患者，心脏 MRI 检查技术可帮助鉴别心肌损伤的其他病因，如炎症等，在心肌炎和心肌病的鉴别诊断中发挥重要作用（图 2-2）。

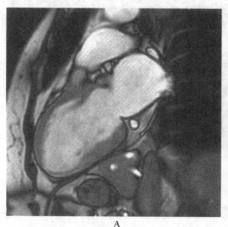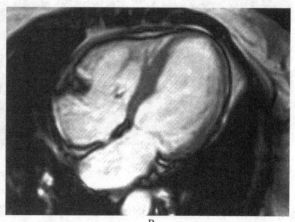

A                                  B

**图 2-2　急性心肌梗死的心脏 MRI 表现**

注　A、B.心脏 MRI 电影序列示左心室中远段收缩功能减退，尤其是在心尖部以及侧壁和下壁运动明显减弱，提示急性心肌梗死。

### （四）诊断

急性冠状动脉综合征的诊断，需要密切结合临床表现，包括病史、症状、心电图改变、心肌酶学检查等，影像学表现为其主要的辅助诊断依据。影像学证据主要包括：①肇事血管的确定，需要明确导致临床症状、心肌缺血/梗死病变的血管，以及其病变部分、范围和狭窄程度等；②肇事血管导致的心肌缺血/梗死的存在与否及其病变程度；③心肌和心脏的功能状态；④其他病变的排除。

### （五）鉴别诊断

STEMI 应与主动脉夹层、急性肺动脉栓塞、急性心包炎、气胸和消化道疾病（如反流性食管炎)等引起的胸痛相鉴别。

向背部放射的严重撕裂样疼痛伴有呼吸困难或晕厥,但无典型的 STEMI 心电图变化者,应警惕主动脉夹层。

肺栓塞常表现为呼吸困难、血压降低、低氧血症。

气胸可以表现为急性呼吸困难、胸痛和患侧呼吸音减弱。胸痛三联征的鉴别诊断困难时可行心血管增强 CT 检查。

急性心包炎表现为发热,胸膜刺激性疼痛,向肩部放射,前倾坐位时减轻,部分患者可闻及心包摩擦音,心电图表现 PR 段压低、ST 段呈弓背向下型抬高,无镜像改变。

消化性溃疡可有胸部或上腹部疼痛,有时向后背放射,可伴晕厥、呕血或黑便。急性胆囊炎可有类似 STEMI 症状,但有右上腹触痛。这些疾病均不出现 STEMI 的心电图特点和演变过程。

## 二、不稳定型心绞痛和非 ST 段抬高型心肌梗死

### (一)概述

不稳定型心绞痛(UA)的定义为在休息或轻微运动时发作的心脏缺血性不适,可以是进行性加重或新发严重的症状。如果出现这些症状的同时,伴有心肌酶的升高(反映心肌坏死的生化标志物),如肌酸激酶(CK)、肌酸激酶同工酶(CK-MB)或肌钙蛋白,则诊断为急性非 ST 段抬高型心肌梗死(NSTEMI)。

UA 和 NSTEMI 具有共同的病理生理基础,它们都是由于近期动脉粥样硬化斑块破裂引起的冠状动脉严重而不完全性的阻塞,大多出现冠状动脉腔内血栓形成。UA 和 NSTEMI 的血栓经常呈非阻塞性和动态变化。少见的原因包括栓塞、动脉夹层、血管炎、可卡因滥用和创伤。冠状动脉血栓最常见的原因是斑块破裂。斑块破裂是冠状动脉血栓形成最主要的原因,约占 75%。斑块破裂或溃疡引发血栓形成的幅度不同,常见情况是仅有一个附壁血栓就可威胁生命。血栓形成和纤溶与血管痉挛有关,常出现血流间歇性中断,而后数天形成分层血栓。血流流过易损斑块处时,斑块物质微粒和血栓被冲刷掉,导致远端栓塞。任何来源的血栓栓塞均可导致微循环阻塞,影响心肌灌注。

除了斑块破裂是最容易理解的一个机制,斑块表面腐蚀也是急性冠状动脉血栓形成的发病基础,约占 20%。而围绕钙化结节的腐蚀,也可以引起少量的冠状动脉血栓。斑块内出血后范围迅速增大也参与 ACS 的发生。除了这些结构性的解剖学物质参与对斑块的破坏作用之外,功能上的改变也影响血栓的稳定性。促凝和抗凝因子、促纤溶和抗纤溶因子对血凝块的稳定性起着重要的作用。炎症是导致血栓形成的基础,而且,参与免疫反应的细胞和分子也参与 ACS 的多个发病过程。大量证据表明,很多途径能通过炎症参与 ACS 的病理生理过程。炎症介质对于调节促炎细胞因子发挥重要作用,T 淋巴细胞可以调节细胞因子影响动脉粥样硬化的生成。活化的 T 细胞集中到斑块破裂的区域,并在原位降低胶原的合成。T 细胞产生较多 CD40 配体和炎症介质 γ 干扰素,这些结果表明,继发性免疫反应在 ACS 的发病机制中起了很重要的作用。在动脉粥样硬化的生成过程中,刺激免疫应答的抗原,包括氧化修饰的脂

质蛋白和在应激组织表达的热休克蛋白 60/65。将炎症与冠状动脉事件联系到一起,为冠状动脉危险分层和预测开辟了一个领域,同时为新的治疗措施寻找了一个新靶点。

UA 和 NSTEMI 患者大多有各种危险因素,如吸烟、高血压、糖尿病、高脂血症及肥胖,高同型半胱氨酸、高尿酸血症可能也是高危因素。UA 主要包括以下 3 种类型。①静息型心绞痛,心绞痛发作在休息时,并且持续时间通常在 20 分钟以上。②初发型心绞痛,1 个月内新发的心绞痛,可表现为自发性发作与劳力性并存,疼痛分级在 Ⅲ 级以上。③恶化劳力型心绞痛,既往有心绞痛病史,近 1 个月内心绞痛恶化加重,发作次数频繁、时间延长或痛阈降低(心绞痛分级至少增加 1 级或疼痛分级在 Ⅲ 级以上)。加拿大心血管病协会心绞痛分级定义:Ⅰ 级,一般体力活动不引起心绞痛,如行走和上楼,但紧张、快速或持续用力可引起心绞痛发作;Ⅱ 级,日常体力活动稍受限,快步行走或上楼、登高、饭后行走或上楼、寒冷或风中行走、情绪激动可发作心绞痛或仅在睡醒后数小时内发作,在正常情况下以一般速度平地步行 200m 以下或登一层以上楼梯受限;Ⅲ 级,日常体力活动明显受限,在正常情况下以一般速度平地步行 100～200m 或登一层楼梯时可发作心绞痛;Ⅳ 级,轻微活动或休息时即可出现心绞痛症状。

变异型心绞痛也是 UA 的一种,通常是自发性的。其特点是一过性 ST 段抬高,多数自行缓解,不演变为心肌梗死。动脉硬化斑块导致内皮功能紊乱和冠状动脉痉挛是其发病原因,硝酸甘油和钙通道阻滞剂可以使其缓解。

NSTEMI 的临床表现和 UA 相似,但是比 UA 更严重,持续时间更长。UA 可发展为 NSTEMI 或 ST 段抬高的心肌梗死。

大部分 UA 和 NSTEMI 可无明显体征。高危患者心肌缺血引起的心功能不全,可有新出现的肺部啰音或原有啰音增加,出现第三心音、心动过缓或心动过速以及新出现的二尖瓣关闭不全等体征。

静息心电图是诊断 UA、NSTEMI 的最重要的方法,并且可提供预后方面的信息。ST-T 动态变化是 UA、NSTEMI 最可靠的心电图表现,UA 时静息心电图可出现 2 个或更多的相邻导联 ST 段下移≥0.1mV。静息状态下症状发作时,记录到一过性 ST 段改变,症状缓解后,ST 段缺血改变出现改善或者发作时倒置 T 波呈伪性改善(假性正常化),发作后恢复原倒置状态,此变化更具有诊断价值,提示急性心肌缺血,并高度提示可能是严重冠状动脉疾病。发作时心电图显示,胸前导联对称的 T 波深倒置并呈动态改变,多提示左前降支严重狭窄。心肌缺血发作时偶有一过性束支阻滞。持续性 ST 段抬高是心肌梗死心电图特征性改变。变异型心绞痛 ST 段常呈一过性抬高。心电图正常并不能排除 ACS 的可能性。胸痛明显发作时心电图完全正常,应考虑到非心源性胸痛。

NSTEMI 的心电图 ST 段压低和 T 波倒置比 UA 更明显和持久,并有系列演变过程,如 T 波倒置逐渐加深,再逐渐变浅,部分还会出现异常 Q 波。两者鉴别除了心电图外,还要根据胸痛症状以及是否检测到血中心肌损伤标志物。高达 25％ 的 NSTEMI 可演变为 Q 波心肌梗死,其余 75％ 则为非 Q 波心肌梗死。ST-T 异常还可以由其他原因引起。ST 段持久抬高的患者,应考虑到左心室室壁瘤、心包炎、肥厚型心肌病、早期复极和预激综合征、中枢神经系统事件等。三环类抗抑郁药和吩噻嗪类药物也可以引起 T 波明显倒置。反复胸痛的患者需进行连续多导联心电图监测,才能发现 ST 段变化及无症状的心肌缺血。

心肌损伤标志物可以帮助诊断 NSTEMI,并且提供有价值的预后信息。心肌损伤标志物水平与预后密切相关。ACS 时常规采用的心肌损伤标志物及其检测时间见表 2-2。

表 2-2　心肌损伤标志物及其检测时间表

| 检测时间 | 肌红蛋白 | 肌钙蛋白 | 肌酸激酶同工酶 |
| --- | --- | --- | --- |
| 开始升高时间(小时) | 1～2 | 2～4 | 6 |
| 峰值时间(小时) | 4～8 | 10～24 | 18～24 |
| 持续时间(天) | 0.5～1.9 | 5～14 | 3～4 |

肌酸激酶同工酶(CK-MB)是评估 ACS 的主要血清心肌损伤标志物。心脏肌钙蛋白复合物包括 3 个亚单位:肌钙蛋白 T(cTnT)、肌钙蛋白 I(cTnI)、肌钙蛋白 C(cTnC)。目前已开发出单克隆抗体免疫检测方法用于检测心脏特异的 cTnT 和 cTnI。因为心肌和平滑肌都有 cTnC 亚型,所以目前尚无用于临床的 cTnC。尽管 cTnT 和 cTnI 诊断心肌损伤有很高的特异性,但是在诊断 NSTEMI 时,还应结合临床症状、体征及心电图变化。如果症状发作后 6 小时肌钙蛋白测定结果为阴性,应在症状发作后 8～12 小时再次测定肌钙蛋白。

cTnT 和 cTnI 升高评估预后的价值优于患者的临床体征、入院心电图表现及出院前运动试验。而在非 ST 段抬高和 CK-MB 正常的患者中,cTnT 和 cTnI 增高可以发现死亡危险增高的患者。cTnT 和 cTnI 与 ACS 患者死亡的危险性呈定量相关关系,但是不能将肌钙蛋白作为评估危险性的唯一指标,因为肌钙蛋白未增高的患者仍然有发生不良事件的风险。目前尚无一种心肌损伤标志物是完全敏感和特异的。采用现有的方法测定 cTnT 和 cTnI,对于发现心肌损伤的敏感度和特异度是相当的。

肌红蛋白存在于心肌、骨骼中。肌红蛋白的分子量比较小,因而它从损伤心肌中释放的速度快于 CK-MB 或肌钙蛋白,在心肌坏死后 2 小时即可从血液中检测。但是肌红蛋白诊断心肌梗死的价值受其增高持续时间短(<24 小时)和缺乏心脏特异性的限制。因此,胸痛发作 4～8小时内只有肌红蛋白增高而心电图不具有诊断性时,不能诊断为急性心肌梗死,需要有心脏特异的标志物 CK-MB、cTnT 或 cTnI 的支持。因为其敏感度高,所以症状发作后 4～8 小时测定肌红蛋白阴性结果有助于排除心肌梗死。

心肌损伤标志物的比较:肌钙蛋白能发现少量心肌坏死的患者,诊断敏感度高,对于预后的评估比其他方法价值大;CK-MB 特异度和敏感度不如肌钙蛋白,但仍然是发现较大范围心肌梗死的一种非常有用的标志物,然而 CK-MB 正常不能除外局灶心肌损害,也不能除外心脏特异肌钙蛋白检测到的心肌梗死不良后果的危险性;肌红蛋白缺乏心脏特异度,因此不能作为单独使用的心肌损伤标志物,但有助于心肌梗死的早期诊断。

**(二)影像检查技术与优选应用**

1.胸部 X 线检查

胸部 X 线检查是临床基本的影像学检查,有助于判断有无肺淤血、肺水肿。

2.CT 检查

CT 主要用于显示冠状动脉斑块和狭窄程度,目前已经成为常规的排查冠心病的主要无创影像学技术。

**3.心脏磁共振检查**

心脏磁共振检查可用于评估心肌梗死、心肌纤维化或心脏重构等。

**4.冠状动脉造影**

冠状动脉造影仍然是临床诊断冠心病及其严重程度的主要技术,特别是用于指导危险分层和治疗策略的确定。采用再血管化治疗前,必须行冠状动脉造影检查。

非 ST 段抬高的急性冠状动脉综合征(NSTE-ACS)的诊断主要基于临床症状、心电图和心脏标志物。对于怀疑 NSTE-ACS 的患者,应在首次医疗接触后 10 分钟完成心电图检查并由具有资质的医生来解读。对于有体征或症状提示正在发生心肌缺血的患者,在最初的 1 小时,应每 15 分钟或每 30 分钟重复进行心电图检查。所有怀疑为 ACS 的患者都应该进行高敏心肌肌钙蛋白(hs-cTn)检测,推荐 hs-cTn 检测的 0h/3h 快速诊断流程。如有必要,CK-MB 可作为 cTn 检测的补充。可考虑负荷测试(运动试验、负荷超声心动图、负荷心肌灌注成像),这对低危且心脏生物标志物阴性的患者具有预后价值。对于无反复胸痛、心电图正常和肌钙蛋白(首选高敏肌钙蛋白)水平正常但是疑似 ACS 的患者,建议在决定有创治疗策略前进行无创药物或运动负荷试验以诱发缺血发作进。进行超声心动图检查评估左心室功能。当冠心病可能性为低或中危,且肌钙蛋白或心电图不能确定诊断时,可考虑冠状动脉 CT 血管成像以排除 ACS。对于血流动力学不稳定、急性肺水肿、快速或缓慢性心律失常、难治性心绞痛伴动态心电图改变的患者,应考虑在 24 小时内尽快进行冠状动脉造影。

## (三)影像学表现

**1.胸部 X 线检查**

胸部 X 线检查对诊断该病无特异性,大多患者胸部 X 线检查显示未见明确异常,但对于较严重的患者,有助于判断有无肺淤血、肺水肿,有无心脏增大或充血性心力衰竭等,对危险分层及评估有价值。

**2.冠状动脉 CT 血管成像**

临床症状和心电图未能明确诊断 NSTE-ACS 的情况下,可行 CT 检查,用以直接显示肇事血管的管腔狭窄程度和病变分布;同时用以排除急性心肌梗死、肺栓塞和主动脉夹层。

CT 对识别冠状动脉易损斑块也有很好的评估价值。病理诊断易损斑块的主要标准包括:活动性炎症(单核细胞、巨噬细胞或 T 淋巴细胞浸润);大脂核,薄纤维帽;内皮脱落,表面血小板聚集;斑块裂隙;狭窄程度＞90%。次要标准包括:表面钙化结节,斑块呈亮黄色,斑块内出血,内皮功能异常,血管正性重构。易损斑块的 CT 特征包括低密度斑块(CT 值＜60HU)、血管正性重构、点状钙化、餐巾环征(低密度斑块周围被较高密度环围绕)。一项 Meta 分析结果表明,ACS 患者冠状动脉斑块中的非钙化斑块总体积、低密度斑块、重构指数等指标,均较稳定型心绞痛患者高,且具有易损斑块的 ACS 患者,其不良心血管事件的发生率远高于具有稳定斑块的患者。

**3.心脏 MRI 诊断**

CMR 能评估心脏整体和局部收缩与舒张功能,利用多种成像加权参数,可分析心肌损伤,识别急性心肌梗死后心肌水肿。例如,$T_2$ 加权像、$T_1$-mapping、$T_2$-mapping、弥散加权成像(DWI)在评价心肌水肿中的应用获得很大进展。

CMR 还能鉴别急性和慢性心肌梗死。$T_2$ 加权像通过心肌水肿的显示,鉴别急性和慢性心肌梗死已得到专家共识推荐。应用心肌的延迟强化,可以判断心肌瘢痕坏死组织。CMR 对心肌炎和心肌病的鉴别诊断以及急性心肌梗死再灌注治疗后的疗效评估都有很重要的价值。

### (四)诊断

参考"急性冠状动脉综合征"。

### (五)鉴别诊断

**1.急性心肌梗死**

患者多有发作性持续胸痛,超过 30 分钟不能缓解,伴大汗及濒死感,舌下含化硝酸甘油不缓解,心电图有 ST 段弓背向上抬高,心肌酶有动态演变。

**2.肺栓塞**

患者多有胸闷、胸痛、呼吸困难、咯血,胸痛时含化硝酸甘油无效,心电图有 S(Ⅰ)、Q(Ⅲ)、T(Ⅲ)的改变,可行核素肺通气灌注显像及肺动脉 CT 检查以明确诊断。

**3.主动脉夹层**

起病急,多有长期高血压病史,且多为血压升高时发病,表现为腰痛、胸腹痛,且多为腰背痛在前,胸腹痛在后,疼痛即刻达峰值,夹层累及相关血管可出现脑、上肢、肾脏、脊髓等缺血性改变,心电图、心肌酶多正常,CT、MRI 及心脏超声等有助于检查。

**4.肋间神经痛**

患者胸痛多与呼吸运动及体位改变有关,沿肋间分布,心电图无明显缺血改变,胸痛时含化硝酸甘油无效等。

**5.胰腺炎**

患者有发热、恶心、呕吐等,持续性疼痛,阵发性加重。

**6.心包炎**

患者无发热,查体未闻及心包摩擦音,故不支持。

## 三、心肌梗死机械并发症的评估

心脏机械性并发症是指心肌发生梗死后造成心脏的结构发生解剖性改变的并发症。这种并发症可造成严重的血流动力学的不稳定和心力衰竭。常见的心脏机械性并发症,根据其发生的时间可分为早期和晚期机械并发症。早期机械并发症多出现在心肌梗死后 1 周内,包括室间隔穿孔、乳头肌断裂或功能不全、心脏游离壁破裂;晚期机械并发症包括真性室壁瘤及假性室壁瘤形成。

### (一)室间隔穿孔

心肌梗死后室间隔穿孔是室间隔出现破裂引起的继发性室间隔缺损,可导致左向右分流、肺循环不稳定及双心室心力衰竭。室间隔穿孔通常与血管的完全闭塞有关,病变血管多为前降支及后降支,间隔缺损位置与病变血管相关,心尖和前部的室间隔穿孔与前降支闭塞有关,后部室间隔穿孔与后降支闭塞有关。

室间隔穿孔常发生于急性心肌梗死后的 3～7 天,在药物溶栓治疗时代发生率为

1%～2%，PCI 时代的发生率降至 0.2%。并发室间隔穿孔的危险因素包括高龄、女性、前壁心肌梗死等。

患者临床表现多样，恶化迅速，易出现猝死，因此早期识别对提高患者存活率非常重要。患者可出现反复发作或持续性的胸痛，突发的恶性心律失常及心源性休克，听诊闻及胸骨左缘第 3～4 肋间新出现的全收缩期杂音，对本病有较大的提示作用。本病保守治疗的存活率极低，循环辅助、手术治疗、封堵治疗是目前常用的治疗手段。对于经积极治疗无缓解的严重心力衰竭患者应及早手术，延期手术可能造成室间隔穿孔扩大，加速病情恶化。积极药物治疗后症状缓解的患者可考虑择期手术治疗。

本病外科手术风险较高，既往研究显示，术后院内 30 天病死率达 43%，长期病死率高达 65%～79%。随着封堵装置的发展，经皮封堵治疗成为手术治疗的替代方案。有研究显示，封堵治疗术后 30 天病死率可降至 30%。指南推荐室间隔破口小于 15mm 者可首先选择封堵治疗。

1.影像检查技术与优选应用

(1)对于怀疑室间隔穿孔的患者，胸部 X 线检查和超声心动图是首选的影像学检查方法。胸部 X 线检查可以显示肺血增多、心影增大，与先天性心脏病室间隔缺损相似。

(2)心脏 CTA 是一种无创的检查方法，不仅可以明确室间隔穿孔的整体形态和毗邻关系，还可以多角度明确冠状动脉病变、心肌情况及合并的解剖变异。对于采用封堵治疗的患者，术前的 CT 评估非常必要，可以弥补封堵术中无法全面观察解剖形态的不足，为术前选择封堵器型号提供依据。

2.影像学表现

(1)X 线表现：室间隔穿孔的胸部 X 线检查多表现为左、右心室增大，肺淤血及肺水肿表现，分流量较多情况下，可出现肺动脉段突出、肺血增多的表现(图 2-3)。

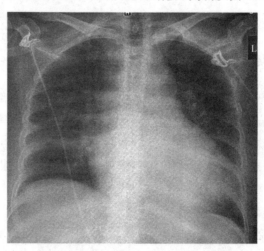

**图 2-3　室间隔穿孔胸部 X 线表现**

(2)CT 表现：室间隔中断造影剂在左右心室间相通。冠状动脉 CTA 可显示冠状动脉斑块和狭窄情况，梗死心肌可见心肌密度降低，部分可见心肌变薄，收缩期心肌增厚率下降。CT 可清晰地显示其他合并的病变，如室壁瘤形成、心室内血栓形成等(图 2-4)。

（3）心导管检查：造影剂在左右心室间的异常通路，心导管检查可以明确诊断，更主要的是可同时用于进行封堵手术的指导。

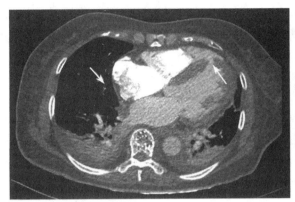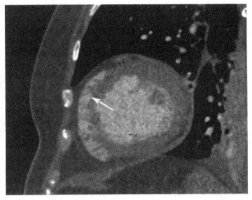

**图 2-4　室间隔穿孔 CT 表现**

3.诊断

当急性心肌梗死患者出现新发或加重的肺淤血，心影增大时，应考虑到心肌梗死后并发症的可能，尽快应用其他检查完成确诊。超声心动图发现室间隔水平的左向右分流病变可以确诊；还要评估心功能、肺动脉高压、左心室内血栓。

### （二）乳头肌功能失调或断裂

急性心肌梗死累及乳头肌血供导致的乳头肌功能障碍或乳头肌部分或完全断裂，可引起急性二尖瓣反流和急性肺水肿。

乳头肌分为前外乳头肌和后内乳头肌，前外乳头肌由前降支和回旋支共同供血，较少发生断裂，后内乳头肌由右冠状动脉或回旋支供血，供血血管重度狭窄或闭塞时，容易出现功能异常甚至断裂。

左心室急性心肌梗死后，早期有 13％～26％ 的患者合并二尖瓣反流，大多数为轻至中度反流，仅有 3.4％ 的患者合并重度反流。常发生于急性心肌梗死后 1 周内，部分断裂可延迟至 3 个月内。

临床有急性二尖瓣关闭不全的表现，症状的严重程度和二尖瓣的反流程度成正比，患者出现顽固性心力衰竭、肺水肿是早期死亡的重要原因。此类患者常为单支病变，且常无心肌梗死史，但梗死后心绞痛的发生率显著高于无此并发症者；老年、心肌梗死后治疗不及时或继续体力活动者，可使其发生的危险性增高。心肌梗死患者听诊出现心尖部新发的收缩期杂音对本病具有重要的提示意义，应及时行影像学检查以明确诊断。但随着心功能的恶化，心脏杂音可逐渐减弱甚至消失。乳头肌断裂合并急性重度的二尖瓣反流，是心肌梗死后少见但致命的并发症，如无外科手术治疗，乳头肌断裂的患者约 90％ 在 1 周内死亡，2 个月内的病死率接近 100％。由于供应乳头肌的血管是冠状动脉的终末支，常易受到缺血的损害，其中后内乳头肌主要来源于右冠状动脉后降支一支供血，而前外乳头肌由前降支分支对角支供血，但常得到回旋支的边缘支的血供，因此，虽然前壁心肌梗死较后壁心肌梗死常见，且面积大，但合并二尖瓣反流却经常发生在右冠状动脉闭塞所致的下、后壁心肌梗死后。

乳头肌完全断裂者往往短期内死亡，早期诊断并行急诊外科手术治疗是降低患者病死率和改善预后的关键。一般认为,在心功能恶化前和血流动力学尚平稳时手术有利于提高早期和晚期存活率。乳头肌断裂程度决定可否行外科手术,二尖瓣脱垂或连枷完全断裂者,更适合二尖瓣置换术,部分断裂患者可考虑二尖瓣修补术。血流动力学不稳定的极高危患者,可考虑经皮二尖瓣修复术(如二尖瓣夹)。外科换瓣或成形术时,同期行冠状动脉旁路移植术,有益于改善左心室功能,提高存活率及改善预后。研究显示,30 天内行手术治疗的患者,其 5 年、10 年生存率同未合并乳头肌断裂的心肌梗死患者一致。

1.影像检查技术与优选应用

CT 凭借其高分辨率、多角度、多平面重建的优势,在二尖瓣夹术前评估中发挥重要的作用。有文献表明,CT 对二尖瓣的解剖评估同超声测量具有较高的一致性。

2.影像学表现

(1)胸部 X 线摄片表现:均为间接征象,表现为二尖瓣反流引起的心功能不全、急性肺水肿等,急性的二尖瓣反流往往不会表现出明显的左心扩大,长期的乳头肌功能不全可表现为左心房左心室的明显扩大。

(2)CT 表现:收缩期可见二尖瓣叶部分脱垂至左心房(图 2-5),长期乳头肌功能不全可见左心房左心室内径增宽、肺动脉增宽。冠状动脉可观测到病 X 变血管及其狭窄情况。

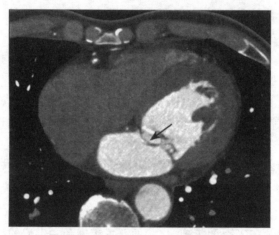

**图 2-5　二尖瓣叶部分脱垂 CT 表现**

3.诊断

(1)首先明确是乳头肌断裂还是功能不全,是完全断裂还是部分断裂,这些主要依赖超声心动图的诊断。

(2)明确二尖瓣反流的严重程度。

(3)评估左心室心肌缺血的心肌节段性室壁运动异常的部位、程度。

(4)评价心脏的形态和功能改变。

(5)对准备行二尖瓣夹的患者提供更多的术前解剖细节。

### (三)心脏游离壁破裂

心脏破裂是急性心肌梗死后心肌坏死、变薄,在机械应力下心肌破裂导致猝死、心脏压塞或假性室壁瘤的严重并发症,其中发病率最高的为左心室游离壁破裂。

传统的游离壁破裂危险因素包括年龄 60 岁以上、女性、首发侧壁或者前壁心肌梗死、严重的单支血管病变并缺少侧支循环、既往无心绞痛病史及心肌梗死后劳累活动。心肌梗死患者心脏破裂的发病率约为 1%，在梗死死亡中占 10%～15%。心脏破裂常发生于梗死后第 1 周，其余发生在梗死后的 2 周内，3 周后很少见，如果发生破裂，可能是再次梗死的结果或真性室壁瘤及假性室壁瘤破裂。约 40% 的游离壁破裂发生于心肌梗死后 24 小时内，但因部分患者在到达医院前已经死亡，真实的比例可能要高于此。

在梗死后突然出现剧烈胸痛，并有窦性或结性心动过缓及低电压，提示心脏破裂。患者常在急性心肌梗死(AMI)后 1 周内突然发生严重胸痛、呼吸困难、休克或患者突然发生胸骨后重压感并意识迅速丧失乃至猝死，部分进展缓慢，可同时出现颈静脉怒张和发绀，有时闻及心包摩擦音或低调的舒张期杂音。闭式复苏不能产生周围脉搏。游离壁破裂的转归可有 3 种类型：猝死型、心脏压塞型及假性室壁瘤型。猝死型表现为突然的意识丧失、呼吸停止、触不到脉搏，而心电图表现为心电—机械分离或心脏停搏；心脏压塞型表现为突然出现发绀、颈静脉怒张、血压下降、心动过速、奇脉、心音低弱、面色苍白，此时右心房压、肺动脉舒张末期压、肺毛细血管楔嵌压的舒张压都增高。假性动脉瘤型破裂口小，大部分破裂未达到透壁，由于机化血栓和血肿与心包一起封闭了左心室的破裂口，破裂口关闭，形成假性室壁瘤。

1.影像检查技术与优选应用

心脏游离壁破裂是非常严重的并发症，及时作出准确的诊断并进行手术是治疗成功的关键，因此，超声心动图是检查首选方法。超声能够及时观测到新出现的心包积液以及心室结构、功能的变化。胸部 X 线摄片和 CT 对心包压塞型的游离壁破裂有诊断价值，对假性室壁瘤型诊断价值更高。

2.影像学表现

(1)X 线表现：胸部 X 线摄片发现肺淤血等左心功能不全的异常改变，甚至心脏不规则增大，可以提示诊断。

(2)CT 表现：可以发现冠状动脉严重病变或者血管的阻塞，以及左心室游离壁的破裂和假性室壁瘤。

3.诊断

评价心室节段性室壁运动异常，即心肌梗死的部位、程度；评价左心室游离壁的破裂部位、破口大小和血肿的大小；评价心肌和心室功能的情况；评价二尖瓣的功能情况等。

**(四)真性室壁瘤**

心室室壁瘤是心肌梗死的常见并发症。局部心肌坏死后，病变部位的心肌组织被瘢痕组织取代，心肌纤维消失或仅有少量残余，心室壁变薄，心室内压力过大而逐渐向外膨出，其病变常可累及心肌各层，而且大多情况下累及心尖。室壁瘤呈矛盾运动，同时可并发附壁血栓。心尖部和心室前壁由单支血管供血，且心尖部心肌组织薄弱，而左心室下壁和右心室较前壁易形成侧支循环，故 80% 左右的室壁瘤发生在心尖部或左心室前壁，其他部位也可发生，如隔面、正后壁等，但发生率较低。

广泛透壁性心肌梗死是室壁瘤发生的主要原因。真性室壁瘤常在急性心肌梗死患者发病 1 年内出现。心肌梗死后被纤维组织取代的坏死心肌无收缩能力，其周围尚存活的心肌收缩功能不仅没有降低,反而代偿性加强,因此,产生的反向相互作用是梗死的心肌组织变薄而膨出的一个重要原因。室壁瘤形成后,心腔内径增大,室壁应力增加,心肌氧耗增加,也是室壁瘤形成的重要原因。

室壁瘤与正常心肌邻近区域的岛状存活心肌经常是折返激动的起源点和异位兴奋灶,是其发生室性心律失常的解剖和电生理基础。室壁瘤形成后,瘤腔内血流呈涡流,局部流速减慢等因素,都为血栓形成创造了条件,部分患者心腔内可伴有附壁血栓形成。

室壁瘤较小时患者可无症状和体征,较大时可导致难治性心力衰竭、顽固性心绞痛、严重室性心律失常,血栓脱落可导致体循环栓塞等并发症。室壁瘤患者心肌梗死后病死率是无室壁瘤患者的 7 倍。治疗方式以手术治疗为主,通过降低心室壁的张力延缓甚至逆转心室扩张、心室重塑的过程,减少心力衰竭、恶性心律失常的发生,改善患者的预后。

1.影像检查技术与优选应用

(1)X 线检查:胸部 X 线摄片是常规的检查技术,可以显示左心功能不全的肺血改变以及室壁瘤时的左心室增大情况。

(2)CT 检查:可以通过 VR 重建技术,直观描绘室壁瘤的大体形态及轮廓,且清晰地显示室壁瘤及相对冠状动脉分支的位置关系。

(3)MRI 检查:具有较高的分辨率及独特的组织特异性,能显示特定的解剖结构,分辨心肌瘢痕及室壁瘤内的血栓,鉴别坏死心肌组织及正常心肌组织,应用重建技术在任意切面显示室壁瘤结构。延迟强化后,MRI 能明确显示出梗死灶及可存活心肌组织。

(4)左心室造影:是既往诊断室壁瘤常用的方法,可直观地显示心脏形态的改变,但无法观察心肌、心包等的情况,对区分真性和假性室壁瘤存在一定的困难。此外,造影是一种有创检查,已经很少用于室壁瘤的首要诊断,而是在冠状动脉造影、支架植入的手术中一并操作观察。

2.影像学表现

(1)X 线表现:室壁瘤形成会导致心脏结构的改变,胸部 X 线摄片可出现左心室扩大、局部不规则膨出的表现,另外可能伴随心功能不全导致的肺淤血等表现。

(2)CT 表现:左心室增大,局部心肌密度减低、变薄,局部变薄心肌向外膨出、形成瘤壁,收缩期心肌增厚率下降。心腔内可伴有血栓形成。冠状动脉 CT 还可以显示犯罪血管的狭窄、闭塞情况(图 2-6)。

(3)CMR 表现:CMR 可显示心脏结构的改变,延迟增强技术可发现瘤区室壁的坏死心肌。真性室壁瘤瘤壁主要成分为纤维瘢痕组织,CMR 检查时可见一圈完整的延迟强化带(图 2-7)。

(4)左心室造影:显示瘤壁与正常室壁连续,囊状向外膨出,瘤壁薄、运动消失。冠状动脉造影多为左前降支的闭塞病变、侧支循环的缺乏和瘤壁表面有心外膜冠状动脉的分布,支持室壁瘤的诊断。

3.诊断

室壁瘤的相关诊断包括评估室壁瘤占全部左心室面积的大小、瘤腔内有无附壁血栓等;评估左心室的体积、标化体积、收缩和舒张功能;评估冠状动脉各支的病变部位及其狭窄程度以及远端血管的粗细大小和侧支循环等。

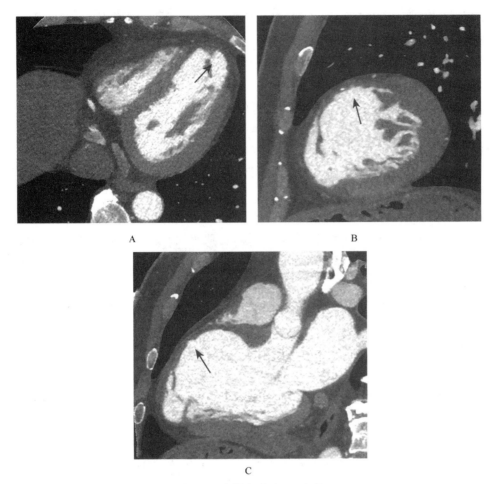

**图 2-6 真性室壁瘤 CT 表现**

注 A～C.左心室增大,局部心肌密度减低、变薄,局部变薄心肌向外膨出、形成瘤壁,收缩期心肌增厚率下降。

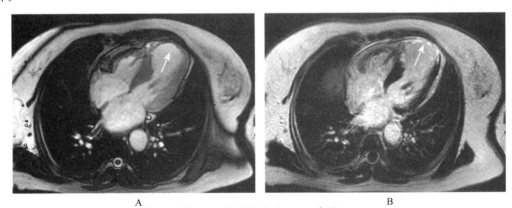

**图 2-7 真性室壁瘤 CMR 表现**

注 A、B.CMR 检查时可见一圈完整的延迟强化带,提示瘤区室壁的坏死心肌。

**4.鉴别诊断**

真性室壁瘤需要与假性室壁瘤鉴别。后者是由于心肌梗死后心肌破裂,血液包裹血栓和心包组织形成的囊腔,其顶端有一小口与左心室相通,一般瘤口小于瘤体,心肌梗死后 5 天内多见,且多数位于左心室。

真性室壁瘤需要与心尖处心包囊肿鉴别。囊肿位于室壁外心包内,左心室形态、室壁结构和运动正常,且囊肿与左心室壁不相通。

较小的心尖部室壁瘤需要与先天性左心室憩室鉴别。左心室憩室是心肌壁外的局限性囊袋样膨出,瘤口远小于瘤深,膨出室壁的 3 层结构正常,可保留收缩舒张功能。

真性室壁瘤需要与心尖部的局部心包缺如鉴别。室壁瘤在舒张期膨出较明显,而心包缺如舒张期膨出不明显,且膨出的部位与邻近心肌呈同步运动,结合患者病史也可进行鉴别。

### (五)假性室壁瘤

左心室假性室壁瘤是左心室室壁破裂后被邻近心包或瘢痕组织包裹而形成的瘤样结构,与左心室真性室壁瘤有所不同,其瘤壁无心内膜和心肌组织。左心室室壁瘤破裂,通常破入心包腔内形成心脏压塞并很快死亡,破裂被周围组织包裹而形成假性室壁瘤比较少见,约占全部心肌梗死的 0.1%。

约 55% 的假性室壁瘤形成于急性心肌梗死后,发生时间一般在急性心肌梗死 24 小时内,这时左心室梗死心肌最为薄弱,另有部分假性室壁瘤形成和心脏外科手术相关,最常见手术是二尖瓣置换术;极少数的假性室壁瘤形成原因是继发于心脏创伤和心脏瓣膜炎。

假性室壁瘤预后不良,在临床中较为罕见,易引起漏诊和误诊。有 10% 患者无临床症状,其余最常见的症状为心力衰竭的表现,通常为难治性心力衰竭;体征无特异性,较大的假性室壁瘤可闻及舒缩期心脏杂音,是由于血流在收缩期和舒张期往返通过瘤颈时形成的杂音,但如果瘤体较小,通过瘤颈的血液较少时可无杂音。假性室壁瘤预后差,容易发生心脏破裂,导致心脏压塞、心源性休克而死亡,未手术者几乎全部死于心脏破裂、心律失常和心力衰竭。假性室壁瘤一旦确诊,应积极手术治疗,因为如不治疗,30%～45% 的患者有发生心脏破裂的危险。但尽管经积极治疗,手术治疗的病死率仍为 23%。有 10%～20% 的慢性假性室壁瘤是偶然被发现的,这些患者经保守治疗可能效果不佳,有报道其 2 年病死率可达 50% 左右,但也有研究显示,这部分患者保守治疗效果好于手术患者。

1.影像检查技术与优选应用

假性室壁瘤是极为少见的心肌梗死后并发症,如果不是高度怀疑该诊断,往往易导致漏诊和误诊。慢性假性室壁瘤可通过 CT 或 CMR 进行诊断,对室壁瘤的部位、形态解剖学特征可精确地描述。

2.影像学表现

(1)X 线表现:可以发现左心室功能不全所致的肺血改变;可以观察到左心室由于假性室壁瘤的存在而表现出的左心室增大和外形的不规则。

(2)CT 表现:左心室连续性中断,不规则囊样膨出,瘤体同正常室壁连接呈锐角,瘤腔内可见血栓(图 2-8)。

(3)CMR 表现:除观测到心脏结构及收缩运动的变化外,CMR 还可明确室壁成分、瘤区心外膜无脂肪垫附着及心包延迟强化,支持假性室壁瘤的诊断(图 2-9)。

(4)左心室造影:左心室呈囊袋样突出,内壁光滑、无肌小梁,局部运动消失或呈矛盾运动,造影剂排空延迟。瘤颈及瘤口较小,瘤内可见大量血栓。

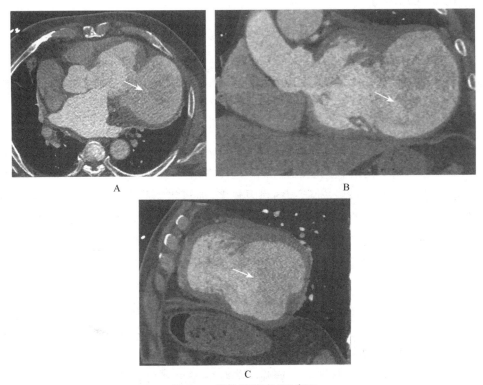

**图 2-8 假性室壁瘤 CT 表现**

**注** A～C.左心室连续性中断,不规则囊样膨出,瘤体同正常室壁连接呈锐角,瘤腔内提示血栓。

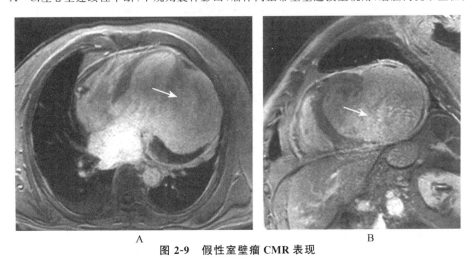

**图 2-9 假性室壁瘤 CMR 表现**

**注** A、B.CMR 可明确室壁成分,瘤区心外膜无脂肪垫附着,以及心包延迟强化提示假性室壁瘤。

3.诊断

诊断包括假性室壁瘤本身的诊断和鉴别诊断以及获得假性室壁瘤部位、大小和周围组织关系的量化指标;对冠状动脉各支血管病变的精细诊断及对左心室大小和功能的诊断、心脏瓣膜功能的诊断等。

## 四、冠状动脉瘤

冠状动脉瘤(CAA)又称冠状动脉局限性扩张,是指冠状动脉壁的薄弱导致冠状动脉局限性管腔扩张或膨胀,扩张冠状动脉直径大于正常冠状动脉直径 1.5 倍以上者。如扩张血管段弥漫,称为冠状动脉扩张。CAA 在冠状动脉造影检查人群中的发病率为 0.44%~5.40%,以右冠状动脉最多见,其次为左前降支、左旋支、左主干。男性发病多于女性,约为 3:1。

### (一)病理和临床表现

CAA 是一种非狭窄性冠状动脉缺血症,故无症状心肌缺血、稳定及不稳定型心绞痛、心肌梗死、心源性猝死等冠心病的临床表现均可在 CAA 患者中出现。冠状动脉瘘合并冠状动脉瘤形成者可出现心脏杂音。冠状动脉瘤的病因较多,如冠状动脉粥样硬化、川崎病、先天性冠状动脉畸形、感染、创伤、医源性及系统性疾病等,上述疾患造成冠状动脉中膜结构及功能的损害,导致冠状动脉瘤的发生。文献报道,冠状动脉粥样硬化是冠状动脉瘤的主要原因,发生率约为 52%,川崎病和先天性冠状动脉畸形是冠状动脉瘤的另一主要病因。

川崎病于 1967 年由日本川崎富报道,主要临床表现为皮肤黏膜淋巴结综合征(MCLS)。而后在亚洲、欧洲、美洲陆续有所报道,逐渐被认为是一种独立疾病。本病原因不明,可能与病毒感染所致的变态反应有关。急性期表现为累及各脏器的血管炎和心肌炎,冠状动脉为好发部位,多数能够"自愈",少数可遗留冠状动脉瘤和(或)狭窄,后者是影响本病病程和预后的重要因素。此病诊断标准应在下述 6 条主要临床症状中至少满足 5 条才能确定:①不明原因的发热,持续 5 天或更久;②双侧结膜充血;③口腔及咽部黏膜弥漫充血,唇发红及干裂,并呈杨梅舌;④发病初期手足硬肿和掌跖发红以及恢复期指(趾)端出现蜕膜状脱皮;⑤躯干部多形红斑,但无水疱及结痂;⑥颈淋巴结的非化脓性肿胀,其直径≥1.5cm。如经影像检查发现确实存在冠状动脉瘤或扩张,则 4 条主要症状阳性即可确诊。研究表明,本病最早于病程第 12 天就可出现冠状动脉的瘤样扩张,常见于冠状动脉的开口和近心端。有学者指出,若遗留的动脉瘤无狭窄、阻塞性改变,可无临床症状。但遗留的冠状动脉瘤加上血流缓慢和血小板增多等因素并存有进展为瘤内血栓的危险,可导致心肌梗死或心源性猝死。

冠状动脉瘤易发生血栓形成和栓塞、冠状动脉瘤体破裂、血管痉挛。冠状动脉瘤并发症多,预后差,瘤体破裂往往导致患者猝死。因此,一经确诊,即应手术治疗。需要指出的是,川崎病和冠状动脉先天畸形导致的冠状动脉瘤的手术目的不完全相同,川崎病主要是解除冠状动脉狭窄,冠状动脉瘘导致的冠状动脉瘤往往瘤体巨大,手术目的在于切除瘤体、修补瘘口,同时重建冠状动脉远端供血。

### (二)影像学表现

影像学检查的目的在于明确 CAA 的部位、数目、形状以及大小,有无血栓、心包积液等,从而为下一步临床诊疗提供依据。CAA 主要需与主动脉窦瘤、室壁瘤、主动脉根部瘤及心脏肿瘤鉴别。

1.X 线表现

X 线平片对本病的诊断敏感性差,筛查作用有限,仅当异常扩张的冠状动脉瘤位于心影轮廓外时,方可有阳性表现,偶可见扩张冠状动脉的管壁钙化斑。但 X 线平片对心影形态及肺血情况的全面观察仍具有相当意义(图 2-10)。

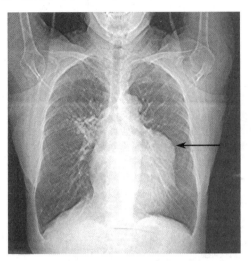

**图 2-10　冠状动脉瘤平片(心影轮廓异常)**

注　1 例冠状动脉瘘患者,显示左心缘局限膨突于心影轮廓之外(箭头)。

2.CT 表现

MSCTA 对诊断 CAA 的影像学特点及伴随征象明确而直接。以川崎病为例,MSCTA 的主要征象为:冠状动脉主支的近段、近中段和中段的管腔弥漫性梭形或梭囊状扩张,间有囊状动脉瘤的形成(图 2-11),在病变的血管段可有腔内的血栓形成甚至管壁的钙化。由于病变的破坏或血栓形成,可造成冠状动脉主支和(或)管腔的狭窄和闭塞(图 2-12、图 2-13)。此外,如病变累及主动脉或头臂动脉,可见主动脉的管壁不规则、管腔的扩张和节段性的狭窄(图 2-14)。需要强调的是,当长段扩张的冠状动脉中存在狭窄时,其狭窄程度易被高估。

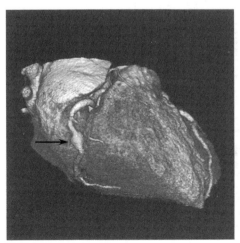 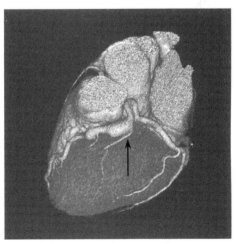

A　　　　　　　　　　　　　　　　B

**图 2-11　冠状动脉瘤 MSCTA 的 VR 图像(川崎病)**

注　A.显示右冠状动脉主干管腔粗细不均,部分呈轻度扩张,中段可见一动脉瘤形成(箭头)。B.显示前降支近中段串珠状动脉瘤(箭头)形成,回旋支中段管腔略扩张。

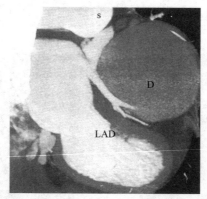

**图 2-12 冠状动脉瘤 MIP 图像冠状动脉瘘**

注 对角支(D)瘘至肺动脉,动脉瘤形成(直径约 7cm),并心包积液。巨大瘤体对前降支和左心室室壁造成压迫。

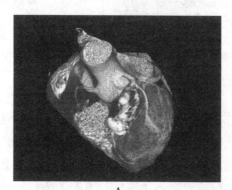
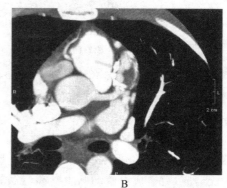

**图 2-13 冠状动脉瘤 CTA 图像(川崎病)**

注 A.VR 图像示前降支近中段不规则动脉瘤形成。B.MIP 图像示前降支近中段不规则动脉瘤,伴管壁钙化及附壁血栓形成。

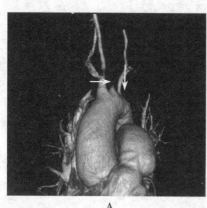
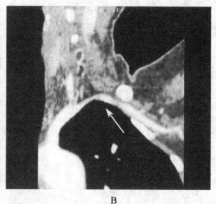

**图 2-14 川崎病颈动脉 CTA**

注 A.VR 图像示右颈总动脉开口处局限性重度狭窄(横箭头),左颈总动脉开口处完全闭塞(竖箭头)。B.CPR 图像显示左锁骨下动脉节段性重度狭窄(箭头)。

3.MRI 成像

心电门控结合呼吸导航技术为基础的冠状动脉亮血序列,多可以清楚地显示异常扩张的冠状动脉近中段,多角度重建能够显示冠状动脉的全貌。非对比增强的冠状动脉亮血序列,受血流相关伪影的影响,可能会出现假阳性和假阴性的情况,此类伪影在注入对比剂后可以避免。结合电影序列用于观察心功能、有无心包积液等,而心肌灌注及活性检查也可显示心肌缺血、梗死及附壁血栓。

*4.心血管造影*

对于婴幼儿患者,因冠状动脉细小或造影危险性高,多于升主动脉根部推注或高压团注对比剂。

以川崎病为例,造影表现为:①冠状动脉瘤多位于主支近心端,为梭囊状或囊状动脉瘤,可伴有不同程度的狭窄和阻塞,且有多支冠状动脉同时受累和多发性动脉瘤的特点;②连续动态观察,动脉瘤处的对比剂排空明显延迟;③随访观察动脉瘤可消退或缩小或动脉瘤消退后仍然遗留管壁不规则和(或)狭窄、阻塞性改变。

对于冠状动脉瘘患者,造影能够显示瘘支动脉、有无动脉瘤形成、明确瘘口大小和部位,并同时完成介入治疗。由于冠状动脉位于心肌表面,三主支分别位于房室沟和室间沟内,生理走行较为固定,选择性造影借助多角度二维影像,能够间接显示异常血管的空间走行及位置,但无法直接显示冠状动脉与各心腔的毗邻关系。此外,对于多发瘘管型患者,二维的影像重叠增加了操作及诊断难度。瘤体巨大者有时难以清晰地显示载瘤动脉及血管受压等继发改变。

(王交运)

# 第二节　先天性心脏病

## 一、分类

先天性心脏病是心脏和大血管在胚胎期发育不正常形成的畸形,简称先心病。造成畸形的确切原因尚不完全清楚。但妊娠期间受到病毒感染及使用某些药物与畸形的形成有一定关系。先心病的发病率在 0.16%～2.00%,如果包括轻微的畸形,则发病率可达 8.0%。约 25% 的患者可存活到成年。畸形不严重者约 10% 可活至 50 岁以上。

大体分类包括:①根据血流动力学情况,从病理生理学角度可将先心病分为左向右分流、右向左分流和无分流 3 类;②根据临床表现分为无发绀及有发绀两类;③在 X 线平片上出现血管纹理增加、肺血管纹理减少及肺血管纹理变化不明显 3 类。在观察 X 线平片时,先观察其肺血管纹理的变化,再根据临床上有无发绀,进一步考虑先心病的类型,可缩小诊断思考范围。

### (一)右心方面的梗阻性畸形

(1)肺动脉瓣狭窄(PS)。

(2)漏斗部狭窄。

(3)肺动脉总干及分支狭窄。

(4)双腔右心室(右心室异常肌束)。

(5)三尖瓣下移(埃布斯坦综合征)。

(6)右心室心肌发育不全。

### (二)左心方面的梗阻性畸形

(1)主动脉缩窄。

(2)主动脉弓断离和闭锁。

(3)主动脉瓣狭窄。

(4)主动脉瓣上狭窄。

(5)主动脉瓣下狭窄。

(6)两叶主动脉瓣畸形。

(7)主动脉—左心室隧道。

(8)左心发育不全综合征。

(9)先天性二尖瓣狭窄。

(10)先天性二尖瓣关闭不全。

(11)左侧三房心。

(12)先天性肺静脉狭窄。

### (三)左向右为主的分流性畸形

(1)房间隔缺损(ASD)。

(2)ASD合并二尖瓣狭窄。

(3)部分性肺静脉异位分流。

(4)室间隔缺损(VSD)。

(5)VSD合并主动脉瓣关闭不全。

(6)VSD合并动脉导管未闭。

(7)心内膜垫缺损。

(8)左室—右房交通。

(9)佛氏窦动脉瘤破裂入右心。

(10)主—肺动脉间隔缺损。

(11)动脉导管未闭(PDA)。

(12)冠状动脉瘘或冠状动静脉瘘。

(13)冠状动脉异位开口于肺动脉。

### (四)双向或右向左为主的分流性畸形

(1)艾森门格综合征。

(2)肺动脉狭窄伴ASD。

(3)肺动脉狭窄伴VSD。

(4)三尖瓣下移伴ASD。

(5)单心房。

(6)单发右室发育不良。

**（五）存在分流或梗阻的大血管与心腔关系有异常的畸形**

（1）法洛四联症（TOF）。

（2）肺动脉闭锁。

（3）完全性大动脉转位。

（4）右心室双出口。

（5）左心室双出口。

（6）三尖瓣闭锁。

（7）共同动脉干。

（8）完全性肺静脉异位引流。

（9）单心室。

## 二、心脏大血管的胚胎发育

### （一）在胚胎发育期4个形态、结构、位置和功能不同的曲段

心脏的发育起自胚胎第2周，约至第4周原始心脏即有循环作用，至第8周，心脏发育已基本完成。胚胎第3周初，心脏还是一纵形管道。由于心管的生长速度远比心包腔快，因此，心管即变弯曲，并形成4个形态、结构、位置和功能各不相同的曲段，从头端至尾端分别为动脉干、心室、心房、静脉窦。于第5周时，原始心管迅速生长变长。因两端被固定，故在心管向外扩张的同时，发生"S"形弯曲和旋转，使原始心房与静脉窦转至原始心室的后上方。约到第8周时，原始心脏才具备四腔心的雏形。

### （二）静脉窦

静脉窦是两侧原始静脉进入原始心脏的融合部位。静脉窦在形成后，即从中线位置移至心房右侧。随着心房的发育扩大，静脉窦的一部分并入右心房，剩下的部分则成为冠状窦。

### （三）房室管、心内膜垫

心房与心室之间的狭窄部位即房室管。胚胎发育至第4周末，在房室管的背侧壁和腹侧壁的正中线上，心内膜增厚，形成背侧、腹侧两个心内膜垫。第6周时，两个心内膜垫在中线愈合，于是房室管被分隔成两个管道，即左、右房室管。左、右室管壁上的心内膜增生，分别形成二尖瓣和三尖瓣。

### （四）第一、第二房间隔，第一、第二房间孔和卵圆孔

在心内膜垫发生的同时，自心房的背侧中线处长出一隔膜，逐渐将单一的房腔分成了左、右两部分，称为第一房间隔。其游离缘呈新月形。其两脚和心内膜垫融合后，中间仍留有一孔，称为第一房间孔（又称原发孔），以此维持左、右心房间的交通。

由于心内膜垫的生长，第一房间孔也逐渐封闭。在第一房间孔关闭之前，在第一房间隔的头侧，组织自行吸收而形成一个新的孔道，称为第二房间孔。它使左、右心房间仍能相通。与此同时，第一房间隔的右侧又长出一新的隔膜，称为第二房间隔。第二房间隔覆盖着第一房间孔。该隔膜下方有一卵圆形缺损，称为卵圆孔。它与第二房间孔口相错开。血液由卵圆孔斜向上方经第二房间孔入左心房。

在房间隔的发育过程中,第一、第二房间隔的组织相互融合。但在卵圆孔的左侧覆盖此孔的那一部分第一房间隔组织将形成卵圆孔的瓣膜。该瓣使血液只能自右向左单向流通。胎儿出生后肺循环建立,左房压力高于右房。此时卵圆孔瓣便与卵圆孔周边粘连,将卵圆孔封闭。在房间隔的右侧留下一卵圆形的凹陷痕迹,即为卵圆窝。

胎儿出生后,卵圆孔一般在第1年内完全闭合。如果卵圆孔瓣与房间隔粘连不完全,留下一大小不一的永久性裂隙,则成为卵圆孔未闭。在正常情况下,左房压力高于右房,裂隙被卵圆孔瓣膜关闭,不致发生左往右的分流,故无病理意义。只有在病理情况下,右房压力高于左房时,才会出现自右向左的分流。

### (五)室间隔的肌性部、室间孔、室间隔膜部

在胚胎第4周末,于心室底部心尖处发生一新月形的肌性隔膜,从心室底部向房室管方向生长,最后与心内膜垫相遇而融合,形成室间隔的肌性部。半月形隔膜的凹陷处与心内膜垫之间留有一孔,使左、右心室仍然相通,称为室间孔。胚胎发育到第2个月,肌性室间隔凹缘处的结缔组织增生、心内膜垫结缔组织的增生以及分隔动脉球之球嵴的延伸,共同形成一个薄膜,将室间孔封闭,称为室间隔的膜部。

在肌性部发生初期,粗大的肌束相互交织成疏网状,后来才形成致密的肌性隔。如果有的部分保持疏网状,将会有许多小孔,使左、右心室相通。但当左心室收缩时,小孔变得极小,故一般无临床意义。

### (六)动脉球、球嵴及弓动脉的衍变

原始管状心的最头侧部分称为动脉干。它与腹主动脉相连。当6对弓动脉先后从动脉干发出后,动脉干膨大成球状,称为动脉球。随着心脏的发育,动脉球大部分衍化为主动脉干和肺动脉干。只有与心脏相连的部分形成右心室的漏斗部,即肺动脉圆锥。

在胚胎第4周末,动脉球的内膜局部增厚,形成两个螺旋形的嵴,称为球嵴。由于球嵴呈螺旋形走行,因此,分隔成的主动脉干和肺动脉干相互盘旋缠绕。如果动脉球演变过程中发生紊乱,会形成多种畸形,如永存动脉干、大血管转位、主动脉或肺动脉狭窄、法洛四联症等。

6对弓动脉从动脉干相继发出,但并非同时出现。

(1)第1、第2对动脉弓全部萎缩。

(2)第3对动脉弓的背侧成为颈内动脉。内腹侧部分成为颈总动脉和颈外动脉。

(3)第4对弓动脉右侧成为无名动脉和右锁骨下动脉的基部。左侧第4弓动脉成为颈总及左锁骨下动脉间的主动脉弓部,并下延连接降主动脉。

(4)第5对弓动脉连接第4弓与第6弓。以后第5弓完全消失。

(5)第6对弓动脉左、右2动脉弓内侧部分成为肺动脉支,其中左侧背支成为动脉导管,右侧背支退化。

## 三、房间隔缺损

房间隔缺损(ASD)简称房缺,是先心病中常见的一种,占先心病发病总数的5%～10%。在成人中发病率位于首位,在儿童中占第2位。女性多于男性。

### （一）分类

**1.第二孔型缺损**

该型最常见。缺损是由于第二间隔发育不良或第一间隔形成第二房间孔时吸收过多所致，可分为以下 4 型。

（1）中央型缺损（卵圆窝型）：缺损位于卵圆窝，占第二孔型的 67.0％～83.5％。

（2）下腔型缺损（低位缺损）：占第二孔型的 9％～12％。

（3）上腔型缺损（高位缺损、静脉窦缺损）：较少见，占 1.5％～5.3％。

（4）混合型缺损：更少见，占 0.6％～3.0％。

**2.心内膜垫缺损**

心内膜垫缺损可分为以下 3 型。

（1）第一孔型缺损。

（2）部分性房室共道。

（3）完全性房室共道。

**3.单心房**

单心房又称共心房、二室三腔心。第一、第二房间隔完全未发育。X 线平片不能和第二孔型房缺或心内膜垫缺损区别。

### （二）病理生理

第二孔型房缺大多数单发，少数在 1 岁内自发闭合。由于左房压力（1.07～1.33kPa）高于右房压力（0.53～1.07kPa），左心房血流可流入右心房，其分流量与缺损大小及两侧心房间的压力差成正比。右心房因血容量增加而增大。右心室、肺动脉血流量相应增加，可使右室肥厚、扩大，肺血管充血，肺循环血量高达正常的 2～4 倍。由于左房同时经间隔缺损和二尖瓣排血，负担无明显增加，因此不见增大。早期肺动脉压力正常或稍高。部分患者由于肺循环血量持续增加而发生肺小动脉功能性或最终致器质性狭窄并引起阻塞性肺动脉高压，直至产生双相或右往左分流，但相对少见。

房缺合并肺动脉高压不如室缺多，这是由于房缺引起的肺毛细血管高压属于三尖瓣前分流。三尖瓣前分流取决于左、右心室舒张期容积差。胎儿出生后，左、右心室容积并不出现巨大差别，而是逐步缓慢增大，所以分流量也是逐渐增加。这样肺血管床就有足够时间由胎儿型发育为成人型，能较好地耐受高流量状态，而不致早期出现肺动脉高压。

### （三）临床表现

第二孔型房缺，缺损小、分流量少者症状不明显，多于青少年期发现。常见症状有劳累后心悸、气短、乏力等。缺损大、分流量大者可影响发育，后期发生肺动脉高压及心力衰竭时可有发绀。胸骨左缘第 2～3 肋间可听到收缩期吹风样杂音。

### （四）影像学表现

**1.X 线表现**

第二孔型房缺，缺损小且分流量少者，心肺可无明显异常。

（1）心脏呈二尖瓣型，多中度增大，以右心房和右心室增大为主，而以右心房最突出（图 2-15）。

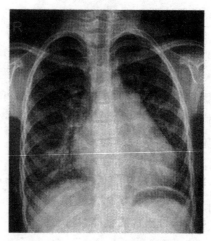

**图 2-15　房间隔缺损 X 线表现**

**注**　右房、右室增大，右心缘右房段增高，心尖圆隆上翘，肺动脉段隆凸，主动脉结变小；肺呈充血表现。

（2）左心房及左心室不大，心尖圆钝，位置较高。

（3）肺动脉段隆凸，肺门血管粗大，搏动强烈，肺野内血管明显扩张，呈肺充血表现。

（4）主动脉影相对细小而不明显，由于流向主动脉血流量减少和心脏左旋所致。

总之，主动脉弓变小、肺动脉段隆凸、肺门搏动增强，就其发生率及改变程度，在左向右分流的先心病中以本病多见且较显著。

2.CT 表现

不作为诊断单纯房间隔缺损的常规检查方法，部分病例在行心脏冠状动脉 CTA 检查时偶然发现；但当 ASD 合并肺静脉异位引流时，CT 是最佳检查方法之一。直接征象：房间隔不连续，多个层面连续观察左、右心房间可见有对比剂相通。间接征象：右心室扩大、室壁肥厚，右心房扩大，肺动脉高压改变，即表现为主肺动脉横径超过同水平升主动脉横径。

3.MRI 表现

横轴位和短轴位自旋回波序列上，可见房间隔连续性中断，电影序列可见穿隔血流，由于房间隔较薄，因此信号强度较弱，尤其是对小的缺损观察受限。

## （五）合并症

1.合并部分性肺静脉回流畸形

合并部分性肺静脉回流畸形并不少见。功能性异常是肺静脉仍进入左心房，但与房缺部位很近，回流的血液就有一部分直接进入右心房内。解剖上的回流异常为一支或几支肺静脉直接进入右心房或某一支体静脉内，称为肺静脉连接异常。以右侧肺静脉最多见。X 线平片与一般房缺相似，并无特征，可见到肺上野内带有横条状静脉阴影。如果右肺静脉并成一支完全异常联接到下腔静脉，在右肺野下部可见弯曲弧状"土耳其军刀征"。

2.合并二尖瓣狭窄

合并二尖瓣狭窄又称鲁屯巴赫综合征，比较少见。二尖瓣狭窄可以是先天性的，但大多继发于风湿性病变。房缺都为第二孔型。如果房缺较大，血液易通过缺损分流，左心房负荷不大，增大也不明显；如果房缺较小，而且二尖瓣狭窄较显著，左心房增大也较显著。X 线表现：

①心脏中等至重度增大,心影呈"二尖瓣型";②中度至重度肺充血,肺门血管影增粗;③不同程度的左心房增大。造影检查可确诊。

3.合并肺动脉狭窄

合并肺动脉狭窄如以房缺为主、肺动脉狭窄轻,仍以左向右分流为特征。

# 四、心内膜垫缺损

## (一)单纯第一孔型房间隔缺损

缺损比较大,位于房间隔下部。血流动力学改变与第二孔型房缺相同,临床表现相似。

X线表现:平片与第二孔型房缺相仿。心脏增大较显著,右心房、右心室增大,左心房及左心室并不增大。

## (二)部分性房室共道

包括第一孔型缺损、二尖瓣裂隙、三尖瓣裂隙。二尖瓣裂隙与三尖瓣裂隙常可贯通。部分性房室共道有心房间左向右分流或左心室至右心房间分流,特别显著的是房室瓣之间的反流。临床症状多较第二孔型房缺严重。婴幼儿时即有呼吸急促、易疲劳及上呼吸道感染。早期出现心力衰竭。

X线表现:平片与二孔型房缺相似,但心脏增大较为显著,多为中度以上增大,以右心房、右心室增大为主,左心室也大,但很少出现左心房增大。肺动脉段突出,主动脉结小。

## (三)完全性房室共道

由于心内膜垫发育不良,房室管之间呈一巨大缺损,包括房缺、室缺、二尖瓣裂隙及三尖瓣裂隙。临床症状多较第二孔型房缺严重。易发生肺部感染及心力衰竭。

X线表现:平片与第一孔型房缺相似。左心室造影时造影剂由左心室进入左房、右房,左心室流出道狭长及向左上方移位,呈鹅颈状,称为"鹅颈征"。

# 五、室间隔缺损

室间隔缺损(VSD)简称室缺,在小儿先心病中约占50%,在成人中仅次于房缺。女性略多于男性。

## (一)病理生理

因为参与膜部形成的组织来源有3部分且其发育过程较复杂,所以膜部缺损较多见,且缺损较大,多为1~3cm,称为高位室间隔缺损。发生于肌部的缺损较少且较小(约0.5cm),称为低位室间隔缺损。

通常左室压力高于右室。当存在室间隔缺损时,血液自左室分流至右室。肌部的小损缺由于心脏收缩时室间隔也随之收缩,因缺损变小,分流之血量更少,其血流动力改变轻微。发生于膜部较大的缺损,血液量自左心室分流入右心室,因而右心室、循环、左心房、左心室均增加,两心室容量与负荷也同时增加,遂发生肥大与扩张,心房因容量增加可轻度增大。肺血管充血、扩张,进而产生高流量性肺动脉高压,最终发展为阻塞性肺动脉高压,直至产生双相右向左分流。

## （二）临床表现

室缺的临床表现取决于缺损大小和分流量的多少。分流量少者，缺损直径＜5mm，无心功能紊乱，心脏各房室无变，仅于胸骨左缘第3～4肋间听到响亮而粗糙的吹风样收缩期杂音并可扪及震颤，此所谓的罗杰(Roger)病。缺损较大者，有劳累后心悸、气短、乏力，易患呼吸道感染，可影响发育。有肺动脉高压可出现发绀。

## （三）X线表现

1.缺损小而分流量少者

(1)心肺无明显异常或仅肺血管纹理增多。

(2)有时肺动脉段平直或隆凸。心脏大小多正常或仅左室轻度增大。诊断主要依靠临床体征及彩色多普勒B超检查。

2.缺损在1cm以上者

(1)心脏呈二尖瓣型。多中度增大，以左、右室为显著，可有左房增大(图2-16)。

(2)肺动脉段隆凸及肺血增多显著。

(3)主动脉弓多无明显改变。

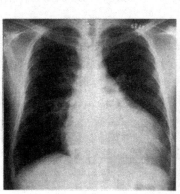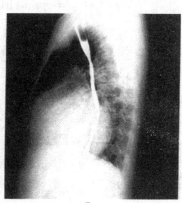

**图2-16　室间隔缺损X线表现**

注　左、右室增大为主，心尖左移，肺动脉段隆凸；肺血增多。

3.在上述基础上合并肺动脉高压者

(1)肺周围血管纹理扭曲、变细，肺动脉段与大分支扩张显著，严重者右下肺动脉呈截断征。

(2)右心室增大显著，左心室增大反而不明显。心脏增大程度较未发生肺动脉高压前趋于缩小。

(3)主动脉弓显示正常或缩小。

## （四）合并症

1.合并主动脉瓣脱垂（主动脉瓣关闭不全）

脱垂瓣叶以右冠瓣最多见。听诊除全收缩期杂音外，还有早期吹风样舒张期杂音。其X线表现：①心影呈主动脉型，左心室增大显著，右心室也大，但不明显，可有右心房增大；②肺动脉段平直，肺充血，肺血增多与增大的心影不相称；③主动脉增宽、延展、搏动强。造影可确诊。

2.合并动脉导管未闭

多以室缺为主,症状和室缺相似。胸骨左缘可闻及收缩期杂音,常伴有不同程度的舒张期杂音,典型的连续性杂音少见。其X线表现为:①心脏中度增大,左、右室都大,而以左心室为主;②肺动脉段突出及肺充血明显;③主动脉结大小不一定,无伸展延长;④有时可见漏斗征;⑤鉴别可结合临床杂音或主动脉造影。

3.合并心房间隔缺损

不同于房室共道的联合缺损。临床表现及X线表现取决于缺损的大小。房间隔缺损大而室间隔缺损小,表现为心房间隔缺损;反之亦然。X线检查很难区别。造影需分别做右心房及左心室造影。

# 六、动脉导管未闭

动脉导管未闭较常见,约占先心病发病总数的15%。动脉导管于出生后10个月应全部闭塞,如在1岁以后动脉导管仍未闭塞,则为病理状态。

## (一)病理生理

未闭导管根据其形态可分为4型:①管型;②漏斗型;③缺损型(导管极短);④动脉瘤样,其内可有血栓形成。以管型最多见,约占80%。

由于主动脉压力高于肺动脉,血液连续地从主动脉经未闭的动脉导管进入肺动脉,出现左向右分流,肺循环及回流到左心房、左心室的血流量增加,引起肺充血及左心房、左心室增大。一般病例动脉导管口径不粗,分流量不大,因此肺充血及左心房、左心室增大都不显著。肺循环血量增加可导致肺小动脉功能性和(或)器质性损害,形成肺动脉高压,引起右心室增大,直至发生双向或右向左分流。

## (二)临床表现

取决于导管粗细及分流量大小。导管细小、分流量少者可无症状。直径较大者出现反复呼吸道感染、发育障碍、心力衰竭,继发肺动脉高压右向左分流,则出现下半身发绀。胸骨左缘第1~2肋间可有收缩期震颤,粗糙的连续性机器样杂音。发生双向或右向左分流时,听诊杂音减轻或单一的收缩期杂音。

## (三)X线表现

心脏及肺血管的表现与导管粗细及分流量大小有密切关系。其X线表现如下。

1.心脏大小及形态

(1)导管小时,心脏变化不显著,大小可以正常或仅见轻微左心室增大。

(2)导管中等大时,心脏呈梨形,轻到中度增大。增大以左心室为主,左心房也可以增大,但常不显著。右心房、右心室不大。

(3)巨大导管时,心脏增大显著,以左心室为主,可伴有右心室增大,左心房增大也较显著。有逆向分流时,右心房也可增大。总之,一般认为导管直径在10mm以上者,心脏都有明显增大。

2.肺动脉和肺血管

肺动脉段隆凸及肺充血程度与导管粗细有关。肺门舞蹈征较房缺、室缺少见。

3.主动脉改变

一般认为自导管附着处以前都有增宽现象,并认为这是诊断的一个重要点。X线摄片上能明确有增宽者仅占 1/3,有 1/3 大小正常,还有 1/3 小于正常。心血管造影证实并非所有病例的主动脉均宽于正常,有一部分虽然宽于正常,但平片不能察觉,这与肺动脉膨出而上移,掩盖了部分主动脉有关。主动脉在导管附着处局限性膨出,形如漏斗,称为"漏斗征"(图 2-17)。但正常人由于动脉韧带的牵拉,也可出现类似表现。

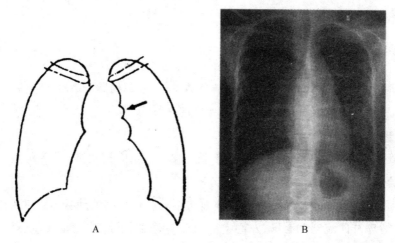

**图 2-17　动脉导管未闭箭头所示为"漏斗征"**

注　A.动脉导管未闭箭头所示为"漏斗征"。B.动脉导管未闭 X 线表现。

### (四)鉴别诊断

动脉导管未闭主要应注意与房间隔缺损、室间隔缺损相鉴别。三者是最常见的先天性心脏病,其异同点如下。

1.心脏形态

三者均可呈二尖瓣型增大,均可有右室增大,而右房增大仅见于房间隔缺损,左房、左室增大见于室间隔缺损和动脉导管未闭。

2.肺动脉段隆凸

以房间隔缺损最著,其次为动脉导管未闭,再次为室间隔缺损。肺动脉高压则以室间隔缺损最常见,其次为动脉导管未闭,再次为房间隔缺损。

3.主动脉改变

从理论上讲,房间隔缺损时主动脉结缩小;室间隔缺损时主动脉弓多无改变,但并肺动脉高压时缩小;动脉导管未闭则增宽,并可见"漏斗征",但也可较小。

实际工作中,三者的鉴别仅凭 X 线影像有一定困难,容易相互混淆,因此,结合临床听诊较为重要。随着心脏 B 超的广泛开展,确定何种先心病已不是放射医师的主要任务。放射医师的主要任务在于观察心脏形态改变及程度、肺血改变的程度、有无阻塞性肺动脉高压,为临床治疗提供更多的直观依据。

## 七、主—肺动脉隔缺损

主—肺动脉隔缺损是主动脉、肺动脉间隔发育不全的结果。在升主动脉与肺动脉主干之间存在窗形缺损,引起主动脉与肺动脉之间的左向右分流,又称主—肺动脉瘘或主—肺动脉窗。因为主动脉和肺动脉分别与心室相连,所以不能认为是永存动脉干的一个类型。

缺损呈圆形或卵圆形,常位于主动脉上方不远处。其血流动力学改变与粗大动脉导管未闭相似。

### (一)临床表现

临床体征及症状与动脉导管未闭相同。容易出现肺动脉高压,如有右向左分流时可出现全身性发绀。

### (二)X线表现

与粗大的动脉导管未闭或室间隔缺损相似。心脏增大较著,左、右心室均有较明显增大,左心房也增大,但以左心室增大为主。肺动脉段膨隆显著,搏动显著增强。两肺显著充血。主动脉大小改变不定。主动脉造影可证实缺损存在。

## 八、艾森门格综合征

1897年艾森门格在1例死于咯血和心力衰竭的有发绀的成人尸检中发现,心脏有巨大室间隔缺损、主动脉骑跨、右心室肥厚,肺动脉瓣及右心室流出道并无异常,但具有肺动脉高压征象。此后,将其称为艾森门格综合征,这是狭义的概念。近年来,通过对先心病血流动力学的研究认为,凡属左向右分流的先天性心脏病,如房间隔缺损、室间隔缺损、动脉导管未闭、心内膜垫缺损等,伴有肺动脉高压,引起双向或右向左分流,临床上出现发绀者均称为艾森门格综合征,这是广义的概念。

### (一)临床表现

患者有呼吸困难、反复呼吸道感染,逐渐出现中央性发绀、心功能减退等症状。常伴有气急、乏力、头晕等症状,以后可出现右心衰竭的相关症状。听诊时胸骨左缘第2肋间可有喷射性收缩期杂音,肺动脉瓣区第二心音显著亢进。心电图提示右房、右室增大。

### (二)X线表现

(1)在原有肺充血基础上,肺外周血管逐渐变细,肺野变清晰,肺门血管逐渐增宽,分支远端急剧变细,如鼠尾。

(2)心影可在原基础上略有缩小,但右心室增大征象较突出。

(3)肺动脉段显著凸出或呈瘤样扩张,搏动增强。

(4)房缺及室缺主动脉都缩小,但以房缺为显著,一旦右向左分流成立,主动脉内血流增多,主动脉直径可较原先增大。动脉导管未闭时变化不显著。此外,右心室造影或心脏彩色B超检查可显示血液自右心向左心分流的表现。

## 九、主动脉窦动脉瘤破裂

本病少见,占先心病的 1.2%～1.8%。如不及时处理,常危及生命。

### (一)病理

由梅毒、细菌和真菌感染等后天性因素所致的主动脉窦动脉瘤已十分罕见,基本为先天性发育异常所致。约 84.5% 起源于右冠状窦,13.6% 起源于无冠窦,1.9% 起源于左冠状窦。起源于右冠状窦者 80% 以上破入右心房,起源于无冠窦者 92% 破入右心室。有 1/4～1/3 的病例合并其他畸形,如室间隔缺损、主动脉瓣关闭不全、动脉导管未闭、房间隔缺损等。

### (二)临床表现

主动脉窦瘤未破裂者一般无自觉症状。破裂后,绝大多数突然发生胸痛、胸闷、心悸、气急和呼吸困难等左心功能不全症状,随后逐渐出现右心衰竭的表现。脉压增大。胸骨左缘第 3～4 肋间出现响亮的连续性机器样杂音,常可触及震颤。

### (三)X 线表现

(1)动脉瘤一旦破裂,心脏迅速出现增大,并呈进行性改变,多呈普大型或主动脉型,中至重度增大居多,左、右心室增大较显著,左、右心房也可增大。

(2)右心房明显增大,提示穿破方向可能为右房。

(3)两肺充血,但充血程度不及心脏增大显著;因不能适应突然增加的工作负荷,常出现心力衰竭,故肺充血和淤血可同时存在,甚至淤血将充血掩盖。故有学者认为肺血改变与扩大的心脏不成比例是该病的特点。

(4)可有胸腔积液。

(5)疑诊本病时均需做逆行升主动脉造影确诊,并与其他先心病鉴别。

## 十、先天性冠状动脉瘘

先天性冠状动脉瘘指冠状动脉或主要分支与心腔或大血管之间的先天性异常交通或瘘道,统称为冠状动脉瘘或冠状动静脉瘘。本病极少见,占先心病的 0.2%～0.4%。

### (一)病理

可起自左、右或双侧冠状动脉及其分支,以右冠状动脉多见(约占 60%)。约 90% 与右心尤其是右心室相通,约 10% 与左心相通。按发病机会可与右心室、右心房、肺动脉主干、冠状静脉窦、左心房、上腔静脉、左心室、肺静脉形成瘘管。瘘道可单支或多支,也可为交通支。与右心交通的冠状动静脉瘘,为左向右分流;与左心交通的瘘道,称为冠状动脉瘘。瘘道和分流可引起心肌缺血和心肌梗死。本病还可并发动脉导管未闭或室间隔缺损等。

### (二)临床表现

分流量小者可无症状,分流量大者可出现心绞痛、休克、心力衰竭等。脉压增大。胸骨左缘或右缘第 2～3 肋间或第 3～4 肋间听到浅表的、柔和的连续性杂音,舒张期增强。心电图可显示左心室或右心室肥大、心肌缺血或心肌梗死。

## （三）X 线表现

分流量小者平片可正常。分流量大者 X 线表现如下。

(1)肺野轻至中度充血,左心室、左心房、右心室轻至中度增大,符合一般左向右分流病变的征象。

(2)心影右缘有时可看到异常膨出或瘤样影,为扭曲、扩张的右冠状动脉造成。

(3)如为冠状动脉左心室瘘,心影可呈主动脉型,左心室增大,肺血正常。

(4)必要时,行主动脉造影或冠状动脉造影确诊。

# 十一、冠状动脉异位开口于肺动脉

## （一）左冠状动脉异位开口于肺动脉

此为冠状动脉起源异常中较常见的一种。本病少见,约占先心病的 0.2%。

### 1.病理

左冠状动脉开口于肺动脉的左瓣窦处,左、右冠状动脉之间有广泛的侧支循环。多数情况下,血液自右冠状动脉经侧支循环逆行上升至左冠状动脉及其主支,最后进入肺动脉,形成左向右分流。但正常冠状动脉分布区供血不足。本病少数合并其他先天畸形。

### 2.临床表现

部分病例可无明显症状和体征。但一般有呼吸困难、心绞痛、心力衰竭等症状。心前区可闻及连续性杂音。心电图有左心室肥大、心肌缺血或心肌梗死表现。

### 3.X 线表现

心影轻至中度增大,以左心为主。有时左心房和右心房也增大。肺动脉段饱满或凸出。主动脉造影窦部充盈时仅右冠状动脉显影,并可显示其扩张迂曲、侧支循环,随之显示显影浅淡的左冠状动脉、肺动脉根部。

## （二）右冠状动脉异位开口于肺动脉

在右冠状动脉与左冠状动脉前降支之间可有侧支环,血液经此流入肺动脉。临床极为罕见。可有心绞痛和心力衰竭等症状。

X 线表现:平片变化不明显。主动脉造影可见左冠状动脉扩张,并显示侧支循环和逆行充盈的右冠状动脉。

# 十二、肺动脉狭窄

肺动脉狭窄常为胎儿期心内膜炎所致的后果。单纯性肺动脉狭窄约占小儿先心病的 10%,约有 20% 的先心病合并肺动脉狭窄。在成人先心病中可达 25%。

## （一）病理生理

(1)瓣膜部狭窄。

(2)瓣膜下狭窄(右心室流出道狭窄)。

(3)瓣膜上狭窄(肺动脉干及分支狭窄)。

(4)混合型。以肺动脉瓣狭窄最为多见,占 70%～80%。各种不同的肺动脉狭窄都可以促使右心室压力升高,右心室排血障碍,导致右心室肌肉肥厚(肥厚呈向心性),心腔缩小。当心肌代偿功能不足时,心室扩大,甚至出现右心衰竭。右心房压力也相应增高而扩大,当右心房压力高于左心房压力而使卵圆孔不能关闭或开放导致出现右向左的分流时,临床上有发绀,即为法洛三联症。对肺动脉瓣型狭窄而言,血流冲过狭窄的瓣孔,造成一股漩涡状冲击力量,使肺动脉主干扩大,并可波及左、右肺动脉主干,特别是波及左肺动脉,而对右侧肺动脉主干影响较小,故出现左肺门血管大于右肺门血管的现象。肺血流减少,周围血管细小,且常伴有肺组织发育不全。

### (二)临床表现

本病一般不影响生长发育,大部分无症状,在体检时发现。中度狭窄者年长后,开始出现易疲劳及心悸、活动后气急。重度狭窄者可出现晕厥,并可出现周围性发绀。胸骨左缘第2肋间可闻及响亮、粗糙的收缩期杂音,伴震颤。

### (三)X线表现

1.心脏大小和形态

轻度和中度狭窄者的心脏大小常无明显改变,重度狭窄者右心室及右心房增大,显著增大的心脏为严重狭窄的指征;瓣膜狭窄者因有狭窄后扩张的肺动脉干,故形如葫芦状(图2-18)。单纯漏斗部狭窄者,心脏呈三角形或横行,心腰部平直或略凹陷,心影一般无明显增大。

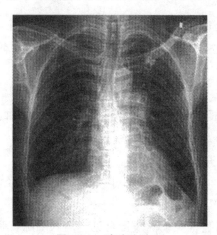

**图2-18 肺动脉狭窄**

注 肺动脉段隆凸,左肺门增大,右肺门缩小。

2.肺动脉段、肺门

瓣膜型狭窄可见肺动脉突出,但极度的瓣膜部狭窄,其狭窄后扩张可不显著。而如有增大或搏动的左肺门,纤细而静止的右肺门为瓣膜型狭窄的典型表现。漏斗部狭窄心腰平直或凹陷。

3.肺血改变

两肺野血管纹理纤细而稀少,故显示肺野清晰。

4.主动脉大小

正常。

5.右心室造影

造影剂由小孔呈索条喷出,然后散如扇状,称为喷射征。右心室流出道狭窄,呈管状或局限性狭窄。局限环形狭窄与瓣膜间见到一小腔,称为"第三心室"。

#### (四)鉴别诊断

##### 1.原发性肺动脉扩张

可能是因肺动脉弹力纤维组织先天性缺陷而致。同样出现肺动脉扩大。与瓣膜型肺动脉狭窄相似,但不出现肺门大小不对称现象,也无周围肺野血管细小改变,心脏形态正常。两者鉴别困难时,需进行心脏 B 超或心导管检查。原发性肺动脉扩张,右心室压力正常;肺动脉狭窄者,右心室压力升高,并可显示是否有肺动脉狭窄。如并发肺动脉关闭不全,可引起右心增大甚至右心衰竭。

##### 2.婴幼儿严重肺动脉狭窄的发绀

为周围性发绀,心力衰竭时则出现中央性发绀,与发绀型肺血减少的先心病不同,后者如法洛四联症、三尖瓣闭锁、肺动脉闭锁、右心室发育不良等形态与重度肺动脉狭窄相似,必须借助心脏 B 超、心导管及心血管造影鉴别。

## 十三、法洛三联症

肺动脉狭窄合并心房间隔缺损或卵圆孔开放,以及右心室肥厚,最早由法国内科医生法洛(Fallot)报道,故称为法洛三联症。近年来,有学者认为发病原因基于肺动脉狭窄,故一般主张称为肺动脉狭窄合并房间隔缺损。这里不包括大型房缺、左往右分流、合并有轻度的肺动脉狭窄在内。本病并不少见,占发绀型先心病的 10% 左右。

### (一)病理

该畸形主要是肺动脉狭窄,其病理改变与单纯肺动脉狭窄相同。房间隔缺损可以是房间隔的发育障碍,但大多由于右房压力升高,使卵圆孔不能关闭或关闭后又迫使其开放所致。肺动脉狭窄以瓣膜部多见。由于右向左分流临床上有发绀,即称为法洛三联症。

### (二)临床表现

症状、体征与单纯肺动脉狭窄相似。发绀多出现较晚,大多在 2 岁以后出现,少部分至成人后才出现。

### (三)X 线表现

与单纯肺动脉狭窄相似,表现为心脏轻至中度二尖瓣型增大。右心室、右心房增大,肺动脉段隆凸及狭窄后扩张,肺血减少、肺纹理纤细,但如果同时出现发绀则应考虑本病。

## 十四、法洛四联症

法洛四联症在先心病中比较常见,占先心病的 11%～14%,占 1 岁以上发绀型先心病的 75%。

### (一)病理

法洛四联症畸形的形成,是由于胚胎期动脉球"旋转不良"及"分割不均"所致的发育不良。主要畸形是肺动脉狭窄及室间隔缺损,右心室肥厚继发于肺动脉狭窄,主动脉骑跨主要是功能性上的改变。

1.肺动脉狭窄

可为右心室漏斗部、肺动脉瓣、肺动脉瓣环及肺动脉干或分支狭窄。我国以单纯漏斗部及漏斗部合并肺动脉瓣狭窄多见。单纯瓣膜型狭窄极少见。

2.室间隔缺损

大多位置较高。

3.主动脉大小及位置

主动脉多比较粗大。增粗的主动脉自主动脉根部开始,直达左锁骨下动脉,可为肺动脉直径的2~2.5倍。少数主动脉直径略大于或等于肺动脉。肺动脉狭窄越严重,主动脉右移越严重,严重者几乎全部移向右室。

4.合并畸形

法洛四联症最多见的合并畸形是卵圆孔未闭或房缺,又称法洛五联症。约25%的病例出现右位主动脉弓和(或)右位心等其他畸形。

## (二)病理生理

由于室间隔缺损为非限制性,左、右心室压力基本相等。右心室流出道狭窄程度的不同,心室水平可出现左向右、双向及右向左分流。肺动脉狭窄严重时出现明显的右向左分流,临床出现明显的发绀。

少数轻型及无发绀型的四联症是由于下列几个原因所致。①肺动脉狭窄程度很轻,室间隔缺损也很小,右心室压力常低于左心室压力或相仿,因此不出现右向左分流或仅在运动后才出现双向分流。②室间隔缺损较显著,而肺动脉狭窄程度较轻,右心室压力不高,出现左向右分流,与室间隔缺损相同。③肺动脉狭窄虽较显著,而室缺却很小,故右心室压力虽然很高而分流量却甚微,显不出明显发绀。

## (三)临床表现

法洛四联症的患者发育一般较迟缓,除无发绀型外,都有不同程度发绀。一般发绀出现较早,在1岁以下出现发绀的占70%,其中1/2于出生后即出现发绀。患儿在哭闹或活动后加重,气急,喜蹲踞位。缺氧发作时,可出现呼吸困难、晕厥、抽搐和意识障碍,甚至突然死亡。患儿长期缺氧(6个月以上)可有杵状指(趾)。胸骨左缘第2~4肋间可闻及喷射性粗糙收缩期杂音,伴有震颤。常见的并发症为脑血栓、脑脓肿及感染性心内膜炎。

## (四)X线表现

1.常见型

(1)心脏外形和大小:约60%病例心腰部凹陷,心尖上翘,形如靴状(图2-19);40%病例心腰部平直或轻微隆起。大多数病例心脏大小在正常到轻度增大,少数呈中度增大,显著增大者很少见,心脏增大以右心室为主,少数有右心房增大。心脏大小与肺动脉狭窄程度成正比。

(2)肺动脉段及肺门改变:肺动脉段凹陷是由于漏斗部狭窄及发育不良等原因所致。肺动脉段平直或微凸是由于此处有第三心室以及肺动脉主干并不十分纤细所致。有的病例两侧肺门缩小或有右侧小、左侧大的不对称现象。

(3)肺血改变:肺纹理纤细、稀疏。有侧支循环形成者,其两肺内中带肺门附近有紊乱呈网状或喷洒的点状肺纹理。

（4）主动脉改变:增宽并右移,使纵隔增宽。约 1/4 病例有右位主动脉弓或主动脉弓反位（即右位心时主动脉右位）。

应注意认识到:法洛四联症、肺动脉闭锁、三尖瓣下移畸形,甚至严重的肺动脉狭窄均可有肺侧支循环形成。侧支循环最常见的来源是支气管动脉,另外还可源于胸主动脉、肋间动脉、内乳动脉及其肺动脉自身。

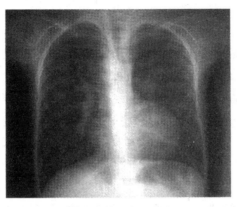

**图 2-19　法洛四联症**

注　心影呈典型的靴状,心腰凹陷,心尖显著圆隆上翘,主动脉增宽右移。

2.轻型

肺动脉狭窄程度轻,右心室压力增高不显著。

（1）半数心脏仍呈扁平状,但肺动脉段多平直或轻微凸出,心尖部仍圆钝而略翘起,主动脉弓宽大,两肺血管减少。

（2）另有半数心脏比较垂直,肺动脉段略隆凸,心尖不翘起,主动脉弓大小近乎正常,肺血管减少。

总之,上述两类形态多有轻到中度增大,仍以右心室增大为主,可伴右心房增大。

3.无发绀型

又称不典型法洛四联症,始终不出现发绀。因此,不典型法洛四联症并非依 X 线表现是否典型而论。这类心脏病多数肺动脉狭窄程度轻,室缺小,不出现右向左分流或仅在活动后有右向左分流,但分流量小,所以无肉眼可见的发绀。从胚胎发育看,其中大部分畸形的主要改变为室间隔缺损。由于右心室因血容量增加刺激流出道,使流出道肌肉肥厚,造成狭窄,故又称其为室间隔缺损伴肺动脉狭窄,不称为法洛四联症。所以法洛四联症的概念应予严格把握,应把主动脉右移骑跨作为诊断的必备条件。无发绀型法洛四联症的 X 线表现可类似肺动脉狭窄或室间隔缺损。平片不能确诊,需行心导管检查和造影确诊。

# 十五、房室及大动脉连接异常

房室及大动脉连接异常主要指心房与心室和（或）心室与大动脉水平的异常连接,主要包括大动脉转位和右室双出口。

右室双出口（DORV）是一种复杂的发绀型先天性心脏病,一支大动脉全部和另一支大动脉的瓣环的50%以上起自解剖右心室,则诊断为右室双出口。

室间隔缺损是左心室的唯一出口,主动脉与二尖瓣之间无纤维连接。可同时伴有肺动脉狭窄、主动脉缩窄、主动脉弓离断、一侧心室发育不全、完全型肺静脉畸形引流等其他心血管畸形。

### (一)病理生理

本病的解剖特点是主动脉、肺动脉全部或一支大动脉全部加另一支大动脉的大部分起自于解剖右心室,室间隔缺损是左心室的唯一出口。

### (二)临床表现

临床表现取决于室间隔缺损的位置、是否合并肺动脉狭窄以及主肺动脉的位置。室间隔缺损位于主动脉瓣下合并肺动脉狭窄时,临床表现类似于法洛四联症,主要表现为发绀、杵状指、生长发育迟缓等;无肺动脉狭窄时,临床表现类似于大的室间隔缺损,表现为气急、多汗、反复呼吸道感染、充血性心力衰竭等。室间隔缺损位于肺动脉瓣下时,临床表现类似于大动脉转位伴室间隔缺损,较早便可出现发绀、反复呼吸道感染及心力衰竭等。

### (三)影像学表现

1.X线表现

心脏大小、形态及肺血管的X线变化均缺乏特异性,主要取决于是否合并肺动脉狭窄。

2.CT表现

主动脉、肺动脉全部或两者中的一支大动脉全部、另一支大动脉大部分起自右心室,同时测量大动脉的骑跨率;室间隔缺损,可以根据室间隔缺损的部位对右室双出口进行分型。右心房、右心室内径扩大,如室间隔完整,可伴发左心室发育不良;肺动脉狭窄较常见。

3.MRI表现

类似于CT表现,多角度MRI电影序列在右室双出口诊断中具有重要作用。

### (四)诊断

主动脉、肺动脉全部或两者中的一支大动脉全部、另一支大动脉的大部分起自解剖右心室;膜周部室间隔缺损最多见,明确其位置关系,特别是与半月瓣距离对外科手术修补十分重要。

### (五)鉴别诊断

右室双出口需要与法洛四联症和完全型大动脉转位进行鉴别,临床工作中,我们首先观察主动脉、肺动脉起源,若肺动脉完全起自右心室,伴有主动脉骑跨时,需要判断有无肺动脉狭窄,有肺动脉狭窄时,需通过判断骑跨率与法洛四联症鉴别,如果主动脉骑跨率大于50%在右心室侧,则为右室双出口,否则为法洛四联症;无肺动脉狭窄,主动脉骑跨率大于50%在右心室侧,也为右室双出口,否则为室间隔缺损;若主动脉完全起自右心室,伴有肺动脉骑跨时,骑跨率大于50%在右心室侧,诊断为右室双出口,骑跨率大于50%在左心室侧,则为完全型大动脉转位并室间隔缺损。

### (六)治疗

双心室矫治术适用于左心室足够大、房室瓣发育均衡且没有主要腱索跨越、不合并其他难以矫治的畸形。单心室矫治术适用于左心室和二尖瓣发育不全或合并难以矫治的畸形以及左心室与任一两大动脉均难以连接的右室双出口。

(王交运)

# 第三章　腹部影像检查

## 第一节　肝脏疾病

### 一、肝脓肿

肝脓肿是肝组织的局限性化脓性炎症,可发生于肝脏的任何部位,以肝右叶多见。根据致病微生物的不同可分为细菌性肝脓肿、真菌性肝脓肿、阿米巴性肝脓肿等,其中细菌性肝脓肿最多见。

#### (一)细菌性肝脓肿

全身或腹腔内邻近脏器化脓性感染的细菌及其脓毒栓子,通过门静脉、肝动脉、胆道或者直接蔓延等途径到达肝脏或开放性肝损伤时细菌随异物或从创口直接侵入肝脏,形成局限性化脓性炎症。

1.病理生理

早期肝脓肿主要表现为蜂窝状肝组织液化坏死,病变组织充血、水肿,脓肿未液化或小部分液化。随着病变进展,炎症组织因受细菌产生的毒素或酶的作用,发生坏死溶解,形成脓腔;周围肉芽组织增生,形成脓肿壁,脓肿壁在组织学上为 3 层结构,从内到外依次为纤维组织膜、纤维肉芽组织、炎性水肿带,具有吸收脓液和限制炎症扩散的作用。后期脓肿可随着肉芽组织逐渐增多,脓腔吸收缩小;也可随着病变发展,脓腔不断扩大,甚至穿破、侵犯周围组织器官,引起继发性脓肿,如继发膈下脓肿、肺脓肿、脓胸等。

2.临床表现

临床上主要表现为发热、白细胞增多、肝区疼痛、触痛等急性感染表现,有时可出现肝大,少数患者可出现黄疸。

3.影像学表现

(1)CT 表现(图 3-1)。

1)平扫:表现为肝实质内圆形或卵圆形低密度区,边缘模糊,内部可有分隔,中央为脓腔,密度均匀或不均匀,根据脓腔成分不同而有所不同,CT 值多高于水而低于邻近正常肝实质。少数脓肿腔内可出现小气泡,有时可见液平面。急性期脓肿壁外周可出现环状水肿带。

2)增强扫描:CT 增强扫描时,动脉期可见脓肿壁及分隔强化,周围水肿带无强化;门静脉期及延迟期脓肿壁及分隔仍进一步持续性强化;脓腔在各期均无强化。在动脉期,环形强化的脓肿壁和周围无强化的低密度水肿带构成了环征。病灶所在肝叶或肝段邻近肝实质,在动脉早期可出现一过性的楔状、斑片状异常强化,其原理可能与肝脓肿周围门静脉狭窄、肝静脉受阻同时存在,而肝动脉受累较轻,为肝动脉血流代偿性增加所致。

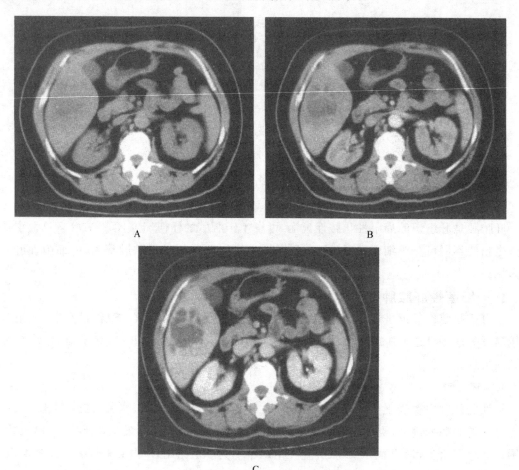

**图 3-1　肝右叶脓肿 CT 表现**

注　A.平扫,示片状低密度灶,边缘模糊。B.增强后动脉期,脓肿壁及分隔强化,周边水肿带。C.增强后门静脉期,脓肿壁及分隔持续强化,腔内仍为低密度,无强化。

（2）MRI 表现（图 3-2）。

1）平扫:肝脓肿的 MRI 表现为圆形或类圆形病灶,脓腔在 $T_1WI$ 呈均匀或不均匀的低信号,$T_2WI$ 表现为高信号,DWI 呈明显高信号。环绕周围的脓肿壁,在 $T_1WI$ 信号强度高于脓腔而低于周围正常肝实质,$T_2WI$ 呈中等信号。脓肿壁外侧的水肿带 $T_1WI$ 呈低信号、$T_2WI$ 呈明显高信号。

2）增强扫描:MRI 多期增强检查强化表现似增强 CT 所见。

4.诊断

细菌性肝脓肿一般有肝大、肝区疼痛以及全身感染的表现,CT 及 MRI 发现厚壁的囊性灶,出现环征和腔内小气泡为其特征性表现。MRI 信号改变可反映脓肿各个时期的病理改变,对诊断和治疗效果观察有较高价值。

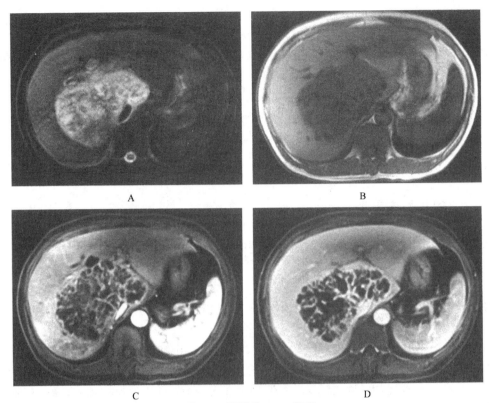

**图 3-2 肝脓肿 MRI 表现**

注 A.$T_2$WI 脂肪抑制相示肝右叶及尾叶巨大占位性病变,呈高低混杂信号。B.$T_1$WI 呈不均匀低信号。C.动脉期病灶周边及内部分隔强化,其旁肝实质可见高灌注改变。D.门静脉期病灶持续强化,内部液化坏死区无强化,呈蜂窝状。

5.鉴别诊断

早期肝脓肿液化未形成,可呈软组织肿块,与肝肿瘤鉴别不易,需结合临床表现或抗感染治疗后是否有吸收作为鉴别,必要时穿刺活检确诊。多发性肝脓肿还需要与囊性转移癌鉴别,两者区别在于转移瘤壁厚薄多不均,周围常无水肿带,无全身感染症状,且多有原发肿瘤病史。

**(二)真菌性肝脓肿**

真菌致病能力较弱,只有机体免疫力低下时,真菌进入血液循环到达肝脏才有机会引起感染,形成真菌性肝脓肿。

1.病理生理

真菌在肝组织内产生变态反应,引起肝组织损伤、坏死,脓肿壁因有组织细胞、淋巴细胞浸润,一般较厚。有时候感染可形成真菌性肉芽肿。

2.临床表现

临床表现为发热、肝大及肝功能损害。

3.影像学表现

本病影像学诊断主要依赖 CT 扫描。在免疫力低下的患者中可发现肝内多发小低密度灶。有时脓肿中心可见点状高密度影,可能是真菌丝积聚影,称为"靶征"。肉芽肿愈合可出现钙化。当脾脏和(或)双肾同时多发时,则应考虑本病。

### （三）阿米巴性肝脓肿

**1.病理生理**

阿米巴脓肿的发病特点是引起肝组织的局部破坏。病变早期由坏死组织形成,并包含富有活力的阿米巴,脓肿增大后中央空洞的形成为其标志性表现。

**2.影像学表现**

CT表现与细菌性肝脓肿近似,无明确特征性改变,通常还应结合临床表现和实验室检查结果进行分析。

## 二、脂肪肝

### （一）病理和临床表现

正常肝脏脂肪含量低于5%,超过5%则为肝脏脂肪浸润,常简称为脂肪肝。病理上为肝细胞内含有过量的三酰甘油。根据脂肪浸润范围,分为弥漫性和局灶性脂肪肝。

### （二）影像学表现

CT和超声均可作为首选的影像检查方法;若CT和超声检查有疑问,如局灶性脂肪肝或不能排除合并肿瘤或进行肝脏脂肪定量等情况下需选用MRI检查。

**1.CT表现**

(1)弥漫性脂肪肝:平扫,显示全肝密度普遍性减低,比脾密度低,肝/脾CT值的比值<0.85;肝密度的减低使原本为低密度的肝内血管不再显示,出现"血管湮没征",更严重者,肝血管密度相对高于肝密度,出现"血管反转征",但血管分布、走向和管径均正常;增强扫描,肝实质的强化程度减低,但强化的肝内血管显示更清晰(图3-3)。

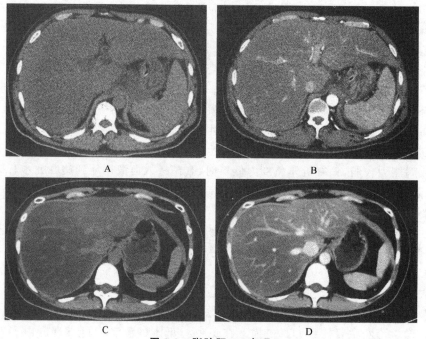

**图3-3　脂肪肝CT表现**

注　A、B.同一患者,CT平扫(A)示肝密度弥漫性减低,出现"血管湮没征";增强扫描(B)示肝实质强化程度较低。C、D.同一患者,CT平扫(C)示肝密度减低更明显,出现"血管反转征";增强扫描(D)示肝实质强化程度明显减低。

（2）局灶性脂肪肝：表现为一个或数个肝叶或肝段密度降低，但增强检查显示其内血管分布正常；肝岛，为未被脂肪浸润的肝实质，表现为片状相对高密度，多见于胆囊旁和叶裂附近。

2.MRI表现

（1）弥漫性脂肪肝：轻、中度者 $T_1WI$ 和 $T_2WI$ 上常无异常表现，严重者在 $T_2WI$ 上可表现稍高信号，但 $T_1WI$ 变化不明显；应用 CRE 序列 $T_1WI$ 同、反相位检查，具有较特异性表现，即使为轻、中度者，均表现为与同相位相比，反相位上全肝实质信号明显减低（图3-4）。

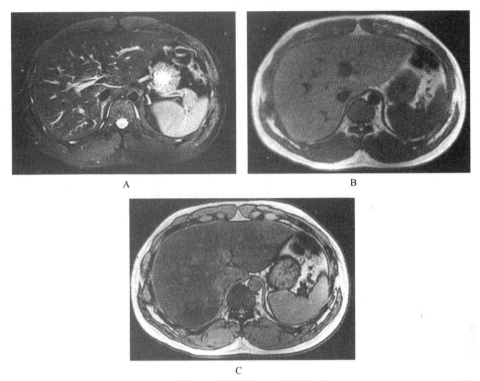

**图 3-4　脂肪肝 MRI 表现**

注　A.MRI $T_2WI$，肝脏均匀低信号，血管走行正常。B、C.MRI 化学位移成像正相位和反相位，正相位（B）肝脏均匀偏高信号，反相位（C）肝脏信号明显减低，提示肝内脂肪沉积。

（2）局灶性脂肪肝：表现为反相位上，某一叶或多叶、多段肝实质信号明显减低；肝岛信号强度在各序列上均同于正常肝实质。

（3）肝脏脂肪定量：可应用 MRI 化学位移技术进行肝细胞脂肪含量的测定，正常肝脏脂肪含量<5%。

### （三）诊断和鉴别诊断

弥漫性脂肪肝超声或 CT 诊断不难。局灶性脂肪肝需与一些肝肿瘤鉴别，如肝海绵状血管瘤、肝细胞（HCC）、肝转移瘤等在 CT 平扫时均表现为低密度病灶，可与局灶性脂肪肝混淆。但局灶性脂肪肝无占位效应，增强扫描病灶内可见正常的血管通过，无受压、侵及表现，而不同于各种肝肿瘤，多可以作出鉴别，疑难者可进一步行 MRI 检查。

### 三、肝硬化

肝硬化是由一种或多种病因长期或反复作用形成的弥漫性肝损害。其病因在我国以病毒性肝炎为首,在西方国家则以酒精性肝硬化为主,其他还包括药物、毒物、胆汁淤积、代谢异常、血吸虫病及隐源性肝硬化等。

#### (一)病理生理

病理上,肝硬化表现为肝实质弥漫性变性、坏死并继发肝细胞结节性再生,广泛结缔组织增生并形成纤维间隔、包绕再生性结节致假小叶形成。

#### (二)临床表现

肝硬化早期可无明显症状,后期以肝功能损害及门静脉高压为主要表现,肝功能损害一般表现为消瘦、乏力、厌食、腹部不适等症状,门静脉高压表现通常包括脾大、食管胃底静脉曲张、腹水、上消化道出血、肝性脑病等。如合并门静脉主干及分支血栓形成,门静脉周围可出现大量迂曲增粗的侧支循环静脉,形成所谓的门静脉海绵样变。

#### (三)影像学表现

1.CT表现

(1)肝脏形态大小改变:早期肝硬化肝脏可能表现增大,但无特异性;晚期肝硬化肝脏体积往往缩小,通常表现为尾状叶、左叶外侧段增大,右叶、左叶内侧段萎缩,大多患者表现为肝叶萎缩及代偿性肥大合并出现,结果出现肝叶比例失调;同时结节再生和纤维化收缩可使肝边缘显示凹凸不平,纤维组织增生和肝脏收缩可导致肝裂增宽、肝门区扩大、间位结肠、肝外胆囊等表现。

(2)肝密度改变:脂肪变性、纤维化可引起肝脏弥漫性或不均匀的密度减低,较大而多发的再生结节可表现为3种略高密度结节。

(3)继发门静脉改变:如脾大、门静脉高压伴侧支循环开放、腹水等,因门脉高压致血流淤滞,肝硬化常伴发门静脉血栓形成。

2.MRI表现

MRI评估肝硬化主要包括形态、信号、结节和门脉高压4个方面。形态、大小改变及门静脉高压同CT表现。

信号异常:纤维化、铁沉积、脂肪沉积及基础肝病均会导致肝实质信号异常。纤维化可以弥漫或局限,在$T_1WI$多显示不清,在$T_2WI$呈斑片状、细线状及条带状稍高信号,增强后轻度强化。肝硬化中的铁沉积一般是轻、中度的,在$T_2WI$为低信号,多为散在分布、局灶的类圆形低信号影,称为含铁结节。这些含铁结节几乎都是良性的,但具有较高的恶变概率。少数情况下,肝硬化也可出现弥漫性的铁沉积,表现为肝实质信号均匀减低,但胰腺信号保持正常,这与原发性血色素沉着症不同。

#### (四)诊断

早期肝硬化可能只表现为肝大,影像学缺乏特异性。中、晚期肝硬化出现肝脏形态、大小改变、密度及信号异常,并常伴门静脉高压等继发征象,CT及MRI均易于作出诊断。30%～

50％的肝硬化合并肝癌,诊断中需提高警惕。

### (五)鉴别诊断

肝硬化再生结节、退变结节需要与小肝癌进行鉴别。

## 四、肝脏恶性肿瘤

### (一)肝细胞癌

肝细胞癌(HCC)是最常见的肝脏原发恶性肿瘤,居全球恶性肿瘤发病率第 5 位。肝硬化是 HCC 最重要的高危因素,约 80％的 HCC 发生于肝硬化,每年有 2％～8％的肝硬化会进展为 HCC。HCC 也可不伴有肝硬化,多见于慢性病毒性肝炎及非酒精性脂肪性肝炎。其他高危因素包括酗酒、吸烟、肥胖、糖尿病、遗传性血色素沉着症、黄曲霉毒素暴露及家族史等。

1.病理生理

HCC 的 Eggel 经典分型(巨块型、结节型和弥漫型)被广泛采用并沿用至今,这一分类主要反映了晚期肝癌的类型。全国肝癌病理协作组在 Eggel 分类的基础上提出以下分类标准。

(1)弥漫型:肿瘤直径 0.5～1.0cm,遍布全肝,相互间不融合,常伴肝硬化。

(2)块状型:肿瘤直径超过 5cm,超过 10cm 的称为巨块型。单块状由单一肿瘤组成,融合块状由多个瘤结节互相融合而成。多块状为两个以上边界清楚、直径超过 5cm 的肿瘤。

(3)结节型:肿瘤直径超过 3cm,且小于 5cm。呈圆形或椭圆形。常伴有肝硬化。

(4)小肝癌型:单个癌结节直径在 3cm 以下或 2 个癌结节最大直径之和小于 3cm。镜下,癌细胞呈多角形,胞核大,核膜厚而核仁明显。癌细胞排列呈梁状,谓梁索型,梁宽窄不一,故有粗梁型和细梁型之分。癌组织内间质少,多由血窦构成,窦壁有内皮细胞或癌细胞所衬。门静脉可有瘤栓形成。高分化 HCC 的癌细胞内可见到胆汁颗粒,癌细胞间的毛细胆管内有胆栓形成。

2.临床表现

HCC 多见于中老年男性,以 40～60 岁多见。起病隐匿,其临床症状多出现在肿瘤中、晚期,与基础肝病有关,常表现为肝区疼痛、消瘦、乏力、食欲减退、黄疸、恶心、呕吐、发热、腹部肿块等。甲胎蛋白(AFP)是最常用的诊断血清标志物。AFP 升高(＞400ng/mL)提示 HCC,但也可见于病毒性肝炎活动期;另外,AFP 正常(＜20ng/mL)并不能除外 HCC,对于 2cm 以下病灶其诊断价值更低。

3.影像学表现

(1)CT 表现(图 3-5)。

1)平扫:巨块型和结节型平扫表现为单发或多发,圆形、类圆形或不规则形肿块,呈膨胀性生长,边缘有假包膜者则肿块边缘清楚。弥漫型结节分布广泛,边界不清;肿块多数为低密度,少数可表现为等密度或高密度。巨块型肝癌可发生中央坏死而出现更低密度区,合并出血或发生钙化则肿块内表现高密度灶;有时肿块周围出现小的结节灶,称为子灶。

2)增强扫描:增强扫描动脉期,主要由门静脉供血的肝实质还未出现明显强化,而主要由肝动脉供血的肝癌,则出现明显的斑片状、结节状早期强化;在门静脉期,门静脉和肝实质明显强化,而肿瘤没有门静脉供血则强化程度迅速下降;延迟期,肝实质继续保持较高程度强化,肿瘤强化程度则继续下降,呈相对低密度表现。全部增强过程表现为"快进快出"现象。此外,影像学检查还可以有其他间接征象,如门静脉、肝静脉及下腔静脉侵犯及癌栓形成,胆道系统侵犯引起胆道扩张,肝门部、腹膜后肿大淋巴结提示淋巴结转移等。

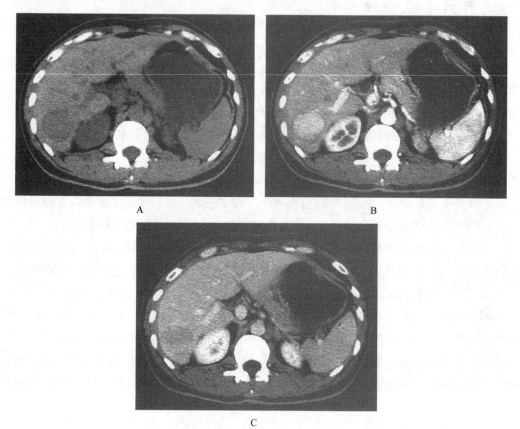

**图 3-5　肝细胞癌的 CT 表现**

注　A.CT 平扫示肝脏 S6 段低密度肿块。B.增强后动脉期明显强化。C.门静脉期可见对比剂廓清,呈低密度。

(2)MRI 表现(图 3-6、图 3-7)。

1)平扫:HCC 在 $T_1WI$ 通常呈低信号,少数呈高信号,这与肿瘤分化程度、脂肪沉积、铜沉积、糖原沉积及继发出血有关。HCC 在 $T_2WI$ 多呈轻、中度高信号,少数可呈等信号,极少呈低信号,较大的病灶内部信号常不均匀,其内部高信号区代表液化坏死、出血或扩张血窦,低信号区则代表凝固性坏死、纤维化或钙化。在 DWI 上,HCC 通常因水分子弥散受限而呈高信号、ADC 值减低,而良性病变如囊肿、血管瘤等其 ADC 值一般较高。DWI 与常规序列结合可以提高小病灶检出率。

2)增强扫描:MRI 动态增强扫描是诊断 HCC 的重要方法,这是基于肝癌的肝动脉供血理论,即 HCC 以肝动脉供血为主,而正常肝脏以门静脉供血为主。典型 HCC 表现为动脉期显著强化(wash-in)呈高信号,伴门脉期和(或)延迟期对比剂廓清(wash-out)呈低信号,这种"快进快出"强化形式对 HCC 诊断是高度特异性的。包膜的显示高度提示 HCC,多见于 2cm 以上病灶。包膜在 $T_1WI$ 及 $T_2WI$ 呈完整或不完整、厚度不一的低信号,增强扫描可提高包膜显示率,表现为进行性延迟强化、边缘光整的环形高信号。

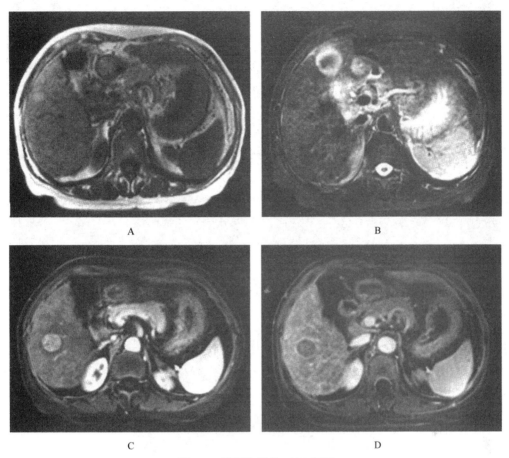

**图 3-6 肝细胞癌的 MRI 表现**

注 A.$T_1WI$ 示稍高信号结节灶,包膜呈低信号。B.$T_2WI$ 病灶呈等信号,包膜呈稍高信号。C.动脉期病灶明显强化,包膜无强化。D.门静脉期病灶对比剂廓清,包膜呈延迟强化。

近年来,肝细胞特异性对比剂在肝癌的诊断与鉴别诊断中的应用越来越多,以 Gd-BOPTA 和 Gd-EOB-DTPA 为代表,其可以被肝细胞选择性摄取并经胆道排泄。Gd-BOPTA 和 Gd-EOB-DTPA 是双功能对比剂,既可以静脉团注得到类似于 Gd-DTPA 的动脉期图像来提供血供信息,还能够行肝胆期成像(前者延迟 60~90 分钟,后者延迟 20~30 分钟)。在肝胆特异期,HCC 通常无摄取而呈低信号。

4.诊断

肝硬化背景下的 HCC 生成多经历了肝硬化结节的多步癌变过程,由再生结节(RN)、异型增生结节(DN)、DN 癌变到 HCC,因此小肝癌应与肝硬化结节包括 RN 和 DN 相鉴别,通常肝硬化结节在 $T_1WI$ 多呈高信号,在 $T_2WI$ 常呈等或低信号,以门静脉供血为主,动脉期无强化,可以摄取 Gd-BOPTA 和 Gd-EOB-DTPA 等细胞特异性对比剂。

5.鉴别诊断

部分肝细胞癌病灶需与局灶性结节增生(FNH)、腺瘤、肝脓肿、胆管细胞癌相鉴别。

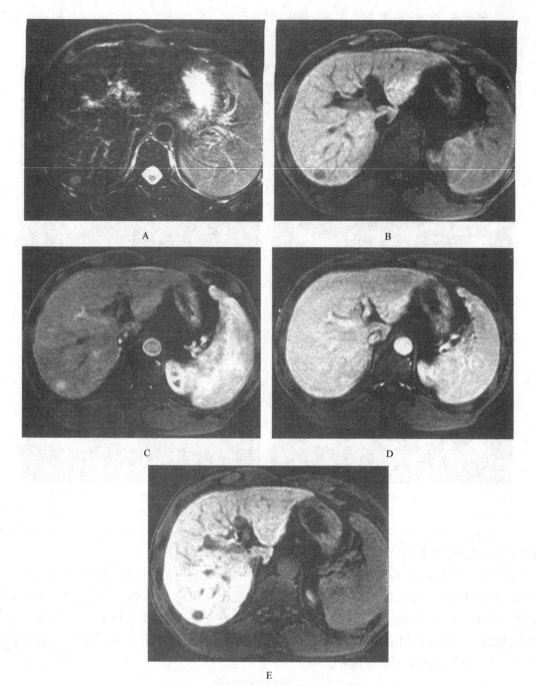

**图 3-7　肝细胞癌的 Gd-EOB-DTPA 成像**

注　A.病灶在脂肪抑制 $T_2WI$ 呈高信号。B.$T_1WI$ 呈低信号。C.动脉期明显强化。D.门静脉期无对比剂廓清。E.延迟 30 分钟肝胆期示病灶无对比剂摄取为低信号。

## （二）胆管细胞癌

肝内胆管细胞癌（ICC）是指发生在肝内胆管上皮的恶性肿瘤，发病率居肝脏原发恶性肿瘤第 2 位，占肝肿瘤的 $10\%\sim20\%$。

1.病理生理

ICC 大体上可分为肿块型、管壁浸润型和腔内结节型,以肿块型最为常见。大体上呈质硬的灰白色肿块,边界清楚,无包膜。镜下,肿瘤细胞排列呈腺体样结构,可见丰富的纤维硬化区、凝固性坏死、透明样变及黏液湖,易沿肝血窦、血管腔、血管周围结缔组织、淋巴管、神经及胆道播散。

2.临床表现

发病高峰在 50～60 岁,临床表现为腹痛、腹部肿块、体重下降或黄疸等。AFP 水平多正常,CA19-9 和癌胚抗原(CEA)可升高。ICC 与胆道结石、原发性胆管炎、华支睾吸虫病、复发性化脓性胆管炎、先天性肝内胆管囊状扩张症(卡罗利病)、二氧化钍暴露有关。

3.影像学表现

(1)CT 表现(图 3-8)。

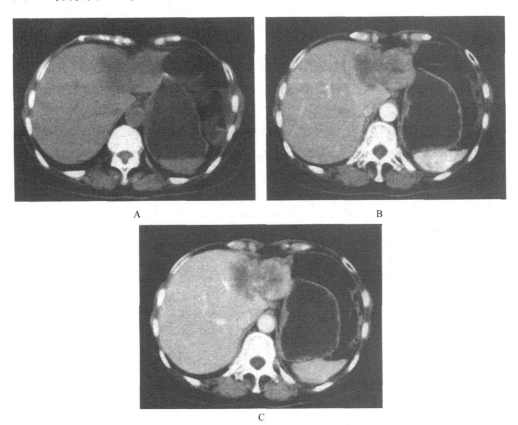

**图 3-8　肝右叶胆管细胞癌的 CT 表现**

注　A.平扫,肝右叶低密度肿块,局部包膜凹陷伴包膜下少量积液。B、C.动脉期和门静脉期增强扫描,病灶轻度强化,包绕门静脉右前支。

1)平扫:肿块型 ICC 多好发于肝左叶外侧段,形态多不规则,边界多不清晰,肿瘤沿胆管黏膜浸润生长,可引起胆管狭窄、阻塞及扩张。此外,肿瘤周围可见扩张的胆管或肿瘤包埋胆管表现。附近肝叶萎缩、邻近肝包膜皱缩和门静脉分支闭塞也是常见征象,肿瘤易发生淋巴结转移。

管壁浸润型和腔内结节型 ICC 非常少见。管壁浸润型沿胆管壁浸润性生长,胆管狭窄伴远端扩张,无明显肿块形成,表现为迂曲扩张分支状结构异常,这种类型多见于肝门胆管癌,在肝内胆管细胞癌中非常少见。腔内结节型表现为弥漫性胆管显著扩张,伴或不伴腔内肿块,局灶性胆管扩张伴腔内肿块,局灶性狭窄伴近端胆管轻度扩张。

2)增强扫描:肿块型 ICC 有活性的肿瘤细胞主要位于周边区域,中心则以纤维间质为主,因此在动脉期多表现为轻、中度的周边强化,门脉期及延迟期因纤维成分导致对比剂滞留而呈向心性延迟强化,强化程度与纤维间质腔隙有关。少数肿瘤也可见明显均匀强化,可能与分化程度较好、纤维间质内血管丰富有关。

(2)MRI 表现:病灶在 $T_1WI$ 呈低信号,$T_2WI$ 呈不均匀高信号,其内部低信号区对应纤维化及凝固性坏死,富含黏液成分的 ICC 可呈显著高信号。约 60% 的 ICC 伴有肝内胆管扩张,尤其是在强化组织内见到扩张胆管更具特异性,MRCP 有助于明确肝内扩张的程度及范围。

4.鉴别诊断

影像学检查胆管细胞癌与乏血供性肝细胞癌有时不易鉴别,病灶边界不清,增强扫描呈不均匀延迟强化,瘤周胆管扩张、肝叶萎缩、门静脉分支闭塞,AFP 阴性,而 CA19-9 阳性者应考虑 ICC 可能。需要强调的是,不能因肝硬化病史而除外 ICC 的可能性,约 5% 的 ICC 发生于肝硬化,也可出现动脉期强化,但无门脉期及延迟期对比剂廓清。肝内胆管结石易继发反复感染而形成慢性脓肿,易与 ICC 混淆,但脓肿一般呈厚壁囊性病变,增强后呈环形强化,中央液化坏死区在延迟期无充填,不典型病例需随访动态观察或穿刺活检证实。

### (三)肝转移瘤

1.病理和临床表现

肝转移瘤是肝脏常见的恶性肿瘤。转移途径主要有:①经血行转移,肿瘤细胞经肝动脉、门静脉循环到达肝脏;②邻近器官肿瘤的直接侵犯。以下介绍最为常见、经血行而来的肝转移瘤。病理上表现为肝内结节,一般为多发,直径从数毫米到 10cm 以上;易坏死、囊变和出血,可有钙化。临床表现除原发性肿瘤症状外,还有肝大、肝区疼痛、消瘦、黄疸和腹腔积液等转移灶所致的症状。

2.影像学表现

肝脏是恶性肿瘤转移最好发的器官之一,身体各部恶性肿瘤治疗前明确有无肝转移非常重要。超声可作为肝转移瘤的首选检查方法,CT 则是诊断的主要方法,对于单发转移瘤等诊断困难的病例可进一步选用 MRI 检查。

(1)CT 表现。

1)直接征象:平扫,典型表现为肝内多发大小不等的低密度结节或肿块,肿瘤坏死较常见,表现为肿瘤中央有更低密度区;发生钙化或出血则内有高密度灶。病变也可为单发。增强扫描,表现与肿瘤血供有关,富血供转移瘤表现为一过性明显结节样强化;但更多见的是肿瘤边缘环状强化,而中央坏死区无强化,呈"牛眼征"表现(图 3-9);乏血供转移瘤则表现为强化不明显或有延迟强化。

2)间接征象:可查出其他部位原发性恶性肿瘤,同时还可能显示其他部位的转移瘤。

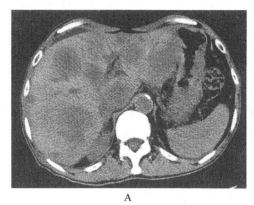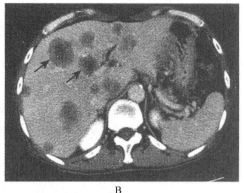

A　　　　　　　　　　　　　　　　　B

**图 3-9　肝转移瘤 CT 表现**

注　A.CT 平扫,示肝内多发大小不等低密度结节及肿块,部分肿块中心密度更低。B.增强扫描,肿块边缘部增强,但强化程度不及周围肝实质,中央坏死区无强化,呈"牛眼征"(箭头)。

(2)MRI 表现。

1)直接征象:病变形态和数目与 CT 所见相似。多数转移瘤 $T_1WI$ 呈稍低信号,$T_2WI$ 呈稍高信号;富血供转移瘤 $T_2WI$ 信号较高;黑色素瘤转移可呈 $T_1WI$ 高信号、$T_2WI$ 低信号。肿瘤内出血、钙化、囊变则致其信号不均,肿瘤中央坏死则 $T_2WI$ 表现明显高信号;增强表现与CT 类似。

2)间接征象:与 CT 表现相似。

3.诊断和鉴别诊断

肝内散在、多发结节或肿块,增强检查表现为边缘环形强化,出现典型的"牛眼征"等,结合有其他部位原发恶性肿瘤,一般可诊断为肝转移瘤。需鉴别的疾病有:①HCC,与单发富血供转移瘤表现相似,但后者坏死倾向及环状强化较 HCC 明显,短期内复查病灶增大、增多,而HCC 通常有肝硬化背景、AFP 增高等,以资鉴别;②肝囊肿,与坏死明显的转移瘤相似,但囊肿壁菲薄且无强化为其特点;③肝脓肿,多发、中央坏死、边缘强化等也是肝脓肿常见征象,有时与肝转移瘤难以鉴别,但肝脓肿 DWI 上脓腔信号强度显著高于转移瘤的坏死区,且患者临床上有发热、腹痛及白细胞增多等表现。

(王　阳)

# 第二节　胆系疾病

## 一、胆囊炎

### (一)概述

急性胆囊炎是胆囊发生的急性化学性和(或)细菌性炎症,为临床常见的急腹症,多发于50 岁以下女性。约 95% 的患者合并有胆囊结石,通常由于胆结石嵌顿,引起胆囊管阻塞,胆汁淤滞,胆囊内压力增高,压迫胆囊壁血管和淋巴管,使胆囊血供障碍,导致炎症发生。常见致病菌为大肠杆菌、副大肠杆菌和葡萄球菌。病理上分为单纯性急性胆囊炎、化脓性急性胆囊炎和坏疽性急性胆囊炎。

**(二)诊断**

1.超声检查

它是胆道疾病首选的检查手段。

(1)胆囊增大,胆囊壁增厚(>3mm),甚至有"双边征"。

(2)胆囊积脓,可见弥散性斑点、云雾样低回声。

(3)超声墨菲(Murphy)征阳性,在检查中将探头压迫胆囊区腹部,患者疼痛增加或突然屏气,停止呼吸,称为超声 Murphy 征阳性。

(4)胆囊窝无回声带提示积液或胆囊穿孔。

(5)合并结石可见强回声光团伴声影。

2.X 线检查

腹部 X 线摄片可显示胆囊阳性结石,间接提示急性胆囊炎的可能。

3.CT 表现

(1)胆囊增大,胆囊壁弥散性增厚,增厚的胆囊壁常呈分层状强化。

(2)胆汁密度增高,可接近肝脏实质密度。

(3)多并发胆囊结石、胆囊周围积液,甚至坏疽穿孔。

4.MRI 表现

(1)胆囊壁增厚:胆囊壁弥散性增厚(壁厚>3mm)是诊断胆囊炎的重要依据,增厚的胆囊壁因水肿而出现 $T_1WI$ 低信号、$T_2WI$ 高信号,且边缘模糊(图 3-10)。增强扫描,增厚的胆囊壁明显强化,以黏膜首先强化为特征,且强化均匀。

(2)胆囊肿大:胆囊体积明显增大(直径>5cm),其内常见低信号结石影。

(3)胆囊周围积液:增厚的胆囊壁周围环绕长 $T_1$、长 $T_2$ 液体信号。

(4)并发胆囊积脓:胆囊周围脂肪间隙消失,胆囊内形成有液平的脓肿。

# 二、胆道阻塞

**(一)概述**

胆管炎为感染、寄生虫、缺血、化疗、自身免疫性等因素的肝内外胆管炎性病变,其中复发性化脓性胆管炎为急腹症之一。病理上胆管壁增厚及纤维化、炎性细胞浸润。临床表现为感染症状、黄疸、右上腹痛、其他自身免疫性疾病。

**(二)诊断**

1.CT 表现

肝内胆管扩张,脓性胆汁淤积,胆管壁水肿,增强扫描肝内外胆管壁强化,并发胆源性肝脓肿、胆管内积气、胆管结石。

2.MRI 表现

MRI 对肝内外胆管扩张、结石和胆囊病变显示非常满意。

(1)炎性狭窄:表现为胆管壁增厚,增强后见胆管壁持续强化,MRCP 胆管呈锥形逐渐狭窄(图 3-11A)。

（2）胆管结石所致急性梗阻性化脓性胆管炎（AOSC）：表现为胆管内类圆形短 $T_2$ 信号影，MRCP 显示胆管呈"杯口状"狭窄或阻塞（图 3-11B）。

（3）蛔虫性狭窄：胆管内线样异常信号影，因为蛔虫存活或死亡，其信号表现不同（图 3-11C）。

（4）壶腹部肿瘤：MRCP 显示胆总管、胰管全程扩张，肝内胆管扩张呈"软藤征"（图 3-11D）。

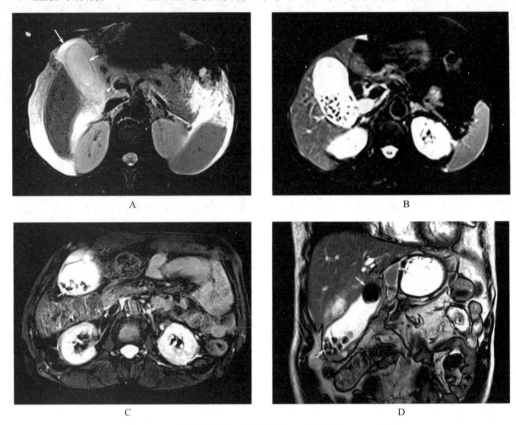

A　B

C　D

**图 3-10　急性胆囊炎、胆囊结石（不同患者）MRI 表现**

注　A.$T_1$WI，胆囊炎：胆囊壁增厚（短箭头），胆囊窝内可见长 $T_2$ 液体信号（长箭头）；B.抑脂 $T_2$WI，胆囊体积增大，高信号胆汁内可见多发低信号结石呈石榴籽样（箭头）；C.抑脂 $T_2$WI，胆囊内多发低信号结石（箭头）；D.冠状位 $T_2$WI，胆囊体积增大，胆囊壁增厚，胆囊内多发大小不等的类圆形低信号结石（箭头）。

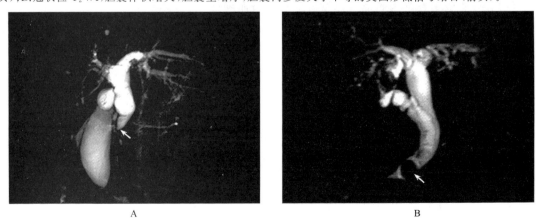

A　B

**图 3-11**

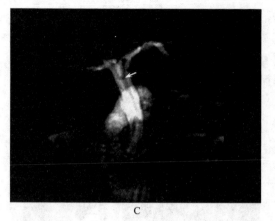
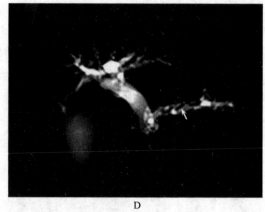

图 3-11　急性梗阻性胆管炎(不同患者)

注　A.MRCP,胆总管下段炎症性狭窄,胆总管下段管腔逐渐变细(箭头),管壁柔和;B.MRCP,胆总管下段结石,阻塞平面胆总管呈"杯口状",结石呈低信号,边缘清晰(箭头);C.MRCP,胆道蛔虫,胆总管内可见线条状低信号(箭头),边缘清晰;D.MRCP,壶腹部肿瘤合并低位胆道梗阻,肝内胆管、肝总管、胆总管及胰管(箭头)全程扩张,肝内胆管扩张呈"软藤征"。

## 三、胆结石

### (一)概述

胆囊结石是我国常见病,多见于女性,与多种因素有关,但最重要者为家族史及肥胖。病理学上结石为胆固醇或胆固醇为主的混合结石。少数无症状,但更多患者表现为上腹不适、疼痛、黄疸,甚至继发胆囊癌。

### (二)诊断

1.超声检查

(1)胆囊或胆管内强回声光团伴声影,充满型胆囊结石可见囊壁、结石、声影所形成的"三合征"。

(2)泥沙样结石也呈强回声,声影不明显。

(3)肝外胆管结石常因肠道气体重叠显示不清而漏诊。

2.X 线检查

(1)右上腹平片可显示胆道内阳性结石。

(2)经皮肝穿刺胆道造影(PTC)或内镜逆行胰胆管造影(ERCP):可显示胆管结石呈充盈缺损,并显示胆道梗阻的部位和程度。

3.CT 表现

(1)胆囊结石:根据结石成分不同,可分为高密度、低密度或等密度结石,混合性结石边缘呈高密度而中心呈低密度;钙胆汁罕见,表现为胆囊内呈均匀高密度。

(2)肝内胆管结石:扩张的肝管内高密度结石,常为管状和不规则状结石,典型者表现为与门静脉伴行的胆管铸型,其上方的胆管可扩张。

(3)肝外胆管结石:胆总管内高密度影,梗阻以上胆管扩张;高密度或软组织密度结石位于胆管中心,其周围被低密度胆汁环绕,形成"靶征";如结石紧贴胆总管一侧管壁,而余下的管腔被胆汁充盈,则形成"新月征"。

4.MRI 表现

(1)由于成分不同,结石在 MRI 上信号强度变化很大,特别是在 $T_1WI$ 上,结石可以是低信号、等信号或高信号,但大部分结石相对于胆汁为低信号,中间可伴有高信号。$T_2WI$ 上均呈低信号,MRCP 上表现为低信号的充盈缺损。

(2)胆囊结石:表现为胆囊内单发或多发充盈缺损,形态上有圆形、多面体形或分层状(图 3-12A、B);增强扫描结石没有强化,此点可与胆囊息肉鉴别。

(3)胆道结石:肝内、外胆管内单发或多发低信号充盈缺损(图 3-12C、D);常合并梗阻以上胆管扩张。肝外胆管内结石,较大时可完全阻塞胆管,阻塞端呈杯口状;结石较小、不阻塞胆管时,结石位于胆管中央,周围被胆汁包绕。增强扫描结石无强化。

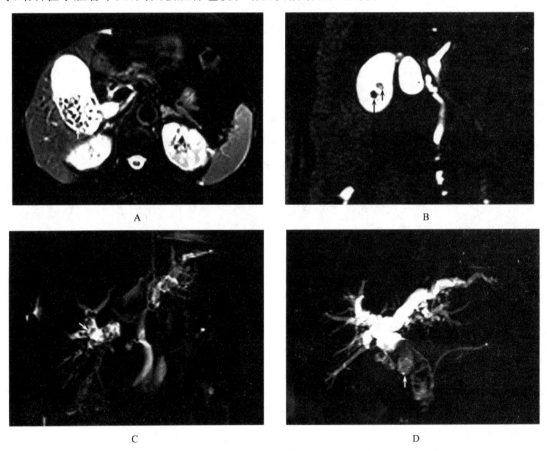

A

B

C

D

**图 3-12 胆石症(不同患者)MRI 表现**

注 A.抑脂 $T_2WI$ 横断面,胆囊内多发低信号结石,大小不一(箭头);B.MRCP 原始图像,胆囊内多发异常信号,上方结石以等信号为主(箭头),下方结石以低信号为主(长箭头);C.MRCP 示肝内胆管内多发低信号影,呈"串珠状"分布于肝内胆管管腔内,伴肝内胆管扩张(箭头);D.MRCP 示胆总管管腔明显扩张,管腔内见多发大小不等、形态不规则低信号充盈缺损,边缘清晰(箭头)。

(王　阳)

# 第三节 胰腺疾病

## 一、胰腺炎

### (一)急性胰腺炎

#### 1.病理和临床表现

急性胰腺炎是胰液外溢所致的胰腺及周围组织的急性炎症,病变严重程度各异,可出现一系列不同的局部和系统并发症。病因多为胆系疾病、酗酒、暴饮暴食等。临床表现为突发性上腹部剧痛,向腰背部放射,并有恶心、呕吐、发热等,重者可发生休克。本病多见于成年人,女性多见。

根据修订版 Atlanta 分类,急性胰腺炎分为急性间质水肿性胰腺炎(IEP)和坏死性胰腺炎两类。IEP 占 $80\% \sim 90\%$,表现为病变胰腺肿大、变硬,间质充血、水肿并炎症细胞浸润,胰周可伴有急性胰周积液(APFC),多数 APFC 能够自行吸收,如未吸收,会演变成假性囊肿。坏死性胰腺炎较少见,以广泛的胰腺坏死、出血为特征。胰液、炎性渗出、出血、坏死组织等聚积在胰腺内外,并可沿多条途径向腹膜后其他间隙或腹腔内扩展。急性坏死物(ANC)出现在坏死性胰腺炎发病的 1 个月内,可同时累及胰腺及胰周,并可延至盆腔,也可仅累及胰腺或胰周,ANC 与 APFC 的区别是前者含非液性成分,如实性成分或脂滴,ANC 继续进展可形成成熟的壁,此时称为囊壁内坏死(WON),其与假性囊肿的区别是囊内含有坏死组织或胰腺组织,不是单纯的液性成分。尽管任何形式的病变都可以发生感染,但坏死物中的感染发生率高,此时影像学上病灶内可出现气体。

另外,根据有无局部并发症及器官衰竭,急性胰腺炎又分为轻、中、重度。多数患者病情较轻,如伴有坏死物感染,特别是器官衰竭,致死率会明显升高。

实验室检查:急性胰腺炎时,血和尿中淀粉酶明显增高。

#### 2.影像学表现

(1)CT 表现(图 3-13)。

1)急性 IEP:平扫,胰腺局限或弥漫性肿大(图 3-13A),前缘多模糊不清,胰周脂肪常因炎性渗出而密度增高,左肾前筋膜增厚是常见表现;增强扫描,胰腺均匀轻度强化,胰周渗出显示更加清楚。APFC 表现为胰周无壁均匀的液性密度影;假性囊肿表现为局限性囊状低密度区,囊壁有强化,囊内没有坏死物。

2)坏死性胰腺炎:平扫,除具有急性 IEP 并更加显著外,还常见胰腺密度不均,坏死灶呈略低密度而出血呈高密度;增强扫描,胰腺强化不均,坏死灶无强化,据此可了解胰腺的坏死范围(图 3-13B),胰腺周围炎性渗出及坏死物可扩展至小网膜、脾周、胃周、肾前旁间隙、升结肠及降结肠周围间隙、肠系膜以及盆腔,CT 检查可显示相应部位的脂肪组织密度增高或呈水样密度。ANC 的表现类似 APFC,可见胰周和(或)胰腺内有液体聚集,同时伴有实性成分和脂滴等;WON 表现为囊性包块内除有液性成分(图 3-13C)外,还有非液性成分,增厚的囊壁可出现明显强化,其内如出现气体,则提示为感染性 WON(图 3-13D)。

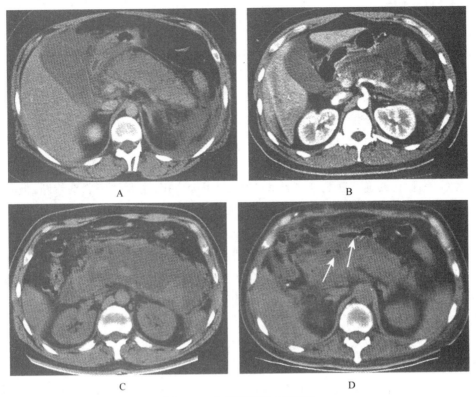

**图 3-13　急性胰腺炎 CT 表现**

注　A.急性间质水肿性胰腺炎,CT 平扫,示胰腺体积增大,密度减低,边缘模糊,胰周有渗出。B.急性坏死性胰腺炎,增强 CT 扫描,胰腺内可见多发无强化的低密度灶,系坏死区。C.急性坏死性胰腺炎并 WON,CT 平扫可见胰腺走行区巨大的液性密度影。D.急性胰腺炎并感染性 WON,CT 平扫示 WON 内可见气体影(箭头)。

(2)MRI 表现。

1)平扫:可见胰腺肿大,边缘模糊不清;肿大的胰腺在 $T_1WI$ 上信号减低,$T_2WI$ 上信号增高,$T_1WI$ 脂肪抑制像上信号多不均匀;出血灶在 $T_1WI$ 和 $T_2WI$ 上表现为信号不均匀或呈高信号;APFC 见胰周液体在 $T_1WI$ 上呈低信号,$T_2WI$ 上呈高信号;假性囊肿呈长 $T_1$、长 $T_2$ 信号,囊壁可见囊内信号均匀,没有坏死物。ANC 和 WON 的表现类似 APFC 和假性囊肿,但除液体信号外,还有非液体信号。

2)增强扫描:表现同 CT 增强检查所见。MRI 软组织分辨率高,能够很好地区分液性及非液性成分,因此诊断 APFC、假性囊肿、ANC 和 WON 的能力优于 CT。

3.诊断和鉴别诊断

临床上,根据急性胰腺炎病史、体征及实验室检查结果,诊断并不困难。影像学检查的目的除进一步确诊外,主要是明确其类型、炎性渗出的范围及有无并发症,急性胰腺炎 5～7 天后局部并发症开始出现,坏死组织易于辨认,应做好必要的影像学复查。总之,CT 和 MRI 对于了解病情的严重程度、决定治疗方案及预后评估均有重要意义,另外还有可能发现少数胰腺肿瘤性病变导致的急性胰腺炎。需要指出的是,在轻型急性 IEP 时,影像学检查可无明显阳性发现,此时诊断需依据临床资料而非影像学检查结果。

### (二)慢性胰腺炎

1.病理和临床表现

慢性胰腺炎是指由各种病因造成的胰腺局限性或弥漫性的慢性进行性炎症,并导致胰腺实质和胰管的不可逆性损害。病理上,胰腺呈结节状,质地较硬;常有广泛纤维组织增生,腺泡和胰岛均有不同程度的萎缩、消失;胰管扩张;间质和扩张的胰管内多有钙化或结石形成。临床上患者多有上腹痛,可合并糖尿病,常伴有胆系疾患。

2.影像学表现

(1)X 线表现:内镜逆行胰胆管造影术(ERCP)很少应用,主要用于鉴别诊断,但其对慢性胰腺炎诊断较敏感,表现为胰管的不规则狭窄、扩张和胰管内结石等。

(2)CT 表现。

1)平扫:胰腺大小、形态可正常,也可弥漫或局限性增大或萎缩,取决于纤维化、炎性反应的各自程度和范围;胰管内径多超过 5mm,且粗细不均,呈串珠状或管状扩张;常有钙化和结石,呈不规则和斑点状致密影,沿胰管分布和(或)位于胰腺实质内;合并假性囊肿时可见边界清楚的囊状水样密度区;胰周可有索条状影,肾周筋膜可增厚。

2)增强扫描:胰腺实质可强化不均,纤维化区强化程度较低。

(3)MRI 表现。

1)平扫:胰腺大小、形态、胰管和胰周改变均同于 CT 检查所见;由于胰腺纤维化,故在 $T_1WI$ 脂肪抑制像和 $T_2WI$ 上均表现为弥漫性或局限性信号减低;扩张的胰管和假性囊肿表现为 $T_1WI$ 低信号、$T_2WI$ 高信号。

2)增强扫描:同 CT 增强检查所见。钙化是慢性胰腺炎的重要表现,但在 MRI 上难以识别。

3.诊断和鉴别诊断

慢性胰腺炎,特别是伴有胰头局限增大者,有时与胰腺癌鉴别困难,它们都可表现为胰头增大及胰体尾部萎缩。鉴别要点:①胰头慢性炎性肿大以纤维化改变为主,在 $T_2WI$ 上多呈较低信号,增强扫描动脉期轻度或有一定程度的强化,并持续渐进性强化,胰头癌则在动脉期为低密度或低信号;②发现钙化、假性囊肿,提示炎症可能性大;③慢性胰腺炎时,胰管可发生不规则扩张和狭窄,但罕有胰管突然截断的表现;④胰腺癌易侵犯或包埋邻近血管;⑤出现肝、腹膜后淋巴结转移提示为恶性病变。有时鉴别诊断十分困难,需穿刺活检或随访才能确诊。

## 二、胰腺实性肿瘤

### (一)胰腺癌

胰腺癌(PC)是胰腺最常见的恶性肿瘤,近年来发病率呈不断上升趋势,2018 年美国癌症协会发布数据显示胰腺癌已居恶性肿瘤病死率的第 4 位。中国最新流行病学调查显示,胰腺癌位居我国城市男性恶性肿瘤发病率的第 8 位。胰腺癌起病隐匿,侵袭性强,对放、化疗不敏感,因此预后较差,5 年生存率较低。

1.病理生理

胰腺癌绝大多数为胰腺导管腺癌(PDAC),占所有胰腺癌的 90% 以上,起源于胰腺导管上皮细胞,富含纤维组织,质地坚韧,属于小血管肿瘤,具有低血供、低灌注的特点。仅极少部分胰腺癌起源腺泡上皮,称为腺泡细胞癌。胰腺癌具有嗜神经、血管生长的特性,侵袭性强,位于胰头部病灶常直接侵犯胆总管胰腺段、十二指肠、肠系膜上静脉以及门静脉起始部等结构;胰体癌常侵犯腹腔干及肠系膜上动脉起始部;胰尾癌常侵犯脾门部位结构。除了直接侵犯之外,胰腺癌还易发生血行转移及淋巴转移,肿瘤易经门静脉转移至肝脏,淋巴转经常转移至胰周及腹膜后淋巴结。

2.临床表现

主要有腹部不适、食欲减退、体重减轻、黄疸和腰背部疼痛。胰腺癌发病部位以胰头居多,占总体发病的 60%～70%,胰头癌常因早期侵犯胆总管下端、引起梗阻性黄疸,容易被较早发现;发生率较低的胰体癌及胰尾癌早期症状多不明显,多因肿块就诊,发现时经常已经进入晚期。

3.影像学表现

(1)X 线表现:平片没有诊断价值。胃肠道钡剂造影检查:十二指肠低张造影在胰头癌侵犯十二指肠时可观察到反"3"字形压迹,内缘肠黏膜破坏,具有一定诊断价值。胰体尾部癌晚期侵犯十二指肠水平段时可致局限性肠管狭窄、黏膜破坏,钡剂通过受阻。目前 X 线检查在胰腺癌诊断上应用已较少。

(2)CT 表现(图 3-14)。

1)胰腺局部不规则肿块:胰腺癌的直接征象。平扫呈等密度,肿块较大内部出现坏死囊变、出血等情况密度不均匀。胰腺癌低血供、低灌注,增强扫描低于周围正常胰腺实质强化程度。胰头癌常可见体尾部萎缩表现,具有一定诊断价值;钩突部癌表现为正常钩突三角形形态消失,成为球形,将肠系膜上动、静脉向内上方推移;胰腺体尾部肿块通常较大,内部密度不均匀。

2)肿瘤侵犯周围血管:是判断胰腺癌是否具有可切除性的重要指征之一。胰腺癌侵犯血管(CPR)显示病变范围及远端扩张的胰管的 CT 征象有:①胰腺与血管间脂肪间隙消失;②肿块包绕血管;③血管形态不规则,管径变细;④血管闭塞,管腔内癌栓形成,继发侧支循环形成。

3)肿瘤侵犯周围脏器:胰腺癌易向周围侵犯邻近十二指肠、胃窦后壁、结肠、大网膜。

4)胰管扩张:间接征象,肿块阻塞胰管,致使远端胰管不规则扩张,部分病例可形成潴留性囊肿。

5)胆总管扩张:胰头癌早期侵犯胆总管下段,梗阻段近端胆总管、胆囊及肝内胆管多发扩张,出现梗阻性黄疸。胰管、胆总管均扩张受累,形成"双管征",这是诊断胰头癌较为有价值的征象。

6)肿瘤转移:①血行转移,经门静脉转移至肝脏,也可经血液转移至全身各处脏器及骨;②淋巴转移。

(3)MRI 表现:MRI 对胰腺癌的成像在横断面上显示与 CT 类似,$T_1WI$ 上呈低信号,$T_2WI$ 上呈稍高信号,肿瘤内部液化坏死、出血等情况,内部信号混杂不均匀,出血可表现为

$T_1WI$ 高信号，液化坏死在 $T_2WI$ 上表现为高信号，增强扫描无强化。MRCP 对于胰头癌扩张的胰管和胆总管显示良好。

4.诊断

胰腺肿块，侵犯周围脏器及血管，伴有胰管、胆总管扩张等间接表现，增强扫描低血供、低强化。

5.鉴别诊断

(1)慢性胰腺炎：可有胰腺实质萎缩、胰管不规则扩张等表现，但通常不会有肿块形成，部分肿块型胰腺炎影像上难以与胰腺癌鉴别，可采用超声内镜检查术(EUS)或 CT 引导下活检进行鉴别。

(2)胰腺其他类型肿瘤：如与实性假乳头状肿瘤、神经内分泌肿瘤进行鉴别，与这些肿瘤比较，胰腺癌为典型的乏血供肿瘤，增强后强化不明显，侵袭性强，常侵犯周围结构或伴有远处转移，据此可以鉴别。

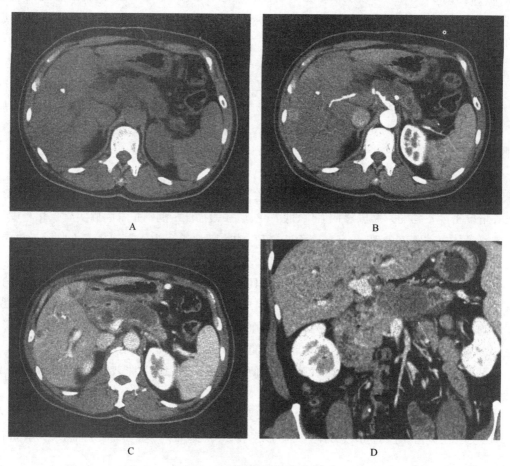

图 3-14　胰腺癌的 CT 表现

注　A.CT 平扫示胰腺颈体部交界区域稍低密度不规则肿块，远端胰腺实质萎缩，胰管扩张。B、C.CT 增强扫描动脉期病灶强化程度低于周围胰腺实质，肿瘤侵犯腹腔动脉、脾动脉、肝总动脉，血管被包绕，管径变细；胆总管下段受侵犯，肝内胆管不规则扩张，肝脏内部可见转移瘤。D.曲面重建（CPR）显示病变范围及远端扩张的胰管。

### （二）胰腺实性—假乳头状肿瘤

胰腺实性—假乳头状瘤（SPTP）是一类主要发生于年轻女性的胰腺低度恶性肿瘤，占所有胰腺肿瘤的 1%～2%。

1.病理生理

SPTP 可见于胰腺的任何部位，其组织起源及发病机制尚不清楚。常表现为单发、较大、类圆形肿物，界限清晰，多数伴有包膜，切面可见实性区域内混杂出血、坏死的囊性区域，肿瘤体积越大，出血、坏死及囊性区域越多，部分病变几乎全为出血—囊性变，肿瘤可有钙化，多位于肿瘤壁。镜下可见肿瘤实性区由形态一致、黏附性差的肿瘤细胞构成，可有纤细、薄壁的小血管，周围肿瘤细胞围绕小血管形成假乳头结构。其间质常有不同程度的透明变及黏液变，肿瘤可出现远处转移。

2.临床表现

常见于年轻女性，平均发病年龄约 28 岁，男性罕见。多数不伴有明显症状，常在其他检查中偶然发现，少数患者可有腹部肿块、腹痛等症状。实验室检查血清肿瘤标志物正常。

3.影像学表现

（1）CT 表现：平扫表现为密度低于周围正常胰腺组织的肿物，边界清楚，可见坏死、囊变及钙化，增强扫描动脉期显示实性部分渐进性强化，强化程度低于正常胰腺组织，囊性部分不强化，可见"浮云征"。

（2）MRI 表现：肿块形态学表现类似 CT 检查，$T_1WI$ 脂肪抑制像显示肿物低信号为主，内部出血常有片状高信号影，$T_2WI$ 显示病变呈等高混杂信号，实性部分表现为等或稍高信号，囊性部分表现高信号，两者混杂；多期动态增强扫描动脉期表现为实性部分轻度强化，胰腺期及门静脉期强化进一步明显，囊性区域无明显强化。

4.诊断

年轻女性，同时具有上述典型影像学表现，应考虑胰腺实性—假乳头状肿瘤。

5.鉴别诊断

（1）胰腺囊腺瘤：多数表现为多房囊性肿块，囊壁及内部分隔可见钙化灶，囊壁及分隔强化明显。

（2）无功能性胰腺神经内分泌肿瘤（pNETs）：富血供肿瘤，动脉期明显强化；而 SPTP 约 80% 发生于年轻女性，有纤维包膜，边界清晰，强化为渐进性，且强化程度低于无功能性神经内分泌肿瘤。

（3）胰腺癌：好发于中老年人，乏血供肿瘤，侵袭性强，边界模糊不清，常侵犯周围脏器及血管。

### （三）神经内分泌肿瘤

神经内分泌肿瘤（NENs 或 NETs）起源于干细胞，且具有神经内分泌标志物，能够产生生物活性胺和（或）多肽激素，具有显著异质性。胰腺神经内分泌肿瘤（pNETs）约占所有神经内分泌肿瘤的 1/3，在胰腺肿瘤中所占百分比为 1%～2%，随着影像学技术的进步，检出率也呈现升高趋势。

1.病理生理

根据是否分泌激素，又分为功能性和无功能性神经内分泌肿瘤。功能性胰腺神经内分泌肿瘤细胞分泌各种激素，引起与激素相关的临床症状。例如，能分泌胰岛素的神经内分泌肿瘤可使患者反复发作不明原因的低血糖，分泌血管活性肠肽的肿瘤可引起腹泻，分泌胃泌素的肿瘤可使患者出现难以愈合的胃或十二指肠溃疡,分泌血管活性物质 5-羟色胺的肿瘤可导致患者反复出现面色潮红。激素分泌所致症状是临床诊断的重要依据,其在肿瘤被切除后可有效控制。无功能性胰腺神经内分泌肿瘤多因其他症状就诊。

2.临床表现

功能性胰腺神经内分泌肿瘤通常因激素相关症状就诊,具体症状以其分泌激素而定,如胰岛素瘤可出现低血糖昏迷,胃泌素瘤表现为顽固性消化性溃疡,临床实验室检查内分泌激素可确诊,影像学检查主要帮助定位病灶以及肿瘤向周围侵犯、周围淋巴结转移、远处侵犯等症状。非功能性胰腺神经内分泌肿瘤多数无症状或肿瘤较大时产生压迫症状以及恶性者出现转移症状而就诊。

3.影像学表现

(1)数字减影血管造影检查(DSA):对于富血供的胰腺神经内分泌肿瘤检出具有一定价值,肿瘤在血管造影上表现为圆形、边缘清楚的肿瘤染色,密度高于周围正常胰腺组织。

(2)CT 表现(图 3-15)。

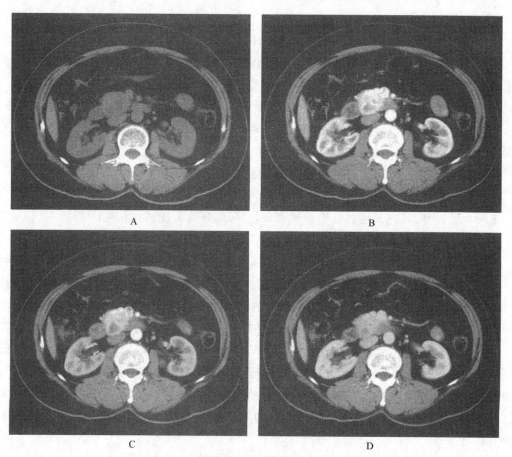

A

B

C

D

**图 3-15　胰腺神经内分泌肿瘤的 CT 表现**

**注**　本例为 $G_1$ 级神经内分泌肿瘤。A.平扫示胰头部位不规则低密度肿块,内部可见更低密度区域,边界显示模糊。B～D.多期增强扫描动脉期强化明显,囊变区域无明显强化;门静脉期及实质期强化程度下降,但强化仍高于周围胰腺实质。

1)功能性 pNETs:CT 平扫,病灶与周围胰腺组织相比多呈等密度,在增强扫描动脉期大多数病灶呈现明显强化(75%),门脉期病变强化消退,多期动态增强扫描具有较高的检出价值。少数肿瘤为少血供型,甚至几乎为囊性变,此时诊断具有一定困难。恶性者可出现周围淋巴结转移及远隔脏器转移。

2)非功能性 pNETs:肿瘤往往较大,CT 表现为较大肿块,多数发生于胰体尾部,内部可因液化坏死而密度不均匀,部分病例(约 20%)可伴有钙化灶;增强扫描实性部分出现明显强化,坏死囊变区域无强化。

(3)MRI 表现:形态学表现类似 CT,肿瘤表现为圆形、类圆形肿块,$T_1WI$ 低信号,$T_2WI$ 高信号,若内部出现囊变坏死,则信号混杂不均匀;多期动态增强扫描可提高肿瘤检出率,增强扫描时呈富血供肿瘤表现。

4.诊断

肿瘤为富血供表现,功能性者伴有内分泌症状,诊断相对较容易,影像学检查主要在于帮助临床进行病灶定位以及恶性者帮助检出淋巴结转移、远隔脏器转移等。

5.鉴别诊断

(1)胰腺囊腺瘤:部分囊变程度较高的 pNETs 需要与之鉴别,需要注意的是,即使 pNETs 非囊变的实性部分表现为明显强化,而囊腺瘤囊壁及分隔强化程度仍然较低。

(2)邻近胃肠道来源的间质瘤:部分体积较大的非功能性 pNETs 需要与之鉴别,此时薄层 CT 扫描及 MPR 重建等后处理方法对于寻找肿瘤来源具有一定帮助,且前者容易伴发胃肠道出血症状,依据此点可以进行鉴别。

# 三、胰腺囊性肿瘤

## (一)病理和临床表现

胰腺囊性肿瘤占胰腺肿瘤的 10%~15%,多数为良性或低度恶性,有多种病理类型,常见的有浆液性囊腺瘤(SCN)、黏液性囊腺瘤(MCN)、导管内乳头状黏液性瘤(IPMN)。SCN 好发于 60~70 岁老年女性,MCN 以 40~50 岁中年女性多见,两者均易发生在胰尾部,多无明显临床症状。SCN 无恶变倾向,分为微囊型、多囊型和寡囊型,微囊型由多发小囊构成,囊内含透明液体,囊壁光整,可呈蜂窝状,有的可见中央纤维瘢痕;多囊型和寡囊型由数个或单一大囊组成,无中央瘢痕。MCN 常较大,为单囊或几个大囊组成,囊内充满黏液,囊腔内常有分隔,为潜在恶性肿瘤。如囊壁厚薄不均,出现壁结节,常提示为黏液性囊腺癌。IPMN 好发于老年男性,依发生部位分为分支胰管型、主胰管型和混合型。病理上起源于主胰管或分支胰管的上皮组织,乳头状增生并分泌大量黏液为特点,大量黏液堵塞主胰管或分支胰管并使其扩张,行 ERCP 有时可见乳头有黏液溢出。根据肿瘤细胞及组织结构异型性分为良性、交界性和恶性。临床上可无症状,也可表现为急性胰腺炎反复发作或慢性胰腺炎、梗阻性黄疸、脂肪泻和糖尿病等。

## (二)影像学表现

1.CT 表现

(1)平扫:SCN 囊壁光整,微囊型多发小囊排列呈蜂窝状,中央有纤维瘢痕,有时可见特征性的"星芒状钙化"。MCN 和囊腺癌的囊内有少量分隔,恶性者囊壁和分隔常较厚,有时可见乳头状结节突入腔内。分支胰管型 IPMN 好发于钩突,也可见于胰尾,呈分叶状或葡萄串样,可见分隔,特征性的表现是与胰管相通,有时可见向导管腔内突出的结节;主胰管型 IPMN 表现为主胰管弥漫或节段性扩张,可延伸至分支胰管。

(2)增强扫描:微囊型 SCN 因囊壁和分隔强化,蜂窝状表现更加清楚;MCN 的囊壁、分隔和附壁结节可出现强化(图 3-16A)。IPMN 的壁结节常表现为轻度强化。

2.MRI 表现

MRI 显示胰腺囊腺瘤和 IPMN 的结构特征优于 CT 检查。囊内液体在 $T_1WI$ 上呈低信号,$T_2WI$ 上呈高信号,囊壁及囊内分隔呈低信号,故能更清楚地显示 SCN 的蜂窝状特征(图 3-16B)及黏液性囊性肿瘤的厚壁和不规则结节。增强检查表现同 CT。MRCP 能更准确地显示有无胰管扩张及其程度、囊性病变与胰管的关系(图 3-16C)。

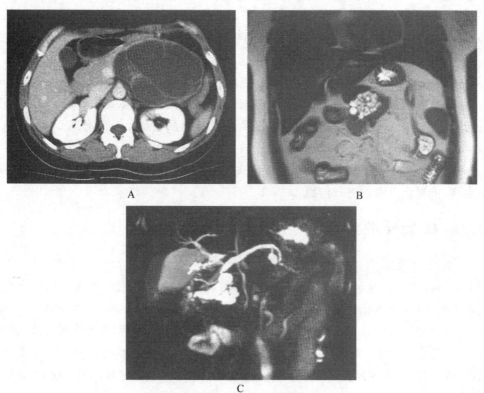

图 3-16 胰腺囊性肿瘤影像学表现

注 A.MCN,增强 CT 显示胰体尾部有一较大囊性肿块,囊壁可见,囊内有数条厚薄不一的分隔。B.SCN,冠状位 $T_2WI$ 见胰头区囊性肿块,由多发小囊组成,呈蜂窝状,内可见中央纤维瘢痕。C.IPMN,MRCP 示胰头及胰体分别可见一与胰管相通的囊性肿块,所见胰管轻度扩张。

### (三)诊断和鉴别诊断

主胰管型 IPMN 易误诊为慢性胰腺炎,分支胰管型 IPMN 需与囊腺瘤鉴别,SCN、MCN 的囊性病变与胰管不相通,IPMN 是相通的,MRCP 有助于显示囊性病变与胰管间的关系。黏液性囊性肿瘤为大单囊或多囊,囊壁厚薄不一,内可见粗细不等的分隔和(或)壁结节,增强后囊壁、分隔和壁结节强化。伴有中央瘢痕的 SCN 诊断容易,多囊型和寡囊型 SCN 与 MCN 有时鉴别困难。另外,胰腺囊性肿瘤还要与胰腺假性囊肿、真性囊肿相鉴别,胰腺假性囊肿多继发于胰腺炎,有相应病史,且病变边缘多光整,无壁结节,胰腺真性囊肿的壁菲薄,无强化。

（王　阳）

# 第四节　肾脏疾病

## 一、先天异常

### （一）双集合系统

#### 1.双肾盂

双肾盂是一种常见的泌尿系发育畸形,系由胚胎期两个输尿管芽进入一个后肾胚基所造成。其中一个肾盂与上极肾盏相接,另一个肾盂与中下极肾盏相接,两肾盂于肾盂输尿管交接部汇合。发生率约为 10%,一般上肾盂小,发育不全。无并发症。

X 线表现:当上、下两部分肾功能正常时,静脉肾盂造影可显示双肾盂畸形,上肾盂小于下肾盂,肾盏短粗,可合并积水。下肾盏数目减少,位置偏低(图 3-17)。

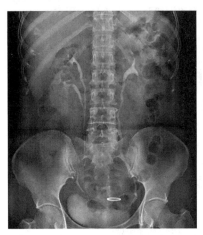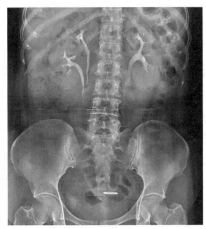

**图 3-17　IVP:右侧双肾盂、部分双输尿管重复畸形**

　注　双侧肾盂、肾盏显影良好,右侧表现为两个重复的肾盂肾盏及输尿管,并于输尿管上段(约 $L_4$ 横突水平)汇合;左侧肾盂及输尿管稍扩张积液。

#### 2.不完全性双输尿管

重复输尿管在肾盂输尿管结合部以远至邻近膀胱这一范围内汇合,输尿管呈"Y"形。本畸形无并发症(图 3-18)。

### （二）马蹄肾

两肾经峡部于中线处相连。这是一种最常见的融合畸形(其他的融合畸形还包括横向融合异位、烙饼肾),峡部含有肾实质组织并有血液供应,也可仅含纤维组织。

#### 1.伴发其他畸形

①肾盂输尿管结合部梗阻,占 30%;②双输尿管,占 10%;③生殖系畸形;④其他畸形:肛门直肠畸形、心血管畸形、骨骼肌肉畸形。

2.并发症

①梗阻、感染、结石形成,占 30％;②增加肾脏恶性肿瘤,特别是肾母细胞瘤的发病危险;③增加肾损伤的危险。

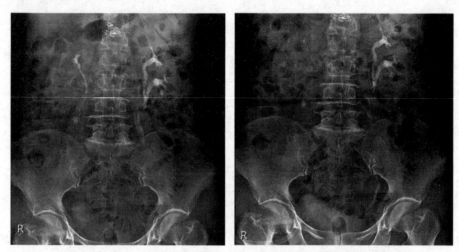

**图 3-18　IVP:左侧肾盂及部分输尿管重复畸形;右侧输尿管上段结石**

**注**　左肾表现为两个重复的肾盂肾盏并分别引流入两条输尿管,两条输尿管于输尿管中段处汇合。右侧肾盂肾盏部分显影。

3.影像学表现

①左、右两肾经峡部相连,形成马蹄形;②两侧肾脏轴线异常,下极肾盏较上极肾盏更偏向中线;③正位观察双侧肾盂旋转不良;④峡部位于腹主动脉和下腔静脉前方,但位于肠系膜下动脉水平下方(图 3-19)。

## (三)其他正常变异

(1)胎儿分叶状肾:呈扇贝壳状,肾盏正常。

(2)贝坦氏隔膜(上极发生率 90％,下极发生率 60％),常伴发双肾盂。

(3)驼峰肾:左肾实质突起并导致脾脏受压。

(4)异常肾乳头:肾乳头伸入漏斗或肾盂,而不与肾小盏相连。

(5)肾盂和漏斗的血管压迫。

(6)中 1/3 输尿管扩张。

(7)肾窦脂肪堆积。

# 二、囊性病变

## (一)分类

(1)肾皮质囊肿:①单纯性囊肿;②复合性囊肿。

(2)肾髓质囊性病变。

(3)多囊肾:①婴儿型多囊肾;②成人型多囊肾。

(4)伴发全身性疾病的囊肿:①结节性硬化;②Von Hippel-Lindau 病。

(5)其他囊性病变:①包虫病;②尿毒症继发性囊肿;③肾实质外囊肿:肾盂旁囊肿、肾周囊肿。

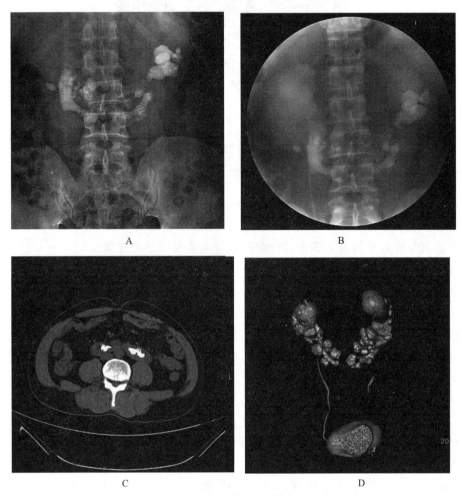

**图 3-19　马蹄肾影像学表现**

**注**　平片(A)及 REP(B)示马蹄肾;双肾多发及铸型结石,双肾积液。C、D.CTU 示双肾形态失常,下极位于脊柱前融合,双肾门旋转向前,双肾实质及肾盂肾盏见多发结石,部分呈铸型样改变,双肾盂肾盏明显扩张积液,右肾积水较明显,皮质稍变薄。

### (二)单纯性囊肿

单纯性囊肿可能起自梗阻的肾小管,不与集合系统相通。临床上多无症状,偶尔破裂出血可导致血尿或感染。较大的囊肿产生占位效应时可引起钝痛或不适。

1.影像学表现

(1)静脉肾盂造影:①透光性充盈缺损;②肾皮质膨大;③集合系统圆形压迹;④较大囊肿可见"鸟喙征"。

(2)超声:①无回声区;②后壁回声增强;③囊肿边缘锐利,囊壁光滑;④囊内偶见细薄分隔。

(3)CT:①囊壁光滑;②边界清楚;③囊内密度均匀,CT 值<15HU;④增强扫描病灶无强化;⑤囊壁难以显示(图 3-20)。

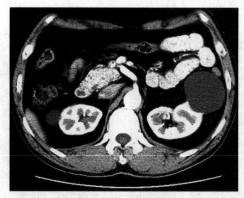

**图 3-20  双肾囊肿**

注  左右肾均有水样低密度灶,边缘清晰、锐利,左侧囊肿凸向肾皮质外。

**2.注意事项**

(1)肾脏真性囊肿应与肾盂积水、肾盏憩室、肾盂旁囊肿进行鉴别。

(2)肾囊肿还应通过彩色多普勒超声与低回声的肾动脉瘤进行鉴别。

(3)钙化、分隔、不规则边缘(复合性囊肿)的囊肿应做进一步检查。

### (三)复合性囊肿

单纯性囊肿以外的囊肿均为复合性囊肿,其中部分为恶性病变,包括多房性肾囊性肿瘤、多房囊肿、复杂性分隔囊肿、慢性感染性囊肿、大量钙化性囊肿和囊性肾细胞癌。上述这些病变从影像学上难以区分,临床常采取手术治疗。

影像学表现如下。

**1.分隔**

①囊肿具有菲薄的间隔,常为良性病变;②厚而不规则的间隔,需进一步检查。

**2.钙化**

①囊肿微小钙化,常为良性病变;②钙乳症:囊液内含有大量小钙化颗粒,通常为良性病变。

**3.厚壁**

这类病变常需外科手术探查。

**4.囊内容物 CT 密度较高**

①多数此类病变为良性;②高密度常因囊内出血、含高蛋白及钙化所致;③50%病变在超声上显示为单纯性囊肿。

### (四)其他囊性病变

**1.钙乳囊肿**

(1)并非真正的囊肿,可与外界相通,也可不与外界相通。

(2)当囊内无微小钙化颗粒时,称为肾盂源性囊肿(肾盏憩室)。

(3)囊内含层状钙化颗粒(碳酸钙)即为钙乳囊肿。

(4)无病理意义。

**2.肾盂旁囊肿(图 3-21)**

(1)源于肾实质,但突入肾窦内。

（2）可造成集合系统的压迫。

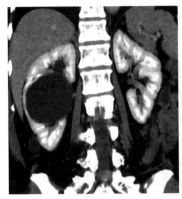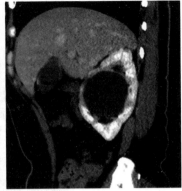

**图 3-21　右侧肾盂旁囊肿**

注　右侧肾窦区有水样密度灶,边缘锐利,周围有肾窦的脂肪环绕。

3.肾周囊肿

（1）位于肾筋膜囊下。

（2）不是真正的囊肿,为尿液被局限于肾筋膜下所致。

### （五）肾髓质囊性病变（MCD）

此类病变源于肾髓质及肾小管间的纤维组织,患者常表现为氮质血症及贫血,最终导致肾功能衰竭。

1.分类

（1）家族性肾病,占 70%,为常染色体隐性遗传疾病,又分为少年型和成人型两种类型。

（2）成人型肾髓质囊性病变,占 15%,为常染色体显性遗传疾病。

（3）肾—视网膜发育不良,占 15%,为常染色体隐性遗传疾病。

2.影像学表现

（1）肾体积小。

（2）肾髓质内多发小囊肿（直径<2cm）。

（3）囊肿常较小,影像上难以显示,病变的组织成分复杂,超声检查肾髓质回声增强。

（4）肾皮质变薄,不含囊肿。

（5）无钙化。

### （六）成人型多囊肾（APKD）

APKD 为肾集合小管及肾单位的囊状扩张,与肾髓质囊性病变及婴儿型多囊肾不同,后者仅有集合肾小管受累。APKD 属常染色体显性遗传性疾病（婴儿型多囊肾为常染色体隐性遗传）。发病率为 0.1%,是最常见的一种肾脏囊性疾病,占肾透析患者的 10%。临床上以慢性进行性肾功能损害为主要特征,临床症状一般从 30～40 岁开始,其表现呈多样性,可触及囊性肿大的肾脏,也可长期无症状。治疗方法一般为透析和肾移植。

1.伴发疾病

（1）肝囊肿,占 70%。

（2）颅内动脉瘤,占 20%。

（3）胰腺和脾囊肿,<5%。

2.影像学表现

(1)肾脏增大,并含有大量囊肿,肾轮廓外突。

(2)常见囊壁钙化。

(3)肾盏及漏斗部受压变形。

(4)静脉肾盂造影示"瑞士奶酪征"。

(5)囊肿表现:①CT 上,低密度,高密度(如出血、含蛋白、钙化);②MRI 上 $T_1WI$ 呈低信号(水成分为主)或高信号(含血和蛋白),以及细胞残片所形成的囊内分层表现;③伴发肝囊肿(图 3-22)。

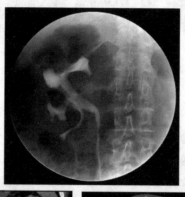

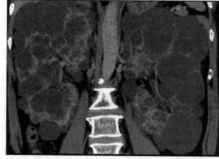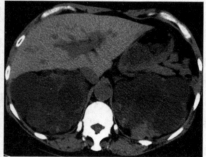

**图 3-22 多囊肾**

**注** 逆行肾盂造影可见肾盏受压,出现缩短、延长、分离或聚拢,肾盏分散、颈部延长等"蜘蛛足征",肾盂受压亦发生变形、扭曲、移位或扩张。CT 冠状位和横断位可见双肾体积增大并形态异常,肾内可见多个大小不等囊状病灶。

### (七)婴儿型多囊肾

婴儿型多囊肾为常染色体隐性遗传性疾病,根据年龄的不同分为以下几型:①新生儿型,表现为肾体积增大,呈海绵状,患儿呈 Potter 面容(眼距宽、扁鼻、缩颌、耳大低位);②婴儿型,肾脏体积增大,其内散在无数微小囊肿,囊间有较多纤维结缔组织;③儿童型,肾脏体积小,表现为肾发育不全。

### (八)尿毒症性囊性病变(UCD)

晚期肾脏疾病中 40% 的患者将发生肾囊肿,发生率随肾透析时间的延长而增加,5 年肾透析患者尿毒症性囊性病变的发生率高达 90%。并发症包括:恶性肿瘤、囊内出血,肾移植后囊肿可消退。

### （九）囊肿穿刺抽吸

**1.诊断**

①复合性囊肿，≥3cm 的高密度囊肿；②了解囊内容物成分和囊肿分类；③穿刺抽吸后注入造影剂，以观察囊壁情况。

**2.治疗**

①较大囊肿并造成集合系统梗阻或引起临床症状；②如囊肿为单纯性囊肿，囊液清澈、黄色，而且流动性好，此时不需做囊液分析，但当囊液呈血性或棕色时应进行囊液化验。

**3.抽吸后症状性囊肿复发时，可行经皮穿刺消融以代替外科手术**

①置 20G 穿刺针于囊内并测量囊腔容量；②注入造影剂观察囊肿是否与集合系统相通，以防无水乙醇对集合系统的损伤；③注入无水乙醇，注入量为抽出囊液总量的 25％；④滞留无水乙醇 15～20 分钟，变换患者体位，最大限度地让无水乙醇接触到囊壁的每一个面；⑤抽出余留的无水乙醇。

# 三、肿瘤

## （一）分类

WHO(2016)肾肿瘤分类见表 3-1。

表 3-1　WHO（2016）肾肿瘤分类

| 名称 | 名称 |
| --- | --- |
| **肾细胞癌** | |
| 　肾透明细胞癌 | 骨肉瘤 |
| 　※低度恶性潜能的多房囊性肾细胞肿瘤 | 滑膜肉瘤 |
| 　乳头状肾细胞癌 | 尤因肉瘤 |
| 　♯遗传性平滑肌瘤和肾细胞癌相关性肾细胞癌 | 血管平滑肌脂肪瘤 |
| 　嫌色细胞肾细胞癌 | 上皮样血管平滑肌脂肪瘤 |
| 　集合管癌 | 平滑肌瘤 |
| 　肾髓质癌 | 血管瘤 |
| 　♯MiT 家族易位性肾细胞癌 | 淋巴管瘤 |
| 　♯琥珀酸脱氢酶 B 缺陷肾细胞癌 | 血管母细胞瘤 |
| 　黏液性管状和梭形细胞癌 | 肾小球旁器细胞瘤 |
| 　♯管状囊性肾疾病相关性肾细胞癌 | 肾髓质间质细胞瘤 |
| 　♯获得性囊性肾疾病相关性肾细胞癌 | 雪旺细胞瘤 |
| 　♯透明细胞乳头状肾细胞癌 | 孤立性纤维性肿瘤 |
| 　未分类的肾细胞癌 | **混合型上皮和间质肿瘤** |
| 　乳头状腺瘤 | 成人囊性肾病 |
| 　肾嗜酸细胞瘤 | 混合性上皮和间质肿瘤 |

续表

| 名称 | 名称 |
|---|---|
| **后肾肿瘤** | **神经内分泌肿瘤** |
| 后肾腺瘤 | 分化好的神经内分泌肿瘤 |
| 后肾间质肿瘤 | 大细胞性神经内分泌癌 |
| 后肾腺纤维瘤 | 小细胞性神经内分泌癌 |
| **肾母细胞性肿瘤** | 副神经节瘤 |
| 肾源性残余 | 肾上腺髓质肿瘤 |
| 肾母细胞瘤 | **其他肿瘤** |
| 囊性部分分化的肾母细胞瘤 | 肾造血系统来源肿瘤 |
| 儿童囊性肾瘤 | 淋巴瘤 |
| **间叶性肿瘤** | 浆细胞瘤 |
| 主要发生于儿童的间叶性肿瘤 | 白血病累及肾 |
| 透明细胞肉瘤 | 生殖细胞肿瘤 |
| 横纹肌样瘤 | 畸胎瘤 |
| 先天性中胚层肾瘤 | 绒毛膜上皮癌 |
| 婴儿骨化性肾肿瘤 | **转移性肿瘤** |
| 主要见于成人的间叶性肿瘤 | 腹膜后恶性肿瘤,局部侵犯肾;血道转移性癌 |
| 平滑肌肉瘤 | (源于肺癌、乳腺癌、胃肠道癌的恶性肿瘤等) |
| 血管肉瘤 |  |
| 横纹肌肉瘤 |  |

**注** ※为新版 WHO 内相对旧版名称有改动的肾细胞癌类型。♯为新版 WHO 内新增加的肾细胞癌。

1.肾实质肿瘤

①肾细胞癌,占 80%;②肾母细胞瘤,占 5%;③腺瘤;④肾嗜酸细胞腺瘤;⑤中胚层肿瘤。

2.肾间质肿瘤

①错构瘤;②恶性纤维组织细胞瘤;③血管瘤;④其他少见肿瘤。

3.肾盂肿瘤

①移行细胞癌,<10%;②鳞状细胞癌;③其他恶性肿瘤;④良性肿瘤:乳头状瘤、血管瘤、纤维瘤、肌瘤、息肉。

4.继发肿瘤

①转移瘤;②淋巴瘤。

## (二)肾细胞癌

肾细胞癌又称肾腺癌、皮质样肾瘤、透明细胞癌、恶性肾瘤。临床表现:约 50% 的患者出现血尿,40% 侧腹疼痛,35% 扪及包块,25% 体重下降,血压升高,红细胞增多,血钙升高,男子乳房增大,以及库欣综合征。

1.危险因素

①吸烟;②长时间使用非那西汀;③Von Hippel-Lindau 病(常为双侧肿瘤);④长期肾透析;⑤家族史。

2.预后

5 年生存率:Ⅰ～Ⅱ期为 50%,Ⅲ期为 35%,Ⅳ期为 15%。

(1)转移,10%的患者肾切除后 10 年发生转移。

(2)部分患者未经治疗也可存活多年。

(3)有报道,个别患者肿瘤可自行消退。

3.影像学表现

(1)肿块:肾轮廓异常,肾盏变形。

(2)由于瘤内出血和坏死程度的不同,病变密度及信号在 CT 和 MRI 表现多样。

(3)对比增强常呈非均质性强化。

(4)钙化率为 10%。

(5)可发生囊变。

(6)集合系统和肾静脉内充盈缺损,常由血块和瘤栓所致。

(7)超声表现:约 70%为大于 3cm 的肿瘤,常表现为强回声;约 30%为小于 3cm 的肿瘤,常表现为低回声。

(8)血管造影:①95%的肿瘤呈富血管,血管管径大小不一,可见明显的动静脉瘘及静脉池;②血管造影对发现并发症以及难以确诊病例有很大的帮助;③术前栓塞(图 3-23)。

4.分期

(1)Ⅰ期:肿瘤与肾实质界限清楚。

(2)Ⅱ期:肿瘤已达肾外,可累及肾上腺,但与肾筋膜界限清楚。

(3)Ⅲ期:①肾静脉受累;②淋巴结转移;③肾静脉受累和淋巴结转移。

(4)Ⅳ期:①穿过肾筋膜直接侵及邻近脏器;②远处转移,包括肺(55%)、肝(25%)、骨(20%)、肾上腺(20%)、对侧肾脏(10%)、其他脏器(<5%)。

### (三)肾嫌色细胞癌(CRCC)

肾嫌色细胞癌(CRCC)是肾细胞癌的少见类型。CRCC 在所有肾细胞癌亚型中发病率仅次于肾透明细胞癌及乳头类亚型,占所有肾肿瘤的 6%～8%,占所有报道的肾细胞癌的 4%～10%,属低度恶性肿瘤。本病好发于 50 岁以上人群,也可见于儿童,男女发病率几无差别。

1.CT 表现

平扫:表现为密度均匀的类圆形或浅分叶肿块,直径>5cm 的肿块比直径≤5cm 的肿块更容易出现坏死、囊变。随着肿块体积的增大,CRCC 发生坏死、囊变的概率增大。

增强:呈轻至中度强化,各期均低于肾皮质强化程度,这可能与该肿瘤属于乏血供肿瘤有关,增强扫描实质期强化程度高于皮髓质期,排泄期低于皮质期,提示肿瘤有延迟强化特性,少数也可见明显均匀强化(图 3-24)。

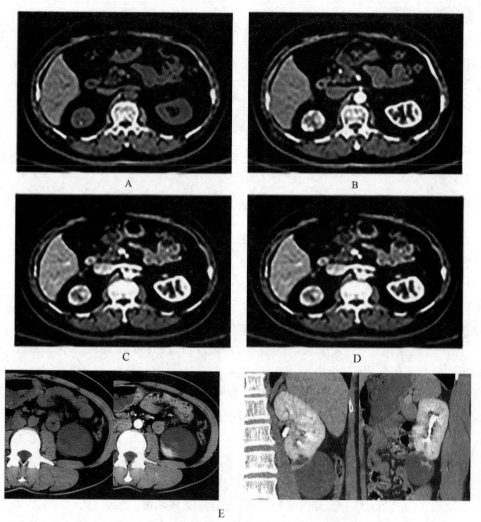

图 3-23　囊性肾细胞癌影像学表现

注　A～D.CT 值分别为 45HU、109HU、104HU、93HU。右肾上极见类圆形肿块影,直径约 3.2cm,内见斑点状高密度影及斑片状低密度区,皮质期实性部分明显强化,低密度区不强化,实质期强化减低。E.左肾下极见一类圆形混杂低密度灶,病灶呈囊性生长,边界清晰,边缘可见结节状明显强化。

2.MRI 表现

均质型 CCRC $T_1WI$ 呈等或稍低信号,$T_2WI$ 呈等或稍高信号,非均质型 CCRC $T_1WI$ 呈等、低混杂信号,$T_2WI$ 呈高、低混杂信号,假包膜、星状瘢痕 $T_2WI$ 呈低信号,增强扫描类似于 CT 强化模式。

### (四)乳头状肾细胞癌

乳头状肾细胞癌(PRCC)占肾细胞癌的 15% 左右,好发年龄为 50～70 岁,男女发生比例为(2～3.9)∶1。20%～40% 的乳头状肾细胞癌多发或位于双肾,以 2～3 个最多见。由于乳头状肾细胞癌多为较高分化肿瘤,多为 $pT_1pT_2$,侵犯下腔静脉或发生淋巴结转移或远处转移者较少。

PRCC 主要有两种生长方式:一种呈膨胀性生长,肿瘤多呈圆形,体积多较大,假包膜常见;另一种呈乳头状或多个结节状生长,肿瘤形态不规则(少见于肾脏其他恶性肿瘤)。出血、坏死和囊变常见,尤其当直径大于 3cm 时。30％的 PRCC 可见钙化。

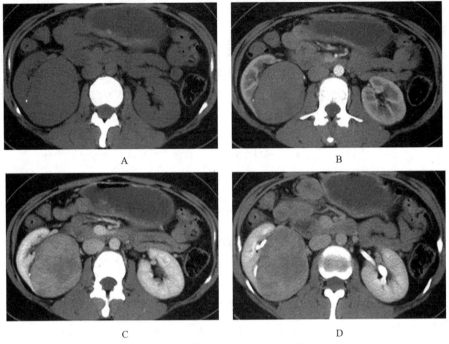

**图 3-24 肾嫌色细胞癌 CT 表现**

**注** A～D.CT 值分别为 40HU、61HU、92HU、90HU。右肾实质内见软组织密度肿块影,肿块形态较光整,增强扫描可见轻至中度不均匀强化。

1.CT 表现

(1)CT 平扫表现为实性肿块,边界清楚,常突出于肾表面,有完整的包膜,除外有出血、坏死、囊变发生时,其内质地多均匀。

(2)CT 增强扫描肿瘤强化不明显,PRCC 为少血供肿瘤,多为轻中度强化,强化程度弱于正常肾实质。

(3)高强化的肾肿瘤可基本排除 PRCC(图 3-25)。

2.MRI 表现

(1)$T_1WI$ 为等低信号,$T_2WI$ 多为等低信号。

(2)透明细胞癌 $T_2WI$ 为高信号。

(3)MR 强化方式与 CT 相似。

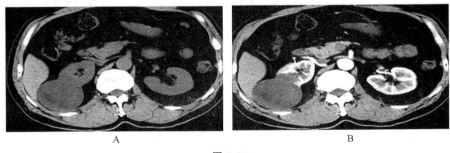

**图 3-25**

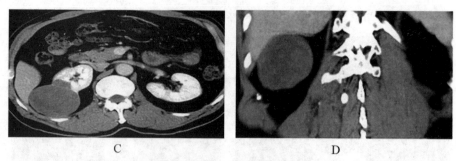

**图 3-25　乳头状肾细胞癌 CT 表现**

**注**　A～D.CT 值分别为 34HU、40HU、58HU、55HU。右肾上极见一低密度软组织肿块影,密度欠均匀,其内可见斑片状更低密度区,病灶突出肾轮廓向外后生长。增强扫描呈轻度渐进性强化,但各期强化程度均低于肾皮质。

### (五)肾母细胞瘤

肾母细胞瘤是出生后肾胚芽组织发生的恶性肿瘤,多发生于 6 岁以下小儿。一般为单侧发病,生长迅速,肿瘤多较大,与周围界限清楚,常引起肾门淋巴结及肝、肺转移,部分患者可出现肾静脉癌栓。患儿早期无症状,以腹部包块为主要临床表现。

影像学表现:①一侧肾区巨大肿块;②少数病灶可出现点状或弧线状钙化;③病灶与周围正常组织界限清楚;④集合系统明显受压拉长;⑤超声检查病灶内光点粗大不均,常有斑片状强回声及不规则无回声区;⑥病灶内密度或信号不均,并可出现坏死、囊变、出血;⑦增强扫描病灶呈不均匀轻度强化(图 3-26)。

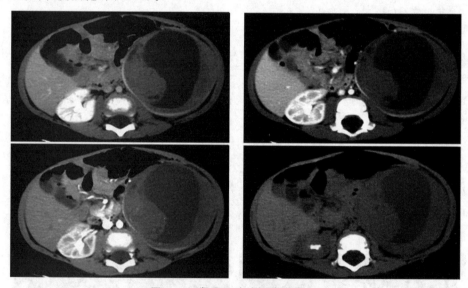

**图 3-26　肾母细胞瘤影像学表现**

**注**　7 个月大男婴。左肾巨大囊实性肿块,界限清楚,大小约 7.6cm×7.7cm×8.4cm,增强扫描实性部分轻中度强化,囊性部分未见强化。

### (六)血管母细胞瘤

血管母细胞瘤(HBK)临床无特异性表现,可无任何症状。HBK 多见于中年人,性别差异不明显。

（1）肿块常位于肾的上下极。

（2）多数肿块边界较清，多为圆形或类圆形，较大者可突出肾轮廓之外。

（3）CT平扫肿块可表现为等密度或略高、略低密度，部分瘤体内出现坏死或钙化。

（4）CT增强扫描强化明显，且与同层面大血管强化幅度类似；边缘呈结节状强化或环形强化，整体呈渐进性、填充式强化。

（5）肿瘤可压迫邻近肾盂、肾盏及肾周脂肪，但均无破坏，也无腹膜后淋巴结肿大、肾静脉癌栓及远处转移的恶性征象（图3-27）。

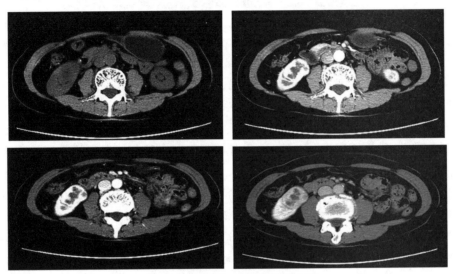

**图3-27 血管母细胞瘤影像学表现**

**注** 右肾下极可见一混杂密度肿块影，大小约3.8cm×3.4cm，形态欠规则，中央见低密度坏死，增强扫描边缘显著强化并逐渐向中央填充，延迟后密度轻度减低，病灶边界尚清晰。

### （七）肾血管平滑肌脂肪瘤

错构瘤含有脂肪、平滑肌和血管成分。较小的错构瘤不需治疗，伴有临床症状的较大肿瘤应行手术切除治疗或栓塞治疗。此肿瘤由于含有血管成分，故可导致自发性出血。约80%的结节性硬化患者可伴发错构瘤，典型表现为双肾多发病变。不到40%的错构瘤患者伴发结节性硬化，约5%无结节性硬化的错构瘤患者其错构瘤发生于双侧肾。

影像学表现：具体如下。①肿瘤多位于肾脏浅表位置，小病灶呈类圆形，较大病灶呈不规则形。②肿瘤内所含脂肪成分在CT上表现为低密度，超声上为强回声，MRI $T_1WI$为高信号，肾脏病变一旦发现有脂肪成分，可明确错构瘤的诊断。仅有少数报道示肾细胞癌和嗜酸性细胞瘤含有脂肪成分。应注意的是，避免将较大的肾脏肿块包绕的肾窦脂肪或肾周脂肪当成病灶内的脂肪成分。③血管成分较明显的病灶增强后可见明显强化，MRI $T_2WI$呈明显高信号。④肌肉成分较多时其信号类似于肾细胞癌，应注意鉴别。⑤错构瘤不含钙化，一旦病灶内出现钙化，应考虑其他诊断，如肾细胞癌。⑥血管造影3%的患者于病灶内可见扭曲、不规则动脉瘤样扩张的血管，此种血管的多少取决于病灶内含血管性成分的多少。富含黏液的错构瘤常为乏血管表现（图3-28）。

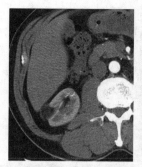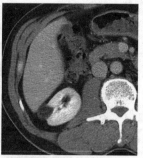

**图 3-28  血管平滑肌脂肪瘤影像学表现**

**注**  右肾下极实质内见一楔形低密度灶,边界清,密度欠均匀,增强扫描见不均匀强化,其内见无强化脂肪密度灶。

### (八)上皮样血管平滑肌脂肪瘤

两种类型的病理改变相同。大体上肿瘤外表光滑,圆形、卵圆形或分叶状肿块。边界清楚,无包膜,生长缓慢,以膨胀方式取代正常肾实质,压迫肾盂肾盏,使之变形,但无破坏。约有1/4肿瘤向肾外生长,甚至穿破肾包膜,进入肾周间隙。由于向外突出的肿瘤缺少弹力内膜,常造成肿瘤内和肾周出血。

肾内单发或多发的软组织肿块内有脂肪密度。肿瘤有圆形、类圆形或分叶状,边缘光滑锐利,边界清楚,肿瘤大小不等,密度不均,CT值为 $-150\sim+150HU$。因肿瘤几乎都含有脂肪组织,肿块内至少有一处CT值低于 $-20HU$,这一小块脂肪密度对肾血管平滑肌脂肪瘤的诊断有重要意义。肿瘤内血管和肌肉组织易发生出血,因此部分CT值大于20HU。注射造影剂后瘤内血管平滑肌成分可增强,而脂肪组织和坏死区无增强。动态扫描早期可见肿瘤多血性改变,肿瘤内有新鲜出血或肾周出血时,高密度的血掩盖脂肪成分密度,诊断时要注意(图3-29)。

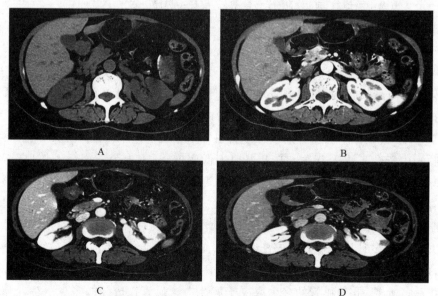

**图 3-29  肾血管平滑肌脂肪瘤影像学表现**

**注**  左肾皮质可见一结节状软组织密度影,边界清,边缘呈浅分叶状,局部突出于肾轮廓外,大小约1.5cm×1.3cm,CT值约40HU,增强扫描动脉期呈明显强化,静脉期及延迟期强化程度减退。

MR 平扫肾实质内圆形或椭圆形、边界清楚的混杂信号区,肿瘤内平滑肌成分在 $T_1WI$ 上呈低信号,在 $T_2WI$ 上呈中等信号,脂肪成分在 $T_1WI$ 上呈高信号,在 $T_2WI$ 上呈中高信号,在脂肪抑制成像上呈低信号,有明确诊断意义。

### (九)乳头状瘤

乳头状瘤是肾脏常见的良性肿瘤。肿瘤局限于黏膜而不侵犯黏膜下层,不发生转移,但可沿输尿管种植于膀胱内,典型的病理改变为病灶呈乳头状。

可单发或多发,无恶变潜在性。约 20% 的患者伴有其他部位泌尿系上皮的恶性病变,常见于膀胱内。静脉尿路造影示肾盂肾盏内息肉状充盈缺损。

### (十)肾嗜酸细胞瘤

此肿瘤占肾脏肿瘤的 5% 左右,来源于近端肾小管的大嗜酸粒细胞(上皮细胞),尽管大多数病灶为良性,但由于此肿瘤有较明显的恶变倾向,故临床上常需行手术切除。

影像学表现:①典型 CT 表现为中央放射状瘢痕影,血管造影呈轮辐状,但不具特征性,因在腺癌患者中也可见到;②边界清楚;③与肾细胞癌难以鉴别(图 3-30)。

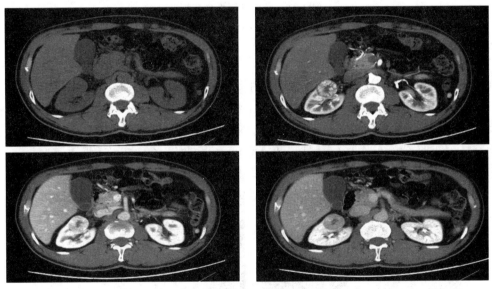

**图 3-30　肾嗜酸细胞瘤影像学表现**

注　右肾上极可见类圆形软组织肿块,局部突出于肾轮廓外,其内密度大部均匀,中心可见低密度区,大小约 30mm×31mm,动态增强病灶皮质期明显略不均匀强化,髓质期强化程度增加,延迟后呈低密度。

### (十一)肾腺瘤

为罕见的良性肾肿瘤,关于肾腺瘤的病理学诊断标准以及与肾癌的关系,目前仍有争论。肾腺瘤单发或多发。有的腺瘤,特别是嗜酸性腺瘤或大嗜酸性粒细胞瘤中心有白色纤维组织的疤痕,肾腺瘤表面有包膜,瘤内无出血坏死,不侵犯肾静脉、下腔静脉和邻近器官组织。

单发或多发肾实质肿块,密度均匀一致。注射造影剂后,肿块与肾组织分界明显,比正常肾组织密度稍低或稍高,不侵犯肾盂和邻近组织,大约有 1/3 的患者在均匀密度中央可见低密度的星状疤痕,此点明确提示为肾腺瘤。偶尔可见到钙化,少数肾腺瘤发生在双侧,极少情况见肾腺瘤同时合并肾细胞癌(图 3-31)。

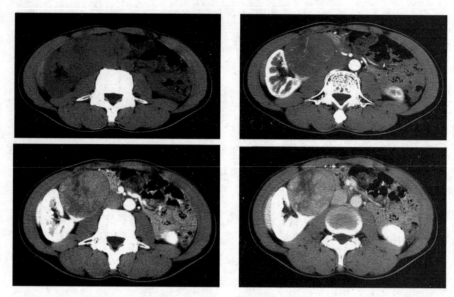

**图 3-31　肾腺瘤影像学表现**

　　注　右肾门上缘见实质性占位病灶,呈椭圆形,大小约 7.0cm×7.3cm×5.7cm,有逐渐强化效应,边缘清楚,密度大致均匀。右肾盂受压,稍变形。

### (十二)肾雪旺细胞瘤

　　肾雪旺细胞瘤又称肾神经鞘瘤,本病多见于成人,女性多见。早期临床症状和体征多不明显,常因体检或其他偶然因素发现,逐渐长大后可压迫邻近的器官产生相应症状,如肾积水。多为良性,单个发生,生长缓慢,可有完整包膜。病变多位于肾实质区、肾门区。典型的神经鞘瘤由交替性分布的 Antoni A 区(束状区)和 Antoni B 区(网状区)组成。CT 上 Antoni A 区呈实性,强化相对显著;Antoni B 区密度低而均匀,强化不明显;囊变区不强化(图 3-32)。

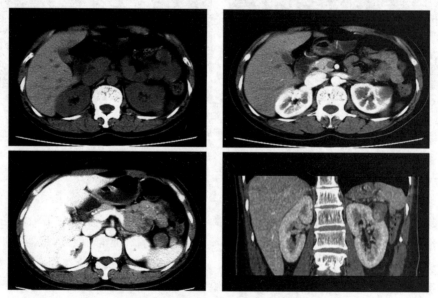

**图 3-32　肾雪旺细胞瘤影像学表现**

　　注　左肾上极可见一大小 28mm×21mm 结节灶,平扫呈等低密度影,增强扫描皮质期强化不明显,髓质期可见不均匀增强,局部区域强化密度与肾实质相近。

### (十三)肾鳞状细胞癌

肾鳞状细胞癌是一种较少见的肾脏恶性肿瘤,多数单侧肾发病,肿瘤沿肾盂壁生长,常可发生局部溃疡,部分患者可伴发结石和感染。临床上常表现为尿路感染的症状。肾鳞状细胞癌表现特征:①占肾盂肿瘤的5%,不到所有肾脏肿瘤的1%;②常伴发黏膜白斑病或其他慢性疾病(如肾结石病和血吸虫病);③肿块呈扁平状,边缘不规整;④静脉尿路造影示肾功能减退,肾盂肾盏边缘不规则;⑤可伴有结石与积水(图3-33)。

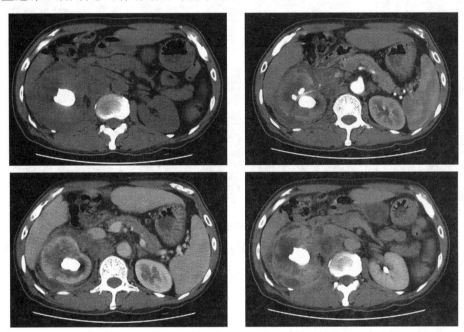

**图3-33　肾鳞状细胞癌影像学表现**

**注**　右肾内可见多发、大小不等致密结石影,右肾部分肾盏扩张积液,增强扫描右肾实质强化减弱;右肾盂及输尿管上段可见软组织团块影,边界不清,增强扫描呈轻中度强化;右肾周可见积液。

### (十四)肾移行细胞癌

肾移行细胞癌是起源于肾盂的肿瘤,多数为恶性,其中移行细胞癌最为常见。肿瘤多呈乳头状,可单发或多发,病灶基底较宽,呈浸润性生长,并沿输尿管播散,造成输尿管和膀胱发病。临床上以血尿为主,部分患者可有局部疼痛及包块。

1.影像学表现

(1)肿瘤常呈多灶性,40%～80%的患者有膀胱移行细胞癌,仅3%的膀胱移行细胞癌患者晚期发展到上泌尿道。

(2)肾脏轮廓一般无改变,肾盂内乳头状或不规则充盈缺损。

(3)阻塞肾盂出口时可出现肾盂积水。

(4)超声示集合系统分离和扩张,局部可见实性结节状低回声。

(5)CT示肾盂内不规则软组织密度肿块,CT值为30～40HU(图3-34)。

(6)MRI:病灶呈 $T_1WI$ 等信号,$T_2WI$ 为低信号。

(7)增强扫描病灶呈轻度强化。

(8)约60%的患者可在同侧复发。

（9）约50%的患者有肺转移。

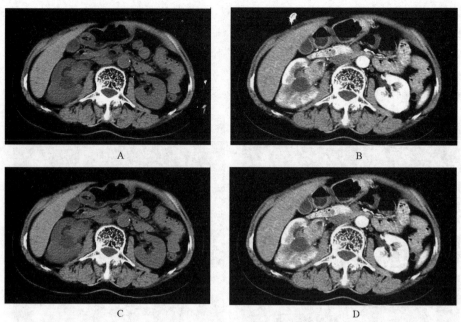

图 3-34　肾移行细胞癌 CT 表现

注　A～D.CT值分别为 46HU、79HU、82HU 、71HU。右肾盂内可见软组织占位病变，大小约为2.2cm×2.1cm，边界不清，增强扫描呈中度强化。

2.分期

（1）Ⅰ期：累及黏膜层。

（2）Ⅱ期：侵入肌层，但未超出肌层。

（3）Ⅲ期：侵入邻近脂肪和肾实质。

（4）Ⅳ期：发生转移。

## （十五）淋巴瘤

淋巴瘤累及肾脏的概率为5%。

1.累及肾脏形式

①由腹膜后直接侵犯。②经血液循环播散。③原发于肾脏的淋巴瘤，较为少见。

2.影像学表现

①广泛累及一侧或双侧肾脏。②肾内多发肿块，表现为强回声，低密度（图 3-35）。

## （十六）肾转移瘤

尸检示肾转移瘤发生率为 20%，常见原发部位有肺、乳腺、结肠及黑色素瘤（图 3-36）。

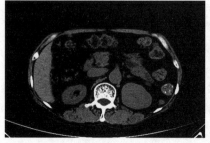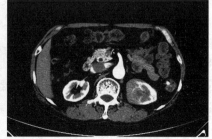

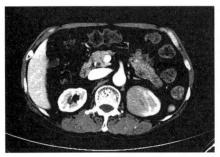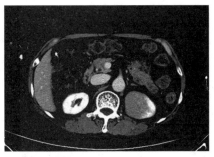

**图 3-35 淋巴瘤影像学表现**

**注** 腹膜后间隙可见多发结节及肿块,部分融合并包绕血管,以左侧肾门区域明显;增强扫描病灶较均匀强化,内可见血管穿行,病灶侵袭左肾实质,分界不清,部分肾实质显影强化,但强化程度明显下降。

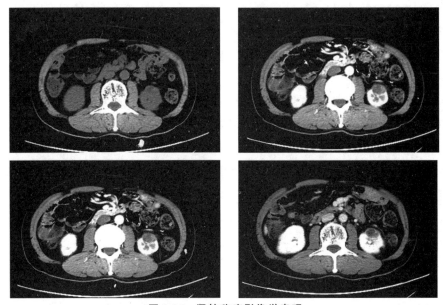

**图 3-36 肾转移瘤影像学表现**

**注** 患者肺癌病史,CT 表现:左肾下部可见一结节,大小约 2cm,CT 平扫为稍低密度灶;增强扫描结节轻度强化,但仍为低密度改变,大部分边缘尚清楚。

# 四、炎症

## (一)泌尿道感染

(1)常见致病菌为大肠杆菌,其他致病菌还包括革兰阴性菌,如变形杆菌、克雷伯菌、假单胞菌、奈瑟菌属等,有时可发生无菌性脓尿,做尿液培养未发现细菌。

(2)无菌性脓尿原因:①结核;②真菌感染;③间质性肾炎;④肾小球性肾炎。

(3)泌尿道感染的危险因素:①泌尿道梗阻,如良性前列腺增生、结石等;②膀胱输尿管反流;③妊娠;④糖尿病;⑤免疫缺陷;⑥器械操作。

(4)并发症:①脓肿形成;②黄色肉芽肿性肾盂肾炎;③气肿性肾盂肾炎;④瘢痕形成和肾衰竭。

### （二）急性肾盂肾炎

急性肾盂肾炎为肾脏与尿路的急性细菌性感染，疾病本身不需影像学检查即可作出诊断和治疗。影像学检查的作用在于：①了解致病原因，如尿路梗阻、反流、尿路结石；②排除以下并发症，如脓肿、气肿性肾盂肾炎、瘢痕等。

1.常见的诱因

①糖尿病；②免疫抑制；③梗阻。

2.类型

（1）局限型。

（2）弥漫型，此型较严重。

3.影像学表现

约75%的患者影像学（包括静脉肾盂造影、CT、超声）检查无异常发现，约25%的患者无特征性影像学表现，如①肾脏增大；②皮髓质界限消失；③静脉肾盂造影表现有造影剂延迟排泄、集合系统狭窄；④可见灌注降低区；⑤局限性高密度；⑥伴发脓肿和瘢痕。

### （三）肾盂积脓

（1）常由于尿路梗阻导致肾集合系统感染，其中最为常见的梗阻原因为结石，然后依次为肿瘤、狭窄、手术后狭窄。治疗方法主要为解除梗阻原因和抗菌治疗。部分患者需行肾盂切开。

（2）影像学表现：超声是鉴别肾盂脓肿与非感染性肾盂积水的最佳方法。①集合系统内出现异常回声；②尿液回声不均匀；③集合系统内的气体影；④透声性较差。

（3）CT是显示梗阻原因和部位以及并发症的最佳方法。①集合系统扩张；②可发现肾周或肾脓肿。

（4）介入、穿刺抽吸进行培养，以便明确诊断和对药物的敏感性。

### （四）肾脓肿

肾脓肿常由革兰阴性菌引起，也可由葡萄球菌或真菌引起，诱发病因有结石、尿路梗阻、糖尿病、艾滋病。

1.影像学表现

（1）肾脏体积增大，轮廓不清，患侧腰大肌模糊。

（2）尿路造影示患侧肾显影不良或不显影。

（3）单发或多发、边缘清楚或不清的圆形局灶性病变。

（4）超声示病灶呈低回声或液性暗区。

（5）CT示病灶中央呈低密度。

（6）MRI示病灶区呈长$T_1$和长$T_2$异常信号改变。

（7）脓肿壁强化，中央坏死区增强后不强化。

（8）累及肾周时表现为肾筋膜增厚和肾周脂肪密度增高（图3-37）。

2.并发症

（1）脓肿向腹膜后间隙扩散。

（2）肾结肠瘘。

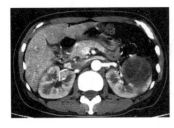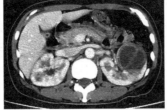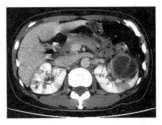

**图 3-37 肾脓肿影像学表现**

注 双肾实质内可见多个大小不等的囊性低密度灶,以左侧显著,最大约为 4.7cm,囊壁增厚强化,可见双边征,肾实质强化欠均匀。

### （五）肾周脓肿

（1）肾周脓肿常由高位尿路梗阻和肾脏感染引起,非肾性原因包括十二指肠穿孔、憩室脓肿、感染性胰液积聚和脊柱结核,脊柱结核常引起肾周和腰大肌的脓肿。治疗方法为经皮穿刺引流。

（2）影像学表现:①患侧肾脏增大,轮廓不清;②患侧膈肌升高,腰大肌模糊,脊柱侧弯;③有时肾周可见气体;④尿路造影示患侧肾脏受压移位,严重者肾脏不显影;⑤超声示肾周层次不清,结构模糊,可见梭形及宽带状略强回声;⑥CT 示病变区密度增高,CT 值约为 20HU,肾筋膜增厚;⑦MRI 示肾周呈长 $T_1$ 和长 $T_2$ 异常信号改变(图 3-38)。

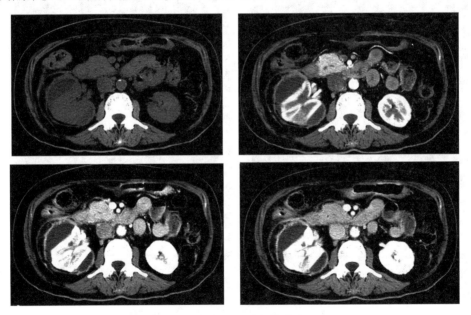

**图 3-38 肾周脓肿影像学表现**

注 右肾形态失常,增强扫描示肾脏强化不均,内可见片状弱强化区,肾周可见包裹性含液病灶,囊壁明显强化,病灶周围脂肪密度增高模糊。

### （六）气肿性肾盂肾炎

气肿性肾盂肾炎多发生于糖尿病患者,主要由革兰阴性菌引起,非细菌性原因为尿路梗阻。

1.病理特点

(1)气肿性肾盂肾炎肾实质和集合系统内均可见气体,病死率高达60%～80%。

(2)气肿性肾盂肾炎仅于集合系统内可见气体,病死率为20%。

2.影像学表现

(1)集合系统和(或)肾实质内可见气体。

(2)气体可扩散至肾筋膜囊内(此种情况病死率较高)。

3.治疗

行肾切除术。如患者一般情况较差或伴有其他局部病变,可行经皮穿刺引流作为暂时性治疗手段。

### (七)黄色肉芽肿性肾盂肾炎(XGP)

本病是一种慢性化脓性肾感染性疾病,主要表现为肾实质破坏,并由吞噬大量脂滴的巨嗜细胞所代替,弥漫性病变者占90%,局限性者占10%,10%的患者有糖尿病。

影像学表现:①巨大或鹿角样结石,是造成梗阻和炎症的主要原因;②肾体积增大,分泌功能减退;③可见多发非强化性低密度肿块(CT值为－10～30HU),即黄色肉芽肿肿块,肿块可延伸至肾外并进入肾周间隙,病灶边缘呈薄环状强化;④黄色肉芽肿内可见细小钙化影;⑤肾筋膜增厚(图3-39)。

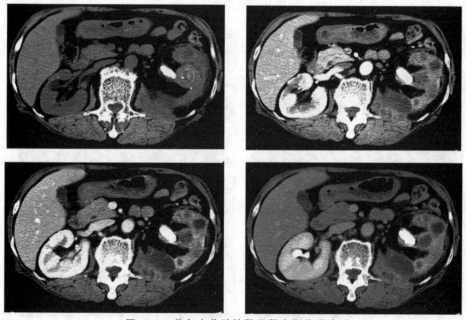

**图3-39　黄色肉芽肿性肾盂肾炎影像学表现**

注　增强扫描可见多发环形强化影,病灶累及左侧腰大肌,左肾周见条带状强化,邻近降结肠肠壁局部增厚,局部淋巴结增多,局部腹膜增厚。肾窦脂肪减少、消失,肾实质内可见多囊性低密度灶,其内CT值在12～40HU,囊性病灶周边发生强化。

### (八)结核

生殖泌尿系统是继肺以后易于发生结核的第二常见部位,常由血行播散所致。临床上往往有肺结核病史,可出现脓尿、血尿、排尿困难。

1.受累部位

①肾脏;②输尿管;③膀胱;④精囊、附睾。

2.肾结核影像学表现

(1)范围:①70%累及单侧;②30%累及双侧。

(2)大小:①疾病早期肾脏可增大;②疾病晚期肾脏变小;③肾自截。

(3)肾实质:①肾实质钙化率为70%;②钙化呈多种形式:弧条状、斑片状或不规则形,当钙化较均匀时,肾脏呈毛玻璃状;③乳头坏死,乳头形态不规则,坏死或破坏;④结核瘤;⑤肾实质瘢痕形成。

(4)集合系统:①黏膜不规则;②漏斗部狭窄;③肾盏破坏;④螺旋形输尿管,多发输尿管狭窄;⑤肾盂狭窄;⑥烟斗柄状输尿管,为无蠕动的狭窄部分;⑦肾结石,约占10%(图3-40)。

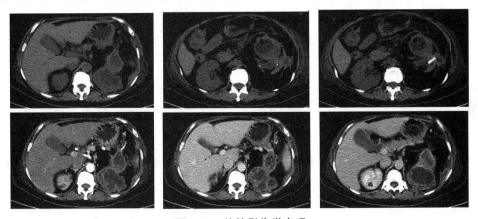

**图 3-40　结核影像学表现**

注　左肾实质萎缩,左肾实质内低密度灶,边缘不整,左肾内及左肾盂—输尿管移行处可见多发斑点状高密度影;增强扫描时,肾实质内低密度灶其壁呈环形强化,囊内容物未见明显强化,呈"猫爪征"。

# 五、肾脏钙化及结石

肾脏钙化位于肾实质内,即肾钙质沉着,也可发生于囊肿或肿瘤等非正常组织内或者发生于肾集合系统,即肾结石病。

## (一)结石

约5%的人可发生肾结石,通过尸检发现率为20%,复发率为50%,其中50%的患者具有临床症状。发病原因为尿路梗阻、感染、异物、肾盏憩室、克罗恩病、支架、肾小管酸中毒、高钙血症、高尿钙等。X线密度取决于结石含钙量。

1.钙结石(属不透光的结石,占75%)

①草酸钙;②磷酸钙。

2.磷酸镁胺结石(不透光的结石,占15%)

磷酸镁胺结石为感染性结石,70%的鹿角样结石属此类,这种结石常含有磷酸钙的成分。

3.胱氨酸结石(不透光性较前两者差,占2%)

胱氨酸在尿中出现。

**4.透光性结石**

①尿酸,占10%;②黄嘌呤,极少见;③黏蛋白基质结石,常发生于功能较差并受到感染的尿路,极少见。

**5.影像学表现**

(1)X线平片:①X线不透光性结石占90%;②可通过腹部平片和螺旋CT发现。

(2)超声:①超声可清楚显示肾结石,表现为强回声灶,后方有声影;②≤3mm的结石在超声检查中可能漏诊。

(3)静脉肾盂造影:①对于透光性结石,最好是通过静脉肾盂造影进行观察;②输尿管梗阻可导致肾脏延迟或持续显影;③不透光尿液呈柱形从肾盂直达结石处,为蠕动减弱或消失所致;④结石远端输尿管狭窄(由水肿或炎症所致),易与单纯输尿管狭窄相混淆;⑤结石近端输尿管扩张,呈柱状,管壁僵硬,扩张程度与结石大小无对应关系;⑥输尿管多发结石可呈串珠状,常见于碎石术后;⑦输尿管入膀胱处因水肿可形成"晕环征",类似于输尿管疝或膀胱癌表现,应注意鉴别。

(4)CT:①无论结石成分如何,CT一般均能发现,基质性结节例外;②连续性扫描十分重要,以免遗漏较小的结石,螺旋CT更有优势;③应选用CT平扫检查结石,增强扫描可用于结石与静脉石的鉴别诊断。

(5)结石位置:①肾盂输尿管结合部;②输尿管经过髂血管处;③输尿管进入膀胱处。

**6.并发症**

并发症包括:①肾乳头撕裂,慢性尿液外渗可导致输尿管周围或腹膜后纤维化;②慢性结石性肾盂肾炎;③鹿角样结石可导致黄色肉芽肿性肾盂肾炎;④鳞状上皮化生,即黏膜白斑病,肾盂、肾盏和上输尿管较下段输尿管及膀胱多见,角化上皮的脱落可导致胆脂瘤形成。

**7.治疗**

①较小的肾结石(小于2.5cm):体外碎石;②较大的肾结石(大于2.5cm):经皮穿刺取石;③上段输尿管结石:体外碎石;④下段输尿管结石:输尿管镜。

**8.体外碎石**

禁忌证:输尿管梗阻。并发症:出血、诱发高血压。

**(二)肾皮质钙质沉着症**

常为营养不良性钙化。

**1.原因**

(1)慢性肾小球肾炎。

(2)缺血所致的肾皮质坏死,缺血原因包括:①妊娠;②休克;③感染;④毒素。

(3)艾滋病相关性肾病:①肾小球硬化;②点状钙化。

(4)不常见原因:①肾移植排斥反应;②慢性高钙血症。

**2.影像学表现**

(1)肾周边性钙化。

(2)铁轨样钙化,典型表现,为坏死皮质与包膜下皮质交界区钙化形成。

（3）肾柱也可发生钙化。

（4）超声：皮质强回声。

### （三）肾髓质钙质沉着症

1.原因

（1）甲状旁腺机能亢进，占40％。

（2）肾小管酸中毒，占20％。

（3）髓质性海绵肾，占20％。

（4）肾乳头坏死。

（5）其他原因：①肾药物性中毒；②慢性肾盂肾炎。

2.影像学表现

（1）双侧肾髓质锥体点状钙化。

（2）钙化可扩展至肾周边。

（3）超声：肾髓质强回声。

## 六、肾盂、集合系统病变

### （一）先天性巨肾盏

肾盏先天性增大，并伴发肾锥体发育不全，不造成梗阻，其余集合系统正常，肾实质与肾功能正常。本病病因不明，可能与先天性肾锥体发育不良、集合系统分支不正常有关，本病常伴有巨输尿管。

### （二）肾盂漏斗发育不全

以上部集合系统发育不全为特征，种类包括：①肾盏憩室；②肾盂囊肿；③多发漏斗部狭窄；④肾盂输尿管结合部狭窄；⑤肾盂漏斗狭窄；⑥多发性肾囊肿。

### （三）肾盏憩室

憩室常向外位于皮髓质交界区，也可来自肾盂或漏斗部，患者常无症状，常可伴发结石。影像学表现特征：与集合系统相连的囊性病灶；如颈部未堵塞，在静脉肾盂造影时可见造影剂进入憩室；可伴发结石或钙乳症；体外碎石后的结石碎片因憩室颈部狭窄不能通过，此时应行经皮穿刺取石（图3-41）。

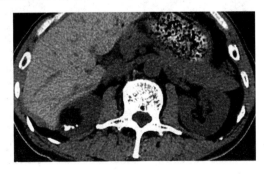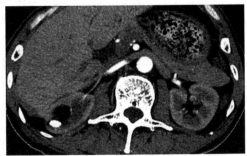

**图3-41　肾盂憩室影像学表现**

注　CT增强扫描可见造影剂充盈的憩室，呈椭圆形，边缘光滑。

### (四)肾乳头坏死(RPN)

肾乳头坏死是一种缺血性凝固性坏死,本病累及肾椎体和髓质乳头,从不波及肾皮质。

1.病因

(1)缺血性坏死:①糖尿病;②慢性梗阻,如结石所致;③镰刀型红细胞性贫血;④镇痛剂使用。

(2)感染性坏死:①结核;②真菌感染。

2.影像学表现

(1)乳头:①乳头增大(早期);②少量造影剂由部分坏死的肾乳头间渗入肾实质;③造影剂扩展至乳头中央部;④造影剂沿乳头周边呈弧状,称为"龙虾爪"改变;⑤坏死乳头在集合系统内所形成的充盈缺损称为"环征";⑥组织坏死,导致肾盏模糊或呈棒状。

(2)约85%的患者可见多个乳头受累。

(3)坏死乳头边缘钙化。

### (五)髓质海绵肾(良性肾小管扩张)

本病为肾集合小管发育不良性扩张,发病原因可能与发育有关,多偶然发现于20~40岁青壮年。临床常无症状,可出现血尿,10%的患者可发生进行性肾功能衰竭。本病可位于一侧肾脏或累及双侧肾脏,有时可仅累及单个肾乳头。

1.伴发疾病

(1)偏身肥大。

(2)先天性幽门狭窄。

(3)埃勒斯—当洛(Ehlers-Danlos)综合征。

(4)其他肾异常,包括肾皮质囊肿、马蹄肾、异位肾、成人多囊肾、肾小管性酸中毒。

2.影像学表现

(1)肾X线造影示"毛刷"样表现(造影剂在扩张的集合管内形成)。

(2)肾小管囊状扩张,一般为1~3mm,由于太小,CT检查难以发现。

(3)肾髓质内弥散点状钙化(钙化主要位于扩张的肾小管内)(图3-42)。

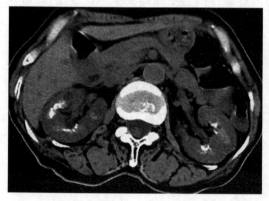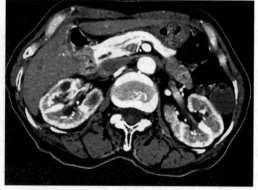

**图3-42 髓质海绵肾影像学表现**

注 CT平扫及增强扫描可见双肾椎体的集合管呈囊状扩张,囊内含有多发小结石,肾影轻度增大。

### （六）集合系统梗阻

1.病因

(1)结石。

(2)肿瘤。

(3)手术(结扎、水肿、凝血块)。

2.影像学表现

(1)静脉肾盂造影:具体如下。①肾脏:肾脏显影延迟(静脉注入造影剂后,肾脏显影峰值时间大于 30 分钟);延迟显影肾脏密度高于正常肾脏;肾脏造影可见微细条纹影;肾盂、肾盏显影延迟;肾盏与肾实质间可见细环或新月形影(造影剂位于扩张的集合系统所致);慢性梗阻可导致肾实质萎缩。②集合系统:穹窿角模糊;肾盂及输尿管扩张,蠕动减弱或消失;反流。

(2)超声:具体如下。①发现慢性梗阻的敏感性为 90%。②发现急性梗阻的敏感性为60%。③假阳性结果常见原因:肾外肾盂;肾盂旁囊肿;血管,应通过彩色多普勒加以鉴别;膀胱输尿管反流;速尿等所致尿量增加;梗阻解除后集合系统残存的扩张状态。④假阴性结果常见原因:在集合系统扩张前行超声检查;远端扩张。

### （七）肾盂肾反流

肾盂肾反流指造影剂由集合系统向肾或肾周间隙内反流,通常由逆行造影或输尿管梗阻引起集合系统内压力增高所致。

1.肾盂肾窦反流

沿肾小盏、肾盂和输尿管反流。

2.肾盂肾小管反流

反流入终末集合管,可见细小条纹由肾乳头向外呈放射状排列。

3.肾盂间质反流

向肾实质和包膜下结构外渗,多呈不规则形。

4.肾盂淋巴反流

淋巴管扩张,呈细小、不规则带状影,由肾门或肾小盏向外延伸。

5.肾盂静脉反流

造影剂进入叶间或弓形静脉,此型较为少见,因为静脉血流会很快清除造影剂,表现为肾静脉由肾门向上延伸。

## 七、肾损伤

### （一）分类

(1)肾梗死:①段分支损伤;②血管蒂撕裂。

(2)出血(肾裂伤所致):①肾实质内;②肾实质外。

(3)集合系统撕裂。

### （二）引发机制

①钝伤,占 70%～80%;②穿透伤,占 20%～30%。

## （三）分度

(1)轻度损伤(行保守治疗),占85%:①血肿;②挫伤;③小裂伤;④亚段肾梗死。

(2)中度损伤(近半数需手术治疗),占10%:①尿漏;②裂伤,常伴有集合系统损伤。

(3)重度损伤(需手术治疗),占15%:①多发肾裂伤;②血管蒂撕裂,血栓形成。

## （四）影像学表现

(1)出现肾周血肿时,X线平片表现为肾轮廓增大、模糊不清,腰大肌模糊。

(2)静脉肾盂造影示肾盂肾盏变形,受压移位,双肾显影可排除血管蒂撕裂。

(3)超声表现为肾体积增大,局部实质呈小片状低回声或无回声区。

(4)CT示肾实质不均匀性低密度区,边界不清,增强后病灶区轻度强化或不强化。

(5)MRI有助于出血的检出。

## （五）血管造影适应证

(1)腹部外伤后静脉肾盂造影检查中肾不显影。

(2)腹部外伤后持续性血尿。

(3)高或低血压。

# 八、血管畸形

## （一）肾静脉血栓形成

1.原因

(1)成人:主要为肿瘤,其次为肾脏疾病及其他,如肾性综合征、产后、高血凝状态等。

(2)婴儿:脱水、休克、创伤、败血症、镰刀型红细胞贫血。

2.影像学表现

(1)肾静脉:①超声、CT、MRI示血流消失;②血管腔内血栓;③近段肾静脉扩张;④肾静脉造影示肾静脉截断。

(2)肾脏:①肾体积增大;②早期水肿,超声示肾皮质低回声,当纤维化及细胞浸润时,表现为肾皮质强回声,皮髓质界限仍可见,晚期肾体积缩小,皮髓质界限消失;③静脉肾盂造影示肾脏显影延迟,肾影较淡,并可见条纹影(由造影剂在集合管内积聚所致),肾内集合系统扩展并受压;④CT和MRI显示肾静脉内血栓,或仅显示肾脏增大;⑤闪烁照相术示肾灌注和分泌功能消失或延迟。

(3)慢性血栓形成:①肾脏缩小;②侧枝静脉可造成肾盂和输尿管的外压性压迹。

## （二）肾梗死

肾梗死可为局灶性,呈楔形,或呈大范围累及肾前、后两部分或整个肾脏,增强CT或静脉肾盂造影可显示由包膜小动脉所引起的边缘细线状强化影。

1.病因

(1)肾血管创伤。

(2)栓塞:①心源性,如心房纤颤、心内膜炎;②置导管。

(3)血栓形成:①动脉性;②静脉性。

2.影像学表现

(1)平片示肾脏大小正常或缩小。

(2)静脉尿路造影示受累肾实质不显影。

(3)肾动脉造影示肾动脉分支完全或部分中断,有时可见栓子造成的充盈缺损。

(4)超声检查示肾实质内三角形低回声区,边界清楚,尖端指向集合系统。

(5)彩色多普勒超声动脉腔内无彩色血流(图3-43)。

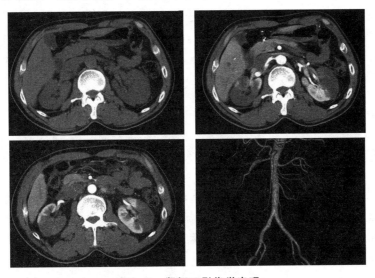

**图3-43 肾梗死影像学表现**

**注** 双肾梗死,右肾动脉近段管壁毛糙,考虑近端扩张,远端双肾动脉局部狭窄闭塞。右肾动脉起始部毛糙、粗细不均并狭窄,近端扩张,远端局部狭窄,右肾实质见多发斑片状低密度,增强强化不明显,左肾动脉远端局部狭窄,左肾实质见类似低密度影。

(王 阳)

# 第五节 输尿管疾病

## 一、输尿管异位

输尿管未进入膀胱三角区,男女发生率之比为1:6。临床表现包括尿路感染、梗阻、尿失禁。

### (一)并发症

(1)80%的患者同时并发完全性双输尿管。

(2)30%的患者伴有输尿管疝。

### (二)输尿管进入膀胱的位置

(1)男性:输尿管异位进入膀胱,其次为进入前列腺尿道,另外可进入精囊腺、迷走输精管、射精管。

(2)女性:常异位进入后尿道括约肌、阴道、会阴等部位。

## 二、腔静脉后输尿管

正常情况下,肾脏水平以下的腔静脉由右侧上主静脉发育形成,此静脉位于输尿管的内后侧,而位于输尿管前方的下主静脉退化。若上主静脉退化,下主静脉形成腔静脉,此时输尿管即位于其后方。通常输尿管经过下腔静脉后方,并位于主动脉和下腔静脉之间,以右侧多见,常可造成上段输尿管扩张、积水、感染和结石。

影像学表现:①平片见患侧肾增大;②静脉肾盂造影可见中间衬位于 $L_{2\sim3}$ 水平,常可引起输尿管狭窄和梗阻;③超声示近段输尿管增宽,输尿管走行自上而下逐渐移向中线,于下腔静脉处消失;④CT 平扫较难发现异常,增强及延迟可见输尿管增粗及走行异常;⑤MRI 示患侧肾盂及输尿管积水,并可显示受压部位。

## 三、输尿管囊肿

输尿管囊肿是一种先天性疾病,囊肿位于输尿管下端,并向膀胱内突出,囊肿分为单纯性和异位性两型。前者多见于成年女性,后者多见于重复肾盂及输尿管的小儿。

影像学表现:①常规 X 线平片无异常表现;②静脉尿路造影可见输尿管末端呈囊状膨大,并突向膀胱内呈"眼镜蛇"状;③超声表现为膀胱三角区类圆形无回声囊状结构,并呈周期性增大和缩小;④CT 及 MRI 示输尿管末端圆形囊状影,边缘光滑,内密度及信号均匀,以上输尿管不同程度扩张。

## 四、肾盂输尿管炎性囊肿

本病常无症状,病灶直径一般为 2～4mm,大者可超过 2cm。此病常与感染或结石有关,囊肿来源于退变的尿路上皮细胞,多见于 60 岁左右的老年人,常为单侧发病。影像学表现为多发较小腔内充盈缺损。病变可保持数年不变,经抗感染治疗可消失。

## 五、巨输尿管

巨输尿管又称先天性原发性巨输尿管。输尿管先天性发育不良,蠕动减弱,造成尿液引流障碍,表现为输尿管扩张、伸长、迂曲及失弛缓,扩张输尿管以下段为主。而膀胱输尿管交界处有一小段输尿管管径正常。本病多单侧发病,常合并重复肾及重复输尿管、输尿管远端狭窄或闭塞等异常。

影像学表现:①X 线平片可无异常发现;②尿路造影示输尿管下段扩张,近膀胱处又趋正常,扩张输尿管蠕动存在,排空延缓;③超声检查示输尿管明显扩张、迂曲,管腔内呈无回声,输尿管下段正常;④CT 示输尿管管径增大、迂曲,增强延迟后输尿管内充满造影剂;⑤MRI 表现为扩张输尿管内呈长 $T_1$ 及长 $T_2$ 信号改变。

## 六、重复输尿管

重复输尿管是一个肾存在两根输尿管引流的状态,往往与重复肾并存,可分为不完全性重复和完全性重复输尿管两种。不完全性重复输尿管在膀胱的开口正常;完全性重复输尿管是来自重复肾盂的两支输尿管在进入膀胱前未合成一支,而后在膀胱内各自开口的畸形。重复输尿管可合并上输尿管开口异常,如开口于尿道、阴道或子宫等,并常伴有开口狭窄所导致的上肾盂输尿管扩张积水。

影像学表现:①尿路造影表现为下肾盂及输尿管正常,上肾盂及输尿管扩张、迂曲,显影差或不显影,并常见输尿管异位开口;②超声示肾盂及输尿管扩张,多见于上肾盂及输尿管,肾脏轮廓增大,形态不规则,可见两套集合系统;③CT除可观察扩张的上肾盂和输尿管外,增强延迟后还可见扩张的输尿管内充满造影剂;④MRI可清楚显示重复肾盂和输尿管。

## 七、输尿管结石

约90%的输尿管结石来自肾结石,输尿管结石常较小,多位于狭窄部位。嵌顿于输尿管内的结石可引起局部输尿管黏膜充血、水肿,并形成梗阻,导致肾盂和输尿管扩张。临床常表现为患侧腰痛、血尿,疼痛可放射到下腹部、睾丸或阴唇。

影像学表现:①结石多位于输尿管3个生理狭窄处,其中以第3个狭窄处最常见,可单发或多发;②结石以上输尿管及肾盂可有不同程度扩张积水;③X线平片常可显示输尿管走行区内圆形或桑葚形结石影;④静脉尿路造影示扩张输尿管末端呈杯口状充盈缺损;⑤结石在超声检查时表现为强回声光团,后方伴有声影;⑥CT示输尿管内可见边缘光滑的圆形高密度或软组织密度影,阴性结石增强扫描无强化;⑦MRI表现为扩张输尿管下端圆形无信号或低信号影。

## 八、输尿管憩室

这是一种先天性末端呈盲端的输尿管,可能与发育过程中发育双输尿管倾向有关。

影像学表现:具体如下。①IVU,输尿管对比剂通过时显示外侧小袋状突出影,似纺锤状,基底部细小,盲端向上,输尿管排空时憩室也随着排空,小憩室充盈快,排空也较快。电视监控下会见对比剂自输尿管上段经连接部流入显影灶内,并充盈。②CT平扫,横断位输尿管憩室呈圆形或椭圆形,位于膀胱之外与输尿管相连通,憩室颈部内径一般较小,当憩室以下的输尿管发生梗阻时,憩室有不同程度增大,其颈部也随之扩大。无感染者,憩室壁较光滑;合并感染时,壁厚毛糙。当输尿管憩室并发肿瘤或结石时,见软组织肿块或高密度影。增强CT,早期憩室仍呈尿液密度,延迟期则对比剂充盈。合并感染时憩室壁增厚、强化。CTU直观地显示憩室为一囊袋状突起,呈纺锤状,有蒂与输尿管相连,还可全面显示与周围结构关系。③MRI平扫,憩室形态特点与CT类似。多平面成像容易判断憩室与输尿管的关系,憩室$T_1WI$呈低信号,$T_2WI$明显局信号,与尿液信号一致。增强MRI,有利于检出憩室炎症或感染,以及憩室癌的诊断。MRU对婴幼儿、老年体弱及肾功能不良者具有其他手段无法取代的优越性。

## 九、输尿管肿瘤

### (一)类型

1.良性肿瘤

(1)上皮细胞源性:乳头状瘤、息肉、腺瘤。

(2)中胚层源性:纤维瘤、血管瘤、肌瘤、淋巴管瘤。

2.恶性肿瘤

(1)上皮细胞源性:移行细胞癌、鳞状细胞癌、腺癌。

(2)中胚层源性:肉瘤、血管肉瘤、癌肉瘤。

### (二)影像学表现

(1)腔内充盈缺损。

(2)病灶以上输尿管和肾盂扩张积水。

(3)平片有时可见增大的肾脏影。

(4)静脉肾盂造影,病灶呈偏心性或向心性充盈缺损,严重积水时,患侧可不显影。

(5)当逆行输尿管造影时,导管在病变远端输尿管内打弯。

(6)超声表现为扩张输尿管远端不规则狭窄或中断,局部可见不规则实性结节影。

(7)CT平扫可见输尿管区形态不规则、密度不均匀软组织肿块,增强病灶呈不均匀强化,延迟后输尿管腔呈不规则充盈缺损。

(8)MRI:肿瘤呈等 $T_1$、等或略长 $T_2$ 异常信号改变。

### (三)原发于输尿管的恶性肿瘤转移部位

①腹膜腔后淋巴结,占75%。②肝脏,占60%。③肺,占60%。④骨骼,占40%。⑤胃肠道,占20%。⑥腹膜,占20%。⑦其他,<15%,如肾上腺、卵巢、子宫。

### (四)预后

(1)75%的肿瘤为恶性。

(2)50%的患者将发展成膀胱癌。

(3)5%的膀胱癌患者将发展成输尿管癌。

(王　阳)

# 第六节　膀胱疾病

## 一、检查技术

### (一)X线检查

目前,膀胱已很少应用X线平片和膀胱造影检查。前者可用于检查膀胱结石,后者通常为排泄性尿路造影的组成部分。

### (二)超声检查

超声检查膀胱可采用经腹途径或经直肠途径,检查前需充盈膀胱。经腹途径取仰卧或侧卧位扫查;经直肠途径需清洁灌肠,取膀胱截石位或侧卧位扫查。

### (三)CT 检查

常规先行 CT 平扫检查。检查前准备包括:检查前 2～3 小时分次口服稀释阳性对比剂,以利于识别盆腔内肠管,避免误为肿块;且膀胱需要适度充盈。

根据 CT 平扫显示情况,可行增强检查。方法是静脉注入对比剂后,即行膀胱区扫描,并于注药后 30 分钟再次扫描。前者用于观察病变早期强化表现,而后者在膀胱腔内对比剂的对比下,可进一步观察膀胱壁或突向腔内病变的形态。

### (四)MRI 检查

常规使用梯度回波序列和快速自旋回波序列,行横断面和矢状面 $T_1WI$ 和 $T_2WI$ 成像。使用相控阵线圈和直肠腔内线圈,能提高图像的空间分辨力及信噪比。当平扫发现膀胱壁病变时,需行增强 MRI 检查。

## 二、正常影像表现

### (一)X 线检查

膀胱造影能够显示膀胱腔,其大小、形态取决于充盈程度。充盈较满的膀胱呈椭圆形,横置在耻骨联合上方,边缘光滑、整齐,密度均一,膀胱顶部可略凹,为乙状结肠或子宫压迹。若膀胱未充满,其粗大的黏膜皱襞致边缘不整齐而呈锯齿状。

### (二)超声检查

正常充盈的膀胱,腔内为均匀液性无回声区,周边的膀胱壁为高回声带,厚 1～3mm(图 3-44)。经直肠超声检查可明显提高膀胱壁的分辨力,黏膜为明亮回声线,肌层为中等回声带,浆膜层为高回声线。

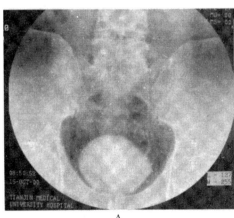
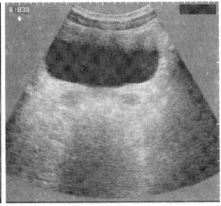

**图 3-44 正常膀胱超声表现**

注 A.正常膀胱排泄性尿路造影,膀胱充盈对比剂,呈类椭圆形,密度均匀,位于耻骨联合上方。B.横断面声像图上,膀胱内尿液为液性无回声区,后方回声明显增强,膀胱壁呈强回声,薄而光滑。

### (三)CT 检查

平扫检查,膀胱的大小和形态与充盈程度相关,一般呈圆形或椭圆形,充盈较满的膀胱可呈类方形。膀胱腔内尿液呈均匀水样低密度。在周围低密度脂肪组织及腔内尿液的对比下,膀胱壁表现为厚度均一、薄壁的软组织密度影,内、外缘均较光整。

增强检查,早期扫描显示膀胱壁强化;30 分钟后的延迟扫描,膀胱腔呈均匀高密度,其内壁光整,若对比剂与尿液混合不均,则出现液—液平面。

### (四)MRI 检查

横断面上膀胱形态同 CT 检查所见,矢状面呈泪滴状。膀胱腔内尿液富含游离水,呈均匀长 $T_1$ 低信号和长 $T_2$ 高信号。膀胱壁表现为厚度一致的薄壁环状影,在 $T_1WI$ 和 $T_2WI$ 上均与肌肉信号类似。增强 MRI $T_1WI$ 检查,膀胱内尿液含对比剂而呈高信号,然而需注意当对比剂浓度较高时,反可呈低信号表现。

## 三、基本病变表现

### (一)膀胱大小、形态异常

大膀胱和小膀胱指膀胱体积或容量显著大于或小于正常者,其中前者常由于各种原因的尿道梗阻所致,而小膀胱主要见于慢性炎症或结核病所造成的膀胱挛缩。膀胱形态不规则,有囊袋状突出,是膀胱憩室表现。

### (二)膀胱壁增厚

可为弥漫性增厚或局限性增厚。弥漫性增厚多为膀胱各种类型炎症或慢性梗阻所致;局限性增厚见于膀胱肿瘤或某些类型炎症,也可为膀胱周围肿瘤或炎症累及膀胱所致。

### (三)膀胱内团块影

与膀胱壁相连的腔内团块影是各种成像检查中常见的表现,其既可为膀胱肿瘤,也可为血块或结石。它们常有不同的表现特征,多不难鉴别。

## 四、疾病诊断

### (一)膀胱癌

1.病理和临床表现

膀胱癌是膀胱肿瘤中最常见的类型,主要为移行细胞癌,少数为鳞癌和腺癌。移行细胞癌多呈乳头状,向腔内生长,故也称乳头状癌,其还可向外侵犯肌层,进而延伸至周围组织和器官。部分移行细胞癌及鳞癌和腺癌呈浸润性生长,造成膀胱壁局限性增厚。膀胱癌常见于 40 岁以上男性,临床表现为血尿,可伴有尿痛和尿急。

2.影像学表现

影像学表现包括 X 线、超声、CT 及 MRI 检查等。

(1)X 线表现:膀胱造影,肿瘤通常单发,也可多发。乳头状癌表现为自膀胱壁突向腔内的结节状或菜花状充盈缺损,表面多凹凸不平(图 3-45A);非乳头状癌时充盈缺损可不明显,仅显示局部膀胱壁僵硬。

(2)超声、CT 和 MRI 表现:由于肿瘤的回声、密度和信号强度既不同于膀胱腔内尿液,也不同于膀胱周围脂肪组织,因而易于发现膀胱癌向腔内生长所形成的肿块,也易于显示肿瘤侵犯肌层造成的膀胱壁增厚(图 3-45B~D)。此外,这些检查技术还能发现膀胱癌对周围组织和邻近器官的侵犯,以及盆腔淋巴结转移;对于膀胱镜检查已发现的膀胱癌,直肠内超声和增强MRI检查还能确定肿瘤侵犯膀胱壁的深度,所有这些均有助于临床治疗方案的选择。

3.诊断和鉴别诊断

根据上述影像学表现,结合临床所见,膀胱癌的诊断通常并不困难。有时,膀胱癌需与膀胱结石或血块鉴别,根据病变的回声、密度、信号强度及其可移动性,一般不难与膀胱癌鉴别。膀胱癌与少见的非上皮性肿瘤如平滑肌瘤、淋巴瘤以及非肿瘤性腺性膀胱炎有时不易鉴别,此时膀胱镜检查并活检可明确诊断。

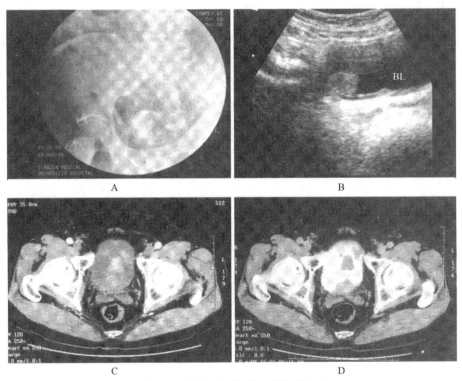

**图 3-45 膀胱移行细胞癌影像学表现**

注 A.排泄性尿路造影表现为膀胱左侧壁菜花状充盈缺损,肿块累及左侧输尿管口,造成输尿管扩张。B.声像图,表现为腔内结节状中等回声团。C、D.多发膀胱癌 CT 增强扫描,增强早期(C)可见突入腔内的分叶状肿块和带蒂的三角形肿块以及膀胱三角区宽基底肿块,呈均匀强化,延迟扫描(D),腔内充盈对比剂,肿块表现为轮廓清晰的充盈缺损。

### (二)膀胱结石

1.病理和临床表现

膀胱结石主要见于男性,多为 10 岁以下儿童或老年人,分原发和继发两种,前者形成于膀胱,后者是由肾结石下降而成。临床表现为排尿疼痛、尿流中断、尿频、尿急和血尿等。

2.影像学表现

(1)X 线表现:平片上,膀胱结石多为阳性结石,表现为耻骨联合上方圆形或椭圆形致密影,大小不等,边缘光滑或毛糙,密度均匀、不均或分层。结石通常随体位变化而改变位置。憩室内结石位于一侧且位置固定。膀胱造影能确定憩室内结石,还可发现阴性结石。

（2）超声表现：结石表现为膀胱内高回声团，后方伴声影，并多随体位改变而移动。

（3）CT 和 MRI 表现：CT 检查时，结石表现为膀胱腔内致密影，即使阴性结石，密度也常显著高于其他病变；MRI 检查，结石在 $T_1WI$ 和 $T_2WI$ 上皆呈非常低的信号。

3.诊断和鉴别诊断

X 线平片和超声检查时，膀胱结石多有上述典型表现，不难诊断。CT 可作为辅助检查方法，有助于进一步确诊。

## 五、各种影像检查的比较与优选

当临床疑为膀胱病变时，通常以超声作为首选影像学检查方法，超声可以发现和诊断大多数膀胱病变。CT 检查则能进一步印证诊断，并可清楚地显示病变的大小、数目、范围及与其毗邻结构的关系。此外，空间分辨力高有利于发现较小病灶，解剖关系明确易于理解，也是 CT 的突出优点。MRI 检查则作为超声、CT 的补充方法，对鉴别诊断有一定帮助。

（王　阳）

# 第四章　盆腔影像检查

## 第一节　子宫肌瘤

### 一、概述

子宫肌瘤是女性生殖器中最常见的肿瘤。由子宫平滑肌组织增生而成,其间有少量纤维结缔组织。可单发或多发,按部位分为黏膜下、肌层和浆膜下肌瘤。好发年龄为 30～50 岁。发病可能与长期或过度卵巢雌激素刺激有关。子宫肌瘤恶变罕见,占子宫肌瘤的 1％ 以下,多见于老年人。子宫肌瘤可合并子宫内膜癌或宫颈癌。子宫肌瘤临床症状不一,取决于大小、部位及有无扭转。

### 二、诊断

#### (一)超声检查

瘤体呈圆形低或等回声区,或呈分布不均的强回声区。

#### (二)CT 表现

(1)瘤体一般密度均匀,呈等或低密度,伴有液化坏死和囊变时,可见不规则低密度区,约 10％ 的病例可见斑片状或条状高密度钙化灶。

(2)子宫分叶状增大伴钙化,对本病诊断具有特征性。

(3)增强扫描,肿瘤实性部分显著强化,强化程度与周围正常子宫肌层类似。

#### (三)MRI 表现

(1)子宫肌瘤在 $T_1WI$ 和 $T_2WI$ 一般均呈低信号,在 $T_2WI$ 信号更低,信号均匀或不均匀,边缘光整,边界清晰,增强扫描肌瘤信号与正常子宫肌层类似。肌瘤伴有变性时,信号也发生改变,肿瘤内囊区呈 $T_1WI$ 低信号、$T_2WI$ 高信号。

不同种类子宫肌瘤的主要表现有以下几点。

1)肌壁间肌瘤:子宫体积增大及轮廓变形,这是子宫肌瘤最常见的表现,肌壁间肌瘤使子宫轮廓呈分叶状增大(图 4-1)。

2)浆膜下肌瘤:向子宫外突出的肿块,带蒂肿瘤可在某层面与子宫分离,应注意追踪其起源。

3)黏膜下肌瘤:易导致宫腔变形或消失。

（2）出血区的信号改变与出血时间及 MRI 扫描序列相关,信号变化与颅内血肿基本一致。

（3）常规 MRI 扫描难以识别钙化灶。

（4）鉴别诊断:黏膜下型和阔韧带肌瘤有时要与子宫内膜癌及盆腔内其他肿瘤相鉴别,主要鉴别点在于子宫肌瘤 $T_1WI$ 和 $T_2WI$ 信号均低,病灶边界清晰,强化程度与子宫肌层基本一致。

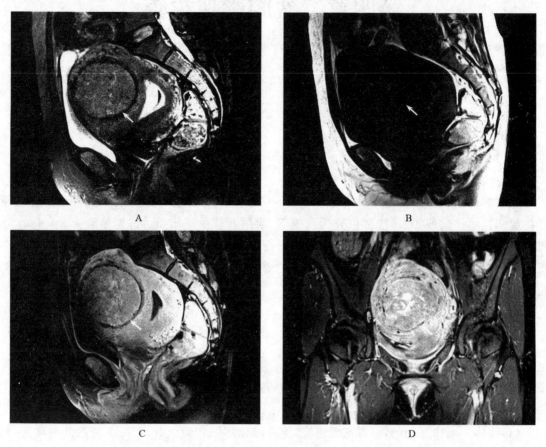

**图 4-1　肌壁间子宫肌瘤 MRI 表现**

**注**　A～D.分别为矢状位抑脂 $T_2WI$、矢状位 $T_1WI$、矢状位增强抑脂 $T_1WI$ 和冠状位增强抑脂 $T_1WI$,子宫肌层间类圆形病灶,包膜完整,边界清晰,信号欠均,平扫及增强信号变化基本与其周围的子宫肌层一致(箭头)。

（王　阳）

# 第二节　宫颈癌

## 一、概述

宫颈癌是女性生殖道最常见的恶性肿瘤,好发于育龄期女性,其发病与早婚、性生活紊乱、过早性生活及某些病毒感染(如人乳头状瘤病毒)等因素有关。宫颈癌好发于子宫鳞状上皮和柱状上皮移行区,由子宫颈上皮不典型增生发展为原位癌,进一步发展成浸润癌,95%为鳞癌,少数为腺癌,尚有腺鳞癌、小细胞癌、腺样囊性癌。临床症状主要有阴道接触性出血、阴道排液,继发感染可有恶臭等。

## 二、诊断

### (一)超声检查

宫颈增大,肿瘤回声较正常宫颈回声减低,与周围组织分界不清。

### (二)CT 表现

(1)子宫颈增大,呈肿块状,轮廓不规则。早期边缘可光整,晚期边缘多较模糊。

(2)肿瘤多为等密度,其内坏死区呈不规则低密度。

(3)阻塞宫颈口可导致宫腔积液。

(4)肿瘤直接蔓延表现。

1)阴道受累:最为常见。

2)宫旁三角形或分叶状肿块与宫颈肿块相延续。

3)直肠周围脂肪层消失。

4)输尿管受侵:表现为输尿管末端周围脂肪间隙不清和肾积水。

5)膀胱和直肠受侵:膀胱或直肠壁不规则,或腔内结节状突出。

(5)增强扫描:有利于显示血管和宫旁组织受侵情况。

(6)盆腔淋巴结肿大。

### (三)MRI 表现

(1)MRI 检查的主要作用是对肿瘤进行分期,观察肿瘤的范围和侵犯程度。

(2)主要表现为宫颈增大、不对称增厚或呈结节状突起(图 4-2);$T_1WI$ 一般呈等信号,$T_2WI$ 呈不均匀较高信号。

(3)宫颈基质的低信号环是否完整是宫颈癌Ⅰ期与Ⅱ期的分界标志。完整的低信号环说明癌灶局限在宫颈,属Ⅰ期,可排除有宫旁组织的侵犯。如低信号基质环被高信号的肿瘤破坏,出现中断甚至突破,提示肿瘤已侵犯宫旁组织,属Ⅱ期。肿瘤累及阴道下 1/3、盆腔、直肠等周围脏器为Ⅲ、Ⅳ期。

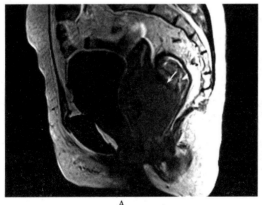 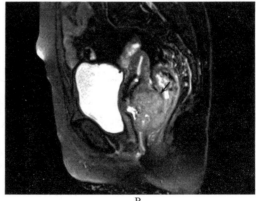

A        B

图 4-2

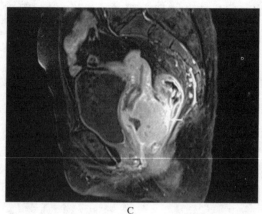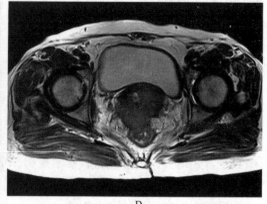

C                D

**图 4-2　宫颈癌 MRI 表现**

注　A～D.分别为矢状位 $T_1WI$、矢状位抑脂 $T_2WI$、矢状位增强抑脂 $T_1WI$ 和轴位 $T_2WI$,宫颈组织明显增厚,呈肿块状(箭头),$T_1WI$ 和 $T_2WI$ 分别呈中等和稍高信号,病灶内见多发小囊变灶,增强扫描呈明显强化,宫颈基质的低信号环破坏,病灶累及下段阴道及直肠。

(4)MRI 在评估宫颈癌术后或放疗后复发优于超声及 CT,通常复发的部位在原肿瘤处或阴道残端。复发的肿瘤信号与原发肿瘤的信号相同,但较原发肿瘤更易侵犯直肠、膀胱和盆壁肌肉,远处转移也较常见。

(5)鉴别诊断:子宫颈平滑肌瘤表现为子宫颈增大、变形,边缘清晰、规则,无腹盆腔淋巴结肿大。

(王　阳)

# 第三节　卵巢瘤样病变与肿瘤

卵巢肿物主要包括卵巢瘤样病变(又称非肿瘤性的卵巢囊肿)和各种类型的卵巢肿瘤。

## 一、病理和临床表现

卵巢瘤样病变多是卵巢功能性改变而形成的潴留囊肿,是一组组织学相似的附件囊泡状病变,包括单纯性囊肿、滤泡囊肿、黄体囊肿、多囊卵巢综合征等。病理上囊肿表面光滑,囊液呈水样,壁薄,囊内可出血。

卵巢肿瘤包括良性肿瘤和恶性肿瘤。常见良性肿瘤有囊腺瘤和成熟畸胎瘤。囊腺瘤属于上皮性来源的卵巢肿瘤,根据肿瘤内容物不同分为浆液性囊腺瘤和黏液性囊腺瘤。浆液性囊腺瘤以单房多见,壁薄,囊内充满淡黄色清澈液体,镜下见囊壁为纤维结缔组织,内衬单层立方上皮或柱状上皮,间质间可见砂粒体,囊内可见局限或分散的乳头。黏液性囊腺瘤常为多房性,体积较大,壁厚,囊内含胶胨样黏液,囊内少见乳头,镜下见囊壁为纤维结缔组织,内衬排列整齐的单层高柱状黏液上皮,黏液性囊腺瘤破裂时,黏液种植于腹膜,形成腹膜黏液瘤。成熟畸胎瘤为来源于原始生殖细胞的生殖细胞肿瘤,由多胚层组织构成,因肿瘤组织成分多以外胚层为主,故又称皮样囊肿。肿瘤呈圆形或卵圆形,单房性,囊内充满皮脂和不等量的毛发,壁上可见一个或多个息肉样突起,称为头节,切面可见脂肪、软骨、牙齿、平滑肌和纤维结缔组织。

卵巢恶性肿瘤种类繁多,组织结构及来源较为复杂。常见的恶性肿瘤包括卵巢囊腺癌、颗粒细胞瘤、未成熟畸胎瘤、无性细胞瘤、内胚窦瘤及卵巢转移瘤等。卵巢囊腺癌包括浆液性囊腺癌和黏液性囊腺癌,为卵巢最为常见的恶性肿瘤,约占40%。外观光滑、圆形或呈分叶状,切面囊性、多房,伴有实性区域。囊内壁可见乳头,但较浆性癌少。囊腔内含血性胶状黏液,实性区常见出血、坏死。镜下特点为:①上皮复层超过3层;②上皮重度非典型增生,伴有黏液分泌异常;③腺体有背靠现象;④核分裂活跃;⑤间质浸润。未成熟畸胎瘤多为单侧巨大肿物,包膜光滑,但常与周围组织有粘连。切面多以实性为主,伴有囊性区;偶见以囊为主者,囊壁有实性区域。实性区质软、细腻,有出血、坏死时呈杂色多彩状,有时见骨、软骨、毛发或脑组织;囊性区通常充以浆液、黏液或胶胨样物。镜下见肿瘤由来自三胚层的成熟和未成熟组织构成;外胚层主要是神经组织和皮肤,中胚层以纤维结缔组织、软骨、骨、肌肉和未分化的间叶组织为多见,内胚层主要为腺管样结构,有时可见支气管或胃肠上皮。这些组织处于不同的成熟阶段,无器官样排列。内胚窦瘤多数为单侧,双侧多为转移所致。肿瘤通常体积较大,直径多超过10cm,呈圆形或卵圆形,表面光滑,包膜完整,切面灰白,组织脆,间质有胶状黏液,伴出血、坏死,易破裂。镜下结构复杂,主要为疏松网状结构和内胚窦样结构。瘤细胞呈扁平、立方、柱状或多角形。

卵巢良性肿瘤多发生于中年女性,肿瘤较小时多无症状,往往于妇科检查或盆腔B超检查时偶然发现。肿瘤长大时,患者可摸到下腹包块或自觉腹部增大及腹围增加,常感腹胀不适。大的或巨大的肿瘤占满盆、腹腔时可出现尿频、便秘、气急等压迫症状,发生扭转时可有疼痛。

卵巢恶性肿瘤生长迅速,易扩散,但早期患者常无症状,往往在妇科检查时偶被发现,或待肿瘤生长到一定大小,超出盆腔以外,腹部可触及时或出现并发症时才被患者发现,待到就医时,往往已属晚期。卵巢癌的症状和体征可因肿瘤的性质、大小、发生时期、有无继发性或并发症而不同。常见症状如下。①下腹不适或盆腔下坠:可伴食欲减退、恶心、胃部不适等胃肠道症状。②腹水或肿瘤生长超出盆腔,在腹部可以摸到肿块。③压迫症状:肿块伴腹水者,除有腹胀外,还可引起压迫症状,如横膈抬高时可引起呼吸困难、心悸;由于腹内压增加,影响下肢静脉回流,可引起腹壁及下肢水肿;肿瘤压迫膀胱、直肠,可有排尿困难、肛门坠胀及大便改变等。④疼痛:卵巢恶性肿瘤极少引起疼痛,如发生肿瘤破裂、出血和(或)感染,或由于浸润,压迫邻近脏器,可引起腹痛、腰痛等。⑤由于肿瘤的迅速生长,患者营养不良及体力的消耗,患者会呈贫血、消瘦及形成恶病质的体征。⑥月经紊乱及内分泌症状:肿瘤间质成分产生激素或肿瘤破坏双侧卵巢,可导致月经紊乱或阴道流血;功能性卵巢恶性肿瘤,如颗粒细胞瘤,可产生过多的雌激素,引起性早熟。⑦因转移所产生的相应症状。

## 二、影像学表现

### (一)卵巢瘤样病变

卵巢瘤样病变包括单纯性囊肿、滤泡囊肿、黄体囊肿等,具有类似的影像学表现。CT检查表现为边缘光滑、壁薄、圆形或卵圆形、均一水样密度低病变,增强扫描无强化。MRI 检查,视囊液成分,如囊液水样液性内容,则 $T_1WI$ 表现为低信号,$T_2WI$ 呈明亮的高信号;如囊液蛋白含量高或囊内出血时,$T_1WI$、$T_2WI$ 均表现为高信号,增强扫描囊壁可强化(图 4-3)。

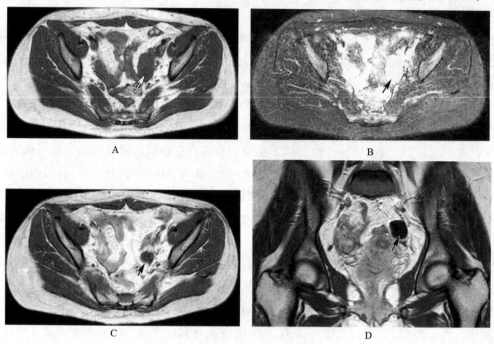

**图 4-3　卵巢囊肿 MRI 表现**

注　A.$T_1WI$ 左侧卵巢增大,于卵巢后缘见圆形低信号影。B.$T_2WI/ST_1R$ 病灶呈高信号,信号均匀,边界清楚。C、D.增强扫描囊壁可强化,病灶内无强化。

鉴别诊断:表现典型的卵巢囊肿诊断不难,但多不能鉴别其类型。部分囊肿壁较厚或为多房性,则难与卵巢囊腺瘤鉴别。

### (二)卵巢囊腺瘤

(1)CT 表现:浆液性囊腺瘤一般较小,以单房薄壁性囊肿为多见,壁薄且均匀一致,囊腔内充满液体,其 CT 值接近于水。多房性者可见多个细条样间隔,囊内可见乳头状软组织突起,少数可于囊壁内或软组织中见有砂粒体钙化。黏液性囊腺瘤肿块一般较大,壁较厚,单房者其形态与浆液性囊腺瘤 CT 表现相同,其腔内液体黏稠,CT 值高于水,但低于软组织,为其不同。以多房性囊肿多见,囊壁薄,但不均匀,可见由多个细条样间隔形成的小囊,内壁可见软组织性乳头状突起,液体 CT 值也明显增高,与浆液性不同。

(2)MRI 表现:浆液性囊腺瘤,多为单囊、实性、以囊性为主肿块,边界清楚、锐利,大小不等,呈肥皂泡样,多为类圆形或椭圆形,$T_1WI$ 上呈均匀低信号,$T_2WI$ 上呈均匀高信号,增强扫描囊壁及壁结节可强化。黏液性囊腺瘤由多个细条样间隔形成的多房性,$T_1WI$ 及 $T_2WI$ 上均呈高信号改变,可见囊内细小赘生物,有细条状实质及分隔,增强扫描囊壁、条样间隔及壁结节可强化(图 4-4)。

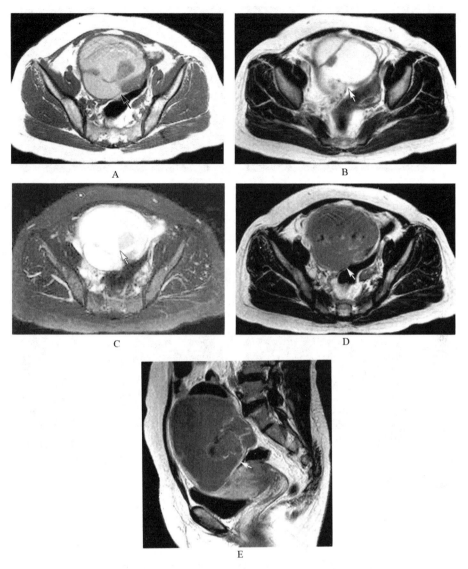

**图 4-4 卵巢黏液性囊腺瘤 MRI 表现**

**注** A.T₁WI 盆腔内见一类圆形稍高信号影,其内见结节状等信号影。B、C.T₂WI 及 T₂WI/ST₁R 病灶呈高信号,其内见结节状等信号影,信号均匀,边界清楚。D、E.增强扫描囊壁及其内结节状影可强化。

### (三)囊性畸胎瘤

(1)CT 表现:①CT 征象为密度不均的囊性肿块,单侧或双侧性;②囊壁厚薄不均,边缘光整;③典型的囊性畸胎瘤 CT 仅表现为含液体的囊性占位,但囊壁可有蛋壳样钙化;④内含脂肪密度影和发育不全的骨骼及牙齿,也可见自囊壁突起的实体性结节影,如囊内同时含有脂肪和液体,则可见到上脂肪下液体的液—脂界面,并可随体位变动而改变位置;⑤恶性畸胎瘤侵及邻近组织,表现为肿瘤与周围器官的脂肪层消失;肿瘤侵及膀胱、盆腔肌肉或肠管,则表现为与它们之间的分界不清(图 4-5)。

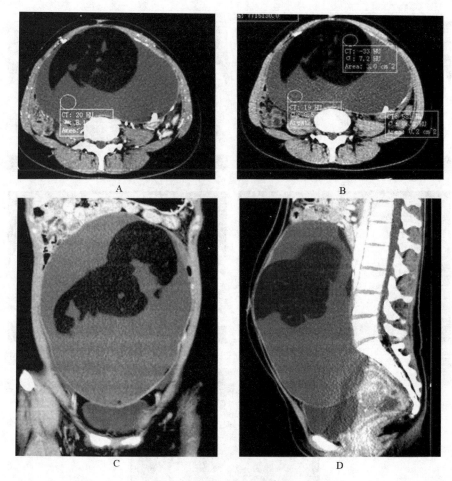

**图 4-5　囊性畸胎瘤 CT 表现**

注　A.盆腔内见密度不均的囊性肿块,CT 值为 19HU,内见含脂肪密度影,CT 值-33HU,边缘光整,囊壁见钙化。B.增强扫描病灶无强化。C.冠状位重建;D.矢状位增强扫描重建。

(2)MRI 表现:①肿瘤内液性脂肪部分的信号强度呈短 $T_1$、长 $T_2$ 信号,即 $T_1WI$、$T_2WI$ 上均呈高信号,而 $T_2WI$ 脂压则呈低信号,是诊断畸胎瘤的主要依据;②肿瘤内部主要有碎屑和壁突两种结构,壁突的成分为脂类组织、头发、牙齿、骨骼,碎屑常位于囊性部分的下层,液性脂肪位于上层而产生分层信号,碎屑和壁突的信号强度大致为中等信号,脂质在 $T_2$ 加权像上信号非常高,头发的信号低于肌组织,骨骼与牙齿无信号;③由于脂肪造成的化学位移伪影,既可出现在肿瘤内,也可出现在肿瘤周围,此特征可与出血性病变相鉴别。

需与卵巢囊性肿瘤、卵巢巧克力囊肿鉴别。

**(四)卵巢恶性肿瘤种类繁多**

组织结构及来源较为复杂,影像学表现略有不同,但由于均为恶性肿瘤,因而又具有类似的影像学表现。

**1.恶性卵巢肿瘤 CT 和 MRI 的共同特征**

(1)肿瘤以实性为主或完全为实性成分,判断实性成分必须行增强扫描;无论 CT 或 MRI,增强扫描后肿瘤实性部分明显增强。

（2）囊肿内间隔厚度大于 3mm，可见从囊壁向囊内外突出的结节状肿块，囊壁与囊间隔以及突出的结节状肿块内可见钙化小体，CT 检测的敏感性较大。

（3）肿块内可见不规则坏死，CT 呈低密度，MRI 的 $T_1WI$ 上为低信号，$T_2WI$ 呈高信号。增强扫描二者均无强化（图 4-6）。

（4）腹、盆腔脏器及盆壁转移：MRI 检查对乙状结肠、子宫转移明显优于 CT；对腹膜、肠系膜及大网膜的转移灶，CT 与 MRI 无差别，增强扫描后均可发现转移结节。

（5）腹水，无特异性。

（6）盆腔、腹腔淋巴转移。

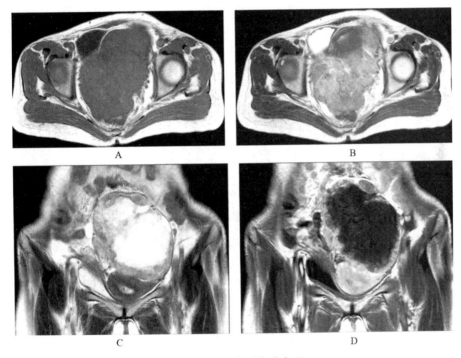

**图 4-6 卵巢癌影像学表现**

**注** A.$T_1WI$ 盆腔内见不规则等信号影。B、C.$T_2WI$ 轴位及冠状位呈周边稍高信号、中央高信号改变。D.增强扫描病灶呈周边部强化，中央部无强化，病灶边界较清，大小约 145mm×98mm×92mm（病理报告：左卵巢分化差的腺癌，部分呈透明细胞癌分化，部分呈浆液性乳头状癌分化）。

2.恶性卵巢肿瘤 CT 和 MRI 的个性特征

（1）浆液性囊腺癌：CT 和 MRI 可见肿瘤为单房或多房，很薄的间隔中可见其中一部分不规则增厚，并有实性肿块从间隔突向囊腔，占据囊腔一部分或大部分，增强扫描有强化。囊肿为单房时，在不伴有出血的情况下，腔内囊液密度均匀，CT 为低密度，MRI 上 $T_2WI$ 为高信号，$T_1WI$ 为低信号。囊肿为多房时，多房的囊腔内可有 1~2 个囊腔因含蛋白成分，$T_2WI$ 为高信号，$T_1WI$ 为中、高信号，如肿瘤伴有出血，则 $T_2WI$、$T_1WI$ 均为高信号。

（2）黏液性囊腺癌：CT 有时可见囊壁钙化，一簇大小、密度不等的实性成分位于囊中，CT 呈等密度，MRI 上 $T_2WI$ 为高、中混杂信号，各囊腔呈不同程度的高信号，是因为囊肿黏液浓度不同所致，为黏液性肿瘤的特点；$T_2WI$ 为等信号；增强扫描时肿块强化，肿块内可见坏死、出血灶,也可表现囊性为主或实性为主。

(3)未成熟畸胎瘤和成熟性畸胎瘤恶变:CT 示肿瘤实性部分密度不均,其间散在钙化,造影可增强,也可伴有大小不同的囊性成分。MRI 上 $T_2WI$ 为高、中信号,$T_1WI$ 为等信号。恶性畸胎瘤脂肪成分很少,给定性诊断带来一定困难,此时可用脂肪抑制技术鉴别。通常 $T_1WI$、$T_2WI$ 上脂肪成分均呈现高信号,如使用脂肪抑制技术,脂肪的高信号被低信号取代,畸胎瘤的诊断即可成立。一般有不规则的实性肿块、坏死和脂肪,应首先考虑恶性畸胎瘤。

(4)颗粒细胞瘤:CT 和 MRI 上,瘤内可见各种形状的小囊,密集小囊簇拥在一起是该肿瘤的一个特点,大小不等的囊在 CT 上呈低密度,$T_2WI$ 为高信号,$T_1WI$ 为等信号,伴出血时 $T_2WI$、$T_1WI$ 上均为高信号。因肿瘤产生性激素,可见绝经后的子宫增大,$T_2WI$ 示子宫内膜增厚。

(5)卵巢转移瘤:克鲁肯贝格(Krukenberg)瘤多为双侧性,肿瘤可为实性、囊性或混合性。CT 造影后肿瘤部分增强,由于卵巢反应性地产生大量致密的胶原组织,$T_2WI$ 上转移性卵巢癌呈低信号,$T_1WI$ 呈等信号。肿瘤体积不大时,因造影后卵巢实质部分受肿瘤侵犯而强化,间质部分的纤维间隔无强化,肿瘤类似蜂窝状结构。转移瘤太大时,卵巢结构完全破坏消失,肿瘤内可见坏死和出血。

## 三、鉴别诊断

卵巢囊肿和各种类型卵巢肿瘤,当影像学检查具有上述典型表现时,常有可能作出正确诊断。然而,当肿块表现不典型时,如单房性浆液性囊腺瘤与卵巢囊肿的鉴别、卵巢囊腺瘤与囊腺癌的鉴别、原发瘤不清的卵巢转移瘤与囊腺癌的鉴别,这些情况下鉴别常常很困难,这是影像学检查的限制。然而,当发现病变同时有直接延伸或转移征象时,可诊断为卵巢恶性肿瘤(表 4-1)。

表 4-1 良性与恶性卵巢肿瘤的鉴别要点

| 鉴别点 | 良性肿瘤 | 恶性肿瘤 |
|---|---|---|
| 病史 | 病程长,逐渐长大 | 病程短,迅速长大 |
| 体征 | 单侧多,活动,囊性,表面光滑,一般无腹水 | 双侧多,实性或半实性,表面结节状,伴腹水,多为血性,可能查到癌细胞 |
| 一般情况 | 良好 | 逐渐出现恶病质 |
| 肿瘤抗原 CA125 | 正常 | 升高 |
| 肿瘤性质 | 囊性为主,无明显坏死征象 | 实性为主或完全实性,大多有不规则出血、坏死灶 |
| CT 增强扫描 | 无增强或弱增强 | 实性部分明显增强,与周围软组织的对比增强 |
| MRI 增强扫描 | 无增强或弱增强 | 实性部分明显增强,动态扫描时明显早期增强 |
| 转移灶 | 无 | Ⅲ期以上能发现转移灶 |

(王 阳)

# 第二篇 超声诊断学

# 第五章 心脏及大血管超声检查

## 第一节 感染性心内膜炎

感染性心内膜炎(IE)是致病微生物造成的瓣膜和心血管内膜等结构的炎性病变,其特征性的损害是形成含有血小板、纤维蛋白、丰富的微生物和炎性细胞及大小不等、形态不一的赘生物。根据发病情况、病程演变和严重程度,感染性心内膜炎分为急性、亚急性和慢性3类,临床大多数属于亚急性。急性感染性心内膜炎发病急,病程数天或数周,进展快,并发症出现早,多有全身受侵袭感染的表现。亚急性感染性心内膜炎病程拖延数周或数月,起病缓慢,中毒症状轻,感染很少转移至其他部位,由于以细菌感染多见,也称为亚急性细菌性心内膜炎。超声心动图检查通过探测感染性心内膜炎的特征性病变——赘生物、瓣膜形态和功能改变,脓肿形成以及血流动力学改变,有助于感染性心内膜炎的早期诊断和治疗。

### 一、病理和临床表现

#### (一)心血管基础病变

感染性心内膜炎多发生于各种心血管病变基础上。儿童患者主要的心脏基础病变是先天性心脏病,如室间隔缺损、动脉导管未闭、主动脉瓣先天性畸形等。在发展中国家,风湿性心脏病是感染性心内膜炎成年患者的主要易感因素。而在发达国家,风湿性心脏病比例逐渐下降,瓣膜退行性疾病、血管内装置以及人工瓣膜成为主要病因,静脉药物滥用者发生感染性心内膜炎的比例也逐渐升高。但也有部分患者发病时没有明显的心血管基础病变,尤其是急性患者。

#### (二)致病微生物

几乎所有种类的微生物均可致病,包括细菌、立克次体、衣原体、腺病毒、真菌等,但绝大多数感染却仅由少数几种引起。在自然瓣心内膜炎患者中,链球菌和葡萄球菌感染占感染性心内膜炎的80%以上。表皮葡萄球菌、肠球菌和真菌引起自然瓣感染者极为少见,但在静脉药物滥用者和人工瓣患者中,这些微生物所致的感染率却较高。

凝固酶阳性金黄色葡萄球菌(金葡菌)是急性感染性心内膜炎的主要病原菌,也是静脉药物滥用者感染性心内膜炎的主要病原菌。由于它是一种侵袭性致病菌,常发展成播散性疾病,酿成皮肤、骨、关节或脑等迁徙性感染。

### （三）发病机制

**1.内膜损伤**

致病微生物通常需先进入血液,造成菌血症或败血症,随后到达并附着于心血管内膜,引起感染。单纯菌血症多不足以引起本病,心血管内膜完整者即使受到侵袭也很少发生心内膜感染,心血管内膜损伤可能是发生本病的重要基础。原器质性心脏病的反流或分流直接喷射对应的心壁、瓣周及其支持结构的内膜,从而造成瓣口附近的心内膜或喷口损伤,在此基础上,即使毒性不大的细菌也可引起感染性心内膜炎。在静脉药物滥用者中,由于未溶解的微颗粒轰击正常的心内膜,特别是三尖瓣,也可引起心内膜损伤,为感染性心内膜炎的发生创造条件。如果细菌毒性大,如金葡菌,尽管不存在基础心脏病,也可侵犯心内膜而引起急性感染性心内膜炎。

**2.赘生物形成**

心内膜损伤后,其下的胶原暴露,使血小板及相继的纤维素沉积,形成无菌性血小板—纤维素微栓,如血液循环中细菌数量多,则细菌植于微栓上,从而发生感染性心内膜炎。亚急性者,循环中的抗体可团聚和捕获细菌,从而使大量细菌黏附于血小板—纤维素凝块上,这在赘生物的形成上也起着一定的作用。新鲜的赘生物相当松脆,容易破裂脱落,随时间逐渐纤维化、钙化,表面可由内皮组织覆盖。赘生物是各类感染性心内膜炎的特征性表现,多数出现于心脏瓣膜,少数见于心房和心室心内膜,极少数发生于大动脉内膜。赘生物总是发生在喷射的低压侧,如二尖瓣反流时二尖瓣的心房面或心房内膜,动脉瓣反流时主动脉瓣的心室面、室间隔或受到反流冲击的二尖瓣前叶,室间隔缺损时的右心室心内膜、室上嵴、三尖瓣隔叶,偶尔也发生在肺动脉瓣上。赘生物大小差别很大,通常与微生物种类、病变部位等有关,真菌或金葡菌感染者赘生物多较大。

### （四）病理生理

感染性心内膜炎的病理生理取决于感染部位、性质、程度等,感染造成的全身性反应一般与其他感染相似,心血管组织破坏和赘生物等可产生特殊的病理生理改变。

**1.栓塞**

赘生物较大,有时可阻塞瓣口,造成瓣口狭窄,赘生物脱落容易造成栓塞,在栓塞部位出现梗死性或化脓性病变,出现有关脏器的组织破坏和功能障碍,以脾、肾、冠状动脉和脑血管最常见。

**2.瓣膜破坏**

包括瓣膜变形、穿孔、瓣膜瘤、腱索乳头肌断裂等。瓣膜破裂程度可不等,有的破口较小,严重者出现大面积的瓣叶穿孔,二尖瓣赘生物如延至乳头肌,可导致腱索和乳头肌断裂,造成血流动力学严重障碍。主动脉瓣反流冲击二尖瓣前叶,于该处产生一个继发感染灶;后者破坏二尖瓣的内皮及纤维体,局部瓣膜组织破坏、薄弱,呈瘤样膨出,形成二尖瓣瓣膜瘤,由于左心室压力较高,故该瘤总是突向左心房,收缩期尤为显著。瘤体可完整,也可有不同程度的破裂。

**3.脓肿形成**

多数急性和部分亚急性感染性心内膜炎可形成主动脉和二尖瓣的瓣周脓肿,以主动脉根部脓肿最多见。少数患者瓣周感染扩散还可累及室间隔、心肌等。

4.其他

严重的主动脉瓣赘生物,尤其是发生于左、右冠瓣者,可阻塞或栓塞冠状动脉,造成心肌梗死。局部感染破坏动脉中层,可造成细菌性动脉瘤,破坏主动脉窦壁,可形成 Valsalva 窦瘤。心血管脓肿或动脉瘤破入附近的心血管腔,可形成窦道或瘘管,多数从主动脉根部破入右心室或左、右心房。此外,病变累及心包者可导致急性心包炎,累及传导系统者可引起传导系统功能障碍。

不同患者感染性心内膜炎引起的心脏结构改变程度轻重不一。感染性心内膜炎病变程度轻者只有赘生物形成,无心脏结构破坏,重者伴有心脏结构破坏,其病变常扩展到瓣膜以外组织,常是致命性的。主动脉瓣和人工瓣的感染性心内膜炎,其病变常扩展到瓣周组织,引起脓肿、心传导组织的破坏、瘘管形成、人工瓣撕裂及瓣周反流、化脓性心包膜炎等。一般说来,累及主动脉瓣的感染性心内膜炎比二尖瓣的感染性心内膜炎更易发生并发症。右心系统三尖瓣和肺动脉瓣的感染性心内膜炎较左心系统为少。右心系统感染性心内膜炎主要发生于新生儿或静脉药物滥用的成年人。

## 二、超声心动图特征

### (一)二维超声心动图

二维超声心动图可探及感染性心内膜炎特征性病变的赘生物以及各种并发症,如腱索断裂、瓣膜穿孔、瓣膜脓肿及瓣膜瘤等。

1.赘生物

赘生物典型二维超声表现为形态不规则(如条状、蓬草样或团块状)的等/高回声团,大小不一,数目不等,可黏附在瓣叶、腱索或房室心内膜表面;附着于瓣叶上的赘生物可与瓣叶一同运动。个别赘生物可通过短小的蒂与瓣叶相连,呈现较大的活动度。最常受累的瓣膜为二尖瓣及主动脉瓣,赘生物多附着于低压腔侧,如二尖瓣左心房面(图 5-1)、主动脉瓣心室面,较大或带蒂赘生物可于舒张期进入左室流出道,收缩期摆入主动脉(图 5-2)。偶见累及三尖瓣和肺动脉瓣,主要发生于静脉毒品滥用者和左向右分流的先天性心脏病患者(图 5-3)。其赘生物往往比左心系统的赘生物大,且向外生长,脱落的赘生物可种植到肺内。

2.瓣膜继发性改变

感染性心内膜炎易引起瓣膜局部组织损害甚至穿孔,造成瓣膜反流;炎症也可侵及房室瓣下的腱索和乳头肌,使之断裂,引起瓣膜脱垂或连枷样运动(图 5-4);较大主动脉瓣赘生物可导致主动脉瓣口狭窄(图 5-5)。

3.脓肿

脓肿是感染性心内膜炎较严重的并发症,可发生于心脏各部位,包括瓣膜脓肿、瓣环脓肿、心肌内脓肿。心脏脓肿在二维超声心动图上表现为大小不等、形态各异的无回声区或回声异常的腔隙,位于瓣叶体部、瓣环或心肌内,其周围常可见瓣膜赘生物。心脏脓肿破裂会导致瓣膜穿孔、心腔内的瘘管以及化脓性心包炎的发生。

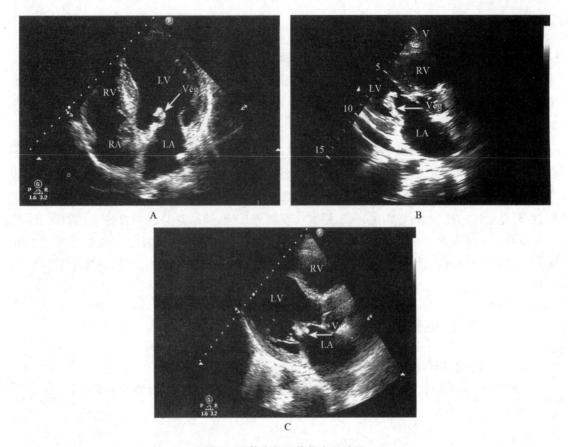

**图 5-1 赘生物二维超声心动图**

注 A.心尖四腔心切面显示小条状赘生物(Veg.)有短小蒂与二尖瓣前叶相连;B.左室长轴切面显示索条状赘生物(Veg.)随二尖瓣后叶运动;C.左室长轴切面显示团块状高回声赘生物(Veg.)附着于二尖瓣前叶左心房面。

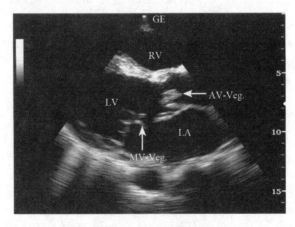

**图 5-2 左室长轴切面显示赘生物**

注 显示多发低回声赘生物,箭头示二尖瓣赘生物(MV-Veg.)和主动脉瓣赘生物(AV-Veg.),分别附着于二尖瓣前叶左心房面和主动脉无冠瓣左心室面。

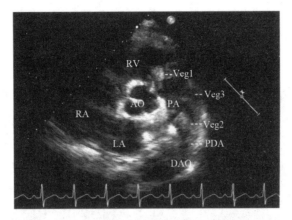

**图 5-3　动脉导管未闭患者主动脉根部短轴切面**

注　显示多发团块状赘生物(Veg.)附着于肺动脉壁及肺动脉瓣。

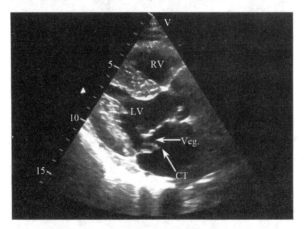

**图 5-4　后叶腱索断裂患者左室长轴切面**

注　显示二尖瓣后叶赘生物(Veg.)致后叶腱索断裂(CT),呈连枷样运动。

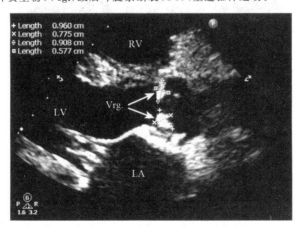

**图 5-5　主动脉瓣口狭窄患者左室长轴切面**

注　显示多发高回声赘生物(Veg.)致主动脉瓣口狭窄。

## (二)多普勒超声

感染性心内膜炎可引起瓣膜破坏、穿孔、腱索断裂及大血管心腔间或心腔间穿孔或瘘管形成,从而导致瓣膜反流或异常分流(图5-6)。彩色多普勒和频谱多普勒可定性和定量评估这些血流动力学改变,从而有助于病变范围及病变严重程度的估计,为临床治疗方案决策提供重要信息。

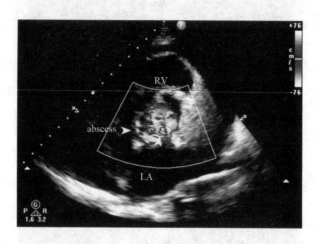

**图 5-6　主动脉根部短轴切面**

注　显示机械瓣瓣周漏(箭头)以及瓣周脓肿。

### (三)经食管超声心动图(TEE)

对于感染性心内膜炎的患者,TEE能更清晰地显示二尖瓣及主动脉瓣的结构,发现瓣膜的器质性改变、赘生物的形成以及各种并发症。对于人工瓣膜的感染性心内膜炎患者,TEE较经胸壁超声心动图(TTE)具有明显优势(图5-7)。

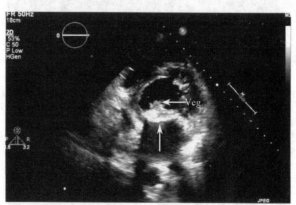

**图 5-7　TEE 左室长轴切面**

注　显示二尖瓣位机械瓣瓣周附着不规则低回声赘生物(Veg.)。

### (四)三维超声心动图

实时三维超声心动图能准确地显示赘生物的大小、数目、附着部位、活动度以及与瓣膜的关系(图5-8),为外科医师提供一个类似于手术视野的空间结构图,为手术方案的制订提供重要的依据,并能更准确地预测 IE 的栓塞风险,尤其适用于感染瓣周扩散、人工瓣膜开裂和瓣膜穿孔者的评价。

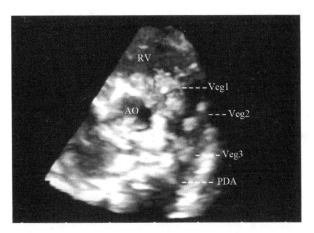

**图 5-8 动脉导管未闭患者三维超声主动脉根部短轴切面**

注 显示多发团块状赘生物(Veg.)附着于肺动脉壁及肺动脉瓣。

# 三、感染性心内膜炎的临床诊断

除瓣膜术后获得的病理学诊断外,临床实践中 IE 的诊断通常依据感染综合征和近期心内膜受累感染的关联性作出判断。

## (一)主要诊断标准

### 1.血培养阳性 IE

(1)不同时间两次取样血培养结果显示,符合 IE 的典型微生物,如草绿色链球菌、解没食子酸链球菌(牛链球菌)、HACEK 组微生物、金黄色葡萄球菌或无原发病灶时社区获得性肠球菌。

(2)持续血培养阳性显示符合 IE 的病原微生物,取样间隔时间>12 小时的≥2 次血培养阳性或所有 3 次或 4 次不同时间大部分血培养为阳性(首次和最后 1 次抽血取样间隔≥1 小时)。

(3)单次血培养伯纳特立克次体阳性或逆相 IgG 抗体滴度>1∶800。

### 2.影像学阳性 IE

(1)超声心动图结果阳性 IE,包括赘生物、脓肿、假性动脉瘤、心内瘘管、心脏瓣膜穿孔或动脉瘤、新出现的人工瓣膜开裂。

(2)$^{18}$F-FDG PET/CT(仅适用于人工瓣膜植入 3 个月以上)或放射标记白细胞SPECT/CT检查显示人工瓣膜周围炎症异常活跃。

(3)心脏 CT 显示明确的瓣周病变。

## (二)次要诊断标准

(1)易患因素:如易患心脏病或采用注射途径吸毒。

(2)体温>38℃的发热。

(3)血管表现(包括仅通过影像检查出的血管病变):如重要动脉栓塞、脓毒性肺梗死、感染(真菌)性动脉瘤、颅内出血、结膜出血、Janeway 损害。

（4）免疫表现：如肾小球肾炎、Osler 结节、Roth 斑和类风湿因子阳性。

（5）微生物学证据：如血培养阳性，但不符合上述主要标准或血清学证据提示符合 IE 病原体的活动性感染。

总之，超声心动图、阳性血培养以及临床特征仍然是 IE 诊断的基础。血培养阴性者，需要进一步行微生物学检查。新型影像学检查（MRI、CT、PET/CT）可提高 Duke 诊断标准的敏感度。

## 四、诊断和鉴别诊断

### （一）诊断

感染性心内膜炎超声心动图的诊断有赖于心内（包括瓣膜）赘生物的检出。根据赘生物在超声心动图上典型的表现，结合其他临床表现，常可对感染性心内膜炎做出正确诊断。然而，感染性心内膜炎患者往往都有其易感基础心脏病存在，如二尖瓣脱垂、退行性钙化病变、人工瓣膜、中心静脉置管、心内辅助装置等，这些基础心脏病产生的一些异常表现常会掩盖感染性心内膜炎的超声表现。同时，随着病程不同，赘生物也可表现为囊实性、高回声甚至部分钙化。因此，针对心内异常团块作出 IE 赘生物的诊断，应当从临床表现、实验室检查等多个方面进行综合考虑。

感染性心内膜炎对瓣膜的损害，有时仅表现为瓣叶、腱索等瓣器的增厚，而不能检出明显的赘生物，或早期赘生物较小，对于<2mm 的微小赘生物 TTE 检查一般难以发现，故 TTE 未发现赘生物时，也不能排除 IE，可动态观察瓣膜超声图像的变化或进一步行 TEE 检查。在进行超声心动图检查时，应对 IE 所致赘生物与心内其他异常或伪像进行鉴别（表 5-1）。

表 5-1  感染性心内膜炎赘生物超声特点

| 阳性表现 | 阴性表现 |
| --- | --- |
| 低回声团 | 高回声团 |
| 常附着于瓣膜 | 非附着于瓣膜 |
| 团块形态不规则 | 形态规则或呈条索状 |
| 活动性大，随血流摆动 | 位置相对固定，活动度小 |
| 心内结构改变，伴瓣膜反流 | 瓣膜反流少见 |

### （二）鉴别诊断

1.非感染性心内膜炎瓣膜结节

风湿性心脏病患者和老年人瓣膜常伴有瓣膜结构的纤维化和钙化，应与感染性心内膜炎的瓣膜赘生物病变相鉴别。老年人瓣膜纤维化和钙化常位于主动脉瓣和二尖瓣环部。赘生物有时很难与瓣膜上的风湿病变以及人工瓣上的血栓相鉴别。应密切结合各项临床表现及检查做出综合判断及鉴别诊断。

2.黏液瘤

较大的赘生物，尤其是三尖瓣的大赘生物，常有蒂，可随瓣膜在房室间往返，易与黏液瘤混淆。黏液瘤多附着在房间隔上，而赘生物多附着在瓣叶上；黏液瘤在短期内大小不会有明显变化，而赘生物在治疗过程中大小可有变化。

3.二尖瓣脱垂

二尖瓣瘤在二维超声心动图上表现为二尖瓣前叶左心房侧可见一风袋样回声,有时和严重的二尖瓣脱垂类似,应注意鉴别。二尖瓣脱垂只在收缩期出现,而二尖瓣的风袋样结构收缩期和舒张期始终存在,借此可与严重的二尖瓣脱垂相鉴别。

## 五、超声心动图评价不同类型感染性心内膜炎瓣膜病变的价值

### (一)自体瓣膜感染性心内膜炎

1.超声心动图在诊断中的作用

超声心动图诊断感染性心内膜炎的主要依据为探测到心内赘生物或脓肿形成,但由于IE病情变化复杂,超声心动图检测自体瓣膜感染性心内膜炎(NVE)常出现漏诊或误诊的情况,特别是IE发生之前瓣膜已伴发较重的病变(如二尖瓣脱垂、瓣膜退行性改变等)。因此,在临床高度怀疑IE而超声心动图表现阴性的情况下,应于初次检查后的7～10天再行TTE或TEE检查。

针对超声心动图在诊断IE中的重要性,欧洲心脏病学会(ESC)组织推荐对于临床可疑IE患者应尽早行超声心动图检查以帮助诊断(图5-9)。

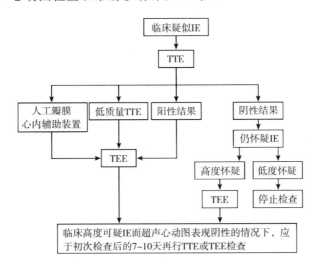

**图5-9　ESC推荐的TTE及TEE在诊断IE中的适用情况**

2.超声心动图在预后判断和风险评估中的作用

IE患者具有较高住院病死率,临床上早期识别高危患者可能有助于扭转疾病病程,改善患者的总体预后。ESC指南推荐对于伴发重度瓣膜反流、心衰以及赘生物梗阻性表现的患者,应行早期手术。超声心动图为临床评估IE并发栓塞风险的重要手段,赘生物的大小、活动度为预测栓塞发生的最好指标。超声心动图通过评估IE患者血流动力学表现、心腔内感染情况以及是否存在栓塞风险等,为临床评估预后及制订治疗决策均提供重要信息。

3.超声心动图在围手术期中的作用

对于行手术治疗的IE患者,应于术中常规应用TEE,以便观察瓣膜组织修复情况、评估反流程度以及评价瓣膜功能。对于抗感染治疗患者,ESC指南推荐患者在完善治疗之后1年

内的 1 个月、3 个月、6 个月、12 个月例行超声心动图随访观察。

### (二)人工瓣膜心内膜炎

根据瓣膜置换术后人工瓣膜心内膜炎(PVE)发生时间,将置换后 1 年内发生的称为早期 PVE,1 年及其后发生的为晚期 PVE。相较于自体瓣膜心内膜炎(NVE)而言,PVE 诊断较为困难且预后相对差。PVE 的特征表现也为赘生物形成,其常见发生部位是人工瓣膜基底部和缝合环周围。生物瓣 PVE 可致瓣膜反流增加、瓣叶裂等,机械瓣 PVE 可出现瓣周漏或赘生物阻塞机械瓣口,从而引起相应的血流动力学改变。同 NVE 一样,PVE 的诊断依赖于超声心动图表现及临床血培养结果。少部分患者通过超声心动图检查可以直接显示赘生物。但是,多数情况下,由于人工瓣回声很强,后方出现声影,加上瓣膜固定装置的影响,经胸二维超声心动图对赘生物探测的敏感性显著降低,特别是对二尖瓣位人工瓣左心房面赘生物的探查。此时,TEE 检查有助于提高对赘生物的检出率。无论是 TTE 还是 TEE,其对 PVE 诊断的敏感性均远低于 NVE。因此,对于 PVE 的诊断需要结合多种影像学检查手段,$^{18}$F-FDG PET/CT 检查有助于临床诊断 PVE(图 5-10)。

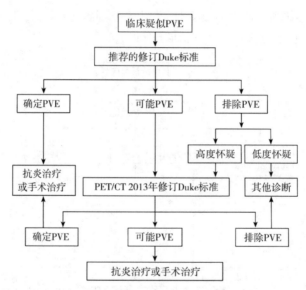

**图 5-10　PET/CT 检查在诊断 PVE 中的适用情况**

### (三)右心系统感染性心内膜炎

右心系统感染性心内膜炎(RIE)的检查中 TEE 并不比 TTE 更具有优势。这两种检查方法在诊断中都有较高的敏感性。有些患者在经过成功的抗生素治疗后,临床上的感染已经被治愈,但三尖瓣上仍可能存在赘生物团块。因此,在超声心动图检查中,该类患者的感染性心内膜炎是否被治愈就很难鉴别。

### (四)心脏植入装置的感染性心内膜炎

心脏植入装置的感染性心内膜炎(CIEDs)患者临床诊断及治疗均相当困难,因其多发生于老年人群,故预后较差。与 TTE 相比,TEE 能更敏感地检测起搏器导丝上有无赘生物、二尖瓣/三尖瓣有无受累等;但在预后评估方面,TTE 仍有其独到优势,可准确评估心室功能,估测肺动脉压,检出心包积液等。因此,对于 CIEDs 的诊断,推荐同时运用 TEE 及 TTE 进行评估,且需要结合大量的临床表现和指标才能作出正确的诊断。

ESC 2015 版 IE 管理指南提出 IE 的诊治应坚持早诊断、早期应用抗菌药物及早期手术相结合的治疗思路。指南中新增多模态成像技术作为 IE 的主要诊断标准之一。超声心动图常需结合多种影像学诊断方式,为 IE 的诊治提供更准确的建议。

(程晋锋)

# 第二节 心肌病

## 一、扩张型心肌病

扩张型心肌病(DCM)是一种病因不清、发病机制不明、原发于心肌的疾病,是最常见的心肌病类型,主要特征是左心室或双心室心腔扩大和收缩功能障碍,产生充血性心力衰竭,常伴有心律失常。

### (一)病因和病理
目前病因不明,认为有以下 3 种可能的基本损伤机制。

1.家族性和基因因素

有 25%～30% 的 DCM 患者携带遗传获得的致病基因,多数家族性的病例均为常染色体显性遗传,家族性 DCM 可能是由编码细胞骨架、细胞核膜或收缩蛋白的基因发生突变引起。

2.病毒性及其他细胞毒损伤

对一些具有 DCM 临床症状的患者进行心内膜活检提示有炎症性心肌炎的证据,有假说认为亚临床的病毒性心肌炎启动了自身免疫反应并最终发展为 DCM。

3.免疫异常

DCM 患者体内能发现包括体液免疫和细胞免疫在内的自身免疫异常,与人白细胞抗原(HLA)Ⅱ类分子(尤其是 DR4)相关。

扩张型心肌病心肌细胞减少,间质胶原增殖,残余心肌细胞肥大,蛋白合成增加,室壁先增厚,继而变薄,心脏 4 个心腔均明显扩大,呈普大型,心腔内可有附壁血栓附着,以左室心尖部最常见。组织学检查显微镜下可呈现广泛的间质和血管周围纤维化,尤其多累及左心室心内膜下。

### (二)临床表现
其主要症状源于左心室扩大、收缩功能下降而导致的左心功能不全。最早出现的症状仅为疲倦无力,晚期出现不同程度的呼吸困难、端坐呼吸、夜间阵发性呼吸困难,甚至肺水肿。右心衰竭症状出现较迟也较隐秘,尤其提示预后不佳。心律失常、血栓栓塞、猝死是常见症状,可以发生在疾病的任何阶段。体格检查常发现不同程度心脏扩大及充血性心力衰竭的体征。体循环动脉压一般正常或偏低,脉压减小,反映心排血量降低。出现右心衰竭时颈静脉可怒张,晚期可出现外周水肿及腹水。心前区视诊可发现左心室搏动,心尖冲动位置常向外侧移位,反映左心室扩大。听诊可闻及期前收缩奔马律,一般出现在显著的充血性心力衰竭症状之前。一旦出现心脏失代偿,总会出现室性奔马律。收缩中期杂音常见,多由二尖瓣反流、三尖瓣反流引起。

### (三)超声诊断

1.二维超声心动图

(1)左心室长轴及四腔心切面:4个心腔均明显增大,以左心室、左心房为著。左心室呈球形扩大,室间隔向右心室侧膨凸,左心室后壁向后凹(图5-11)。

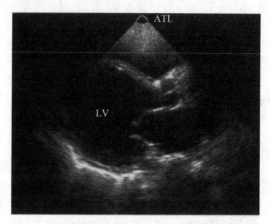

**图 5-11  左心室长轴切面:左心室(LV)明显增大**

(2)附壁血栓:多见于左心室心尖部、单发或多发的异常回声附着。形成时间不同,血栓回声不同,随时间推移,回声逐渐增强。

2.M 型超声心动图

(1)二尖瓣波群:左心室腔明显增大,二尖瓣前后叶开放幅度变小,形成"大心腔、小开口",E 峰至室间隔的距离明显增大,一般大于 10mm。

(2)室间隔及左心室后壁运动幅度弥散性减低甚至低平。主动脉运动幅度减低。

(3)左室射血分数及左室短轴缩短率明显降低。

3.多普勒超声

(1)彩色多普勒:常合并多瓣膜反流,最常见于二尖瓣、三尖瓣,反流为相对性(图5-12)。

(2)频谱多普勒:主要观察各瓣膜口前向血流速度及反流的频谱流速。

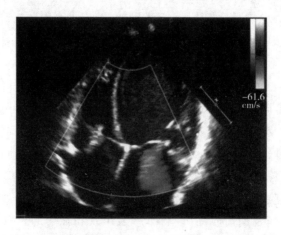

**图 5-12  心尖四腔心切面:二尖瓣反流和三尖瓣反流**

## （四）鉴别诊断

其主要与缺血性心肌病相鉴别，见表5-2。

表5-2 扩张型心肌病与缺血性心肌病的鉴别要点

| 鉴别点 | 扩张型心肌病 | 缺血性心肌病 |
|---|---|---|
| 病史 | 无明确病史 | 有明确的心绞痛和（或）心肌梗死病史 |
| 心腔形态 | 全心扩大，左心为著 | 局限性或弥散性扩大，可局限性外膨 |
| 室壁厚度 | 相对变薄（实际正常或稍厚） | 心肌厚薄不均，病变部分变薄 |
| 室壁运动 | 一般向心运动协调且弥散性减低 | 不协调，节段性运动减低 |
| 室壁回声 | 均匀、正常或减低 | 不均匀，可增强或减低 |
| 瓣口反流 | 常有多瓣口反流，发生率较高 | 多见于二尖瓣，程度一般较轻 |
| 心肌声学造影 | 心肌灌注尚正常 | 局部心肌灌注缺损 |
| 冠状动脉造影 | 正常 | 单支或多支病变 |

### （五）临床价值

超声是诊断扩张型心肌病较为准确、特异的方法，通过观察心腔大小、室壁运动及瓣膜情况，可为临床提供重要参考。

## 二、肥厚型心肌病

肥厚型心肌病（HCM）特点为左心室或右心室肥厚，通常是非对称性的，最易侵及室间隔。典型者左心室容量正常或减低。家族性通常为常染色体显性遗传，本病由肌质网收缩蛋白基因突变所致。典型形态学改变为心肌细胞肥大和排列紊乱，周围疏松结缔组织增多，多发生心律失常及早年猝死。根据左心室流出道有无梗阻，可分为梗阻性和非梗阻性两型。

### （一）病因和病理

约60%的青少年与成人HCM患者的病因是心脏肌球蛋白基因突变引起的常染色体显性遗传；5%～10%的成人患者病因为其他遗传疾病，包括代谢和神经肌肉的遗传病、染色体异常和遗传综合征；有一些是类似遗传疾病的非遗传疾病，如老年淀粉样变性等；还有一些病因不明。

心脏的大体形态方面表现为心脏重量增加、心室壁增厚、左心室腔明显变小、左心房扩大。组织病理改变为心肌细胞肥大和排列紊乱，周围疏松结缔组织增多。显微镜下见心肌肥厚和肌束排列明显紊乱，形成特征性的漩涡样构型，细胞内肌原纤维结构排列紊乱。纤维化明显，形成肉眼可见的瘢痕。

### （二）临床表现

非梗阻性肥厚型心肌病患者多无症状或症状轻微，梗阻者最常见的三大典型症状是呼吸困难、心绞痛、心悸，其中以呼吸困难最常见，约90%的患者于劳累后出现呼吸急促，这与左心室顺应性差，充盈受阻，舒张末期压力升高及肺淤血有关。70%～80%的患者出现非典型的心绞痛，常因劳累诱发，持续时间长，对硝酸甘油反应不佳，可能由于肥厚的心肌需血量增加，冠状动脉血供相对不足,故有心肌缺血的表现。约 1/3 的患者发生于突然站立和运动后晕厥,片刻后可自行缓解,此症状可以是患者唯一的主诉,严重者可猝死。在病情晚期,可出现心力衰竭的症状,如心悸、不能平卧、肝大、下肢水肿等。心脏听诊梗阻者可于心尖区内侧或胸骨左缘中下段闻及 3/6 级和 3/6 级以上的级收缩期杂音。

### (三)超声诊断

#### 1.二维超声心动图

左心室壁增厚,多数为非对称性局部心肌肥厚,以室间隔肥厚最为多见(图 5-13)。

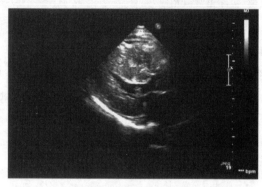

**图 5-13　左心室长轴切面:室间隔明显增厚**

(1)左心室长轴切面:非梗阻性肥厚型心肌病大部分患者膜部室间隔起始端不厚,从肌部室间隔至心尖部呈梭形增厚,左心室流出道不窄;梗阻性肥厚型心肌病室间隔起始部即增厚,致左心室流出道狭窄。收缩早、中期二尖瓣前叶及瓣下腱索前向运动,几乎与室间隔相贴,进一步加重流出道梗阻。

(2)左心室短轴切面:显示心室壁增厚,左心室腔缩小。乳头肌肥厚,位置前移。

(3)心尖四腔心切面:观察室间隔及左心室游离壁有无增厚。单纯心尖肥厚型心肌病较易漏诊,在此切面应仔细观察。

#### 2.M 型超声心动图

观察有无收缩期二尖瓣前叶收缩期前向运动(SAM 征)及主动脉瓣收缩中期提前关闭。

#### 3.多普勒超声

流出道梗阻者,收缩期左心室流出道内可见高速明亮五彩血流(图 5-14),心尖五腔心切面脉冲多普勒取样容积分别置于主动脉瓣及左心室流出道,获得位于零位线以下的高速频谱,其中左心室流出道流速高于主动脉瓣,频谱呈"匕首"状改变。

### (四)鉴别诊断

其主要与以下疾病相鉴别。

#### 1.高血压性心脏病

(1)有高血压病史。

(2)室壁增厚多为对称性。

(3)鲜有 SAM 征及主动脉瓣收缩中期提前关闭现象。

#### 2.主动脉瓣狭窄性病变

主动脉瓣明显增厚、回声增强、开放受限,主动脉瓣口流速加快。

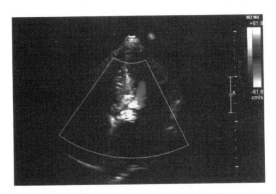

**图 5-14 心尖五腔心切面:左心室流出道内可见高速明亮五彩血流信号**

3.甲状腺功能减退性心肌病

(1)左心室壁增厚、室间隔增厚多见。

(2)心包积液,是超声诊断甲状腺功能减退的敏感指标,HCM 患者一般无心包积液。

(3)左心房增大,左心室腔较正常人缩小,但不及 HCM 明显。

(4)心动过缓或心动过缓性心律失常。

### (五)临床价值

超声可对 HCM 做出明确诊断,评价心脏各腔室大小、室壁增厚程度及位置,判断左心室流出道有无梗阻,还可指导临床对 HCM 进行化学消融治疗。

# 三、限制型心肌病

限制型心肌病(RCM)是一种特殊类型的心肌病,比较少见。

### (一)病理和临床表现

1.病理

心室内膜和内膜下纤维组织增生,心内膜明显增厚,心室壁硬化,心室腔缩小或闭塞。

2.临床表现

临床上以发热、全身倦怠为初始症状,逐渐出现心悸、呼吸困难、水肿、颈静脉怒张等心力衰竭症状。

### (二)超声心动图表现

1.二维超声心动图

(1)心内膜增厚,最厚可达数毫米,回声增强,致左心室腔收缩期及舒张期变化不明显。

(2)双心房明显增大,可有附壁血栓。

(3)心室通常减小,心室腔变形,长径缩短。

(4)室壁可有一定增厚,心肌可呈浓密的点状回声。

(5)二尖瓣及三尖瓣可增厚、变形,固定于开放位置,失去关闭功能。

2.M 型超声心动图

M 型超声心室波群可显示心内膜增厚,心肌增厚,室壁运动幅度减低,心室腔变小。

3.彩色多普勒血流成像

(1)二尖瓣与三尖瓣轻至中度反流。

（2）二尖瓣与三尖瓣血流充盈时间较短，持续时间短。

4.频谱多普勒超声心动图

（1）二尖瓣、三尖瓣血流频谱改变：E 峰高尖，A 峰明显减低，E/A＞2.0。二尖瓣、三尖瓣血流频谱不随呼吸变化或变化不明显。

（2）肺静脉血流频谱改变：早期肺静脉舒张波（D）和收缩波（S）峰值速度增高，晚期 S 波降低甚至缺如，逆流波（AR）增高（＞35cm/s），时限延长，连续出现于整个心房收缩期。

5.组织多普勒

限制型心肌病各时相心肌运动速度减低，尤以舒张早期运动速度减低显著，舒张早期峰速度与收缩期峰速度比值（$V_E/V_S$）＜1.3（正常 $V_E/V_S$ 为 1.5～2.0）。

### （三）鉴别诊断

临床上主要须与缩窄性心包炎鉴别。两者鉴别要点是：RCM 主要表现为心内膜增厚；而缩窄性心包炎心包增厚、钙化，心包积液明显多于 RCM。

### （四）临床价值

超声心动图检查可观察 RCM 的心内膜情况及心腔变化，测量二尖瓣及三尖瓣口血流频谱，对诊断本病有重要的临床价值。同时观察心包情况及血流频谱的变化特征与缩窄性心包炎相鉴别，为临床治疗提供依据。但目前，超声心动图检查仍缺乏明确诊断 RCM 的特征性改变，所以要确诊该病还需心导管检查、CT、MRI 甚至心内膜心肌活检等其他检查方法。

## 四、致心律失常型右心室心肌病

致心律失常型右心室心肌病（ARVC）曾称为致心律失常型右心室发育不良（ARVD），又称"羊皮纸心"，是一种原因不明的心肌疾病，病变主要累及右心室，是一种常染色体显性遗传的家族性疾病。

### （一）病理和临床表现

1.病理

右心室心肌被脂肪或纤维组织所代替，早期呈典型的区域性，逐渐可累及整个右心室，甚至部分左心室，室壁变薄，室间隔很少受累。

2.临床表现

本病的症状有心悸及晕厥，并有猝死的危险。患者多以室性期前收缩、室性心动过速就诊，病变发生于右心室游离壁，所以室性期前收缩常伴右束支传导阻滞。听诊大多数患者无明显异常发现，少数可出现 $S_3$ 或 $S_4$，亦可闻及 $S_2$ 心音宽分裂。

### （二）超声心动图表现

1.二维及 M 型超声心动图

（1）右心室弥散性或局限性增大，严重者局部瘤样膨出，右心室流出道增宽，心尖部增宽，右心室舒张末径/左心室舒张末径＞0.5。

（2）受累右心室壁明显变薄（1～2mm），运动明显减弱，肌小梁排列紊乱或消失，右心室节制束异常，构成"发育不良三角区"，未受累心肌厚度正常。

（3）右心室收缩功能减低，以射血分数减低为著，左心功能可正常。

（4）部分病例右心室心尖可见附壁血栓形成。

（5）右心房常明显扩大。

2.彩色多普勒血流成像与频谱多普勒

（1）多数患者会出现三尖瓣不同程度反流，一般为轻至中度。

（2）部分患者三尖瓣频谱 A 峰＞E 峰。

3.组织多普勒

ARVC 患者瓣环水平组织多普勒 Em 峰＜Am 峰。QTVI 显示 ARVC 患者右心室壁各节段 $V_S$、$V_E$、$D_S$ 明显降低，且峰值时间后移，$V_E/V_A$＜1。

### （三）鉴别诊断

ARVC 须与右心室心肌梗死相鉴别，后者有明确的胸痛病史，右心室梗死区变薄，非梗死区厚度正常；梗死区运动明显减弱或消失，冠状动脉造影显示相应冠状动脉狭窄或闭塞。

### （四）临床价值

ARVC 是一种有家族遗传倾向的心肌病，通常表现为室性心律失常，并常有猝死的危险，因此早期诊断、对亲属进行体检非常重要。目前对右心室的评价仍很困难，需要联合使用不同的超声心动图技术。

# 五、心肌致密化不全

心肌致密化不全（NVM）是先天性心肌发育不良的罕见类型，是由于正常心内膜在胚胎时期发育停止，正在发育过程中的心肌小梁压缩不全，心肌呈海绵状。本病有家族倾向，临床表现无特异性，冠状动脉造影显示正常，X 线和心电图检查很难将其与扩张型心肌病鉴别。

### （一）病理和临床表现

1.病理

NVM 属心室发育不良的特殊类型，主要累及左心室，也可累及右心室，不合并心内其他畸形。病理特征是心室肌小梁突出以及肌小梁之间呈现较深的隐窝状，后者与左心室腔相交通。

2.临床表现

NVM 常以渐进性左心功能减退、室性心律失常和心内膜血栓形成、体循环栓塞等为特征，临床症状和体征酷似扩张型心肌病。

### （二）超声心动图表现

1.二维超声心动图

（1）左心室腔内见多发突入腔内的肌小梁和肌小梁间深陷的隐窝，呈网络样交织。病变多累及左心室中下段，以心尖部、侧壁为主，室间隔基底段基本正常。

（2）病变处心内膜呈节段性缺失。病变区域外层的致密心肌变薄，运动幅度减低。致密化不全心肌与正常心肌厚度比值＜1/2。

（3）受累室壁运动弥散性减低。

（4）左心房、左心室扩大。

（5）左心室收缩和舒张功能减低。

2.彩色多普勒血流成像及频谱多普勒

（1）肌小梁隐窝内可见暗淡的血流信号，并与心腔内血流相通，但不与冠状动脉循环交通。

（2）常伴二尖瓣、三尖瓣反流。

（3）二尖瓣血流频谱 A 峰＞E 峰。

### （三）鉴别诊断

1.扩张型心肌病

DCM 左心室内膜光滑，缺乏深陷的隐窝，有时 DCM 者在心尖部也有轻度增粗的肌小梁。但心肌致密化不全见多发突入腔内的较粗大肌小梁及隐窝，呈网络样交织。

2.肥厚型心肌病

HCM 室壁局部明显肥厚，内见粗大的肌小梁，但肌小梁间无深陷的隐窝，室壁厚度是两者的重要鉴别点。

3.心内膜弹力纤维增生症

该病心内膜增厚、光滑连续，多见于婴幼儿；而 NVM 患者的病变处心内膜呈节段性缺失，伴明显隐窝。

### （四）临床价值

NVM 如早期诊断，积极采取内科治疗措施和对症治疗，对改善患者的预后具有重要的意义。出现症状后再检查、治疗则预后较差，而超声心动图是诊断无症状性孤立性心肌致密化不全的准确而可靠的方法。

（程晋锋）

# 第三节　心包疾病

心包是由锥体形纤维组织构成的心脏坚固外层，紧密连接于出入心脏的大血管外膜，其内面被覆以由脏层和壁层构成的浆膜囊。心包对维持正常胸内负压和防止心脏移位、扭转及限制心脏过度扩张具有重要生理意义。心包常见疾病有心包积液、心脏压塞、缩窄性心包炎及心包肿瘤等。

## 一、心包积液

### （一）病因和病理

心包积液（PE）（包括积液、积脓、积血等）是最常见的心包疾病。常见原因包括非特异性心包炎、感染性心包炎（结核、风湿、病毒、化脓）、肿瘤或外伤、术后等，可由全身性疾病引起，如尿毒症、系统性红斑狼疮、甲状腺疾病、肝硬化等，也可因自身免疫性疾病、药物、心脏移植后、急性心肌梗死、放射性损伤、代谢性疾病、主动脉夹层或心功能不全等原因引起。

心包分纤维性心包和浆膜性心包两部分。纤维性心包在心包最外层,由致密结缔组织构成,伸缩性较小;浆膜性心包较薄,分内面的脏层心外膜与外面衬在纤维心包内面的壁层。两层之间的间隙为心包腔,正常有 10~30mL 的浆液,主要起润滑作用。液体增多时成为心包积液。

### (二)临床表现

症状与体征取决于心包积液的病因与本身特点。出现症状时多表现为气短、胸痛、呼吸困难。心包腔内潴留的液体增加,心包腔内压力增高,当达到一定程度,心脏舒张受限,心室血流充盈减少,心排血量随之下降,静脉压升高,可出现肝淤血、下肢水肿等。如心包腔内积液量过多或短时间内积液积聚速度过快,则出现心脏压塞。X 线检查:心包积液量较多,心影增大,心膈角变钝,大量积液时心脏呈烧瓶状。

### (三)超声诊断

#### 1.检查方法

患者一般取半仰卧位或坐位,必要时在检查中可使患者体位变换为直立位以观察液性无回声区变化。二维超声重点观察胸骨左缘左心长轴切面、左心室短轴乳头肌及二尖瓣水平短轴切面、心底大动脉短轴切面;心尖四腔心切面和剑突下下腔静脉长轴切面。M 型超声着重观察二尖瓣波群、心室波群及心底波群。多普勒超声观察房室瓣口舒张期血流信号以及心腔、心壁与心包腔之间的异常血流。

#### 2.声像图表现

(1)心包积液位于左心室后侧壁后方或其他部位心包脏、壁层之间于舒张期仍可探及的液性暗区。液性暗区可分布于左心室后壁、心尖、右心室前壁及心室侧壁与胸壁之间,右心房侧面或左心房后面。可依据液性暗区分布与暗区宽度以确定心包积液量。

1)极少量心包积液:舒张期心包腔液性暗区仅局限于房室沟附近,宽度 2~3mm,提示积液量少于 50mL。

2)少量心包积液:液性暗区局限于房室沟和左心室后侧壁处(图 5-15),宽度小于 1cm,心外侧和心前区仅极少或无液性暗区者提示积液量在 50~200mL。

3)中量积液:液性暗区除房室沟和左心室后侧壁心包腔外,较均匀分布于心尖和左心室前侧壁的心包腔,暗区宽度 1~2cm,其中右心室前壁前液性暗区多小于 1cm,提示心包积液量在 200~500mL。

4)大量心包积液:心脏周围均有较宽的液性暗区,环绕整个心脏,最大暗区宽度大于 2cm,右心室前壁前的液性暗区多大于 1cm 者。提示积液量在 500~1 000mL。这类患者的心脏悬浮于积液中,在液体内自由摆动,即收缩期向前,舒张期向后,称为摇摆心脏,这是大量心包积液的特征表现。将探头置于心尖,心室收缩时,心尖抬举,心包腔的液性暗区内出现一束反射,舒张期心尖下垂而离开声束,无任何反射,在 M 型超声心动图上显示为间歇出现的光点,即"荡击波征"(图 5-16)。值得注意的是,因心脏除其固有收缩、舒张运动外,还出现整体心脏同步性前后运动或左右摆动现象,可形成室壁、间隔和瓣膜的大波幅、形态畸变的 M 形曲线。

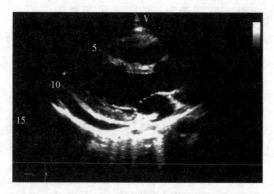

**图 5-15　少量心包积液超声表现**

注　左心室后壁后方房室沟处见液性暗区。

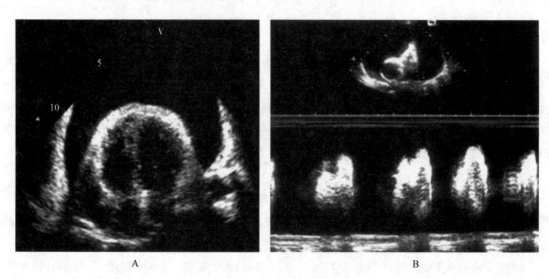

A　　　　　　　　　　　　　　　　　　B

**图 5-16　大量心包积液超声表现**

注　A.心尖四腔心切面探及大量心包积液环绕心脏。B.M 型超声显示为间歇出现的光点回声,即心尖"荡击波征"。

（2）初步分析心包积液性质。浆液性积液:心包腔内液性暗区较纯净,随体位变动暗区位置变化较大。纤维渗出性积液:纤维素形成的带状强回声漂浮于液性暗区内,呈水草状或飘带状,有时纤维素带状回声将心包脏、壁两层连接起来,形成多个小的间隔。血性、化脓性积液:暗区较混浊,内见较多细密光点或絮状回声。

（3）包裹性心包积液:它的检出主要依据二维超声,多切面多方位观察,表现为局限性无回声区,轮廓不规则,可发生在心包腔的任何部位,多见于左心室后方。无回声区中可见絮状或较多强回声条索粘连带样回声,形如水草、飘带,故称"水草征"或"飘带征"。纤维束把壁层、脏层心包连接起来,机化后形成心包粘连,而造成心包腔内分隔多个小腔室,导致包裹性心包积液。体位改变不能引起积液部位改变。

（4）当有瓣膜脱垂引起血液反流,心壁破裂造成心腔向心包腔分流血液时,可在多普勒超声图像和频谱中见到相应变化。

### (四)鉴别诊断

1.左侧胸腔积液

左心房后方降主动脉是鉴别诊断的标志。于左心室长轴切面左心房后方可见降主动脉横断面,心包积液液性暗区位于降主动脉前方,而胸腔积液暗区在降主动脉之后,胸腔积液不出现在心脏前方,也不伴心脏"摆动征"。如两者同时存在时,心包积液在胸腔积液之前,心包与胸膜界面呈一规整的线样回声。

2.心包脂肪

心脏表面脂肪呈低回声,附着于心包之外,多出现于心尖部、心室壁前外侧,心包脂肪回声无完整、规则的边缘,覆盖于心包壁层表面,而非心包腔内。

### (五)临床价值

超声心动图是目前检查心包积液的首选方法,其中二维超声心动图可用于观察和描述积液的分布、数量和性质,准确指示穿刺部位、深度;多普勒超声心动图则能评价心包积液所导致的血流动力学改变。

心包穿刺术是借助穿刺针直接刺入心包腔的诊疗技术。其目的在于:①引流心包腔内积液,降低心包腔内压;②通过穿刺抽取积液,进行相关检查,以鉴别诊断各种性质的心包疾病;③通过心包穿刺,注射药物进行治疗。超声心动图可全面了解液性暗区分布情况,大致估计积液量,并准确指示穿刺部位、方向与深度。通过超声心动图进行心包积液穿刺定位、引导,可有效降低心包穿刺并发症风险。

心包常用穿刺部位有两个。①心前区穿刺点:于左侧第5肋或第6肋间隙,心浊音界左缘向内1~2cm处,通常沿第6肋或第7肋上缘向内、向后指向脊柱进针。②剑突下穿刺点:取剑突下与左肋缘相交的夹角处作为剑突下穿刺点,穿刺针与腹壁角度为30°~45°,针刺向上、后、内,达心包腔底部,剑突下是心包穿刺最常选用的穿刺点,缺点是进针距离较长,需经过膈肌,往往阻力较大,不易通过。

超声穿刺部位选择原则:积液最多,最贴近胸壁,避开毗邻脏器。穿刺点宜靠左,因为右侧不易分清心房和积液界线;穿刺点宜靠下,因为心底是大动脉,不易止血;穿刺点宜靠外侧,因为积液在外侧前后径较多;穿刺进针方向宜直,可减少并发症。

穿刺结束后,可即时行超声心动图检查,对穿刺结果进行评估。置管引流患者,确定心包积液是否部分或全部引流,有无行心包开窗术的必要性。

## 二、心脏压塞

### (一)病因和病理

心脏压塞常发生于心包或心脏外伤、心脏或大血管根部破裂、心包肿瘤、尿毒症、应用过量抗凝血药以及心导管术等医源性因素时。当心包腔液体迅速积聚时,腔内压力随之升高。压力达一定程度,明显妨碍舒张期心脏扩张,右心回流受阻,体循环严重淤血,左、右心室舒张期充盈受限,导致心室血液充盈减少,心排血量下降,引起收缩压下降甚至休克。吸气时,回左心血流量减少,血压进一步下降或消失,出现奇脉。同时心脏呈代偿性心动过速,脉搏细弱。心包积液量多少和心脏压塞征不成比例。短时间内产生少量积液也可引发心脏压塞,这是由于心包来不及伸展适应心包腔压力急剧变化所致。若积液量增长缓慢,心包能代偿性扩张以减缓心包腔压力上升,即使达到大量积液(>1 000mL)有时也不会出现压塞。

### (二)临床表现

急剧发生的心脏压塞导致心脏收缩和舒张受限,表现为静脉压上升,动脉压下降,心率增速和心排血量减少而引起休克等表现。渗液积聚较慢时,则可出现亚急性或慢性心脏压塞,临床表现有类似右心衰竭的症状;渗液常引起心前区不适或胸痛;渗液压迫气管、肺、喉返神经可引起气促、咳嗽、吞咽困难、声音嘶哑等。患者常呈急性病容,面色苍白、出汗、呼吸急促;患者喜取前倾坐位,体检时常见颈静脉怒张。

### (三)超声诊断

#### 1.观察内容

(1)患者体位:患者一般取仰卧位或左侧卧位,必要时在检查中可使患者体位变换为直立位以观察液性无回声区的变化。

(2)首先行常规二维超声心动图检查。应重点扫查胸骨旁左心长轴切面,左心室乳头肌水平、二尖瓣水平短轴切面,心底大动脉短轴切面;心尖四腔心切面和剑突下下腔静脉长轴切面等,观察心包脏、壁层间无回声区的分布与数量。

(3)在二维超声基础上行彩色多普勒超声检查,重点观察房室瓣口舒张期血流的呼吸性变化和主动脉、肺动脉血流的呼吸性变化;上、下腔静脉血流频谱的呼吸性变化。

(4)M型超声心动图上可重点观察心底波群心室腔内径的呼吸性变化;二尖瓣波群上二尖瓣口开放幅度的呼吸性变化等,测量下腔静脉直径的周期性变化等。

#### 2.声像图表现

(1)M型超声心动图:观察二尖瓣前叶舒张期开放及关闭速度随呼吸周期变化,吸气期,EF斜率变慢,DE幅度变小;右心室舒张末期内径扩大,而左心室舒张末期内径缩小。

(2)二维超声心动图。

1)观察心包腔内有无较多的无回声区,无回声区分布、数量和无回声区内的有形成分。

2)观察心脏活动有无舒张受限,尤其是有无右心房、右心室舒张期"塌陷征",右心房、右心室和右心室流出道内径较正常明显缩小。右心壁舒张期塌陷是心脏压塞敏感而特异的指标,表现为右心室前壁在舒张期的向后移位,于舒张晚期最明显。右心房也可发生舒张期塌陷现象,多见于右心房游离壁(图5-17)。心脏因受挤压而内径变小,舒张期活动明显受限。

3)注意左、右心室腔内径的呼吸性异常变化:右心室呼气时几乎闭合,吸气时右心室则稍有扩大。左心室则出现吸气时内径缩小、二尖瓣开口幅度减低,呼气时左心室稍扩大,二尖瓣开口幅度有所增高的反向变化。

4)观察下腔静脉于深吸气时直径有无明显缩小:心脏压塞下腔静脉内径增宽,吸气相内径缩小不明显。于下腔静脉距右心房入口2cm处取M型观察、测量下腔静脉呼吸指数=(平静时内径-深吸气内径)/深呼气内径,出现心包积液时,下腔静脉呼吸指数<40%提示心脏压塞。

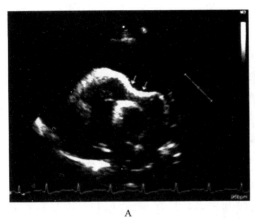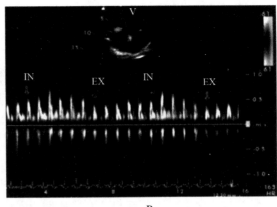

**图 5-17 心脏压塞超声表现**

注 A.右心室前壁在舒张期塌陷,于舒张晚期最明显。B.三尖瓣口舒张期频谱的呼吸相变化。

5)频谱多普勒:探查舒张期二尖瓣口和三尖瓣口血流频谱的呼吸相变化。吸气时,三尖瓣峰值血流速度及血流速度积分增加;二尖瓣峰值血流速度下降,二尖瓣血流速度的积分减低;呼气相则出现反向变化。

(3)彩色多普勒超声:检测主、肺动脉血流有无出现吸气时主动脉血流峰速减低,左室射血时间缩短;吸气时肺动脉血流峰速增高,血流速度时间积分增加。急性心脏压塞可导致心壁穿孔,血液从较高压力心腔分流至心包腔,彩色多普勒血流显像可显示心壁与心包破裂部位的彩色血流束,血流束起始部宽度即破裂口宽度。脉冲多普勒取样容积置于血流束心壁起始部,可记录湍流频谱,早期流速可较快,随时间推移,流速可逐渐减低,说明心包腔内压逐渐增高。

### (四)鉴别诊断

心脏压塞需要注意与限制性心包炎相鉴别,两者均是心室舒张期充盈受限,但心脏压塞是舒张期心包压升高,压缩心脏,二尖瓣、三尖瓣口舒张期频谱随呼吸相呈反向改变明显;而限制性心包炎是舒张早期心室充盈达僵硬心包的空间限制而突然停止,是舒张中、晚期的充盈障碍,房室瓣口舒张期呈限制性充盈特征。心脏压塞患者有心包积液,而限制性心包炎患者积液较少。

### (五)临床价值

心脏压塞是一组临床综合征,不是"全或无"现象,而是一种连续谱,即在临床症候、血流动力学和多普勒超声表现方面都呈现为一种连续的发展变化过程,并无明确的分界线来限定压塞的开始。临床上怀疑心脏压塞时,多普勒超声心动图可提供心包积液是否存在和心包压是否上升的确切信息,为制订临床治疗策略提供帮助。值得注意的是,在检测频谱或心腔、血管内径的呼吸性异常变化时,应取吸气和呼气开始后的第一个心动周期进行测量和计算。测量下腔静脉血流时,应在剑突下下腔静脉长轴切面上,将取样容积置于距右心房入口 2cm 左右观察其血流频谱的周期性变化;测量上腔静脉时,在右锁骨上窝声窗上,将取样容积置于上腔静脉内 4~7cm 深处观察其血流速度的呼吸性变化。

### 三、缩窄性心包炎

#### （一）病因和病理生理

急性心包炎以后，可在心包上留下瘢痕粘连和钙质沉着，常为轻微或局部病变，而心包无明显增厚，不影响心脏功能。部分患者由于心包增厚、炎症、粘连，形成了坚厚的瘢痕组织，心包失去伸缩性，明显地影响心脏收缩、舒张功能而成为缩窄性心包炎。

缩窄性心包炎是心包纤维化增厚的结果，常见病因：特发性、感染性疾病（结核、细菌、病毒、真菌、寄生虫），外伤（包括心脏手术），放射，炎症/免疫异常（风湿性关节炎、系统性红斑狼疮、硬皮病、结节病），肿瘤性疾病（乳腺癌、肺癌、淋巴瘤、间皮瘤、黑色素瘤），终末期肾疾病。

缩窄性心包炎时心脏被包裹在坚实的心包内，限制了心脏舒张中、晚期的心房和心室的舒张充盈，导致心排血量下降，阻碍静脉回流，引起体循环静脉压增高。心排血量减少可导致水钠潴留，从而增加血容量，使静脉压进一步升高，肺静脉血液回流受阻，呈现肺淤血，肺静脉、肺动脉压力均增高，渐出现右心、左心衰竭的症状和体征。缩窄性心包炎并不少见，但临床上易漏诊，主要原因为其临床表现像其他常见病，没有单独的、可靠性高的确诊性检查，因此，对收缩功能正常的或可能存在造成心包缩窄的因素的患者均应考虑到本病。

#### （二）临床表现

缩窄性心包炎的早期症状常是隐匿的，可有一些非特异的主诉，如不适、疲劳、运动耐力降低。随着病情进展，出现一些右心衰竭表现（周围水肿、腹胀、腹水）和左心衰竭的症状（劳力性气急、端坐呼吸和夜间阵发性呼吸困难）。

几乎所有病例都有颈静脉怒张，许多患者有 Kussmaul 征（吸气时颈静脉更为扩张）。患者血压偏低、脉压变小和静脉压升高。心脏听诊可有心音低钝，偶尔在舒张早期（第二心音后60～120毫秒）可闻及心包叩击音，心包叩击音具有较高频率，出现稍早于第三心音。由于有胸腔积液，肺部听诊可显示肺底部呼吸音减低。由于右心功能受损引起的中心静脉压升高以及左心功能受损出现的水钠潴留，导致周围水肿。

心电图示肢体导联 QRS 波群低电压、T 波变平或倒置及双峰 P 波。胸部放射线检查可显示心包的钙化，心影呈三角形。心脏 CT 及 MRI 发现心包钙化有利于缩窄性心包炎的诊断。

#### （三）超声心动图检查

1.M 型超声心动图

室间隔运动异常是缩窄性心包炎的特征之一，表现为舒张早期室间隔突然向后运动，舒张中期室间隔运动平直，心房收缩时，室间隔出现突然向前运动。这种室间隔运动的变化是由于右心室早期快速充盈导致室间隔向左心室侧运动，其后由于左、右心室之间的充盈压力进入压力平台期，室壁活动较为平直，最后，由于心房的收缩使右心室充盈增加所致。另外可见舒张早期主动脉根部后壁快速向下运动，舒张中、晚期左心室游离壁运动变平。

部分患者可见心包增厚，呈强回声致密的层状结构，随心动周期活动。

2.二维超声心动图

双心房明显扩大，双心室内径正常或相对偏小。心包可有不同程度的增厚，回声增强，有时可见钙化、增厚，以左心室后壁、房室沟及心尖部多见，其次为右心室游离壁及左心室侧壁

（图 5-18）。由于增厚的心包对左心室后壁的限制大于对左心房后壁的限制,左心房后壁能向后扩张,使两者的夹角变小,左心室长轴切面左心房后壁与左心室后壁夹角变小。舒张中、晚期室间隔抖动,部分患者可见房间隔抖动。由于中心静脉压增高,下腔静脉及肝静脉增宽,下腔静脉内径随呼吸变化率减小。

部分患者心包腔内仍可见积液,积液内往往有较多絮状物或纤维条索状物。

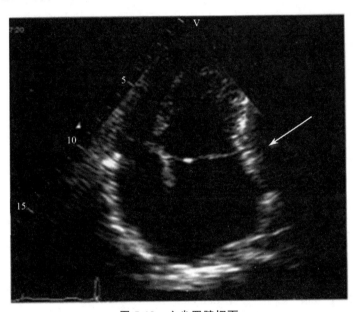

**图 5-18　心尖四腔切面**

　注　双心房扩大,左、右心室游离壁外侧心包增厚伴钙化(箭头)。

3.多普勒超声心动图

吸气时三尖瓣血流 E 峰和肝静脉舒张期前向血流速度增加。呼气时三尖瓣血流 E 峰降低,肝静脉舒张期前向血流速度减低,并产生明显的舒张期反向血流。

脉冲多普勒可显示二尖瓣口血流频谱呈现 E 峰增高,A 峰降低,E/A 比值明显增大(图 5-19)。呼吸运动对舒张早期二尖瓣口血流速度有明显影响,吸气开始时 E 峰降低,等容舒张期延长;随着呼气 E 峰又升高,等容舒张期缩短。二尖瓣口 E 峰随呼吸变化率>25%。组织多普勒显像(DTI)显示二尖瓣环 Em(为组织多普勒二尖瓣瓣环运动的峰值速度)>8cm/s。

4.鉴别诊断

慢性缩窄性心包炎应与心肌病、心力衰竭、三尖瓣狭窄等疾病相鉴别,但主要应与限制型心肌病鉴别。限制型心肌病的临床表现和血流动力学改变与缩窄性心包炎很相似,临床难以鉴别。

(1)为建立缩窄性心包炎的诊断,以下两方面血流动力学特点需通过二维或多普勒超声心动图或心导管检查评价。①胸腔内与心腔内压力分离:增厚的或有炎症的心包阻止随呼吸产生的胸腔内压力变化完全传递至心包和心腔内,从而产生左侧充盈压力梯度(肺静脉和左心房间压差)的呼吸性变化。吸气时胸腔内压力下降(通常为 3~5mmHg),胸腔内其他结构(如肺静脉、肺毛细血管)的压力下降相类似。这些吸气时压力的变化并不完全传导至心包和心腔内。因此,左心室充盈的驱动压力梯度吸气时迅速减小而呼气时增加。这些特征性血流动力学变化可以通过左心室、肺毛细血管楔压与二尖瓣流入血流速度同步描记反映出来。②过强的心室相互依赖性:因在增厚的或无顺应性(粘连)的心包内心腔的总容量相对固定,使左、右心室舒张期充盈发生相互依赖,因此,左心室与右心室的充盈随呼吸呈反向变化。吸气时左心室充盈减少,而右心室充盈增加,结果室间隔向左移动,呼气时左心室充盈压增加,室间隔向右移动,限制右心室充盈。

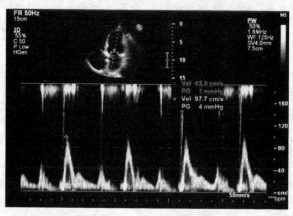

**图 5-19　脉冲多普勒**

**注**　显示二尖瓣血流频谱 E 峰明显增高,E/A>2。

(2)超声心动图可在以下几方面提供参考。

1)组织多普勒显像(DTI):二尖瓣间隔瓣环速度是反映心肌松弛的指标,限制型心肌病变时因心肌松弛异常,二尖瓣间隔瓣环速度下降(<7cm/s),而缩窄性心包炎时,二尖瓣瓣环速度尤其是间隔侧瓣环速度正常,甚至是增加的。二尖瓣瓣环运动速度对诊断缩窄和鉴别心肌病变有较高价值(图 5-20)。

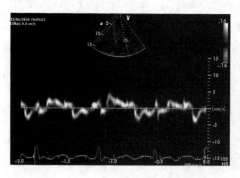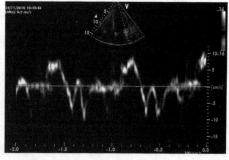

**图 5-20　二尖瓣瓣环运动速度诊断缩窄和鉴别心肌病**

**注**　限制型心肌病(左)二尖瓣环速度下降(<7cm/s),缩窄性心包炎(右)二尖瓣瓣环速度正常。

2)二尖瓣流入道血流速度可以提示限制性充盈或高充盈压(如 E/A=1.5,减速时间<160 毫秒),但二者均可出现二尖瓣口血流频谱 E 峰高,A 峰低,E/A 比值>1。缩窄性心包炎时,E/Em(E 为脉冲多普勒二尖瓣血流的峰值速度;Em 为组织多普勒二尖瓣瓣环运动的峰值速度)与肺毛细血管楔压成反比,但心肌病变时,E/Em 与肺毛细血管楔压成正比。另外,缩窄性心包炎患者 E 峰随呼吸改变,而限制型心肌病患者,E 峰随呼吸改变不明显(图 5-21)。

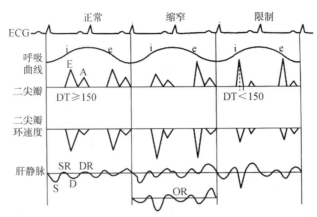

**图 5-21　二尖瓣瓣环和肝静脉多普勒血流速度、心电图、吸气(i)和呼气(e)呼吸描记**

注　A.心房充盈;D.舒张期血流;DR.舒张期反向血流;DT.减速时间;E.舒张早期充盈;S.收缩期血流; SR.收缩期反向血流。

3)缩窄性心包炎患者腔静脉的血流速度随呼吸而改变,而限制型心肌病患者的腔静脉血流速度不随呼吸而变化。通常缩窄性心包炎患者呼气时肝静脉的舒张期前向血流速度减低,并产生明显的舒张期反向血流。

4)肺静脉血流频谱对于两者的鉴别具有一定的价值。有研究表明,缩窄性心包炎患者收缩期血流速度与舒张期血流速度大致相等,而限制型心肌病患者舒张期血流速度＞收缩期血流速度。

在诊断缩窄性心包炎时,二维和多普勒超声心动图需结合更多的临床经验。

(3)超声心动图在诊断缩窄性心包炎时需要注意以下几个问题。

1)急性心脏扩张、肺栓塞、右心室梗死、胸腔积液和慢性阻塞性肺疾病等也可以有相似的二尖瓣流入血流速度随呼吸变化的特点,应从临床及与二维超声心动图特点方面进行鉴别。

2)如果合并严重的三尖瓣反流,肝静脉多普勒血流频谱对诊断无意义。

3)二尖瓣置换术后患者的二尖瓣流入血流速度可随呼吸发生变化,此时肝静脉可以显示特征性的多普勒变化。

4)若患者出现下壁心肌梗死,即使其有缩窄性心包炎,二尖瓣间隔侧瓣环运动速度也下降,此时多普勒血流可显示呼气时肝静脉有特征性舒张期反向血流可予鉴别。

5)合并房颤的缩窄性心包炎患者有典型的二维超声心动图特点,无论心动周期的长短,都可能需要较长时间观察多普勒血流速度,才能发现其随呼吸发生的变化。此时呼气时肝静脉反向血流是缩窄性心包炎的重要依据。

## 四、心包先天性畸形

### (一)心包囊肿

心包囊肿是心包的良性结构异常,是罕见的心包良性先天性畸形,发病率约为 1/100 000,

约占纵隔肿瘤的7%。心包囊肿是心包脏层在胚胎发育过程中向外膨出形成的囊性结构,与心包腔不交通,囊壁一般光滑,其内含有较为稀薄的清亮液体。心包囊肿常见于右侧肋膈角,也可见于左侧肋膈角、肺门和上纵隔。

心包囊肿一般无明显临床症状,但可以压迫心脏,通常是在胸部X线检查时偶然发现,表现为肋膈角圆形或类圆形肿块,边界清晰。

超声心动图上心包囊肿表现为心脏外囊性病变,囊壁光滑,有时可见钙化灶,囊腔内为较均匀的无回声暗区,透声一般良好。二维超声心动图有利于心包囊肿与其他实体结构的鉴别,因为前者充满清晰液体而呈现无回声。计算机断层显像或磁共振成像也有特征性表现。经食管超声心动图可以较为准确地观察囊肿与相邻心腔壁的相互关系。

### (二)先天性心包缺如

先天性心包缺如非常罕见,男性患病率是女性的3倍。通常累及左侧心包。右侧心包的完全缺如少见。部分左侧心包缺如多伴有其他先天性心脏畸形,心包缺如较少引起胸痛、呼吸困难或晕厥等症状。部分心包缺如时一些心脏结构(左心房、左心耳、左心室等)会通过心包缺损而疝出,导致大血管扭曲,可能会引起致命性血流动力学后果。

心包缺如时心脏运动范围增大,尤其是左心室后壁。在超声心动图上有类似于右心室容量负荷过重的表现,右心室腔增大,室间隔收缩期矛盾运动,右心室在正常心尖四腔切面图像的中心时应考虑心包缺如。计算机断层显像或磁共振成像对于确定诊断有重要价值,可以显示心包缺失的范围及部位。

(程晋锋)

# 第四节　先天性心脏病

## 一、概述

### (一)先天性心脏病的分类

#### 1.非发绀型

(1)无分流:先天性房室瓣及半月瓣病变,如伞型二尖瓣、三尖瓣下移畸形、二叶式主动脉瓣、单纯肺动脉瓣狭窄;流入道及流出道梗阻病变,如二尖瓣瓣上环、右心室流出道狭窄、主动脉瓣下狭窄;主动脉缩窄;矫正型大动脉转位等。

(2)左向右分流:常见畸形有房间隔缺损、室间隔缺损、动脉导管未闭;少见及复杂畸形有部分型心内膜垫缺损、主动脉窦瘤破入右心房和右心室、冠状动脉—右侧心腔瘘等。

(3)左向左分流:主动脉窦瘤破入左心房(少见)、冠状动脉—左侧心腔瘘等。

#### 2.发绀型

右向左分流:常见畸形有法洛四联症、法洛三联症、右心室双出口。少见畸形有完全型大动脉转位、永存动脉干、房间隔缺损并完全型肺静脉异位引流、单心室、三尖瓣闭锁、肺动脉瓣闭锁等。

## （二）系统诊断法

复杂型先天性心脏病往往在心房、心室和大动脉水平上发生不同方向的旋转、移位，并按不同顺序排列组合，同时合并多种畸形，故传统的诊断方法极易造成误诊和漏诊。对复杂型先天性心脏病，应采用系统诊断法进行系统性和逻辑性的分析，才能正确诊断。系统诊断法又称为顺序节段诊断法，1972 年由美国 van Praagh 教授等提出，经不断改进和完善，如今已成为超声诊断先天性心脏病遵循的原则。系统诊断法是将整个心脏结构简化为 3 个节段（心房、心室、大动脉）和两个连接（心房与心室的连接、心室与大动脉的连接），再按以下 5 个步骤进行诊断，包括：①心房位置；②心室祥的类型；③心房与心室的连接关系；④大动脉关系；⑤心室与大动脉的连接关系。

正常情况下，心房正位（右心房在右，左心房在左），心室右祥（右心室在右侧，左心室在左侧），房室连接（左心房与左心室连接，右心房与右心室连接）一致，主动脉与左心室连接，肺动脉与右心室连接。

对复杂型先天性心脏病而言，在常规胸骨左缘切面检查的基础上，剑突下区、胸骨右缘区、胸骨上窝区检查尤为重要，应作为常规检查部位。此外，经食管超声心动图亦可弥补经胸超声心动图的不足之处，近年发展的实时三维超声也有助于先天性心脏病诊断。

## （三）右心声学造影

右心声学造影是辅助诊断先天性心脏病的一项重要和不可缺少的方法。彩色多普勒超声对显示先天性心脏病左向右分流非常敏感而且直观，目前已基本取代了右心声学造影。在复杂心血管畸形不能判断心房位置或确定心内是否存在低速右向左分流时，右心声学造影仍有不可取代的诊断价值：彩色多普勒血流成像可能漏诊心内存在的低流速右向左分流，而右心声学造影可以非常敏感地发现此分流，并有助于肺动静脉瘘、永存左上腔等少见先天性心脏畸形的诊断。右心声学造影剂微气泡直径较大，经外周静脉注入后不能通过肺部毛细血管进入肺循环，只能在右心系统显影，当心房、心室和大动脉水平存在右向左分流时，则在相应水平的左心腔、主动脉出现造影剂微气泡。

关于右心声学造影剂，以往国内外学者尝试使用过数种。

1.二氧化碳微气泡

通常由 5％碳酸氢钠加各种弱酸制剂（如维生素 C、盐酸、维生素 $B_6$ 等）临时配制而成。

配制方法：①用 10mL 无菌注射器先抽取 5％碳酸氢钠溶液 4mL，再抽取 1％盐酸溶液 1mL 进行混合，稍加振荡即可产生二氧化碳微气泡；②用 20mL 无菌注射器先抽取 5％碳酸氢钠溶液 10mL，然后抽取 5％维生素 C 溶液 5mL 混合（以 2∶1 容量比例混合），2 分钟内产生二氧化碳微气泡，随后反应减慢；③用 10mL 无菌注射器抽取 5％碳酸氢钠溶液 5mL，再加入维生素 $B_6$ 300mg，稍加振荡即可产生二氧化碳微气泡。

操作方法及注意事项：通常取左上肢建立外周静脉通道，成人取以上配置剂量推入，小儿取以上配置剂量的 1/3～1/2 推入，严重发绀及心力衰竭患者应慎用。

2.空气的高糖微气泡

根据不同的制备工艺分为声振微气泡和手振微气泡声学造影剂。

（1）声振微气泡的制作方法：采用 10mL 无菌注射器抽取 50％葡萄糖注射液 6～8mL，拔除针芯，使针尖向下，再将经过消毒的超声波声振仪的声振探头插入针管内，置于液面以下，启动声振仪振动 10～20 秒，当溶液由透明状变为均匀的乳白色液体时，即可将针芯插入针管，供静脉推注使用。

该方法制作的微气泡直径较小，微泡大小较均匀，右心声学造影效果优于二氧化碳微气泡，并经动物实验和临床多年应用，证明安全、有效。

（2）手振微气泡的制作方法及应用：具体如下。①材料准备：10mL 无菌注射器 2 支；无菌三通管 1 只；50％葡萄糖；生理盐水。②制作方法：取一次性无菌注射器抽取 50％葡萄糖 6mL，将其连接到三通管一接口上，三通管另一接口连接一次性无菌注射器，关闭未接注射器一侧的开关，使两注射器相通，用手各持三通管两端的注射器快速来回推动抽取液，以肉眼观察到注射器里的透明液体变成淡乳白色为原则。③造影方法：造影前患者建立左上肢静脉通道，超声检查者固定探头在需要观察的切面，根据病情注射手振 50％葡萄糖微气泡 1～3 次。注射剂量：儿童每次 1～3mL，成人每次 3～6mL。每次注射后，尾随注入生理盐水 6mL。

文献报道该方法经过实验研究和多年的临床应用，证明手振微气泡不需声振仪，效果肯定，制作方便，简单易行，使用安全，适合在各级医院使用。

### （四）先天性心脏病肺动脉压评估

无右心室流出道或肺动脉狭窄的患者，其右心室收缩压等于肺动脉收缩压。用连续波多普勒计算肺动脉压方法如下。

1.测三尖瓣反流压差计算肺动脉收缩压（PAPS）

取心尖四腔心切面，用彩色多普勒超声（CDFI）显示三尖瓣反流束方向及起点，再用连续波多普勒测得最高反流速度（V），根据简化 Bernoulli 方程（$\Delta P = 4V^2$），压差（PG）mmHg＝$4V^2$，PAPS＝PG＋（5～10）（mmHg），其中 5～10 为右心房压。

2.心室水平分流计算法

室间隔缺损时，左向右分流的峰值速度换算成压差（$\Delta P$）代表两心室之间的压差。即室缺分流压差（$\Delta P$）＝左心室收缩压－右心室收缩压，而左心室收缩压（LVSP）相当于肱动脉收缩期血压（SBP），右心室收缩压（RVSP）相当于肺动脉收缩期血压（PAPS）。即：PAPS（mmHg）＝RVSP＝SBP－室缺收缩期分流压差。

3.大动脉水平分流计算法

PAPS（mmHg）＝肱动脉收缩期血压－动脉导管收缩期分流压差。

4.肺动脉瓣反流法计算肺动脉舒张压（PAPD）

正常情况下右心室舒张压接近零，因此，肺动脉瓣反流压差相当于肺动脉舒张压。

5.肺动脉高压程度判断

正常肺动脉压：收缩压（PASP）＜30mmHg，舒张压（PADP）＜15mmHg。

6.临床价值

以上方法计算的肺动脉收缩压与心导管检查结果相关性良好，有些文献资料显示，超声计算的肺动脉压略低于心导管的测值。

## 二、房间隔缺损

房间隔缺损(ASD)是临床上常见的先天性心脏畸形,为原始房间隔在胚胎发育过程中出现异常,致左、右心房之间遗留孔隙,在心房水平产生血液分流。房间隔缺损可单独发生,也可与其他类型的心血管畸形并存。ASD发病率居先天性心脏病的首位,为10%~15%,男女发病率约为1:3,而且有家族遗传倾向。

### (一)病因和病理解剖

大多数ASD病因不明,家族聚集性ASD大多数是常染色体遗传。研究报道,ASD与心脏分隔必需基因异常相关。ASD与胎儿乙醇接触、孕妇妊娠前3个月吸烟和一些抗抑郁药有关,其他危险因素包括糖尿病、非糖尿病女性糖摄入增加及怀孕年龄≥35岁等。

ASD为原始房间隔在胚胎发育过程中出现异常,可分为原发孔型和继发孔型。继发孔型房间隔缺损较常见,又分为中央型、静脉窦型、冠状静脉窦型(图5-22),合并两种以上房间隔缺损为混合型。

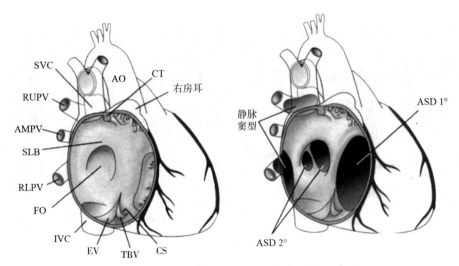

**图5-22  房间隔缺损解剖分型及相邻结构示意图**

注  SVC:上腔静脉;RUPV:右上肺静脉;RMPV:右中肺静脉;SLB:上崎束;RLPV:右下肺静脉;FO:卵圆窝;IVC:下腔静脉;EV:欧氏瓣;TBV:三尖瓣隔瓣;CS:冠状静脉窦;CT:界崎;AO:主动脉;ASD 1°:原发孔型房间隔缺损;ASD 2°:继发孔型房间隔缺损。

原发孔型:约占20%,是房室管缺损常见变异型中的一种,位于卵圆窝的下前方与室间隔相连部位,属于心内膜垫缺损的一种形式。

继发孔中央型:最常见,约占70%,位于卵圆窝部位,大小不等;可合并二尖瓣狭窄、二尖瓣脱垂等。

静脉窦型:约占10%,包括上腔静脉型(8%)、下腔静脉型(2%)。上腔静脉型缺损位于上腔静脉入口处,最常见的缺损部位在右上肺静脉与上腔静脉之间,与上腔静脉相通,常合并右上肺静脉畸形引流;下腔静脉型缺损位于下腔静脉入口处,常合并右下肺静脉畸形引流。

冠状静脉窦型较为罕见,发病率小于1%,冠状静脉窦间隔部分性或完全缺如,使冠状静脉窦与左心房直接相通。

### （二）临床表现

单纯房间隔缺损在儿童期大多无症状，小房间隔缺损患者可终身无症状。

随着年龄及病情发展，劳力性呼吸困难为主要表现，有些患者可因右心室容量负荷过重而发生右心衰竭。

大量的左向右分流者，易发生心房颤动、心房扑动。

晚期约有15％的患者因重度肺动脉高压出现右向左分流而有发绀，形成艾森门格综合征。

体格检查最典型的体征为肺动脉瓣区第二心音亢进，固定性分裂，并可闻及2～3级收缩期喷射性杂音，此系肺动脉血流量增加，肺动脉瓣关闭延迟并相对性狭窄所致。

### （三）超声诊断

1.诊断要点

①房间隔回声中断；②心房水平分流，大部分为左向右分流，合并肺动脉高压时可出现双向甚至右向左分流；③心房水平分流的频谱特点为舒张期为主的全心动周期分流频谱，速度（1.0±0.40）m/s；④伴或不伴右心房、右心室增大（图5-23、图5-24）。

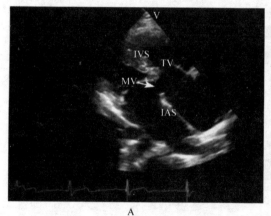 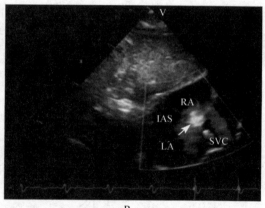

**图5-23　房间隔缺损分型示例**

注　A.原发孔型房间隔缺损。B.继发孔型房间隔缺损的最常见类型——中央型；箭头示房间隔缺损位置。IVS：室间隔；TV：三尖瓣；MV：二尖瓣；IAS：房间隔；RA：右心房；LA：左心房；SVC：上腔静脉。

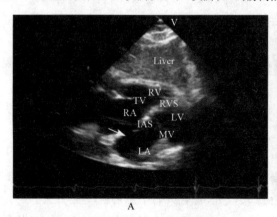 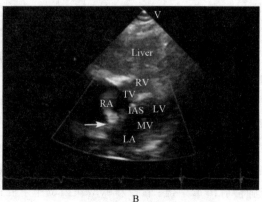

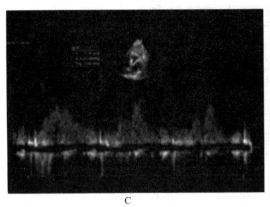

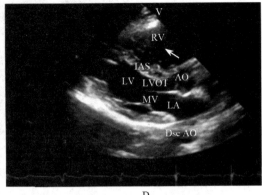

C　　　　　　　　　　　　　　D

**图 5-24　继发孔中央型房间隔缺损**

注　A.箭头示 IAS 回声中断。B.箭头示 IAS 穿隔血流束。C.显示 IAS 穿隔血流频谱,峰值流速 114cm/s。D.箭头示 ASD 继发改变——右心室增大。IAS:房间隔;LVOT:左心室流出道;Dsc AO:降主动脉;Liver:肝脏。

2.超声心动图表现

房间隔缺损主要扫查切面:四腔切面(胸骨旁、心尖和剑突下)、剑突下双心房切面和大动脉根部短轴切面。

(1)二维超声心动图:直接征象,多切面显示房间隔相应缺损部位回声连续性中断,断端回声稍增厚、增强;继发改变,右心增大,可合并肺动脉增宽和肺动脉高压。

(2)M 型超声心动图:主要显示右心扩大等继发性改变。

(3)多普勒超声心动图:心房水平分流多为左向右分流。彩色多普勒多为红色左向右分流信号,由左心房侧经缺损处进入右心房。脉冲多普勒房水平分流频谱为典型双峰或三峰波形,占据收缩期和舒张期,峰值速度 1.0~1.3m/s。

缺损较大和肺动脉高压时可出现右向左分流。彩色多普勒为蓝色血流信号,由右心房侧经缺损处进入左心房。

筛孔样缺损彩色多普勒可显示房间隔处多束细小分流信号。

(4)经食管超声心动图(TEE):能克服经胸超声心动图(TTE)的不足,更好地显示房间隔缺损的回声中断和分流,避免误诊和漏诊。更重要的是能够清晰显示缺损残端与相邻结构的关系和距离(主动脉根部、二尖瓣前叶、上下腔静脉)(图 5-25)。

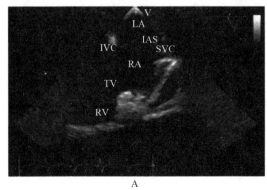

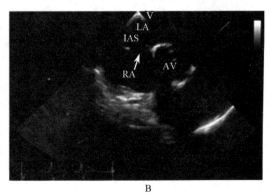

A　　　　　　　　　　　　　　B

**图 5-25**

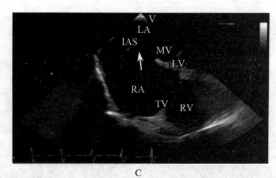

C

**图 5-25　经食管超声心动图显示房间隔缺损断端与相邻结构的关系**

注　A.双房切面,显示与上、下腔静脉的关系。B.大动脉短轴切面,显示断端与主动脉根部的距离。C.四腔心切面,显示与二尖瓣前的关系。LA:左心房;RA:右心房;LV:左心室;RV:右心室;MV:二尖瓣;TV:三尖瓣;IAS:房间隔;SVC:上腔静脉;IVC:下腔静脉。

(5)三维超声心动图:三维超声心动图可直观展示房间隔缺损的全貌,并立体显示缺损与相邻结构的空间关系,为临床治疗提供重要的信息(图 5-26)。

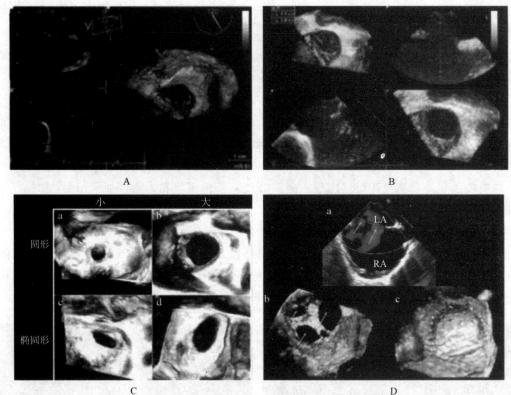

**图 5-26　经食管三维超声心动图显示房间隔缺损**

注　A、B.显示房间隔缺损的三维测量。C.显示房间隔缺损的形态。D.显示多孔型房间隔缺损三维图像和封堵器。LA:左心房;RA:右心房。

**3.右心声学造影**

右心声学造影可用于房间隔缺损的定性诊断。左向右分流在右房室显影后,右心房邻近间隔中断处无造影剂回声,即右心房内出现负性造影区;右向左分流在右房室显影后,可见造影剂进入左心房。

**（四）鉴别诊断**

根据上述典型的体征，结合心电图、胸部 X 线摄片和心脏超声检查，诊断房间隔缺损一般并无困难。对于非典型的患者或疑有其他合并畸形者，心导管检查可提供帮助。

超声检查中需与引起右心大、肺动脉听诊区第二心音亢进的相关病症相鉴别，主要与肺源性心脏病、原发性肺动脉高压、肺动脉瓣狭窄等疾病相鉴别。

# 三、室间隔缺损

室间隔缺损（VSD）指室间隔在胚胎时期发育不全，在心室水平产生左向右异常交通。室间隔缺损是最常见的先天性心脏病，占先天性心脏病的 20％～25％，男女比例约为 1∶1。室间隔缺损可单独存在，也可与其他先天性心脏病并存。室间隔缺损较小者预后良好，其自然寿命甚至可达 70 岁以上，膜部小缺损有可能在 10 岁以前自行关闭。

**（一）病因和病理**

室间隔解剖上由流入道、肌小梁部、流出道（漏斗部）3 部分构成，三者均与位于主动脉瓣下的一小片膜状间隔相连接。流入道指三尖瓣隔瓣覆盖的部分，流出道指室上嵴以上、肺动脉瓣以下的部分（包括室上嵴），其余所剩部分是小梁部。

室间隔缺损的外科分型分为流入道/房室通道型、流出道型、膜周部和肌部室间隔缺损。超声分型分为干下型、嵴内型、嵴下型、单纯膜部和隔瓣下型（图 5-27）。

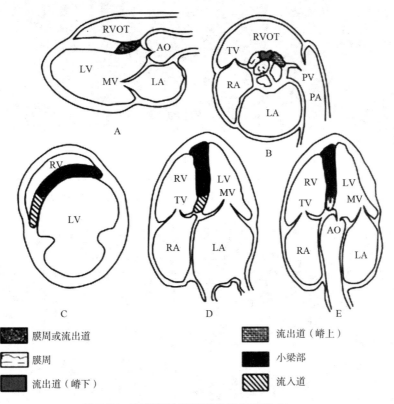

| ▓▓ 膜周或流出道 | ▒▒ 流出道（嵴上） |
| 〰 膜周 | ■ 小梁部 |
| ▨ 流出道（嵴下） | ▨ 流入道 |

**图 5-27　室间隔缺损超声分型切面模式**

**注**　LV：左心室；RV：右心室；LA：左心房；RA：右心房；AO：主动脉；MV：二尖瓣；TV：三尖瓣；RVOT：右心室流出道。

### （二）临床表现

临床症状与缺损大小、肺血流量、肺动脉压力及是否伴发其他心脏畸形有关。缺损小者，一般无临床症状。缺损大者，症状出现早且明显，影响发育，并易发生感染性心内膜炎。其主要症状有气促、呼吸困难、多汗、喂养困难、乏力和反复肺部感染，严重时可发生心力衰竭。有明显肺动脉高压时可出现发绀。

典型体征为胸骨左缘第3～4肋间有4～5级粗糙全收缩期杂音，向心前区传导，伴收缩期震颤。有严重的肺动脉高压时，肺动脉瓣区第二心音亢进，有相对性肺动脉瓣关闭不全的舒张期杂音，室间隔缺损的收缩期杂音可减弱或消失。

### （三）超声诊断

1.诊断要点

①室间隔连续性中断；②心室水平分流，多为左向右分流，大缺损或合并肺动脉高压时为双向分流或右向左分流；③左心室扩大，出现肺动脉高压后右室壁增厚，右心室扩大；④室间隔缺损的定位诊断（图5-28，图5-29）。

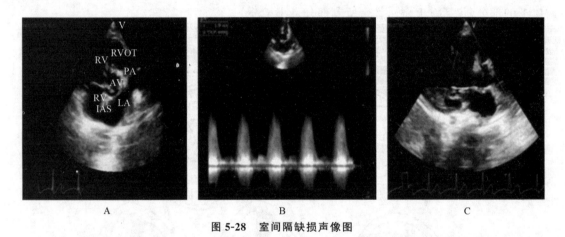

图 5-28　室间隔缺损声像图

注　A.室间隔缺损断端。B.室间隔缺损血流频谱，峰值流速538cm/s。C.室间隔缺损处彩色血流束。RV:右心室;RVOT:右心室流出道;PA:肺动脉;LA:左心房;LAS:房间隔;RV:右心室;AV:主动脉瓣。

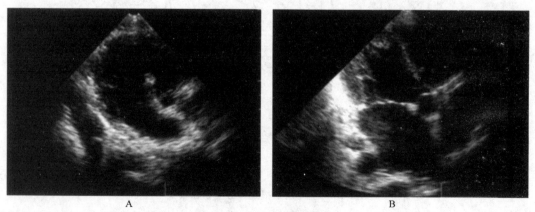

图 5-29　室间隔分型示例

注　A.肌部室间隔缺损。B.膜部室间隔缺损合并室间隔膜部瘤。

2.超声心动图表现

(1)二维超声心动图:直接征象——多切面显示室间隔相应缺损部位回声连续性中断,室间隔缺损断端回声增强、粗糙;继发性改变——左心室容量负荷过重,左心室增大,肺动脉高压时右心室壁增厚,右心增大。

(2)M型超声心动图:难以显示缺损,主要为继发性房室腔扩大的表现。彩色M型可以观察室间隔缺损分流方向和时相。

(3)多普勒超声心动图:具体如下。①心室水平分流,于缺损处见彩色血流信号由左心室进入右心室,连续多普勒测及收缩期高速正向湍流频谱,流速一般大于4m/s。肺动脉高压出现后,分流的彩色多普勒信号暗淡,多为双向分流。如肺动脉压力显著升高,右心室压超过左心室压则转为右向左分流,此时分流频谱反向,流速和压差减低。②肺动脉压的评估,不合并其他心内畸形时可通过简化伯努利方程评估肺动脉收缩压(PASP)。左向右分流的 $PASP=RVSP=LVSP-\Delta P=SBP-4V^2$(RVSP:右心室收缩压;LVSP:左心室收缩压;$\Delta P$:室间隔缺损分流压差;V:心室水平分流速度;SBP:肱动脉收缩压)。右向左分流的 $PASP=RVSP=LVSP+\Delta P=SBP+4V^2$。

(4)右心声学造影:左向右分流时右心室可有负性造影区,但多不明显;右向左分流时右心室显影后,造影剂进入左心室。

(5)三维超声心动图:立体全面地显示室间隔缺损及相邻结构,可更好地定量评价室间隔缺损,为临床决策提供准确信息。

(6)经食管超声心动图:经胸超声心动图能对绝大多数室间隔缺损作出准确诊断,故需要经食管超声心动图的病例相对较少。有报道对于流入道肌部和小梁肌部小缺损,经食管超声心动图比经胸超声心动图敏感性高。此外,经食管超声心动图可监测室间隔修补术,一方面术前明确缺损部位、大小、并发症与复合畸形,指导手术医师选择手术切口及补片大小,另一方面术后可即时了解修补术成功与否,准确评价残余分流的程度,对于较多的残余分流可立即进行再次修补,避免再次开胸手术。

3.诊断流程和注意事项

室间隔缺损的完整诊断遵循三步原则:定性、定位和定量。

注意事项:室间隔的假性回声失落可导致误判,应借助彩色和频谱多普勒仔细鉴别;小室间隔缺损的回声中断不明显,而且可无继发性改变,应借助彩色和频谱多普勒减少漏诊;室间隔缺损分流速度减低时,提示右心系统压力增高,需警惕肺动脉口或右室流出道狭窄和其他伴发畸形;干下型室间隔缺损与主动脉右冠窦脱垂相互影响,前者常伴发后者,后者常掩盖前者;室间隔膜部缺损有较高的自然闭合率,如果分流量不大,可随访观察。

**(四)鉴别诊断**

1.右心室流出道狭窄

彩色多普勒于右心室流出道(或右心室腔)显示异常高速血流束,无穿过室间隔的血流束。

2.双腔右心室

右心室内出现异常粗大肌束,从右心室前壁伸向邻近的室间隔,将右心室分为近端的高压腔与远端的低压腔;彩色多普勒探查显示右心室腔内的射流束,但无穿隔血流信号;主动脉根部短轴切面可显示五彩血流束方向与右心室流出道平行。

3.主动脉窦瘤破入右心室流出道

扩张的主动脉窦瘤突入右心室流出道,并可见其破口位于主动脉窦部;主动脉窦瘤破裂的分流束在主动脉瓣上;彩色及频谱多普勒可见连续性全心动周期分流;值得注意的是,窦瘤破裂可与室间隔缺损合并出现。

### (五)临床价值

超声心动图不仅能准确定性诊断室间隔缺损,而且能准确判断缺损的大小与部位、右心室压、肺动脉压、体循环与肺循环血流比值,为临床制订合理的治疗方案提供有价值的信息。经食管超声心动图还可用于术中监测,防止残余分流和再次开胸修补的发生。超声心动图还可发现室间隔缺损的合并畸形,如房间隔缺损、动脉导管未闭等,以及并发症,如主动脉瓣反流、感染性心内膜炎等,同时能准确评价心脏收缩功能与舒张功能。

实时三维超声心动图开创了一个新的时代,为临床提供了全新的视角。三维超声对室间隔缺损形态及其与周边结构的关系更加准确与直观,室间隔缺损的定量测量也较二维超声准确。

随着超声仪器的发展和经验的积累,超声心动图已逐步代替心导管检查成为诊断室间隔缺损的主要方法,在术前评估、术中监测、术后随访中均发挥着重要作用。

## 四、动脉导管未闭

动脉导管未闭(PDA)是小儿先天性心脏病常见类型之一。胎儿期动脉导管被动开放是血液循环的重要通道,动脉导管未闭常见于早产儿,在妊娠满28周前出生的婴儿中发生率可达80%,出生后约15小时发生功能性关闭,出生后1年在解剖学上应完全关闭。若持续开放,并产生病理生理改变,即称动脉导管未闭,可分为管型、窗型、漏斗型动脉导管未闭。

### (一)临床表现

与分流量及肺动脉压力高低有关,分流量小者常无症状,分流量大者,活动后疲乏、气促、多汗、瘦弱苍白,声音嘶哑,反复发生肺炎和心力衰竭。有显著肺动脉高压者,血流自肺动脉向主动脉分流,出现差异性发绀。心前区隆起,心尖冲动强,心浊音界向左下扩大。胸骨左缘第2~3肋间连续性机器样杂音,心尖区舒张期杂音,肺动脉瓣区第二心音亢进。偏外侧有响亮的连续性杂音,可向左上颈背部传导,伴有收缩期或连续性细震颤。出现肺动脉高压后,可能仅听到收缩期杂音。可出现周围血管征:股动脉枪击音、水冲脉、毛细血管搏动征。

### (二)超声表现

1.M型和二维超声心动图

主动脉根部短轴切面可见主肺动脉分叉处有异常通路与降主动脉相贯通(图5-30),这异常的通路即为未见的动脉导管,并可显示导管的形态、粗细及长度。肺动脉主干及其分支扩张,左房、左室扩大。

2.多普勒超声心动图

取样容积置于导管部及主肺动脉左外侧壁附近,可探及持续整个心动周期的连续血流频谱。最高流速大于 4m/s。

3.彩色多普勒血流显像

于胸骨旁大动脉短轴,分流束呈现以红色为主的五彩血流,起自降主动脉,经动脉导管进入肺动脉,沿主肺动脉外侧上升(图 5-31)。

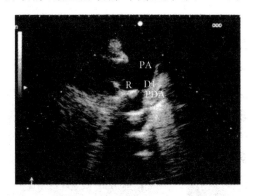

图 5-30　主动脉根部短轴切面可见主肺动脉分叉处有未闭的导管与降主动脉相通

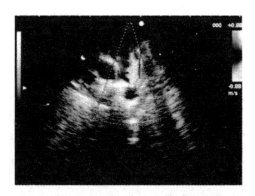

图 5-31　彩色多普勒显示起自降主动脉的五彩分流束经未闭的动脉导管进入主肺动脉腔内

### (三)鉴别诊断

动脉导管未闭主要需要与肺动脉狭窄相鉴别。动脉导管未闭患者的主要超声表现为降主动脉与主肺动脉间有管状沟通,彩色高速湍流束起始于降主动脉,多沿肺动脉外侧壁向瓣口方向走行,肺动脉瓣狭窄的湍流束走行方向相反。动脉导管未闭为特征性双期连续高速频谱,其血流方向朝向肺动脉瓣口,而肺动脉瓣狭窄的血流方向主要朝向肺动脉分叉,两者方向正相反。

## 五、法洛四联症

法洛四联症在发绀型先心病中最常见,为复合性先天性畸形,包括肺动脉口狭窄、室间隔缺损、主动脉骑跨和右心室肥厚 4 种畸形。肺动脉狭窄和室间隔缺损是基本的病理解剖改变,右室肥厚及主动脉骑跨是肺动脉狭窄和室间隔缺损的结果。

男女发病率类似。

### (一)临床表现

大多数于出生后 6 个月内出现发绀,严重者生后不久即出现。轻者在 1 岁左右时由于肺动脉瓣口狭窄加重和动脉导管闭合而逐渐出现发绀,活动后气喘,乏力,喜蹲踞位。发绀严重者,可由于缺氧较重引起发作性晕厥,癫痫样抽搐,意识障碍,甚至死亡。少数病例可有鼻出血、咯血、栓塞及脑出血。发绀及杵状指(趾)为本病常见体征。发育较差,心前区隆起,大部分病例在胸骨左缘第 3～4 肋间有Ⅱ～Ⅲ级收缩期杂音,肺动脉瓣区第二心音减弱或消失。

### (二)超声表现

1.二维和 M 型超声心动图

左室长轴切面见主动脉增宽、前移,其前壁与室间隔连续性中断,右室前壁及室间隔增厚,大动脉短轴切面可显示狭窄的漏斗部、肺动脉瓣及左右肺动脉(图 5-32)。

2.多普勒超声心动图

将取样容积置于室间隔缺损处,可探及双向低速分流频谱,将取样线通过狭窄的肺动脉口,可检出收缩期高速负向充填频谱。

3.彩色多普勒血流显像

胸骨旁左室长轴切面在室间隔缺损处可见时红时蓝的双向分流束,在升主动脉可见来自右室流出道的蓝色血流与来自左室流出道的红色血流(图 5-33)。心底短轴切面,可见肺动脉口狭窄处的五彩镶嵌血流。

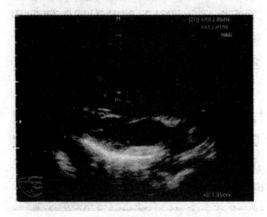
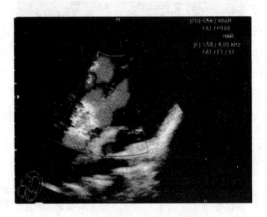

图 5-32 左室长轴切面显示室间隔缺损、主动脉骑跨、右心室壁肥厚

图 5-33 彩色多普勒显示来自左心室、右心室的血流共同流入骑跨的主动脉腔内

## (三)鉴别诊断

1.法洛三联症

本病为肺动脉口狭窄、房间隔缺损和右心室肥厚伴右向左分流。但本病发绀出现晚且轻,胸骨左缘第 2 肋间收缩期杂音较响。

2.艾森曼格综合征

心室或大动脉水平由左到右分流性改变,伴肺动脉压力和阻力增高后引起双向分流或右向左分流,出现发绀。由于此时多数原发病特性体征已消失,需注意与发绀型先心病鉴别。但本病发绀于疾病晚期出现,且较轻,杵状指不明显,心脏扩大明显。

3.三尖瓣闭锁

三尖瓣口闭合或缺如,右心房血液经未闭卵圆孔或房间隔缺损进入左心房、左心室,再经室间隔缺损或未闭动脉导管到肺循环,本病患儿自出生后即有发绀,症状重,有右心衰竭表现,心电图示 P 波增大,左心室肥大。

4.完全性大血管错位

主动脉源出右心室,肺动脉源出左心室,常伴有房室间隔缺损或动脉导管未闭,本病发绀出现早,症状明显,心导管显示导管自右室进入升主动脉。右心造影显示右室显影,主动脉提前显影,肺动脉则显影在后。

## 六、双腔右心室

双腔右心室(DCRV)又称为右心室双腔心,本病少见,属于右心室腔梗阻畸形,占先天性心脏病总数的 1.5%~2.6%。

### (一)病理和临床表现

病理特征是右心室漏斗下方存在异常肥厚肌束将右心室分成两个腔,即近端为高压腔(流入道部),远端为低压腔(流出道部),梗阻部位于右心室体部或漏斗部下方,形成右心室中部梗阻,肥厚肌束远侧的心室壁及漏斗部无异常。病理分型根据肥厚肌束的形态分为隔膜型和肌束型。DCRV 可独立存在,但多数合并有室间隔缺损,室缺绝大多数为膜周型,多数与近侧的高压腔相通,少数为漏斗部室缺与远侧低压腔相通。

单纯性双腔右心室者症状出现较晚,有合并畸形者症状出现早。体检在胸骨左缘第 3、第 4 肋间有响亮、粗糙的喷射性收缩期杂音及震颤,传导较广泛,肺动脉第二心音正常或减弱。

### (二)超声表现

1.二维超声

(1)多切面可显示右心室内异常粗大的肌束,大动脉短轴及右心室流出道长轴切面可见粗大肌束起自室上嵴,横跨右心室中部,止于右心室游离壁。右心室壁和室间隔的心肌局部呈楔形肥厚或舌状肥厚,凸向右心室腔,两者相对形成狭窄交通口。右心室异常肌束的存在将右心室分为近三尖瓣(流入道部分)的高压腔和近肺动脉瓣(流出道部分)的低压腔,通常高压腔小于低压腔。

(2)合并有室间隔缺损者,室间隔连续中断,缺损部位一般位于紧邻三尖瓣的高压腔。

(3)肥厚肌束近端的高压腔右心室壁明显增厚,肌束远端的低压腔右心室壁正常。由于右心室阻力负荷过重,右心室肥厚增大,右心房扩大。合并有室间隔缺损时,双心室增大。

2.多普勒超声

CDFI 可显示梗阻部位血流色彩变亮、变细,呈五彩镶嵌。彩色血流束能准确地显示狭窄口的位置及内径大小。当狭窄严重并伴室缺时,产生心室水平右向左分流。梗阻较轻并室缺时,心室水平为左向右分流。将连续波多普勒超声取样容积置于梗阻部位,可检测到高速收缩期射流,可计算高压腔与低压腔间压力阶差,估测右心室腔压力。

3.经食管超声(TEE)

TEE 四腔心切面、右心室流出道长轴切面可清晰显示右心室内粗大的异常肌束或肌性隔膜样回声,有助于诊断该畸形。

### (三)鉴别诊断

重度 DCRV 合并大的室间隔缺损时易与法洛四联症(TOF)相混淆,主要鉴别点:胸骨旁主动脉短轴异常肌束狭窄口位于主动脉圆周 9~12 点钟位相对部位即为双腔右心室;超过 12 点钟位则提示狭窄部位在室上嵴之上,即右心室流出道或肺动脉瓣狭窄所致,这是鉴别是否双腔右心室的主要依据。

### (四)临床价值

DCRV 由于症状、体征缺乏特异性,术前易误诊为单纯室缺、法洛四联症、肺动脉狭窄等。

如果检查者对本病的超声心动图有足够的认识,可以准确诊断。一般认为多普勒超声评估的右心室梗阻压差＞50mmHg或出现自觉症状,则应尽早手术治疗,超声可有效地评估右心室梗阻解除情况。

## 七、右心室双出口

右心室双出口(DORV)为主、肺动脉同时起源于右心室,或一根大动脉起源于右心室而另一根大动脉大部分起源于右心室。室间隔缺损为左心室的唯一出口,半月瓣与房室瓣之间无纤维连接,约占先天性心脏病患者的0.72％。

### (一)病因和病理

胚胎发育时圆锥动脉干旋转不完全,使之与左、右心室对位连接发生不同程度的偏离。在胚胎发育心襻形成期即出现圆锥,右背侧及左腹侧嵴融合后分隔成前外侧和后内侧2个圆锥,连接右心室小梁部原基,后内侧圆锥融合于左心室而成为流出道。右心室双出口的形成与圆锥部旋转和吸收异常有关。主动脉与肺动脉之间的关系,半月瓣之间的关系,均取决于圆锥间隔及动脉干的发育。

右心室双出口的病理解剖如下。①动脉起源和位置关系:肺动脉和主动脉皆起源于右心室;多数主动脉与肺动脉开口并排于同一平面,主动脉位于右侧;主动脉开口位于肺动脉开口的左前方,见于房室不一致的右心室双出口病例。②房室连接:约90％的病例房室关系一致。③主动脉瓣和肺动脉瓣在同一水平,两者下方都有圆锥部。④室间隔缺损:是左心室的唯一出口,根据室间隔缺损与大动脉的位置关系分为主动脉瓣下室间隔缺损、肺动脉瓣下室间隔缺损、两大动脉开口相关的室间隔缺损、与两大动脉开口无关的室间隔缺损。⑤肺动脉狭窄:根据肺动脉狭窄进一步分为肺动脉狭窄和不伴肺动脉狭窄的右心室双出口。⑥其他畸形:主动脉瓣下狭窄、房室瓣畸形、心室发育不良、房间隔缺损、冠状动脉开口异常、肺静脉异位引流、共同房室通道、二尖瓣闭锁等。

### (二)临床表现

患儿可有发绀、充血性心力衰竭的症状,也可无症状。临床表现类型及症状出现时间取决于其病理类型及其伴发畸形的严重程度。

法洛四联症型右心室双出口患者,如果存在严重的肺血供不足,可在新生儿期即出现发绀。其他类型的右心室双出口体肺循环平衡良好,往往在新生儿期后才逐渐出现发绀或缺氧发作。伴主动脉下室间隔缺损的右心室双出口的典型临床表现是在出生近1个月时有充血性心力衰竭而无发绀表现,与单纯大型室间隔缺损临床表现相似,如果出生后早期出现心力衰竭,则应考虑是否同时伴有水肿。伴肺动脉下室间隔缺损的右心室双出口常表现为安静时轻度发绀,哭吵后发绀加剧。右心室双出口无特异性体征。

### (三)超声诊断

1.诊断要点

①两根大血管均由右心室发出;②伴有较大室间隔缺损;③大动脉空间位置相互关系可正常、接近正常或主动脉位于肺动脉左前方或右前方、主动脉位于肺动脉左侧或左前方;④二尖

瓣和半月瓣不连续,左心室以室间隔缺损为唯一出口;⑤常伴发其他心内畸形。

2.超声心动图表现

(1)二维超声心动图(图 5-34)。

1)主动脉和肺动脉均起源于右心室:左心室长轴切面或其他多个切面显示两根大动脉皆由右心室发出,或一个动脉起源于右心室,另一根大动脉的大部分起源于右心室;两根大动脉平行走向;主动脉多位于肺动脉前方,可在肺动脉右方或左方。

2)圆锥肌组织:左心长轴切面显示大动脉后壁与二尖瓣前叶间有一浓密的光团状反射,即圆锥肌组织。

3)室间隔回声连续中段:室间隔有较大回声中断,左心室流出道呈一盲端,未与大动脉连接;室间隔缺损巨大者几近单心室。

4)合并畸形:多有其他畸形同时存在。

(2)M 型超声心动图:心脏结构连续性的改变,主动脉前壁与室间隔的连续中断;主动脉后壁则由于存在圆锥肌组织,与二尖瓣连续也中断。腔室扩大时可有相应的表现。

(3)多普勒超声心动图:心室水平可见到双向分流,收缩期左向右分流,舒张期右向左分流,分流速度较低;由于两心室压力相仿,很少见到有五色镶嵌的分流束。收缩期右心室和左心室内血流共同进入主动脉和肺动脉。伴肺动脉狭窄时在肺动脉内可见五色镶嵌的湍流束。

(4)声学造影:左心房、右心室内出现浓密的"云雾"状反射影,主、肺动脉二者皆有造影剂。右心室有大量造影剂,左心室也可出现少量造影剂反射。

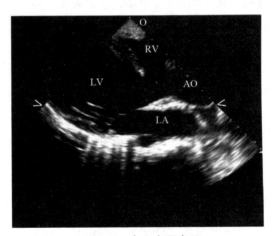

**图 5-34 右心室双出口**

注 主动脉大部分位于右心室面,右心室流出道消失,主动脉骑跨>75%,合并室间隔缺损。LV:左心室;RV:右心室;AO:主动脉;LA:左心房。

## (四)鉴别诊断

1.法洛四联症

此为最常见的发绀型先天性心脏病。主动脉骑跨在室间隔之上,骑跨程度较轻,≤50%。二尖瓣与主动脉之间存在纤维连续,无圆锥肌组织。与右心室双出口主要区别在于大动脉骑跨度。

2.完全型大动脉转位

完全型大动脉转位为两条大动脉与形态学心室连接完全不一致;易与大动脉异常的右心室双出口相混淆。

### （五）注意事项

(1)重点观察左心室长轴切面,大动脉与室间隔及房室瓣的连接关系。主动脉的半月瓣与二尖瓣之间有无圆锥肌结构及纤维连续等。

(2)在心底大动脉短轴切面注意两根大动脉的排列和走向。

(3)确定大动脉的起源,注意大动脉的骑跨度,对于疾病诊断十分重要。

(4)室间隔缺损位置判断,对于选择治疗方案具有关键的参考价值。

# 八、大动脉转位

大动脉转位(TGA)是一组复杂的先天性心脏畸形,大动脉在发育过程中的位置关系出现异常,导致大动脉与形态学心室连接关系不一致。包括完全型大动脉转位和矫正型大动脉转位。

### （一）病因和病理

在胎儿 5～6 周心管扭转正常时为右袢,右心室位于右侧,左心室位于左侧。主动脉圆锥位于右后偏下,而肺动脉圆锥位于左前偏上。心管在发育过程中如出现左袢,或者由心室起源的动脉圆锥干不呈螺旋状而呈笔直地发育分隔,便会形成右心室在左,左心室在右,或主动脉在右前,肺动脉在右后的位置变化。因此,完全型大动脉转位主要是由于圆锥动脉间隔的内螺旋发育异常和(或)圆锥动脉干旋转不良而导致,同时伴有瓣下圆锥部分的发育异常,常合并较大的室间隔缺损。

依据房室连接关系是否一致,大动脉转位分为矫正型大动脉转位和完全型大动脉转位。完全型大动脉转位的主要解剖异常为主动脉起自形态学右心室,肺动脉起自形态学左心室,主动脉位于肺动脉前方,偏左或偏右。主动脉瓣下有圆锥结构,与三尖瓣不直接相连,肺动脉瓣下无圆锥结构,与二尖瓣存在纤维连接。矫正型大动脉转位很少见,其解剖异常为同时存在房—室连接不一致及心室—大动脉连接不一致。该类心脏畸形心房可以正位,也可以反位。

完全型大动脉转位分型方法较多,各有利弊。根据是否合并室间隔缺损及肺动脉狭窄分为:①完全型大动脉转位并室间隔完整:右心室负荷增加,心肌肥厚,心腔扩大,室间隔常偏向左心室,左、右心室仅靠未闭的卵圆孔及动脉导管沟通混合,故发绀、缺氧严重;②完全型大动脉转位合并室间隔缺损:左、右心血液混合较多,使发绀减轻,但肺血流量增加,可导致心力衰竭;③完全型大动脉转位合并室间隔缺损及肺动脉狭窄:血流动力学改变类似法洛四联症。

根据 VanPraahg 节段分析法,完全型大动脉转位分为:①SDD 型,心房正位,心室右袢,主动脉在肺动脉右前;②SDL 型,心房正位,心室右袢,主动脉在肺动脉左前;③ILL 型,心房反位,心室左袢,主动脉在肺动脉左前;④IDD 型,心房反位,心室右袢,主动脉在肺动脉右前。

矫正型大动脉转位分为 IDD 型和 SLL 型,以后者常见。IDD 型:心房反位,心室右袢,大动脉右转位,主动脉位于主肺动脉右前方;SLL 型:心房正位,心室左袢,大动脉左转位,主动脉位于主肺动脉左侧。

## （二）临床症状

**1.完全型大动脉转位**

早发发绀,50%出生时即存在,随着年龄增长及活动量增加,发绀逐渐加重。发绀为全身性,若同时合并 PDA 可出现差异性发绀,即上肢发绀较下肢明显。生后 3～4 周婴儿出现喂养困难、多汗、气促、肝大和肺部细湿啰音等症状。早期出现杵状指(趾),患儿多发育不良。出生后心脏可无明显杂音,但有单一且响亮的第二心音,若伴有大室间隔缺损或大 PDA 或肺动脉狭窄等,则可闻及相应杂音。

**2.矫正型大动脉转位**

单纯矫正型大动脉转位由于血流动力学得到纠正,可以没有异常表现,随年龄增长,合并房室瓣反流严重者,可出现心力衰竭等表现;合并心脏畸形者可出现相应临床症状。

## （三）超声诊断

**1.完全型大动脉转位**

(1)两支大动脉的空间位置关系:左心室长轴切面显示两大动脉根部沿纵轴在心底平行排列,失去正常交叉关系,主动脉连接右心室,肺动脉连接左心室(图 5-35);一支在前,内径较粗大,与前位心室连接;另一支在后,内径较细,与后位心室连接;两个半月瓣常在同一高度显现。

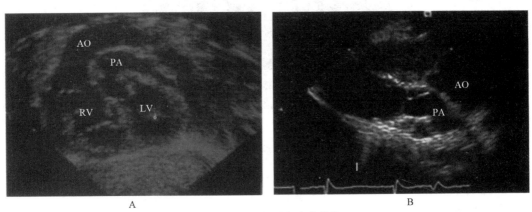

**图 5-35　完全型大动脉转位**

**注**　主动脉起自右心室,肺动脉起自左心室,两者并行,主动脉位于肺动脉右前方。AO:主动脉;PA:肺动脉;RV:右心室;LV:左心室。

大动脉短轴切面显示正常主动脉瓣口呈圆形,位于心房中央,肺动脉环绕主动脉半周向上延续,转位时正常主动脉与肺动脉的交叉走向关系消失,肺动脉也呈圆形,失去正常的右心室流出道和肺动脉包绕主动短轴的环抱征象。

心尖五腔切面:两条大动脉常平行排列。

(2)左、右心房和心室的空间位置:上、下腔静脉连接右心房,剑突下腔静脉长轴观显示下腔静脉连接的右心房的位置,判断心房是否反位;采用内脏、心房位置的定位诊断法判断心房与内脏的关系;以房室瓣为标志判断心室的空间位置,与二尖瓣相连为解剖左心室,与三尖瓣相连为解剖右心室,根据左、右心室空间位置,判断心室是否转位,进一步探查大动脉与心室的连接关系。

(3)伴发畸形:房间隔缺损,约占 20%,多为继发孔型房间隔缺损,有时为卵圆孔未闭。室间隔缺损:约占80%,多为干下型室间隔缺损,其次为膜周部室间隔缺损;肺动脉狭窄:约占50%,多为肺动脉瓣和瓣下狭窄。还可伴有动脉导管未闭及冠状动脉畸形等。

(4)诊断要点:心房、心室连接一致;心室与大动脉连接不一致,大动脉间相互位置关系异常;心脏不同水平存在交通分流。

**2.矫正型大动脉转位**

(1)左心室长轴切面显示主动脉多位于正前方,主、肺动脉位于正后方(图5-36);心尖四腔切面可见心房与心室连接情况,心房正位者,右心房连接的房室瓣高于左侧房室瓣,连接的心室内膜面光滑;大动脉短轴切面显示主、肺动脉失去正常环绕关系;心尖五腔切面可见心室与大动脉连接情况,主动脉起源于解剖右心室,肺动脉起源于解剖左心室;伴有室间隔缺损等畸形可出现相应超声心动图表现。

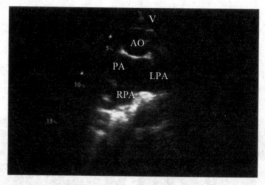

**图5-36 大动脉根部短轴切面**

**注** 大动脉正常位置关系异常,肺动脉位于主动脉后方,主动脉位于前方。AO:主动脉;PA:肺动脉;LPA:左肺动脉;RPA:右肺动脉。

(2)诊断要点:心房与心室连接不一致,心室与动脉连接也不一致;可无其他心脏畸形;部分患者可合并室间隔缺损;成年患者常出现房室瓣反流。

**(四)鉴别诊断**

**1.大动脉异位**

大动脉间相互位置关系异常,大动脉与形态学心室连接关系正常。

**2.右心室双出口**

一条大动脉完全从右心室发出,另一条大动脉骑跨于室间隔,大部分从右心室发出。

**3.法洛四联症**

矫正型大动脉转位合并室间隔缺损及肺动脉狭窄,血流动力学、临床症状及体征酷似法洛四联症,但是后者心室与大动脉连接关系正常。

**(五)注意事项**

(1)大动脉转位类型繁多,病变复杂。

(2)探查应采用心脏节段性分析诊断法,明确心房、心室及大动脉的位置、形态、相互连接关系及血流动力学。

(3)判断有无心内分流、肺动脉口狭窄及其他伴随畸形十分重要。

(程晋锋)

# 第六章　消化系统超声检查

## 第一节　肝脏疾病

### 一、解剖概要

肝是人体最大的消化腺,是腹膜腔内最大的实质性脏器。大部分位于右季肋部和上腹部,少部分向左季肋部延伸。肝形如楔状,右端粗大,左端扁薄,其上界在右锁骨中线第 5 肋的上缘,下界与右季肋缘相齐。肝的上面与膈肌相邻,呈膨隆状,称为膈面;下面呈凹陷状,称为脏面。附在肝的膈面的镰状韧带将肝分成左、右两叶。肝脏面中央有一"H"形的两条纵沟和一条横沟。右纵沟由前部的胆囊窝和后部的下腔静脉窝组成,肝静脉在下腔静脉窝后上端汇入下腔静脉,称为第二肝门。左纵沟由脐静脉窝和静脉韧带构成。横沟为第一肝门部位,内有肝管、门静脉、肝固有动脉、淋巴管和神经出入。肝管位于最下前方,其后为肝固有动脉及门静脉。左纵沟的前部有肝圆韧带,走行在肝镰状韧带的游离缘内向下延至脐下。左纵沟的后部有静脉韧带。肝圆韧带和静脉韧带分别为胎儿时期的脐静脉和静脉导管的遗迹。肝细胞性门静脉高压时,脐静脉开放是最常见的侧支循环。肝的形态因人体体型而有一定差异,部分肝可以明显增大或缩小。

#### (一)肝内管道结构

肝内管道分两个系统,即格利森系统和肝静脉系统。前者包括门静脉、肝动脉和肝管,三者外被结缔组织,称为 Glisson 鞘。肝静脉走行与 Glisson 系统呈交叉状。肝叶、肝叶段的区分以门静脉血管分支分布范围为基础。

1.门静脉

脾静脉和肠系膜上静脉在胰颈后方汇合形成门静脉主干,然后向上、外、后斜行至第一肝门入肝。门静脉主干长 4～5cm。在肝门横沟内稍偏右处分左、右支。部分人可无门静脉右支,而直接由门静脉主干分右前叶支和右后叶支和门静脉左支而成三叉形。

门静脉右支略粗短,长 1～2cm。沿肝门横沟右行,分出右前叶支和右后叶支,右前叶支向右前再分出 3～5 支行走在右前叶内。右后叶支向右后上行走分出右后上段支和右后下段支,分布于肝右后叶的上、下段。

门静脉左支分为横段、角部、矢状部及囊部 4 个部分。横段位于肝门左侧横沟内,长 2～3cm,从横部的近侧上缘发出数支分布于尾状叶左半部分。横段与矢状段的转折处呈一角状即为角部,一般为 90°~130°,从角部外侧发出左外叶上段支汇入肝左外叶上段。矢状段的末端为囊部,向内和外分别发出左内叶支和左外叶下段支汇入肝左内叶和肝左外叶下段。

2.肝动脉

由肝总动脉分出的肝固有动脉走行于肝十二指肠韧带内,在门静脉的前方及胆总管的左侧上行至肝门,分出肝左动脉和肝右动脉,随门静脉分支入肝,其走行大致与门静脉一致。

3.肝静脉

由肝右、肝中、肝左三支静脉组成。肝右静脉内径大于肝中静脉,肝中静脉内径大于肝左静脉。

肝右静脉位于肝右叶间裂内,收集右后叶和部分右前叶的静脉血。肝右静脉内径为 9~12mm。肝中静脉位于肝正中间裂内,是左、右肝的分界标志。肝中静脉收集左内叶和右前叶的静脉血,内径为 8~11mm。肝左静脉内径最细为 7~9mm,位于左段间裂,主要收集肝左外叶静脉血。

4.肝管

毛细肝胆管,逐级汇集成上一级肝管,最终形成左、右肝管,在肝门处汇成肝总管。

### (二)肝的分叶和分段

肝的分叶和分段方法较多,目前均以肝裂为基础,并结合肝静脉及肝表面结构标志进行分叶和分段。

国际上较为通用的分段方法是库氏法,此种方法根据 Glisson 系统的分布和肝静脉的走行将肝分为 8 个区,以肝段(S)命名。其方法将尾状叶定为肝段Ⅰ(S1),肝段Ⅱ为左外上段(S2),肝段Ⅲ为左外下段(S3),左内侧叶为肝段Ⅳ(S4),肝段Ⅴ是右前下段(S5),肝段Ⅵ和肝段Ⅶ为右后叶的下段(S6)和上段(S7),肝段Ⅷ为右前上段(S8)。

## 二、超声检查技术

### (一)患者准备

肝常规超声检查需要空腹。对疑有病毒性肝炎者,检查前应嘱检查肝功能,对于病毒性肝炎受检者应采取一定的消毒隔离措施,包括探头的消毒等,以防交叉感染。

### (二)仪器及其调节

选用高分辨率的实时超声诊断仪。探头多选用凸阵或线阵型。成人检查探头频率多在 3.5~5.0MHz,儿童或瘦体型成年人选用 5.0~8.0MHz 探头,对超肥胖的患者可选用 2.5MHz 探头。检查前应调节仪器各功能处于最佳状态。时间增益补偿(TGC)、聚焦和系统增益应调节至肝脏实质前后部均显示较为均匀的状态。

### (三)检查体位

1.仰卧位

肝检查最常用的体位。患者仰卧于检查床上,双手上提,置于枕后,以增大肋间隙的宽度,有利于超声束进入肝。此体位有利于观察肝左叶、右前叶和部分右后叶。

2.左侧卧位

患者稍向左侧卧,右手上提,置于枕后。此体位有利于观察肝右后叶、肝门,尤其是右后叶膈顶处。

3.右侧卧位

与左侧卧位方向相反,较少运用。对左叶肥大或左叶外生性肿瘤观察比较有帮助。

4.坐位或半坐位

对肝位置较高者或寻找肝左、右叶膈顶部的小病灶时采用。

### (四)扫查技术

肝扫查时,探头检查范围在右肋间、肋缘下剑突部及剑突下等部位,包括纵、横及斜切面的扫查。检查中应结合患者呼吸和体位的改变来获取肝的不同断面图像。同时需要注意持探头加压、连续线形滑行扫查、连续弧形滑行扫查和扇面形摆动扫查等多种手法的应用,以尽可能减少盲区或疏漏。

## 三、正常超声表现

### (一)轮廓和形态

肝形态因体型而异,这一差异尤其在肝左外侧叶明显。瘦长体型的肝上下径大于前后径,肥胖者上下径小于前后径,且位置较高。肝左叶较薄,边缘较锐,剑下纵切面所示的左叶下缘角通常<45°;右叶较厚,边缘较钝,右叶下缘角一般<60°。肝脏面平坦,但呈浅凹状;膈面呈圆弧状,但贴靠前方的前膈面多较平坦。肝表面规整平滑,被膜呈均匀一致的线样高回声,随呼吸而与腹膜呈相对滑动。

### (二)肝回声类型

1.肝实质

正常肝实质回声较密、均匀、细小,其回声强度多高于肾皮质回声,低于胰腺或与胰腺回声相似。

2.管道

正常声像图上,可以显示肝静脉及其主要属支、门静脉及其分支和左、右肝管及其二级分支。肝固有动脉入肝后需要用高质量的彩色多普勒超声识别。各管道在长轴图像上为条状结构,管腔呈无回声;而短轴断面上呈中央无回声的环状结构。门静脉由于管壁较厚,周围结缔组织包绕而致回声较高,容易辨认。肝静脉的管壁薄,回声相对低而不明显。正常门静脉主干内径8~12mm。

3.韧带

正常情况下肝圆韧带和静脉韧带容易识别。前者在长轴上显示条带状高强回声,从矢状部末端延伸到肝下缘处,在腹水时可追踪到脐部;横断面上呈一圆状高回声,后方可伴浅淡声影。静脉韧带回声强度比肝圆韧带略低,位于门静脉左支角部的后方。腹水时方可显示镰状韧带、三角韧带、冠状韧带。

### （三）多普勒血流

**1.门静脉**

为入肝血流,频谱多普勒呈连续性的血流频谱,随呼吸变化而有轻微的波动,平均流速为20cm/s。

**2.肝静脉**

为离肝血流,频谱多普勒多呈三相频谱。正常肝静脉血流除受心房压力影响外,也受呼吸因素的影响。吸气时肝静脉各时相的流速加快,而呼气时则减慢。正常的肝静脉收缩期平均流速可达28～30cm/s;舒张期平均流速为20～22cm/s。

**3.肝动脉**

肝内肝动脉较细,二维超声不易识别,彩色多普勒检查在门静脉左、右支旁可以发现与门静脉伴行的红色偏黄的肝动脉血流,为向肝型。频谱多普勒呈搏动状典型动脉血流频谱。

### （四）主要超声断面

**1.第一肝门斜切面**

探头置于右肋缘下,显示第一肝门结构,即门静脉主干横断面和左、右支纵切面。门静脉左支进一步向左延伸为左支横部,而后转向前形成矢状部,转角处后方与高回声静脉韧带相连,矢状部的末端延续成高回声肝韧带。肝圆韧带、矢状部及静脉韧带是左内叶和左外叶的分界标志;矢状部、横部及胆囊内侧缘为方叶(S4);横部后方与下腔静脉和静脉韧带间是肝尾叶。门静脉右支向后延伸分成右前支和右后支。肝右叶前方的胆囊与后方的下腔静脉左缘的连线将肝分为左、右两叶。

**2.右肋缘下第二肝门斜切面**

探头放置稍向上倾斜扫查,3条无回声的肝静脉从前方逐渐向后方汇集变粗。从右至左分别为肝右静脉、肝中静脉和肝左静脉。一般在一个断面上同时显示3条肝静脉较困难。肝右静脉将肝右叶分为右前叶和右后叶;肝中静脉将肝分为左、右两叶。

**3.剑突下纵切面**

探头置于剑突下纵切,显示肝左外叶。肝前膈面较平滑、前下缘锐利。肝左外叶中部可见部分肝左静脉的主干,肝左静脉长轴线将此部位分为后上方的左外叶上段和前下方的左外叶下段,在上下段中分别有门静脉左外上段支和左外下段支。

**4.剑突下经下腔静脉纵切面**

显示肝后方下腔静脉长轴、较粗的肝中静脉及前方大部分的肝左内叶和后方的尾状叶、下腔静脉前方的门静脉主干等。

**5.右肋缘下纵切系列断面**

探头纵向或稍斜放置。于右肋缘下锁骨中线至腋前线附近纵行扫查,显示肝前下方的胆囊、后下方的肾、第一肝门结构和肝内前下方的肝中静脉和后上方的右静脉的断面,还可以显示门静脉右支的断面,此断面将肝大致分为前方左内叶中部、右前叶和后部右后叶。

**6.右肋间经门静脉右支切面**

探头置于右侧第7、第8肋间,声束朝向内下方扫查,可显示长轴的门静脉右支、门静脉主干和肝总管;在此主轴面旁还可以找到门静脉右前、右后叶支,肝中静脉和肝右静脉的断面,以及肝后方的下腔静脉。

**7.右肋间肝肾切面**

探头置于右腋中线,声束朝内上方扫查。显示肝右静脉的长轴、前方的右前叶和后方的右后叶,同时显示门静脉右前后支。

# 四、肝局灶性病变

## (一)肝囊肿

**1.病理和临床表现**

肝非寄生虫性囊肿是一种良性病变,多为潴留性、先天性或老年退行性变,肝囊肿生长缓慢,可为单个或多发,以多发多见。

**2.超声表现**

(1)二维超声:较小的肝囊肿可不引起肝形态变化,较大的肝囊肿可使肝局限性膨大,靠近肝被膜的肝囊肿常有肝局限性隆起。囊肿多为圆形或椭圆形,囊壁光整菲薄,囊内一般呈无回声,后方回声增强,常伴有侧方声影。囊肿较小时也可表现为两条短亮线而侧壁显示不清。囊肿合并感染或出血时,囊腔内可见微弱点状回声,并可随患者体位改变而移动,这点可以与实性肿瘤相鉴别。

(2)多普勒超声:肝囊肿内部无血流信号,少数于囊壁可见短线状血流。

**3.鉴别诊断**

肝囊肿合并感染时与肝脓肿鉴别困难。

**4.临床价值**

肝囊肿超声声像图特征典型,超声诊断简便,诊断准确度高,优于其他影像学检查。

## (二)肝脓肿

**1.病理和临床表现**

肝脓肿是由于阿米巴原虫或细菌感染引起,一般的病理变化过程为炎症、部分液化坏死、脓肿形成。细菌性肝脓肿由化脓性细菌侵入肝所致,常伴有典型临床症状,以恶寒、高热、右上腹痛、肝大和肝区压痛为主要症状和体征,可分为单发性和多发性,实验室检查可见白细胞和中性粒细胞增高。阿米巴性肝脓肿多发生于阿米巴痢疾后,阿米巴的溶组织酶直接破坏肝细胞和原虫大量繁殖阻塞肝静脉等造成肝组织梗死形成,临床症状不典型,多单发于肝右叶,脓腔较大,脓腔内充满褐色黏稠坏死物质。

**2.超声表现**

不同病程阶段肝脓肿声像图有不同表现。

(1)病程早期:脓肿尚未液化,声像图表现为局部低弱回声区,周边常有稍高回声环绕,病变不规则,边界模糊不清。病灶内部及周边点状或条状彩色血流信号,脉冲多普勒可探及动脉血流信号,且多为低阻力指数。

(2)病程进展:脓肿部分开始液化,液化不全,声像图可见液化区呈无回声,后方回声轻度增强,有时也可表现为蜂窝状结构,脓肿边界清楚,但边缘不光滑。液化区内无彩色血流信号,未液化区域有少量点状或条状彩色血流信号,脉冲多普勒可探及低阻动脉血流信号。

(3)脓肿形成期(典型肝脓肿):脓肿轮廓清晰,脓肿液化范围较广,呈无回声区,其内有少许细小点状回声或斑块状回声,脓肿壁常较厚,内壁常不光滑,呈"虫蚀状",脓肿后壁和后方回声增强。若合并产气型细菌感染,还可见强回声气体回声。脓肿壁处偶可及少量彩色血流信号。

(4)脓肿吸收期:脓肿无回声区逐渐缩小,可见边界清晰的回声减低区,也可见稍高斑块状回声,局部血流信号逐渐恢复。

(5)慢性厚壁肝脓肿:脓肿无回声区内多有不规则团状或点状高回声,由于脓肿壁肉芽组织形成,与周围组织炎性粘连,导致脓肿壁厚而不光滑,回声较强,有时可伴有钙化,表现为强回声伴后方回声衰减。

典型脓肿常有伴发征象,如右侧膈肌活动受限和右侧胸腔反应性积液等。

3.鉴别诊断

阿米巴肝脓肿与细菌性肝脓肿声像图表现相似,难以区分,但阿米巴肝脓肿起病多较缓和、隐匿,多为单个位于肝右叶且较大,致肝增大明显,阿米巴肝脓肿壁较细菌性肝脓肿壁薄,脓液内有细小、均匀点状弱回声,脓腔内无气体样强回声,偶可在脓肿壁上见彩色血流信号。

肝脓肿声像图表现与脓肿的病理过程有关,某一次超声检查常只反映脓肿病程中某一阶段的声像图变化,而各个阶段的病理变化特征不同,肝脓肿声像图表现复杂。因此,在肝脓肿的诊断中需密切结合病史、体征、治疗过程,进行动态观察。

4.临床价值

超声成像对典型肝脓肿诊断较为容易,并能实时引导对脓肿进行穿刺抽吸,做涂片或细菌培养,并注射抗生素治疗。

### (三)肝血管瘤

1.病理和临床表现

血管瘤是肝最常见的良性肿瘤,多在中年以后发病,女性多于男性。病理上分为海绵状血管瘤、硬化性血管瘤、血管内皮细胞瘤及毛细血管瘤,其中以海绵状血管瘤最多见。大体病理为圆形或卵圆形,肿瘤呈紫红色或蓝色,由大小不等的血窦组成。镜下血窦壁为单层内皮细胞敷衬,由纤维间隔支撑与分隔,纤维隔起自瘤体中心,延及整个瘤体。患者症状取决于肿瘤发生部位、大小、增长速度和邻近器官受压情况。血管瘤位于肝边缘,直径较大或增长快的患者,可表现为上腹闷胀不适、肝区隐痛等症状;位于肝实质内较小的血管瘤多无症状,常在体检或手术中偶尔发现;血管瘤破裂出血时,可引起急腹症及出血症状。

2.超声表现

(1)二维超声。

1)肿瘤形态:较小血管瘤多为球形,瘤体较大时呈椭圆形或不规则形。瘤体较小且位于肝实质深部的血管瘤多不引起肝脏外形的变化,对肝内管道系统也无明显挤压和推移作用。肝被膜下的小血管瘤,易引起局部肝包膜向外突出。直径较大且向肝面生长的血管瘤常使肝外形失常,并引起肝内管道结构受压和移位。

2)血管瘤回声分型。

高回声型:多见于肝内较小血管瘤,肿瘤呈高回声,其内见纤细间隔及圆点状无回声区,内呈筛网状。

低回声型:见于较大的肝血管瘤,肿瘤实质呈低回声为主,其内有不规则小等号状血管断面回声,瘤体后方回声可轻度增强。

混合回声型:多见于直径>5cm的较大血管瘤,肿瘤内可见低回声、强回声及小的不规则无回声区混合存在,可见粗网格状或蜂窝状结构,分布不均匀。瘤内血窦较大时,瘤体后方回声可以轻度增强。血管瘤伴有纤维化、钙化时,内部回声可更复杂。

无回声型:极少见,瘤体一般较小,实质内回声稀少,酷似囊肿。

3)肿瘤边缘:低回声较大血管瘤周边常可为带状高回声,呈"花瓣状",较小高回声血管瘤边界清晰锐利,如浮雕状,称为"浮雕状改变",在肝血管瘤诊断中有较高特异性。

4)加压形变:对瘤体较大、位置又浅的血管瘤,经探头适当加压,可见瘤体前后脚变小,回声稍增强,放松探头可恢复原状。

(2)多普勒超声:血管瘤血流速度极缓慢,彩色多普勒血流信号显示率低,仅少部分血管瘤周边可见短线状血流信号,大多为低速血流。较小的血管瘤,难以检测到血流信号。

(3)超声造影:①动脉期,典型表现为周边呈结节状增强或环状增强,中心无增强;②门脉期,逐渐向中央或全部充填;③延迟期,完全充填。血管瘤充盈速率取决于瘤体的大小,较小的血管瘤在动脉期或门脉期完全充填,大的血管瘤要在延长期充填。

3.鉴别诊断

(1)高回声型肝血管瘤与肝细胞肝癌:高回声型血管瘤较多见,边缘锐利,呈浮雕样,或呈线样强回声,内部回声呈"筛网状";而肝细胞肝癌大多为低回声团块,高回声少见,周边常伴"声晕"。

(2)低回声型肝血管瘤与肝细胞肝癌:低回声型肝血管瘤周边有整齐的线状强回声环绕,其内可见不规则小等号状血管断面回声,瘤体边缘可有"周缘裂隙征";而低回声型肝细胞肝癌外周常有声晕,内部回声不均匀,多普勒超声检查肝细胞肝癌结节周边或内侧常具较明显的血流显示,呈流速较高的动脉频谱。

(3)混合回声型肝血管瘤与肝细胞肝癌:混合回声型肝血管瘤常较大,边界清晰,外周有不完整的线状高回声环绕,瘤体大小与其对周围组织结构的挤压不相称,无明显的瘤体占位感。肝细胞肝癌边界多不规则,内部回声不均,可表现为多个小结节融合状,肿瘤周缘可出现不完整声晕,对肝组织产生明显挤压和浸润。

4.临床价值

较小的高回声型血管瘤声像图表现具有特异性,具有很高的准确率;而低回声型、混合回声型血管瘤,常规超声检查定性诊断较困难,需结合其他影像学检查方法综合分析。

## (四)肝局灶性结节增生

1.病理和临床表现

肝局灶性结节增生是良性类肿瘤病变,女性较男性多见,病因不明,目前多认为是先天性血管发育异常下的肝细胞的增生反应,口服避孕药可促进其生长。常为单发,多位于肝被膜下,少数位于肝深部。由增生的肝细胞及胆管上皮细胞组成,中心有星形或长条形纤维瘢痕,内有血管及小肝管。

2.超声表现

(1)二维超声:多位于肝右叶,呈类球形,肿瘤较大时局部肝增大,肿瘤边界清晰,包膜回声不明显,肿瘤实质多为低或等回声,回声不均匀,部分中心可见条状或星状瘢痕回声,中心若出现强回声伴声影,是较为特异的征象。结节后方回声常有轻微增高。周围肝组织回声正常。

(2)多普勒超声:肝局灶性结节增生可表现为多血流信号,有时可显示从中心供血动脉向周围发出的放射状血流信号,呈低阻力指数的动脉血流频谱。

3.鉴别诊断

肝局灶性结节增生声像图多变,无典型临床症状,发病率低,诊断该病前应排除以下疾病。

(1)肝细胞肝癌:直径 2cm 左右的小肝癌多数表现为低回声型,周围伴"声晕"。癌肿直径>5cm 时常伴有门静脉癌栓。

(2)转移性肝癌:常为多发性,典型声像图表现为"牛眼征""靶环征",少数无此征的单发转移结节难以与肝局灶性结节增生鉴别,应仔细检查其他脏器有无原发灶。

(3)肝血管瘤:典型的血管瘤内呈"网络状",边缘见线状强回声环绕,呈浮雕状。

(4)肝腺瘤:肝腺瘤与肝局灶性结节增生声像图表现极为相似,难以鉴别,但前者瘤内易发生出血、坏死和液化而使声像图发生相应的改变。

(5)肝再生结节:发生于肝硬化病例,呈圆形或形态不规则的低回声区,周围可见不规则结缔组织高回声。

4.临床价值

超声检查对肝局灶性结节增生具有较高的检出率,但定性诊断困难,需结合超声造影或其他影像学检查方法进行鉴别诊断,有时还须行超声引导下穿刺组织学活检或细胞学检查。

### (五)原发性肝癌

1.病理和临床表现

原发性肝癌是我国常见的恶性肿瘤之一,男女患病比例约为 2.59：1。原发性肝癌根据大体形态,通常分为 3 型。

(1)巨块型:最多见,多发于肝右叶者,肿块直径>5cm,少数达 10cm,可为单个巨大肿块或多个癌结节融合而成,周围可见小的卫星癌结节。多数病例在门静脉系统中有癌栓形成,少数病例肝静脉或下腔静脉中也可出现癌栓。巨块型肝癌的内部多伴有出血、坏死和胆汁淤积,易发生自发性破裂。

(2)结节型:肿瘤直径 1.0～5.0cm,癌结节可单发或多发,为多中心发生或肝内转移所致,大多伴有严重肝硬化。

(3)弥漫型:最少见,癌结节小且数目众多,弥漫分布于肝,大多伴有明显肝硬化。

从组织学上原发性肝癌可分为肝细胞癌、胆管细胞癌及混合型 3 类。

肝癌早期多无临床症状,出现症状时已属中、晚期。主要表现为肝区疼痛、上腹饱胀、食欲减退、乏力、消瘦、发热、肝脾大、黄疸和腹水等。

2.超声表现

(1)原发性肝癌肿块形态类型。

1)巨块型:肝内巨大实性肿块,呈类球形或分叶状,边缘可见低回声声晕,与肝实质分界清晰,回声多不均匀,瘤体较大时表现为多个结节融合状,即"瘤中瘤"表现。伴有急性出血时可见腹腔游离积血。

2)结节型:肿瘤呈一个或多个球形或椭圆球形,边界清晰,边缘可见低回声声晕,肿块多呈高回声,也可表现为等回声或不均匀回声,肿块可见"镶嵌样"结构。周围肝实质常伴有肝硬化表现。

3)弥漫型:肿瘤数目众多,呈弥漫散布于肝脏,其直径多在1.0cm左右,内部以不均匀低回声多见,也可出现不均匀高回声。常伴有肝硬化,声像图上有时很难区别癌结节和硬化结节,超声诊断颇为困难,但弥漫型肝癌易伴发门静脉及肝静脉内广泛性癌栓,且弥漫型肝癌肝动脉血流丰富,呈高速血流。

(2)原发性肝癌肿块内部回声类型。

1)低回声型:肿块回声低于周围肝组织,内部回声不太均匀,多见于较小病变。

2)高回声型:肿块回声高于周围肝组织,内部回声多不均匀,此型肿块体积多较大。

3)混合回声型:肿块内多种回声交织混合,或高回声与低回声分别独立存在,或肿块出现不规则无回声区。此型多见于体积较大的肿块,肿块内伴出血、坏死和液化者。

4)等回声型:肿块回声接近周围肝组织,仅可凭借肿块周围低回声晕环而得以辨认,此型较少见,癌肿直径也较小,易漏诊。

(3)原发性肝癌继发征象。

1)肝内转移征象:具体如下。

卫星癌结节:多见于巨块型肝癌周围肝组织内,直径<2cm,呈圆形或椭圆形,多呈低回声,周边可伴声晕。

门静脉癌栓:可以表现为门静脉管腔内边界清晰的等回声或低回声团块,癌栓周围可有血流通过,或门静脉管腔完全阻塞,无血流信号;也可表现为一支或数支门静脉癌栓填充,且管壁受浸润而连续性中断或显示不清,门静脉与周围形成广泛的吻合支而呈"海绵样"改变,多普勒超声显示门静脉内血流充盈缺损,其周见筛网状彩色血流信号。

肝静脉与下腔静脉癌栓:表现为肝静脉与下腔静脉腔内中、低回声团块,但管壁回声多正常。

2)肿块对周围组织挤压征象:具体如下。

肝内血管压迫:肿块压迫肝内血管使管腔变窄,发生移位或环绕肿块边缘。

肝内胆管压迫:肿块压迫某一支肝内胆管,引起远端胆管扩张,位于肝门部的肿块则可使肝内胆管普遍扩张。

靠近肝被膜肿块局部肝被膜膨隆,肿块紧邻肝膈面时可引起右侧膈肌抬高,肿块位于肝脏面时可压迫右肾及胆囊等脏器,使之移位。

(4)多普勒超声:绝大多数原发性肝癌肿块(包括部分门静脉癌栓)内及周边可见斑片状、线状乃至呈树枝状分布的彩色血流信号,频谱呈高速的动脉频谱,阻力指数可高可低。伴发门静脉癌栓的患者,门静脉血流可由向肝血流变为逆肝血流,门静脉—肝动脉短路时可在门静脉腔内检测到动脉样搏动频谱。

(5)超声造影:肝细胞性肝癌典型表现是早期快速增强和快速消退,整体完全增强和斑片状增强。其增强的强度明显高于其周围的肝组织。

3.鉴别诊断

(1)肝血管瘤:肝血管瘤生长缓慢,边界较清晰,形态规则,周边多有线状强回声环绕,肿块质地柔软,较大者探头加压可发生形变,很少发生肝内血管绕行征和血管压迫征。原发性肝癌肿块边界多不规则、不清晰,周边多有声晕,对周围管道系统有明显的挤压征象,多普勒超声检查显示血管瘤周边及内仅可见彩色血流信号。

(2)转移性肝癌:一般为多发,往往具有典型的"牛眼征",癌结节边界较清晰。多数情况下,超声发现转移瘤的患者已确诊其他部位有原发瘤存在。

(3)肝硬化:结节性肝硬化声像图可表现为弥散性分布的低回声再生结节,与弥散性肝癌极易混淆,但肝硬化肝体积萎缩,而盲目性肝癌往往伴广泛的门静脉及肝静脉癌栓。

(4)肝脓肿:肝脓肿早期病变组织没有发生液化时,声像图与肝细胞癌颇为相似,但随病程进展会迅速变化,当出现液化较完全的无回声区时,易与肝癌鉴别。

(5)其他:直径<3cm 的小肝癌还应注意与局限性脂肪肝、局灶性结节增生、肝腺瘤等肝良性病变鉴别。结节周边伴低回声声晕及彩色多普勒检查显示结节内部和周边的动脉血流有助于小肝癌的诊断。

4.临床价值

超声对肝癌的诊断准确度高,并可反映肝癌位置、大小、数目及血管内栓子等情况,在肝癌诊断中有独特的优势。随着现代超声技术的进展,超声在肝癌的诊断、治疗及疗效观察中均发挥着重要的作用。术中超声常可以发现小病灶并可判断肿瘤与血管的关系,从而指导手术方式及术后治疗;超声引导下肝肿瘤穿刺在肝癌定性诊断中发挥重要作用;超声引导下肝癌射频治疗为无法手术的患者提供了新的治疗方案;经静脉注射微泡造影剂对肝癌的诊断、鉴别诊断及治疗后疗效观察都提供了有价值的信息。

但是超声成像也有一定的局限性:受患者体型及肠道气体的干扰,有时观察不满意;对于肝顶部肿块显示效果不佳;不易检查出等回声肿瘤。

### (六)转移性肝癌

1.病理和临床表现

肝是多种恶性肿瘤最易发生转移的器官,胃肠道及胰腺肿瘤最易转移至肝,其次是乳腺癌、肺癌、肾癌、鼻咽癌、妇科恶性肿瘤等。转移途径有门静脉、肝动脉血行转移和淋巴结转移,邻近脏器如胆、胃等癌肿也可直接浸润播散至肝。转移性肝癌常为多发性,少数转移也可为单个结节。转移性肝癌较少合并肝硬化和侵犯门静脉形成癌栓。癌结节自发性破裂者也很少见。

转移性肝癌早期无明显症状和体征,一旦出现临床症状,病灶多已巨大或数目众多。出现类似原发性肝癌的症状,但多较轻。

2.超声表现(图 6-1)

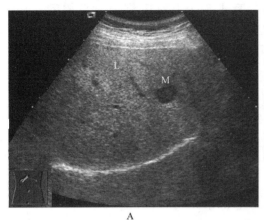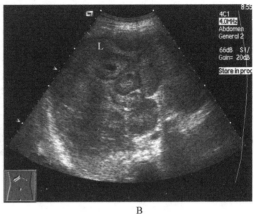

图 6-1　转移性肝癌声像图

**注**　癌灶呈"牛眼征",外周有较宽的低回声带环绕。

(1)转移性肝癌肿块形态类型。

1)结节型:最为多见,常多发,多结节可以融合,形成"葡萄串征",偶有单发。肿块内部回声多种多样,可为低回声、强回声或混合回声,且常出现"牛眼征征",即高回声中央部有小片状无回声区或弱低回声,为出血、坏死所致;或"靶环征",即癌肿周边有较宽的低回声晕环绕,其边界清晰,内部为比较均匀的高回声或等回声。

2)巨块型:单发为主,直径 5~10cm,其内常发生大片出血、坏死,声像图上主要表现为混合型回声。

3)浸润型:位于肝周邻器官,如胃、右肾、胆囊等部位的肿瘤可直接浸润至肝。声像图显示原发癌与肝脏毗邻部见有不规则肿块,其边界不清晰,其内多为不均匀的低回声。有时从声像图上难以区分何为原发癌。

(2)转移性肝癌内部回声类型。

1)高回声型:肿块内部回声高于正常肝组织,常见于结肠癌、胃癌、食管癌。

2)等回声型:肿块内部回声与正常肝组织接近,周围常伴有声晕、血管绕行和局部肝被膜隆起等征象。

3)低回声型:肿块内部回声低于正常肝组织,多见于乳腺癌和胰腺癌。

4)无回声型:肿块表现为无回声,囊壁可厚薄不均,多见于鼻咽癌。

5)混合回声型:肿瘤内部回声高低不均匀,见于较大的转移性肝癌。消化道、卵巢、骨肉瘤及部分腺癌的肝转移瘤可见肿块内出现弧形或块状强回声,伴声影。

(3)周围组织的继发征象:转移性肝癌罕见有门静脉、肝静脉或下腔静脉癌栓出现。

(4)多普勒超声:转移性肝癌彩色多普勒显示率不高,部分富血供肿瘤肝脏转移,可见肿块周边血流信号。

3.鉴别诊断

(1)肝细胞癌:原发性肝癌多为单发,且常伴有不同程度的肝硬化,易侵及门静脉,引起癌栓。多普勒超声原发性肝癌周边及内部可见彩色血流信号,且多为高速动脉血流,而转移性肝癌多属少血供。

（2）肝血管瘤：高回声型转移性肝癌后方可伴衰减，并常伴有声晕，而血管瘤后方无衰减，也无周边声晕；低回声型转移性肝癌与血管瘤的鉴别主要是后者周边多见线状强回声环绕，且内部见筛网状回声。

4.临床价值

超声是恶性肿瘤患者筛查有无肝转移瘤的首选影像检查方法，多普勒超声有助于检出肿瘤的血供情况，经静脉注射微泡造影剂有助于检出小的实性病变，超声引导下穿刺活检有助于病变定性诊断。有脂肪肝、肝硬化背景下转移性肝癌不易由超声检出，需结合其他影像学检查方法。

### （七）肝包虫病

1.病理和临床表现

肝包虫病即肝棘球蚴病，是一种人畜共患寄生虫病，在我国多分布于西北畜牧地区。因吞食棘球绦虫虫卵后，其幼虫在人体肝脏寄生引起。包虫病在我国有两种，即细粒棘球蚴所致的单房性棘球蚴病和多房棘球蚴所致的多房性棘球蚴病。

单房性棘球蚴病由寄生于肝内的蚴虫发育形成的囊腔，外层形成纤维包膜，构成棘球蚴外囊，内囊分化为两层，外层为角化层，无细胞结构；内层为生发层，可以不断芽生出具有空腔化作用的细胞，逐渐扩大为生发囊腔，即母囊，在母囊壁上又可产生数量不等的带有吸盘、小钩的原头蚴，发展为子囊、孙囊，生发层还可向囊腔内长出较小的生发囊泡，由母囊脱落，进入囊液，聚集成囊砂。多房性棘球蚴在肝内以群集的小囊泡向周围组织浸润扩散，呈外殖性芽生，无被膜形成，在肝内形成肿块状或弥散性结节状损害。

2.超声表现

典型单房性肝包虫病表现为囊壁较厚，呈双层结构，内层为欠规则的内囊，外层为光滑而回声强的外囊，两层间间隙常＜1mm。若为新发生的肝包虫囊腔呈饱满的球形单腔囊肿，内无子囊，当内囊脱落后，囊腔内出现漂动的不定形膜状回声；当子囊进入囊腔后，可见大囊内多个大小不等的小囊，形成"囊中囊"的特征性改变。小囊间及大囊内可见有囊砂形成的大小不等的颗粒状强回声，可随体位改变而移动。囊肿后方回声增强。伴有囊壁钙化者，在囊壁可出现斑片状或弧状强回声，伴有声影。肝包虫病继发性表现包括病变区肝局部被膜隆起，肝增大，肝包虫病变周围管道受挤压，变细或移位，肝活动度常因增大的囊肿而受限。

多房性包虫病少见，多由肝泡状棘球蚴的无数小泡性囊肿集合而成，因囊壁回声强而密集，周围有较多间质，多表现为类实质性团块回声，形态不规则，在较大的病灶中心出现坏死液化，形成不规则的无回声区；也有病灶呈小结节状弥漫分布，病灶内有许多点状和小圆圈状钙化强回声等特征性表现。

肝包虫囊肿变性、退化、坏死时声像图可见内囊分离，囊肿壁内外间隙扩大，呈"套环征"；内囊破裂，塌陷于囊液中，呈卷曲条带中高强回声，呈"水上百合花征"；子囊退化，囊内组织破碎机化时，整个囊肿完全失去囊性特征，类似实性表现。

3.鉴别诊断

肝包囊虫病的诊断需根据流行病学资料和典型的超声表现，如"囊中囊征""套环征""水上百合花征"或囊内有囊砂征等征象,结合 Casoni 试验或血清学检查阳性结果,即可确定诊断。部分声像图不典型的肝包虫病应注意与肝内其他囊性病变相鉴别,但疑及肝包虫病时,切勿做穿刺抽液检查,以免导致囊液外溢,发生其他部位的种植。

4.临床价值

超声成像可以明确肝包虫囊肿大小、部位、个数及内部形态,较其他影像诊断法更能真实地显示肝包虫囊壁及内囊结构特征,操作简便,诊断准确度较高。

# 五、肝脏弥散性病变

## (一)脂肪肝

1.病理和临床表现

脂肪肝是一种常见的肝异常,因过量饮酒、肥胖、糖尿病和药物毒性作用等引起的肝细胞内脂肪堆积。正常肝含脂肪约 5%,当肝内脂肪含量增加或肝细胞内出现大量脂肪颗粒时,称为脂肪肝。镜下观察受侵肝细胞分布在肝小叶中央静脉周围或在汇管区周围。

2.超声表现

(1)肝形态改变:肝实质回声增强,使肝包膜显示不清,轮廓较模糊,肝体积均匀性增大。

(2)肝实质回声改变:肝回声前方增强,后方减弱。根据脂肪浸润范围分为弥漫性和局限性脂肪肝。

1)弥漫性脂肪肝:肝内脂肪均匀性累及全肝,表现为整个肝回声增强,称为"明亮肝",同时出现不同程度的回声衰减。

2)局限性脂肪肝:肝内脂肪部分堆积,又可分为叶段型、团块型及小叶间型 3 种。叶段型脂肪肝的脂肪浸润局限于一个或多个叶段,声像图显示肝一个或多个叶段回声增强,边界与肝静脉一致;团块型脂肪肝表现为一个或多个回声增强区,形态欠规则,边界清晰,其余肝实质回声正常;小叶间脂肪肝为脂肪组织堆积在肝横窦周围、胆囊旁、第一肝门区、门静脉或肝静脉主支周围,声像图表现为不规则的片状低回声,可呈三角形、条形等多种不规则形态,边界清楚,内部回声均匀。

3)肝内正常管道结构回声改变:肝内管道结构多显示欠清,各级分支不易显示,血管管腔变窄,管壁回声模糊。但不出现血管移位或受压中断现象。

3.鉴别诊断

(1)局限性脂肪肝常需与肝癌鉴别:前者有脂肪肝背景中见低回声正常肝组织,多数呈不规则形,不同断面观察往往不是圆球形,有正常血管通过;后者有肝炎、肝硬化病史,肿物多呈低回声,有球体感,周边有晕环和后方回声增强等。

(2)肝血管瘤:血管瘤多呈圆形,边界清晰,内可呈网格状改变,周边常有相对较厚的强回声壁。

4.临床价值

典型脂肪肝声像图表现为"明亮肝",不难提示诊断。但是,局限性脂肪肝常与肝血管瘤相混;当弥漫型脂肪肝残存低回声正常肝组织时也可表现为酷似肝肿瘤,应结合其他影像检查或行超声引导下穿刺活检。

### (二)肝硬化

1.病理和临床表现

肝硬化是一种常见的慢性进行性疾病,是肝受一种或多种因素引起的损害,使肝细胞变性、坏死,继而出现肝细胞结节状再生及纤维组织增生,最终导致肝小叶结构和血液循环的破坏和重建。

肝硬化种类很多,临床上最常见的是门脉性肝硬化,其次为坏死性肝硬化、胆汁性肝硬化、淤血性肝硬化、寄生虫性肝硬化等。

2.超声表现(图 6-2)

(1)肝失去正常形态。

(2)肝表面高低不平,具结节感。

(3)肝实质回声增高、增密,分布不均匀。

(4)肝静脉分布失常,主干扩大,分布扭曲,管壁回声增高。

(5)门静脉内血栓。

(6)侧支循环开放,胃左静脉扩张,脐静脉重开。

(7)肝门区和脾门区静脉海绵样改变。

(8)脾大。

(9)腹水。

(10)CDFI:门静脉血流增密,色彩变淡,流速减慢,常低于 $15\sim20cm/s$。肝静脉粗细不一,血流可呈双向流动。肝动脉代偿增宽,血流增加。侧支循环。

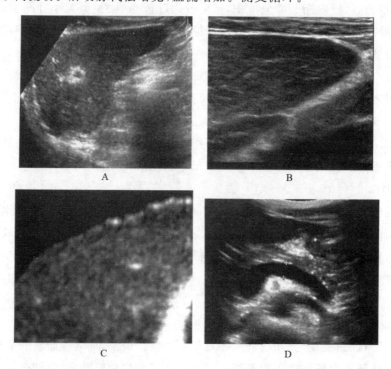

A         B

C         D

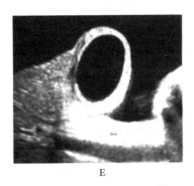
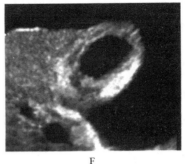

E　　　　　　　　　　　　　F

**图 6-2　肝硬化**

注　A.肝脏回声粗糙;B.肝内部回声呈短线状;C.肝实质回声粗糙,表面呈锯齿状;D.脾静脉增宽;E.腹水,伴胆囊壁增厚;F.胆囊壁明显增厚,呈双边改变。

3.鉴别诊断

(1)弥散性肝癌:门静脉分支内多可见到癌栓的回声,单发较大的再生结节与肝细胞癌的声像图鉴别多较困难。

(2)脂肪肝、慢性肝炎和其他弥散性肝实质性病变:主要依靠肝穿刺组织学活检。

(3)先天性肝纤维化:有家族倾向,好发于婴幼儿和青少年。

4.临床价值

肝硬化是一种以肝实质破坏、纤维化和结节性再生为特征的慢性肝疾病。在肝硬化早期,声像图表现缺乏特征性,难以做出诊断,肝硬化后期,特别是肝形态改变、肝内的再生结节和深部回声衰减、肝被膜凹凸不平等征象,不难做出肝硬化诊断。肝硬化患者易并发肝细胞癌,应注意超声随诊。

### (三)血吸虫性肝病

1.病理和临床表现

血吸虫病是我国水网地区常见的寄生虫病,常累及肝,寄生的血吸虫卵随血流沉着于肝,引起肝损害,甚至肝硬化。临床表现:急性血吸虫病有畏寒、发热,还可有腹痛、腹泻、肝脾大;慢性血吸虫病表现为消瘦、贫血和体力下降,晚期可形成血吸虫性肝硬化。

2.超声表现

(1)急性血吸虫声像图:肝形态基本正常,表面平滑,内部回声增强、增粗,分布欠均,脾轻度增大。

(2)血吸虫性肝硬化:典型的血吸虫性肝硬化,肝实质表现为网络状高回声,呈"地图样"改变,回声高于正常肝。肝门区及肝内门静脉管壁回声增强、增厚,肝静脉变细。

3.鉴别诊断

患者有疫水接触史,肝回声增强,呈"地图样"改变。结合检查虫卵阳性即可诊断血吸虫病。

与肝细胞癌鉴别:结节型肝癌多有低回声晕,血吸虫肝病结节回声区带不规则,无低回声晕。

**4.临床价值**

急性期血吸虫肝病声像图无特征性,血吸虫肝硬化肝实质有特征性"地图样"回声,易于和其他肝硬化相鉴别。

### (四)淤血性肝病

**1.病理和临床表现**

淤血性肝病又称心源性肝病,主要是由于慢性充血性心功能不全引起,尤其是右心衰竭肝因长期淤血、缺氧,使肝细胞萎缩、坏死以及纤维化。患者可有腹痛、恶心、呕吐、心脏扩大及颈静脉怒张。

**2.超声表现**

(1)肝一般缩小。

(2)肝轮廓一般尚光整。

(3)肝回声增强,分布尚均匀。

(4)下腔静脉及肝静脉内径增宽。

(5)晚期可出现门静脉高压声像图表现。

(6)腹水,严重者可见胸腔积液和心包积液。

(7)CDFI:肝静脉内径明显增宽,可达1.2cm以上,肝内血流丰富,下腔静脉内径也明显增宽。

**3.鉴别诊断**

早期淤血性肝病与其他各种原因所致早期肝病难以鉴别,晚期淤血性肝病则可根据患者下腔静脉及肝静脉增宽以及心脏改变与其他肝病鉴别。

局限性脂肪肝与肝癌鉴别:前者有脂肪肝背景,病变区常呈片状,有正常血管通过;后者有肝炎、肝硬化病史,肿物多呈圆形,有晕环等。

局限性脂肪肝与肝血管瘤鉴别:血管瘤多呈圆形,边界清晰,内可呈网格状改变;局限性脂肪肝多呈条片状。

**4.临床价值**

声像图显示有肝静脉扩张、肝大及回声减弱,这是反映肝淤血的直接证据,提示有右心衰竭。易于区别淤血性肝硬化或其他类型肝硬化。

## 六、门静脉疾病

### (一)门静脉血栓形成

**1.病理和临床表现**

多见于慢性疾病如肝硬化或门静脉高压时,门静脉血流缓慢,脾大,脾功能亢进及血小板降低,影响凝血机制而产生血栓,也可见于一些感染外伤或肿瘤压迫,侵犯门静脉等疾病。临床上分为急性和慢性;肝内和肝外;原发和继发以及部分和完全性等。

**2.超声表现**

(1)门静脉扩张。

（2）新鲜血栓呈弱回声团块状或条状,易漏诊。

（3）陈旧性血栓呈等回声或稍强回声团,门静脉管径相对变窄。

（4）局部门静脉管壁规整、清晰、连续。

（5）多合并肝硬化。

（6）CDFI:门静脉血流速度缓慢或测不到血流信号,栓子内可探及血流信号。

3.鉴别诊断

主要是与门静脉癌栓鉴别,血栓一般无肝癌表现,癌栓则有。

### （二）门静脉癌栓

门静脉癌栓与血栓表现相似,尤以肝癌多见,门静脉癌栓旁多有原发肿瘤。癌栓回声呈低回声或中等偏高回声。CDFI显示栓子内有彩色血流信号并为动脉频谱。

### （三）门静脉海绵样变性

1.病理和临床表现

门静脉海绵样变性是指正常门静脉被很多细小海绵状血管代替,是由于肝内门静脉先天发育异常、缺损或继发性门静脉狭窄,造成肝内门静脉支不能正常显示,位于门静脉支及胆管周围的静脉形成侧支循环并发育得较粗,多位于肝门、肝内门静脉主干支部位。

2.超声表现

（1）门静脉主干内径增宽,内有实质性回声充满管腔或门静脉主干显示不清。

（2）在上述部位可见多数子囊状、管道状、蔓藤状或葡萄状无回声。

（3）CDFI:在肝门区网格样或蜂窝状无回声区结构内见单色、新暗淡血流信号。

（4）脉冲多普勒探及静脉血流信号。

3.鉴别诊断

主要与胆壁扩张鉴别:后者门静脉结构显示正常。

4.临床价值

彩色多普勒诊断门静脉海绵状变性减少了血管造影等有创检查,显示门静脉阻塞部分程度,并根据侧支情况评估机体代谢能力。

### （四）门静脉高压

1.病理和临床表现

门静脉高压是指各种原因导致门静脉血流受到障碍,发生淤滞,引起门静脉系压力升高而引起的一系列症状。门静脉高压主要表现为:门—体侧支循环形成:食管下段、胃底近贲门处黏膜下的静脉曲张;直肠静脉丛形成痔核,还表现为脾大、脾功能亢进、呕血和腹水等。

2.超声表现

（1）肝体积缩小,边缘变钝,包膜不平整。

（2）肝回声粗糙,不均匀,有结节感。

（3）门静脉主干增粗,直径>1.3cm,脾门静脉主干>0.7cm。

（4）脾大,厚度>4.0cm,长度>11.0cm。

（5）门—体侧支循环形成:脐静脉开放、胃冠状静脉增宽、胃底食管静脉曲张、胰腺体尾周围脾—肾和胃—肾静脉支增宽增多。

（6）腹水。

（7）CDFI：早期门静脉内血流仍为红色，严重者肝静脉内为红色和蓝色双向血流，血流平均速度为(10.20±2.74)cm/s，血流量为(939.91±393.05)mL/min。

3.鉴别诊断

声像图显示脾大、门—体静脉分流的超声征象，多普勒测量门静脉血流速度低于正常，即可诊断门静脉高压。

4.临床价值

超声不用注射任何造影剂就可以显示门静脉系统及其主要侧支循环血管，并能进行形态学评估；正常肝门部结构被条索状强回声伴规则小管腔所取代，可提示门静脉高压。

（程晋锋）

# 第二节　胆道疾病

## 一、概述

### （一）解剖概要

1.胆道

由各级胆管和胆囊组成，具有输送、储存和浓缩胆汁的功能。胆管起始于肝汇管区的胆小管，它们相互汇合，逐渐形成小叶间胆管和肝左、右管，在肝门处汇合成肝总管，胆囊通过胆囊管与肝总管汇合成胆总管。

2.胆囊及胆囊管

通常位于右锁骨中线和第9肋软骨交叉处，借结缔组织连接，附着于肝的胆囊窝内，长7～9cm，宽2.5～3.5cm，容量35～40mL，可分为底、体和颈三部。底部突出在肝下缘，通常指向前下方，贴近十二指肠和横结肠，与前腹壁相连接。体部呈漏斗状，紧贴在肝的胆囊窝内。颈部在胆囊窝的最深处，常呈S状弯曲，与胆囊管相接处有一囊状膨大，称为Hartmann囊，胆囊结石多藏于此。胆囊管由胆囊颈向左、后、下延续而成，长2.5～4.0cm，直径0.2～0.3cm。胆囊管内的黏膜有螺旋式黏膜皱襞，能节制胆汁的出入功能，粗大的黏膜皱襞称为Heister螺旋瓣。胆囊的大小、形态和位置均有较大的变异，并且与胆囊内胆汁充盈情况和体位的改变有关。

3.胆管

通常分为肝内胆管与肝外胆管两部分。肝内胆管由胆小管、小叶间胆管和肝左、右管组成。肝左管平均长1.6cm，肝右管平均长0.8cm。肝左、右管直径为2mm。肝内胆管在肝内呈树枝状分布，与相应门静脉伴行。肝外胆管包括肝总管和胆总管两部分，肝总管在门静脉右支起始部之前上方由肝左、右管汇合而成，长3～4cm，直径0.4～0.6cm。在肝、十二指肠韧带内下行，其左为肝动脉，左后方为门静脉。

胆总管由肝总管和胆囊管汇合而成,长 7~9cm,直径 0.6~0.8cm,胆总管在肝、十二指肠韧带内下行,位于门静脉之前,肝动脉之右侧,下段位于十二指肠第一段和胰腺头部之后,约 2/3 贯穿胰腺头部,约 1/3 在胰腺头部后面的沟内,末端到达十二指肠第二段的后内侧,在肠壁内扩大,形成胆道口,进入肠腔,其管壁内含大量的弹力纤维,有一定的舒缩能力。约 70% 的胆总管末端与胰管在肠壁入口处汇合成肝胰壶腹,之后形成同一出口,开口于十二指肠,出口处有括约肌围绕,称为奥迪括约肌,出口的口径约 0.9cm。

### (二)超声检查技术

#### 1.患者准备

患者在检查前需禁食 8 小时以上,常于上午检查,以保证胆道系统有足够的胆汁充盈并减轻胃肠道气体的干扰。钡剂可能干扰超声检查,胆道 X 线造影剂也会影响胆囊功能,因此,患者超声检查需在钡剂造影 3 天后,胆道 X 线造影 2 天后进行。需要观察胆囊收缩功能和胆道扩张程度的患者还应准备好脂肪餐。

#### 2.体位

胆道系统的超声检查需根据患者情况的差别、病变部位的不同随时调整体位,以清晰显示病灶为目的。通常包括仰卧位、左侧卧位、右侧卧位、半卧位或立位、膝胸卧位。

#### 3.仪器

实时超声诊断仪都可以用于胆道系统检查,仪器的调节与肝检查相似,以能清晰显示观察部位的胆系结构为原则,探头选择凸阵、线阵、扇扫探头,凸阵探头效果更好,探头频率一般选用 3~5MHz,小儿可选用 5~7MHz。观察胆囊血流信号时需要随时调节聚焦区、彩色显示范围、灵敏度、滤波频率等,并设法消除伪像。

#### 4.检查方法

(1)胆囊:多选用右肋间斜向扫查,结合经右肋缘下斜断面扫查及多个短轴切面扫查,充分显示胆囊全貌,并注意胆囊颈及胆囊管的扫查。观测胆囊大小、壁厚度及其完整性以及囊内病变的数目、大小、部位、形态、回声、血供等特点。

(2)胆管:利用肝显示充盈的胆囊及肝外胆管,在患者深吸气后屏气状态下,用探头加压推及气体,可清晰显示肝外胆管。探头从肋缘下向膈肌斜切扫查,患者深吸气后屏气,显示胆囊位于右肾前方,向左上移动可见胆囊颈管部及肝外胆管截面位于下腔静脉横断面的前外侧,并可见门静脉左、右支及其腹侧伴行的肝左、右管。

患者右前斜位 45°,探头置右上腹正中肋缘下纵切面下段稍侧向右外侧扫查以及胸膝卧位扫查,可较清晰显示胆囊颈部和肝外胆管病变。

(3)脂肪餐试验:多用于胆囊功能的估计和生理性与病理性胆管扩张的鉴别。试验前先测量并记录胆囊大小和肝外胆管内径,进食油煎鸡蛋后 30 分钟,再在同一切面、同一部位重复测量。

### (三)正常超声表现

#### 1.胆囊

正常胆囊纵切面呈梨形、长茄形,横断面呈圆形或椭圆形,颈部可呈分隔状。整个胆囊轮廓清晰,壁薄、光滑,厚度 0.1～0.3cm,囊内为无回声区,后方回声增强。胆囊管纤细,常不能显示。正常胆囊超声测值,长径不超过 9cm,前后径不超过 3cm。

2.胆管

肝内胆管分为近端和外周两部分,一般均与门静脉伴行,正常肝内胆管内径多为并行门静脉内径的 1/3 左右,除肝左、右管外,二级以上的分支一般不易显示。肝外胆管上段与门静脉伴行,有肝做透声窗易于显示,内径为伴随门静脉内径的 1/3～1/2。横断面位于门静脉右前,与门静脉和位于门静脉左前方的肝动脉组成"米老鼠征",肝外胆管上段与肝动脉分别为"米老鼠"的右耳和左耳。肝外胆管下段与下腔静脉平行,常因为气体干扰而难以显示。

3.脂肪餐实验

脂肪餐后测量,胆囊大小减少 1/3 以上,肝外胆管内径不增加或减少至正常,且无临床症状者为阴性。胆囊大小减少不足 1/3,肝外胆管内径增大 2mm 以上为异常。

## 二、胆系结石

### (一)胆囊结石

胆囊结石是最常见的胆囊疾病,形成的原因很复杂,一般认为与胆系感染、胆汁的理化性质改变、胆汁滞留及寄生虫病等密切相关。

1.临床表现

(1)当结石还是泥沙样或很软时,一般无明显症状或轻微的右上腹不适、嗳气。

(2)结石到一定大小时,才会出现右上腹痛,疼痛或持续,或可向右肩部或背部放射。

(3)发生梗阻时,可出现右上腹绞痛、黄疸。

(4)合并感染时伴寒战、发热。

(5)部分患者绞痛发作时可引起心电图改变,临床称为"胆—心综合征"。

2.超声表现

由于胆囊结石的形态、大小、成分、数量不同,加之胆囊、胆汁状态及结石在胆囊内位置的影响,声像图差别较大,复杂多变。

(1)二维上典型结石特征。

1)胆囊腔内多个切面均能显示的强回声团,边界清晰(图 6-3)。

2)后方伴声影。

3)可随体位改变而移动。

(2)非典型结石二维上表现。

1)充满型结石:表现为正常胆囊液性透声腔消失,囊壁明显增厚,胆囊轮廓的前壁呈弧形或半月形中等或强回声带,囊腔被不规则的强回声及后方宽大声影取代,胆囊后壁完全不显示,这种现象称为"囊壁结石声影三合征"即"WES 三合征"(图 6-4)。

2)胆囊颈结石:尚未嵌顿时,周围有胆汁衬托,在横断面上出现"靶环征";当结石嵌顿颈部时,由于囊壁与结石紧密接触,其间无胆汁衬托,强回声减弱,声影混淆,极易漏诊,需多切面观察。

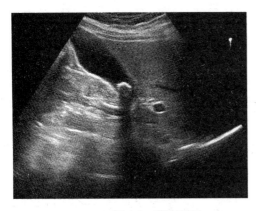 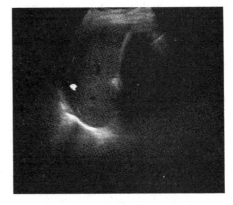

图 6-3　胆囊结石　　　　　　　　　　　　图 6-4　胆囊结石填满型

3)胆囊泥沙样结石:一般沉积在胆囊最低位置,形成沿胆囊壁分布的强回声带,后方有弱声影,若无声影时可通过改变体位鉴别(图 6-5)。

4)胆囊壁间结石:表现为胆囊壁上附着一个或多个强回声光点,其后方伴有"彗星尾征"(图 6-6),改变体位时不移动。

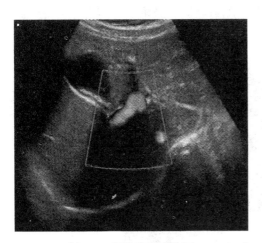 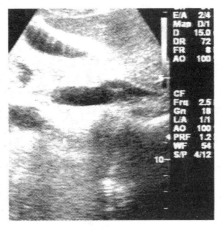

图 6-5　泥沙状胆囊结石　　　　　　　　　图 6-6　胆囊壁间结石

5)胆囊术后胆囊管扩张伴结石:确认胆囊切除后,在胆囊窝内见类圆形无回声,一般腔很小,腔内见强回声,伴声影。注意胆囊切除术后的早期可在胆囊窝内探及类圆形无回声,系胆囊床水肿或局限性积液所致,多在随访 1 个月内消失。

3.鉴别诊断

对不典型结石应注意排除假阳性和假阴性的干扰。

(1)正常胆囊内结构:正常胆囊的交界皱襞或颈部粗大黏膜皱襞可在某一断面形成较强的回声并有声影,貌似结石,多切面扫查即可消失。

(2)无胆汁胆囊:胆囊慢性炎症、肿瘤、胆囊内内瘘或先天性小胆囊等均不显示胆囊形态,胆囊床内挛缩的胆囊瘢痕或进入胆囊床部位的肠管内容物,类似胆囊部位伴声影的强回声团,但无明显"WES 三合征",可动态或加压观察。

(3)胆囊切除术后胆囊床内钛夹:确认手术史。

(4)胆囊内非结石性回声：胆囊内的胆泥、组织碎屑、脓性团块、血凝块、气体、肿瘤等用利胆药几周后再复查可作出鉴别。

(5)钙乳胆汁：少见，絮状。

(6)胆囊钙化：腹部X线摄片有助于鉴别。

(7)伪像：改变体位或活动后再查容易鉴别。

### (二)胆管结石

胆管结石比较常见，与代谢、慢性炎症和寄生虫病关系密切，是外科性黄疸的最常见病因，依其发生部位分为以下几类。

1.肝外胆管结石

(1)临床表现：多数来自胆囊或肝内胆管的继发性结石，少部分为肝外胆管内形成的原发性结石。患者多数有反复发作的上腹疼痛和胆系感染病史，严重时出现上腹绞痛、黄疸、高热和寒战，甚至导致中毒性休克；少数患者无症状或轻微上腹不适，易误诊为胃部疾病。

(2)超声表现。

1)肝外胆管扩张，与门脉主干形成"双筒枪征"。扩张的胆管壁增厚，回声增强，内壁欠光滑(图6-7)。结石部位在胆囊管以上，胆囊不大；结石在胆囊管可引起胆囊肿大；结石在胆总管则可引起整个胆道系统扩张。

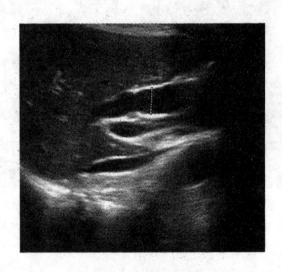

**图6-7 胆总管扩张**

2)胆管腔内存在伴有声影的恒定强、低、等回声团，与胆管壁间分界清晰，后方伴声影(图6-8)。

3)肝外胆管结石多位于下段，经常停留于胰腺段或壶腹部，受前方胃和十二指肠腔内气体和内容物的干扰，加之管腔本身相对较细，胆汁充盈少，超声显像模糊，诊断困难。

(3)鉴别诊断：胆总管下段结石需与十二指肠气体、蛔虫残骸和回声较强的肿瘤鉴别，主要依靠多切面动态来观察。十二指肠气体形成的强回声形态不固定，周围无连续性管壁回声；蛔虫残体有节段性的"等号"样回声；肿瘤后方无声影，胆管壁连续性被破坏。

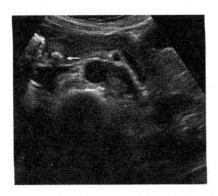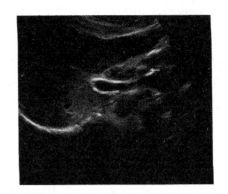

图 6-8 胆总管结石

2.肝内胆管结石

多数为原发色素性结石或混合结石。

(1)临床表现:一般多数无自觉症状,与肝外胆管结石类似。

(2)超声表现。

1)沿肝内胆管分布、贴近门静脉的斑片状或条索状强回声,伴声影(图 6-9)。

2)当结石所在胆管有胆汁淤滞时,强回声周围呈现宽窄不等的无回声区。

3)结石近端小胆管扩张,与伴行的门静脉分支可形成"平行管征"或呈树枝状、囊状。

(3)鉴别诊断:主要与肝内胆管积气鉴别。后者有手术史,强回声形态不稳定,可随体位改变而移动,后方有"彗星尾征"(图 6-10)。

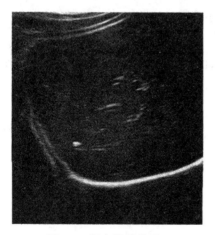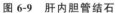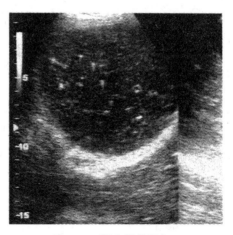

图 6-9 肝内胆管结石　　　　　图 6-10 肝内胆管积气

# 三、胆系感染

## (一)急性胆囊炎

急性胆囊炎是胆囊的急性化脓性炎症,也是常见的急腹症之一。

1.临床表现

依炎症程度不同而差异较大,轻者仅有低热、乏力、右上腹胀满及右上腹轻压痛;重者起病急骤、高热、寒战、右上腹持续性绞痛并阵发性加剧,部分出现黄疸,墨菲征阳性。

2.超声表现

(1)急性单纯性胆囊炎。

1)胆囊形态饱满、肿大,长径＞9cm,宽径＞3.5cm。

2)囊壁弥散性增厚、回声增强或胆囊轮廓不清,外壁线不规则。

3)超声墨菲征阳性。

4)胆囊收缩功能差或丧失。

(2)化脓性胆囊炎。

1)增厚的囊壁内见间断或连续的弱回声,呈"双边影"。

2)胆囊内见多量粗细不等的强回声斑点,无声影,呈悬浮状。

(3)急性坏疽性胆囊炎:具有典型急性化脓性胆囊炎的声像图特点,囊底部和颈部常可见局灶性坏死,极易穿孔。

(4)胆囊穿孔:穿孔后胆囊内液腔缩小或消失,张力降低,胆囊壁模糊、连续性中断,局部出现包裹性液性暗区,由于穿孔处周围组织广泛的粘连,声像图复杂,当暗区内有气体强回声及"彗星尾征"时,为坏疽性胆囊炎并胆囊底穿孔的特征性表现。

3.鉴别诊断

(1)胆囊肿大:可见于胆总管结石、胆囊收缩功能失调、长期饥饿等,但囊壁光滑。

(2)胆囊壁增厚:肝硬化腹水、低蛋白血症、心功能不全等均可出现胆囊壁增厚,可扫查相关脏器。

(3)胆汁内异常回声:胆道梗阻、长期禁食、肝炎均可致胆汁透声异常,通过病史可以鉴别。

## (二)慢性胆囊炎

慢性胆囊炎是由急性炎症反复发作迁延而来,也可以是原发的慢性炎症改变所致,多数合并胆囊结石。

1.临床表现

临床一般无任何症状,也可表现为上腹胀满,脂餐后上腹痛。

2.超声表现

(1)轻型时胆囊壁稍增厚。

(2)严重时胆囊增大或缩小,囊壁增厚＞0.3cm,当胆囊与周围组织粘连、萎缩时,轮廓及内腔均变得模糊不清且固定。

(3)胆囊收缩功能差或丧失。

(4)胆囊壁彩色血流信号显示率低。

3.鉴别诊断

(1)胆囊癌:以弥漫浸润为特征,局部胆囊壁浸润较深,但其他部位胆囊壁正常,且多数向腔内生长,晚期囊壁全层破坏,连续性中断。

(2)胆囊腺肌病:囊壁内有含液的小囊腔。

## (三)化脓性胆管炎

化脓性胆管炎主要为胆管梗阻和胆管化脓菌感染所致。

1.临床表现

阵发性右上腹痛,胆道蛔虫引起者则有剧烈绞痛、高热,重者可出现中毒性休克和昏迷。

2.超声表现

(1)肝脏明显肿大,回声增强,有时可并发肝脓肿;肝内小胆管壁增厚、回声增强,呈"等号"样改变。

(2)胆管腔内可见斑点状回声或絮状沉淀物;肝外胆管扩张,壁增厚,边缘模糊,壁内出现低回声带,甚至呈"双边"状。

(3)急性胆道炎合并肝内外胆管积气,表现为点状或带状强回声,呈"串珠状"沿胆道系统走向排列,后伴"彗星尾征"。

3.鉴别诊断

胆道术后的胆道积气和硬化性胆管炎,可根据病史及有无急性感染加以区别。

### (四)硬化性胆管炎

硬化性胆管炎又称纤维性胆管炎或狭窄性胆管炎,是一种原因未明的胆管疾病。

1.临床表现

进行性加重的梗阻性黄疸,多伴有中等程度的发热,右上腹不适或胀痛,上腹部压痛,后期可出现胆汁性肝硬化和门静脉高压。

2.超声表现

(1)病变分节段型和局限型,胆管管壁明显增厚,一般为 0.2~1.0cm,表现为僵硬的强回声带,后方可伴声影。

(2)病变管腔内径狭窄,管壁凹凸不平,管腔呈串珠样改变,严重时可完全闭塞。

(3)肝门区淋巴结肿大。

(4)肝脾大。

3.鉴别诊断

(1)原发性胆管癌:浸润性原发性胆管癌好发于肝外胆管,管壁增厚的范围相对局限,局部突然被截断,病变以上整个胆管系统明显扩张;而硬化性胆管炎则病变范围较广,病变以上胆管扩张较轻或不扩张。

(2)化脓性胆管炎:起病急骤,胆管壁略增厚,管道增宽,胆汁透声差;而硬化性胆管炎起病缓慢,症状逐渐加重,胆管壁增厚明显,管腔狭窄,声像图特征相差较大。

## 四、胆道蛔虫

胆道蛔虫是常见的急腹症,是肠道蛔虫病的常见和严重的并发症,多见于儿童和青壮年。

### (一)临床表现

主要表现为右上腹阵发性钻顶样剧烈绞痛,向右肩放射,疼痛可突然缓解,常伴有恶性呕吐,吐出物可为胃内容物、胆汁,也可吐出蛔虫;可发热、寒战、黄疸等。

### (二)超声表现

(1)肝外胆管不同程度的扩张。

（2）在扩张的胆管内可见双线状平行的强回声带，从肝外胆管向肝内胆管延伸，少数进入胆囊（图 6-11、图 6-12）。

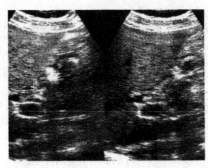 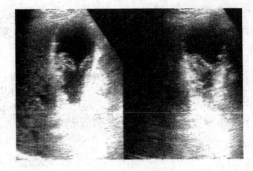

图 6-11　胆总管蛔虫　　　　　　　　　图 6-12　胆囊蛔虫

（3）与胆管壁分界清楚。多条蛔虫时呈现类似胎儿脐带样回声，其后方可出现声影。

（4）虫体死亡后演变成胆泥、胆石。

（三）鉴别诊断

排除假阳性：如肝动脉有时穿行于胆管和门脉之间，酷似扩张的胆管内双线状回声，观察搏动性或行 CDFI 即可鉴别。

# 五、胆囊息肉样变

胆囊息肉样变是从影像学角度反映胆囊病变形态的一种统称。

## （一）胆囊息肉

属乳头状瘤，分胆固醇性息肉和炎症性息肉。

### 1.临床表现

临床表现不典型，部分表现为上腹不适或隐痛等与胃炎、慢性胆囊炎相似的症状。

### 2.超声表现

（1）二维超声。

1）胆囊形态、大小正常。

2）病灶呈中等回声，自胆囊黏膜面向腔内隆起，呈乳头状或桑葚状，一般多发，可发生于胆囊任何部位，直径一般不超过 1cm，以强回声为主。

3）后方不伴声影。

4）病变不随体位改变而移动。

5）病变基底部较窄，有的可见蒂与囊内壁相连。

（2）CDFI：检出率低，以点状或短线状为主。

（3）PW：低速低阻型。

### 3.鉴别诊断

通常炎症性息肉较胆固醇性息肉内部回声较低，且与慢性胆囊炎征象并存。一般检出率高，诊断容易，但对胆囊腺癌、腺瘤的早期与较大的胆固醇息肉鉴别困难，需 CDFI 或动态连续观察。

### （二）胆囊腺肌病

胆囊腺肌病属于胆囊的增生性病变之一,是以胆囊腺体和肌层增生为主的良性疾病,目前病因不明。

1.临床表现

主要表现为右上腹不适、食欲减退,特别是餐后症状明显。

2.超声表现

(1)二维超声。

1)胆囊壁呈弥散性、节段性或局限性增厚、隆起。

2)增厚的囊壁内有多个微小的圆形液性囊腔,可合并壁内小结石,表现为强回声斑点及后方"彗星尾征"。

3)胆囊腔部分狭窄、变形;脂餐试验显示胆囊收缩功能亢进。

(2)CDFI:病灶内无血流信号。

3.鉴别诊断

与某些急性化脓性胆囊炎鉴别主要是结合病史。

## 六、胆系肿瘤

### （一）胆囊腺瘤

胆囊腺瘤是最多见的胆囊良性肿瘤。

1.临床表现

一般无明显症状,多在体检时发现。

2.超声表现

(1)二维超声。

1)单发或多发,自胆囊壁向囊腔隆起的强回声团,呈圆形或乳头状,体积大,但<1.5cm(图6-13)。

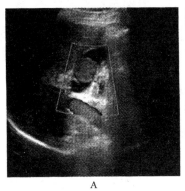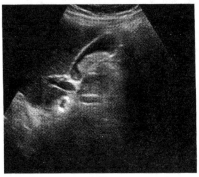

图 6-13 胆囊腺瘤

注 自胆囊壁向胆囊隆起的强回声团。

2)后方无声影。

3)不随体位改变而移动。

4)多数基底较宽,少数有蒂。

(2)CDFI:部分瘤内可检出彩色血流信号,以短线状为主。

(3)PW:呈低速低阻型。

3.鉴别诊断

检出率高,但定性困难。

### (二)胆囊恶性肿瘤

主要为胆囊癌。胆囊癌好发部位在胆囊颈部和胆囊底部,临床上部分病例在没有明显临床症状时或于体检中发现。胆囊癌以腺癌最常见,鳞癌少见,腺癌约占80%,病理上可分为浸润型和乳头状型两种。浸润型胆囊癌多呈局限型胆囊壁增厚为主,乳头状癌多呈局限性突起为主,到后期胆囊癌都充满胆囊腔,向外侵犯肝脏或其他组织器官。

1.超声声像图表现

根据癌肿组织类型及进展程度的不同可表现为如下5种类型。

(1)小结节型:癌肿呈小的乳头状结节突入腔内,大小一般<2.5cm表面平整,基底部稍宽,局部胆囊壁未见外凸。CDFI肿瘤内部或基底部可见星点状或短线状彩色动脉血流信号。

(2)蕈伞状型:肿块呈低回声或中等回声,形似蕈伞形突入腔内,基底部较宽,单发多见,也见多发。

(3)壁厚型:胆囊局限性或全胆囊壁均增厚,厚薄不一,其内壁也不平滑,胆囊腔明显变小。壁的回声多呈稍低回声或不均匀回声,胆囊壁的层次显示不清(图6-14A)。

(4)实块型:正常胆囊腔无回声消失,整个胆囊区呈一实体状肿块,边界不规则,边缘不光滑。内部回声明显不均匀,强弱不等(图6-14B)。

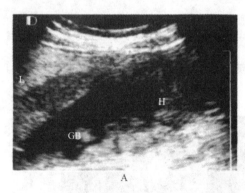
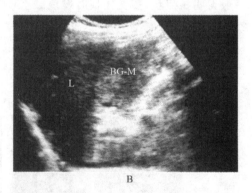

**图6-14 胆囊癌**

注 A.M示增厚不规则的胆囊壁肿块。B.GB-M示胆囊腔内实质性肿块填充。

(5)混合型:此型较多见,它可表现为胆囊壁增厚与局限性突起加上合并的胆囊结石混合存在。

当肿瘤浸润肝脏时,胆囊与肝脏无明显分界,并可见到肝实质内浸润病灶,如转移到肝门及胆囊周围淋巴结,可形成多个低回声结节。

CDFI可显示胆囊癌的血流情况,胆囊癌是有肝动脉供血的,一般早期胆囊癌如小结节型者,声像图可能很少见血流信号或仅显示短线状血流,中、后期胆囊癌可以显示稍增多的动脉血流呈线状或分支状,围绕在肿块的周边和(或)伸入肿块内部。多普勒频谱图可显示其动脉频谱。显示为高速高阻或高速低阻血流者具有一定的特征性,有利于判定为恶性病变。

2.鉴别诊断

(1)小结节型或蕈伞状型者要与胆囊息肉、胆囊腺瘤、胆囊内胆泥、血凝块等鉴别。胆囊息肉虽有向胆囊内隆起病灶,但一般结节较小,在1cm以内,基底较窄甚至呈豆芽菜状,回声较强,且常见多发病灶。胆囊腺瘤与小结节胆囊癌鉴别有一定的困难,有学者认为它是胆囊癌的癌前病变。其区别点在于胆囊腺瘤体积相对癌来说较小,多稍>1cm,边界规则,边缘尚清,后方未见声衰减,彩色多普勒仅见少量血流。胆囊内胆泥、血凝块与小结节型或蕈伞状型胆囊癌区别点主要是当患者体位改变时是否有移动性,同时观察胆囊内胆泥、血凝块与胆囊壁之间没有明显相连的部位,仅是黏附在胆囊壁上。

(2)壁厚型胆囊癌应与慢性胆囊炎、胆囊腺肌病及其他原因造成的胆囊壁增厚的病变鉴别,慢性胆囊炎尤其是伴有胆囊萎缩者特别需要与胆囊癌鉴别。一般胆囊炎病史较长,临床症状较明显,胆囊壁虽有增厚,但不及癌肿的增厚,并且回声较强。没有明显表面或内壁不平的表现。多合并有胆囊结石。胆囊腺肌病显示为胆囊壁增厚,可呈弥漫型、节段型或低部局限性增厚型。在增厚的胆囊壁内常可见小圆形囊腔,可合并有胆囊小结石。超声显示增厚胆囊壁内小囊样结构为胆囊腺肌病区别于胆囊癌和慢性胆囊炎的重要依据。

(3)胆囊癌实块型者要鉴别于填满型结石或黏稠胆汁,填满型胆囊结石回声一般超过实块型胆囊癌,且后方伴有声影。而胆囊内黏稠胆汁者其内部回声相当均匀,多伴有胆囊体积增大,填满型结石或黏稠胆汁两者腔内CDFI均不能显示彩色血流信号。

3.临床价值

超声诊断胆囊癌依据胆囊内实质性隆起的病变或明显增厚的胆囊壁回声,以及相应的彩色多普勒血流的表现多能作出诊断,并且还能确定病变的大小、部位以及对邻近器官或组织是否有侵犯,有助于临床治疗方案的选择。胆囊癌临床分期与肿瘤侵及胆囊壁程度关系密切。按照胆囊癌TNM分期诊断标准,提出术前超声分期,$T_1$,未侵达浆膜;$T_2$,侵达浆膜,但未超出浆膜或侵入肝脏;$T_3$,侵出浆膜和(或)侵入邻近脏器;$T_4$,侵入肝脏>2cm和(或)侵入两个及以上邻近脏器。淋巴结转移分为三级;肝脏或其他脏器转移分为二级。

### (三)胆管癌

胆管癌通常是指源于主要肝管和肝外胆管的恶性肿瘤,发病率男性多于女性。

1.临床表现

(1)起病隐袭,主要症状为无痛性黄疸,进行性加重,常伴有上腹痛、发热和消化不良等症状。

(2)晚期可出现陶土样便、肝大、门静脉高压、腹水等。

(3)常在早期发生转移。

2.超声表现

(1)病灶以上胆系扩张,呈"平行管征";如肿瘤位于胆囊管以上,则胆囊不增大、胆总管不扩张;如肿瘤位于胆囊管以下,则胆囊增大。

(2)在扩张的胆管内见稍低或中等回声的结节(个别病例表现为强回声,可能与钙盐沉着或合并结石有关),呈球形或乳头状,与胆管壁分界不清,位置固定,后方无声影。

（3）病变部位胆管壁不规则增厚、回声增强，扩张胆管突然被截断，或逐渐变细，呈"鼠尾"状。

（4）壶腹癌除上述表现外，可伴有主胰管扩张。

（5）CDFI在病灶内如检出血流信号，特别是PW测得动脉性血流频谱，有助于诊断及鉴别诊断（图6-15）。

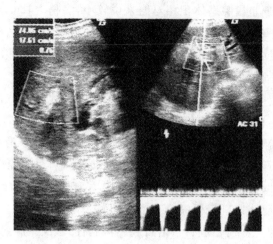

**图6-15 胆管癌**

3.鉴别诊断

根据肝内外胆管明显扩张及扩张的胆管远端腔内有异常回声，超声诊断准确率较高，但需与下列疾病相鉴别。

（1）胆管结石：胆管癌的肿块多为中等回声，后方无声影，CDFI检出血流信号；而结石多为强回声，后方伴声影。

（2）胆管内沉积物：当肝外胆道梗阻时，扩张的胆道内可出现块状或絮状的胆泥，特别是当胆道内有积脓时，较稠的脓栓常附于胆囊壁，产生类似软组织沉积的声像图，通过改变体位，观察其是否移动有助于鉴别。

（3）胰头癌：胰头部有低回声肿块，有主胰管扩张，胰后段胆总管不扩张；而下段胆管癌则胰头形态正常，主胰管轻度扩张或无明显扩张，胰段胆管癌则肿瘤较胰腺癌小，轮廓更清晰，胰后段胆总管扩张。

（4）肝肿瘤：近肝门部的肝肿瘤，特别是肝门部的肝转移瘤，由于瘤体小、周边有声晕，当肿瘤压迫肝外胆管导致胆道明显扩张时，极易将胆管外的肿瘤看成胆管内的肿瘤，需多切面扫查。

# 七、先天性胆系疾病

## （一）先天性胆囊异常

### 1.临床表现

一般无明显临床症状，仅在合并胆囊炎症和胆囊结石时出现相应的症状。

2.超声表现

(1)皱褶胆囊:胆囊的体、底部之间,被一强回声一分为二,仔细观察,两腔是相通的,胆囊底常有结石。

(2)双胆囊:超声可见两个相互独立的、完整的胆囊结构,有各自的胆囊管,分别汇入胆总管,两个胆囊大小相似或一大一小。

(3)胆囊憩室:胆囊壁局部向外凸出,形成一圆形囊腔,此囊与胆囊腔有较宽的通道,憩室内可有小结石。

(4)异位胆囊:正常的胆囊解剖位置未显胆囊图像,于异位的地方探及胆囊回声;此时应注意勿将肝及其旁的几条血管与之混淆,CDFI能将之鉴别开来。

3.鉴别诊断

鉴别诊断一般无困难。

### (二)先天性胆管异常

1.先天性胆管囊状扩张

又称先天性胆总管囊肿,是一种伴有胆汁淤积的胆道疾病。

(1)临床表现:本病常于儿童时期反复发作。临床上以腹痛、黄疸、腹部包块为三大主要症状。反复感染可使病情恶化。

(2)超声表现。

1)典型的先天性胆总管囊状扩张症为胆总管部位出现局限性囊状无回声区(图 6-16),多呈椭圆形或纺锤形,囊壁清晰、光滑、较薄,囊腔呈液性无回声,后方有增强效应。肝内胆管一般正常或轻度扩张。

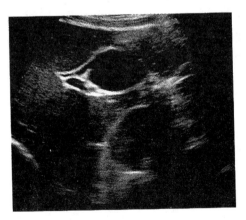

图 6-16　先天性胆总管囊状扩张

2)肝内胆管囊状扩张主要表现为:囊肿在肝内胆管出现,沿左、右肝管分布,与肝内胆管走行一致并与左、右肝管相通,呈多个圆形或梭形无回声区,呈串珠状排列,管壁回声较强。

3)混合型声像图改变:具有上述两种类型的表现。

(3)鉴别诊断:根据声像图特点,结合小儿反复发作的右上腹绞痛、黄疸及腹部包块等临床症状,诊断并不困难。

1)先天性胆总管囊状扩张症应与右上腹囊性肿块鉴别,如肝囊肿、小网膜囊积液、胰头囊肿等。鉴别要点:先天性胆总管囊状扩张,在脂餐后可缩小,而其他囊肿不会,还可通过多切面探测,从解剖关系上可以鉴别。

2)先天性胆总管囊状扩张症还应与门静脉瘤样扩张症鉴别,后者声像图表现为局部无回声区与门静脉内无回声区相延续,CDFI见无回声区内呈漩涡状彩色血流,红蓝相间。

3)肝内胆管囊状扩张症需与多囊肝和肝门部胆管癌相鉴别。多囊肝患者症状轻,肝脏内大小不等的囊互不相通,而前者各囊间互相沟通,肝门部胆管癌的特点为肝内胆管扩张,管腔较平滑,肝门部可见肿块回声。

2.先天性胆道闭锁

先天性胆道闭锁是新生儿期一种少见的严重梗阻性黄疸疾病。急需外科处理,否则死亡。

(1)超声表现。

1)肝内型:肝大,肝内、外胆管均显示不清,肝门部出现条索状强回声,位于左、右门静脉分叉部的前方,两端尖细,中间膨大,回声均匀,无囊腔,边界清,后方无声影。胆囊不显示或在胆囊区见一无腔隙或很小腔隙的强回声带。晚期可有脾静脉扩张、脾大、腹水等征象。

2)肝外型:肝大,肝内胆管明显扩张,肝外胆管在闭锁段以上扩张,以下则显示不清。如闭锁部位在胆囊管汇合处以上者,胆囊则显示不清,反之则有胆囊增大、胆汁淤积;仅有胆囊管闭锁者罕见,也不用治疗。肝外型胆道闭锁早期如不行手术矫正,晚期将出现肝硬化、门脉高压声像图征象。

(2)鉴别诊断。

1)肝内型先天性胆道闭锁需与新生儿肝炎鉴别,后者黄疸相对较轻,黄疸程度有波动,肝脏仅轻度肿大,血清甲胎蛋白增高,声像图可显示肝内胆管及胆囊结构。

2)肝外型先天性胆道闭锁应与先天性胆管囊状扩张症鉴别,后者黄疸多为间歇性,右上腹有包块,胆管扩张,形态失常更加明显,1岁以内极少出现肝硬化、门静脉高压声像图征象;而前者多数在半岁内出现难以恢复的胆汁性肝硬化。

# 八、黄疸

黄疸是由于血清内胆红素浓度增高所致,是巩膜、皮肤、黏膜、体液和其他组织被染成黄色。黄疸虽多见于肝胆疾病,但在其他引起胆红素代谢异常的疾病中也可出现。

## (一)临床表现

主要表现为巩膜、皮肤黄染和各种原发病的症状。

## (二)超声表现及鉴别诊断

声像图能清晰地显示肝内、外胆管的扩张程度,又可显示肝、脾、肾等器官的形态,按病理可有以下分型。

1.溶血性黄疸

(1)脾脏中度以上肿大,不伴有脾静脉扩张。

(2)肾脏轻度增大,肾锥体显露。

(3)肝内、外胆管无扩张。

2.肝细胞性黄疸

(1)胆囊壁粗糙、水肿,胆囊无回声区缩小或无明显改变。

(2)急性肝炎可有肝脏轻度肿大,肝脏回声无明显改变;肝癌肝硬化等则具有这些原发病的特征声像图。

(3)肝内、外胆管一般无扩张。

(4)部分病例可有脾大,特别是肝硬化患者。

3.梗阻性黄疸

(1)肝外胆管梗阻:肝内胆管扩张:一般左、右肝管内径3～4mm为轻度;5～6mm为中度;7mm以上为重度。二级以上末梢支肝胆管内径达2mm,也考虑轻度扩张;若肝内胆管管腔明显并与相应的门脉呈"平行管征",则提示轻、中度扩张;若胆管呈"树权状"或呈"放射状""丛状"向肝门部汇集,提示重度扩张。肝外胆管扩张:大于6mm为轻度,但有胆囊切除或胆系手术史(可在7～10mm)除外;大于11mm为明显扩张,尤其是脂餐后仍大于10mm;扩张的肝外胆管与伴行的门静脉呈"双筒枪征"。

(2)梗阻部位的判断:胆总管扩张是下段梗阻的佐证;胆总管正常,而肝内胆管或左、右肝管扩张提示上段梗阻。多数情况下,胆囊与胆总管的张力状态是一致的,即胆囊增大提示下段梗阻,胆囊不大提示上段梗阻;胆囊与胆总管处于矛盾的张力状态多提示胆囊颈部梗阻或胆囊本身存在病变;胆管、胰管均扩张,提示壶腹部梗阻。

(3)梗阻病因:主要有胆管结石、胆管癌、胰头癌及壶腹周围癌,此外还有炎性胆管狭窄、胆管血栓、胆管癌栓等。

(程晋锋)

# 第三节 胰腺疾病

## 一、概述

### (一)解剖概要

胰腺是腹膜后位器官,质软,无纤维包膜,除胰尾被浆膜包绕外,其余大部分位于腹膜后。胰腺分为头、颈、体、尾4部分,各部分无明显界限,头部在腹中线右侧,居于十二指肠弯内,胰腺段胆总管从十二指肠上部的后方略向右行。胰颈为胰头和胰体之间的狭窄部,其后有肠系膜动、静脉。肠系膜上静脉常于此与脾静脉汇合成门静脉。胰体向脊柱左侧延伸,向后、向上行至左肾上腺和左肾上部的前方,延续为胰尾而终止于脾门处。胰体周围的血管,有位于后方的腹主动脉和脾静脉,脾静脉的走向与胰腺长轴一致。胰体上方有腹腔动脉和脾动脉,胰腺下方有左肾动脉。胰腺分泌的胰液通过胰腺导管输入十二指肠。胰腺导管分主胰管和副胰管,主胰管直径为0.2～0.3cm,从胰尾起始,贯穿整个胰腺至胰头右侧,开口于十二指肠降部左后壁处的十二指肠乳头,约70%的胰管在肠壁入口处与胆总管末端汇合成肝胰壶腹。副胰管通过胰头部,在肝胰壶腹上方进入十二指肠。

胰腺具有外分泌和内分泌两种功能。胰腺的外分泌功能指分泌胰液,每天分泌 750～1 500mL。主要成分为由腺泡细胞分泌的各种消化酶以及由中心腺泡细胞和导管细胞分泌的水和碳酸氢盐。胰消化酶主要包括胰淀粉酶、胰蛋白酶、糜蛋白酶、弹性蛋白酶、胶原酶等。胰腺的内分泌功能来源于胰岛,主要分泌胰岛素、胰高血糖素、生长抑素等。

### (二)超声检查技术

1.患者准备

检查前常规禁食 8～12 小时,清晨空腹检查效果较好,胃肠道胀气明显的患者检查前需做胃肠道准备,服用消胀药物、清洁灌肠等,部分胰腺显示不清晰者可饮水充盈胃后检查。

2.体位

仰卧位是检查胰腺最常用的体位,嘱患者深吸气后以肝左叶做透声窗,可清晰显示胰腺。根据患者病情和检查需要,也可行坐位、左侧卧位、右侧卧位以及俯卧位检查。

3.仪器

(1)胰腺位于腹膜后,位置较深,尽管对仪器无特殊要求,但最好选用高分辨率超声仪器检查。

(2)探头频率一般选用中心频率 3.5MHz 凸阵探头,消瘦者及儿童选用 5～10MHz 凸阵或线阵探头。

(3)仪器选取及调节取决于患者个体情况及探查部位。

4.检查方法

患者常规选仰卧位,探头从剑突向下移动,在相当于第 1～2 腰椎平面做连续横断面扫查,以显示胰腺长轴切面,观察胰腺形态、轮廓、大小等。胰尾扫查时探头应向左上适当倾斜15°～30°,沿胰腺长轴斜断扫查,可清晰显示胰尾,在感兴趣节段可做纵切面扫查。常规体位胰腺显示不清时可根据患者个体情况采用左侧卧位、右侧卧位或坐位扫查,也可在饮水充盈胃后,以胃做透声窗扫查。

### (三)正常超声表现

1.二维声像图

(1)超声测量胰腺大小一般测量各部分的厚度,胰头测量不包括钩突,胰体测量以腹主动脉或肠系膜上动脉前方为准,胰尾测量以脊柱左侧为准。正常值为胰头＜2.5cm,胰体、胰尾＜2.0cm。

(2)胰腺形态有 3 种类型:哑铃型、蝌蚪型、腊肠型。哑铃型,胰头、胰尾粗,胰体较细;蝌蚪型,胰头部大,体、尾部逐渐变细;腊肠型,胰腺头、体、尾粗细大致相等。

(3)胰腺回声分布均匀,实质为中等回声或中等偏高回声,略高于肝实质。胰腺的主胰管贯穿整个胰腺,呈单条或两条线状回声,高分辨率超声可清晰显示管腔,内径通常约为 2mm。

2.彩色多普勒及频谱多普勒声像图

对正常胰腺的评估临床价值不大,对胰腺肿瘤的诊断与鉴别诊断有一定参考意义。

3.超声造影

正常胰腺 10～20 秒开始强化,实质期增强水平达峰值,60 秒后强化逐渐减低,实质期强化水平均一。

## 二、胰腺炎

### (一)急性胰腺炎

急性胰腺炎在胰腺疾病中较为常见,多发于成人。可由暴饮暴食、酒精中毒、创伤、手术、内镜检查、高脂血症、胆道结石或蛔虫、胆胰肿瘤等引起。急性胰腺炎在病理上分为水肿型和坏死型。水肿型急性胰腺炎主要病理表现为胰腺间质充血、水肿,病变较轻。坏死型急性胰腺炎病理表现为大量胰腺腺泡、脂肪、血管坏死,伴周围大量血性渗出液,病死率高。

**1.临床表现**

起病急骤,患者有上腹部疼痛并向左腰背部放射,恶心、呕吐,早期可出现休克、虚脱,常有发热,少数伴有黄疸、血及尿淀粉酶增高、白细胞增多等。

**2.超声表现**

(1)胰腺弥散性或局限性增大,以前后径增加为主,可失去正常形态。水肿型胰腺边缘整齐,形态规则,出血坏死型边缘模糊,形态不规则,与周围组织分界不清。

(2)水肿型内回声减低,呈弥漫分布的弱点状,间有强弱不均、边界不清的片状回声。严重水肿时可见囊样无回声区。

(3)胰管轻度扩张或不扩张。

(4)急性出血坏死型胰腺炎,胰腺轮廓不清,见大片混杂回声,强回声为被胰液皂化之脂肪组织(图 6-17),大小不等的液性暗区为外渗的液体或假性囊肿。

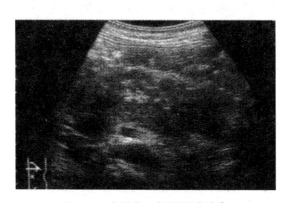

**图 6-17 急性出血坏死型胰腺炎**

(5)胰周、小网膜囊、肾前旁间隙会出现无回声区。胰腺周围胃肠气体增多。

(6)形成胰腺脓肿后,表现为胰腺正常结构消失,病灶为不均匀混合回声。

(7)彩色多普勒表现:急性胰腺炎由于炎症渗出,胃肠明显胀气,干扰胰腺内部血流显示。坏死区内血流信号完全消失。在胰腺后方胰头附近可见肝动脉及其分支轻度扩张,脉冲多普勒检测血流速度增高,RI 及 PI 无明显变化。

**3.鉴别诊断**

(1)慢性胰腺炎急性发作(弥散性增大):有反复胰腺炎发作病史,胰腺边缘轮廓线多呈高低不平,不光滑,内部回声呈粗大的高回声,部分病例胰腺内部可出现胰管扩张,伴有结石回声。

（2）弥散性胰腺癌：形态失常，胰腺边缘轮廓线高低不平，不规则，呈浸润状，内部回声强弱不均、交错、紊乱，后方回声衰减。胰腺内可探及血管迂曲、扩张，色彩丰富，脉冲多普勒于上述部位取样，可检测到动、静脉血流频谱，PI 及 RI 减低。

（3）胰头癌：胰头局限性增大，失去常态，内部显示有低回声团块，常有胆道系统扩张、胰管扩张，胰头部主胰管截断或被挤压推移，其后方门静脉、下腔静脉受压被推移。

（4）胰头囊肿：在局部增大的胰腺内见无回声，圆形，壁光滑，后方回声增强。

### （二）慢性胰腺炎

慢性胰腺炎又称慢性复发性胰腺炎，为发生慢性胰腺功能不全最主要的原因。30％～60％的病例是由于急性胰腺炎反复发作所形成。病理上分为 3 型。①慢性钙化型：以胰腺硬化、钙化、胰体缩小、胰管扩张和结石形成为主。②慢性梗阻型：由胆道疾病所致的胆源性胰腺炎，胰腺萎缩不明显。③慢性炎症型：少见，仅有炎症细胞浸润。

1.临床表现

慢性胰腺炎表现为上腹部疼痛、腹胀、厌油、消化不良、脂肪泻及消瘦等。

2.超声表现

（1）胰腺大小无一定规律，取决于病理类型，急性发作时可轻度或局限性增大，但不如急性胰腺炎严重；少数患者胰腺体积缩小，形态僵硬，边缘不整。

（2）内回声增强、粗大、不均。

（3）主胰管增宽，大于 3mm，呈串珠状，粗细不等，囊壁不光滑。有时胰管液性暗区内见结石强回声团块，后方伴声影（图 6-18）。

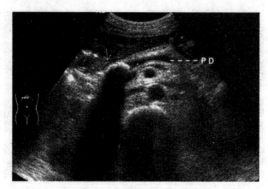

**图 6-18 慢性胰腺炎胰管结石**

（4）假性囊肿形成者可在胰内或胰周探及圆形或椭圆形无回声区，囊壁厚而不规则，边界模糊，囊内可见弱回声。

（5）慢性胰腺炎时，纤维化胰腺组织压迫，造成胰腺段胆总管狭窄，胰头部局限性炎性肿块及胆总管结石，均可引起梗阻部位以上的胆道扩张。

3.鉴别诊断

（1）胰腺癌：胰头癌为低回声，边界不整齐，有浸润现象，且伴有胰管及胆管扩张的声像特征。

（2）老年人胰腺：老年人因胰腺组织萎缩，表现为胰腺缩小，实质回声增强和边缘不规则，但内部回声较均匀，而慢性胰腺炎回声粗糙，分布是不均匀的，结合病史不难诊断。

（3）弥散性肿大型慢性胰腺炎应与腹膜后淋巴瘤、平滑肌肉瘤等鉴别。

（4）慢性胰腺炎伴有假性囊肿时需要与肝、脾、肾囊肿等鉴别。

## 三、胰腺囊肿

### （一）真性囊肿

囊肿上覆盖有上皮细胞者为真性囊肿，较少见。可分为先天性囊肿和后天性囊肿，后天性囊肿则包括潴留性囊肿、寄生虫性囊肿（胰包囊虫病）、肿瘤性囊肿。

1.超声表现

（1）先天性囊肿：又称多囊胰，胰实质内单发或多发无回声区，类圆形，壁薄，常合并肝、肾囊肿。

（2）潴留性囊肿：囊肿体积相对较小，回声表现同先天性囊肿，有时可见胰管与囊肿相通，也可合并存在胰管结石、胰腺钙化及胰实质回声不均匀增强等慢性胰腺炎的超声征象。

（3）寄生虫性囊肿：声像图特征为囊肿壁不规则增厚，囊壁回声强，在囊肿内可见子囊或头节所致的高回声。

2.鉴别诊断

先天性胰腺囊肿应与急性出血坏死型胰腺炎所形成胰腺内残留腔相鉴别。后者声像图也表现为胰腺内部散在的多个小无回声区，壁较厚，但两者通过病史及临床症状可以鉴别。

### （二）假性囊肿

胰腺假性囊肿多继发于急性胰腺炎和各种原因所致的胰腺损伤。由于胰腺组织坏死、崩解，胰液及血液溢出，刺激网膜包裹及周围纤维组织增生，形成囊肿样改变。因囊壁无胰腺上皮细胞覆盖，故称假性囊肿。假性囊肿多发生于胰腺体、尾部，一般位于胰腺腹侧面，与胰腺相连。囊壁为周围组织，如胃后壁、横结肠壁、肠系膜等。

1.临床表现

囊肿较小时无任何症状，较大时出现上腹部肿块，压迫邻近脏器和组织可出现恶心、呕吐、食欲下降、腹痛、低热等症状。若囊肿破裂，可出现腹水和出血。

2.超声表现

（1）胰腺体尾部无回声区，多单发，内可有分隔。少数可多发。

（2）囊壁与周围组织分界不清，大囊肿可压迫胰腺及周围组织，使其结构显示欠清晰。

（3）囊内多为无回声区，合并出血或感染时，囊内可见点状或片状回声增强区。囊肿后方有回声增强效应。

（4）囊肿巨大时（图6-19），邻近器官常有不同程度的推压、移位现象，也可使胰腺失去正常形态。

（5）假性囊肿自发性破裂时，患者突然腹痛，超声显示囊肿变小，壁不完整及腹腔积液。

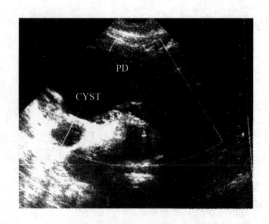

**图 6-19　胰腺假性囊肿声像图**

3.鉴别诊断

(1)胰腺脓肿:其囊壁多增厚,脓腔内可见随体位浮动的低、中、高强度的点、片状回声。

(2)陈旧性胰腺血肿:可呈无回声的囊肿样表现,往往需超声引导经皮穿刺才能确诊。

(3)胰腺假性动脉瘤:彩色多普勒有助于鉴别。

(4)还需与胰腺周围脏器的囊肿相鉴别,如胰头部的囊肿,应与肝脏及右肾囊肿鉴别;胰体部的囊肿,应与网膜囊积液鉴别;胰尾部的囊肿,应与脾、左肾囊肿鉴别。若胰腺轮廓显示完整,形态正常,一般为胰腺外囊肿。

## 四、胰腺肿瘤

### (一)胰腺癌

胰腺癌可发生在胰腺的任何部位,以胰头癌最多见,约占 2/3,其余为胰腺体、尾部及全胰腺癌。癌肿质地坚硬,与周围组织无明显分界,可有出血、坏死,也可形成不规则囊样间隙。胰头癌常侵及十二指肠壁,而与壶腹部的关系模糊不清。若阻塞胰管,可使其扩张、扭曲或狭窄。

1.临床表现

患者起病隐匿,开始感上腹不适、隐痛、食欲减退、乏力、体重减轻、黄疸等为胰腺癌的早期症状。

2.超声表现

(1)直接征象。

1)胰腺大小与形态:肿瘤较小时,尤其是肿瘤小于 2cm,胰腺形态可无变化(图 6-20A)。随着肿瘤的增大,胰腺形态在肿瘤部位呈局限型增大、增厚,有结节状、团块状或不规则状及局部隆起等(图 6-20B),胰腺广泛浸润时,整个胰腺形态呈不规则肿大,丧失了正常的胰腺形态。

2)胰腺轮廓:小的胰腺癌边界规则、清晰。晚期胰腺癌时,肿块轮廓向外凸起,边界不规则,较清晰;而向周围呈浸润性伸展时,边界可模糊。

3)胰腺内部回声:胰腺癌以低回声型最为常见,是典型的声像图,部分呈高回声型和混合回声型,少数为等回声型及无回声型。低回声型:肿瘤回声水平较正常胰腺为低,与周围组织界限清晰,病变区呈散在不均匀分布的低回声,肿块较小时,回声较均匀,肿块增大时,因伴有坏死、出血等改变,回声可不均匀;后缘及远侧回声有轻度增强或无明显变化。不均匀回声型:

这一类型声像图不常见,可发生在肿瘤伴有出血、坏死的情况下。病变区基本呈中等偏低水平回声,散在分布粗大高回声或密集成团块状的高回声,边界往往不清楚,与周围组织界限较不清。

强回声型:较少见,属于组织学分型的少见型,图像特点为肿块呈强回声,混杂有液性暗区。

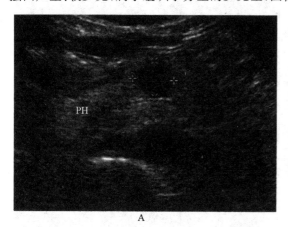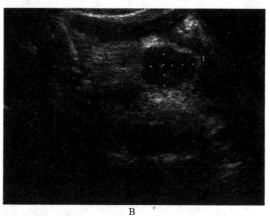

**图 6-20　胰腺癌直接征象**

注　A.体检时发现,胰体肿瘤,较小,呈低回声。胰腺形态无明显变化,边界清晰规则。B.胰腺体尾交界处肿瘤,局部隆起,肿瘤较大,边界不规则。

(2)间接征象。

1)胆道扩张:大多数胰头癌压迫胆总管会导致梗阻以上部位的胆管扩张,其表现为胆囊增大、肝内胆管及胆总管扩张(图 6-21A、B),一些较小的胰头肿瘤因生长部位的关系,未压迫胆总管开口处,并不引起梗阻,超声检查并不出现肝内外胆管扩张等梗阻征象,但是这种较小的肿瘤往往临床症状并不典型,甚至无临床表现,因此很难发现,只是健康体检做腹部超声检查时才能发现。有些胰头癌表现的是高位梗阻,胆总管不宽,胆囊亦不大,这可能是因为肝门部转移的淋巴结肿大压迫所致,因此,有时高位梗阻也要仔细检查胰腺,查看是否有肿瘤。

2)胰管扩张:胰头癌出现不同程度的胰管扩张,可以延续至胰尾。胰管也可因肿瘤部位不同出现迂曲、中断、移位、扭曲等,管壁尚平滑,若肿瘤浸润胰管时管壁也可以闭塞、不显示(图 6-21C)。

3)胰腺癌可侵袭周围脏器及血管:如果肿瘤浸润胃壁,可显示胃壁各层次消失、僵硬和局部无蠕动。胰腺癌可以发生肝脏转移,有时甚至胰腺本身肿瘤较小时也可发生肝脏转移,表现为肝内多发的低回声或等回声占位(图 6-21D),有时呈"牛眼征"(图 6-21E)。最常见的还是淋巴结转移,胰腺周围、腹主动脉、下腔静脉、腹腔动脉、肠系膜上动脉和静脉周围均可显示椭圆形或扁圆形的淋巴结低回声,较大时相互融合,边界较清晰,内部回声尚均匀、较低,甚至肝门部的淋巴结也可显示肿大。

4)腹水:胰腺癌合并腹水者并不多见,可在下腹部腹腔内显示液性暗区(图 6-21F)。

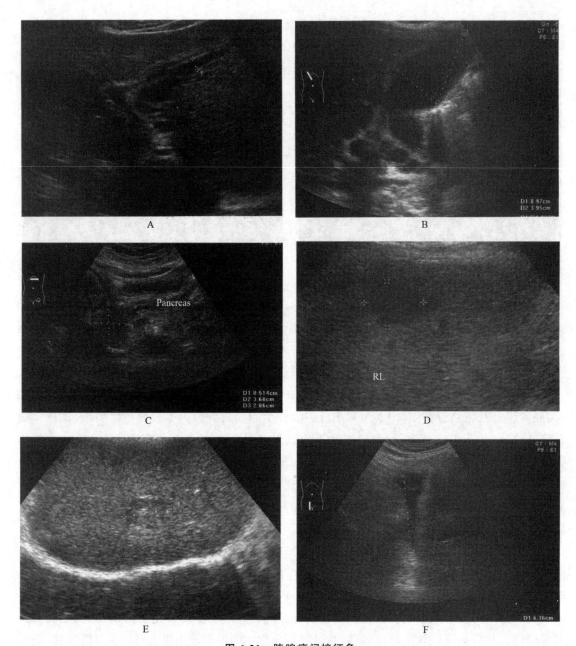

**图 6-21 胰腺癌间接征象**

注 A.肝内胆管明显增宽。B.胆囊增大,8.97cm×3.95cm。C.胰头肿瘤 3.68cm×2.86cm,主胰管增宽达 0.51cm。D.胰腺癌肝内转移的肿瘤,呈低回声,因瘤体较小,内部回声尚均匀。E.胰腺癌肝内转移的肿瘤呈 "牛眼征"。F.下腹部显示深度 6.36cm 的腹水暗区。

3.鉴别诊断

(1)急性胰腺炎:胰腺弥散性增大,边缘光滑,内部呈均匀低回声,无局限性病灶,无胰管扩张,胰腺后方回声无衰减。

(2)慢性胰腺炎局限性肿大:局限性胰头肿大的慢性胰腺炎类似胰头癌,鉴别较困难,需结合病史、症状及声像图的表现综合分析。

(3)壶腹癌:胰头癌和壶腹癌均可引起胆道系统扩张和胰管扩张。胰头癌较易显示,肿块回声常位于扩张胆总管中断处下方。壶腹癌不易显示,扩张胆总管显示较长,多可显示胆总管下段,且对胰管无推移、挤压及阻断征象。

(4)胰体癌向前或向后生长还需与肝癌、腹膜后肿瘤相鉴别;胰尾位于脾与左肾夹角处,当发生胰尾肿瘤时,应与左肾上腺癌肿及左肾上腺肿瘤相鉴别。

### (二)胰腺囊腺瘤与囊腺癌

胰腺囊性肿瘤包括胰腺囊腺瘤和胰腺囊腺癌,比较少见,其病因仍不清楚。估计其来源可能有以下几方面:①由异位的消化道始基细胞或十二指肠畸变的 Brunner 腺侵入;②起源于腺管的腺泡细胞;③起源于胰管上皮;④残留的胎生组织。胰腺囊腺瘤可分为浆液性囊腺瘤和黏液性囊腺瘤两种类型,而囊腺癌则可能由黏液囊腺瘤恶变而来。胰腺囊性肿瘤多见于中年妇女,可发生于胰腺的任何部位,但以胰腺体尾部多见。

#### 1.临床表现

胰腺囊腺瘤生长缓慢,一般病史较长。囊腺癌常由囊腺瘤恶变而来,即使是原发性囊腺癌其病程也比胰腺癌长。上腹胀痛或隐痛、上腹部肿块是胰腺囊性肿瘤的主要临床表现,其次有体重减轻、黄疸、消化道出血、各种胃肠道症状和肝转移。

#### 2.超声表现

(1)浆液性囊腺瘤:呈圆形,边缘光滑,边界清晰,整体回声稍高,当肿瘤由大量的极小囊肿(<2mm)构成时,呈均质实性表现;如囊肿较大(5～20mm),则表现为多房性,每个房紧密相连,呈蜂巢样结构。

(2)黏液性囊腺瘤和囊腺癌:可表现为单房或多房,但多房者每个房的直径相对较大,常有后壁增强效应。房内有时可见粗大不规则的乳头状赘生物由囊壁突入囊内。囊腺癌与囊腺瘤声像图难以区分,囊腺癌彩色多普勒显示团块内部血流色彩丰富,有搏动性,脉冲多普勒可检测到动脉血流频谱,实时图像显示囊壁较厚、附壁实性团块较大,外形不规整。复查肿物生长迅速,外形变化较明显、合并腹水或有其他部位转移灶等情况时考虑囊腺癌。

(3)胰管可有轻度扩张,多数无明显变化。一般无胆管梗阻和扩张。

#### 3.鉴别诊断

(1)胰腺假性囊肿:常伴有急性胰腺炎或外伤史,囊壁厚薄相对均匀,囊液透声好,内部无乳头状突起。

(2)胰腺癌:内部实性低回声,后方回声衰减明显,常伴胰管扩张,瘤内血流信号稀少。

(3)胰腺包虫囊肿:一般同时存在肝包囊虫,需结合流行病资料进行鉴别。

(4)胰岛细胞瘤:有低血糖病史,为较小的圆形实性肿物,内部血流丰富。

### (三)胰岛细胞瘤

胰岛细胞瘤分为功能性和非功能性两类,功能性胰岛细胞瘤以胰岛素瘤最常见,其他胰岛细胞瘤还有促胃泌素瘤、高血糖素瘤、肠肽瘤、生长抑素瘤等。

#### 1.胰岛素瘤

胰岛素瘤起源于胰腺 β 细胞,在胰腺内分泌肿瘤中最为常见,肿瘤好发于体尾部,大多为良性,如有转移则是诊断恶性胰岛素瘤的可靠依据(图 6-22)。

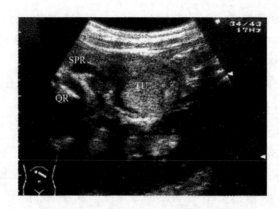

**图 6-22 恶性胰岛细胞瘤,伴淋巴结肿大**

(1)临床表现:胰岛素分泌亢进引起的症状,90%以上的患者有 Whipple 三联征病史:①反复发作的空腹期低血糖症状;②发作时血糖小于 2.43mmol/L;③口服或静脉注射葡萄糖或进食后缓解。随病程进展,发作时可呈现意识障碍、交感神经兴奋的表现、精神异常及颞叶癫痫4组症状。

(2)超声表现。

1)肿瘤常位于胰腺体尾部,因肿瘤小,胰腺轮廓常无明显异常,对周围脏器也无压迫现象。胰腺虽正常,但症状典型,仍不能排除本病。

2)肿瘤多为类圆形,直径 1～2cm,边界整齐,有包膜。

3)大多数内部呈较均匀弱回声。约 10%呈高回声或等回声型,高回声型肿块周围可有弱回声晕并伴侧后声影,等回声型周边可有高回声带。

4)肿块较大者,内部可出现不均匀粗大回声,或伴出血、坏死的无回声区。

5)胰管无明显扩张。

6)肿瘤内部血流信号丰富。

7)如同时发现肝内转移瘤,应考虑为恶性。

(3)鉴别诊断:胰岛素瘤具有临床及实验室的典型表现,因此,临床诊断并不困难。若临床表现不典型,只能提示超声所见。超声较易发现瘤体较大的无功能性胰岛细胞瘤,除需与胰腺癌鉴别外,还需与胃、脾、左肾上腺、左肾及腹膜后肿瘤相鉴别。

2.无功能性胰岛细胞瘤

本病很少见,因肿瘤无内分泌功能,故称无功能性胰岛细胞瘤。多见于年轻女性。

(1)临床表现:患者无临床症状,加之部位较深,生长较慢,故多数患者直至出现腹部肿物或压迫症状时才就诊,少数患者于体检时偶然发现。肿瘤常位于胰腺体尾部,通常较大,可达 5～10cm。

(2)超声表现。

1)肿块体积较大,呈圆形、椭圆形或分叶状;包膜完整、清楚,与胰腺体尾部相连。

2)内部为实质性细小回声;肿瘤较大者内部出血、坏死及囊变时回声不均质,可见类似分隔和不规则无回声。

3)肿块巨大时出现周围器官压迫征象,如胆总管受压、扩张,胃肠推移甚至梗阻,脾静脉受压,引起脾大或区域性门静脉高压症等间接征象。

4)恶性变时可有肝内转移。

5)彩色多普勒可见瘤体大多有丰富的血流,并可探及动脉性频谱。

(3)鉴别诊断。

1)胰腺癌:肿块多位于胰头,边缘不规则,胰管和胆道扩张明显,彩色多普勒显示肿瘤周围有血管绕行,内部血供较少。

2)相邻脏器的肿瘤:扫查时应仔细观察胰腺的形态及血管走行,以确定肿块的位置。如左肾、肾上腺及腹膜后肿瘤均位于脾静脉后方,无功能性胰岛细胞瘤则位于脾静脉前方。

### (四)壶腹癌

壶腹癌又称壶腹周围癌。常发生于十二指肠乳头或胆总管壶腹部。病理组织类型以腺癌最多见,其次为乳头状癌、黏液癌等。壶腹癌早期即很容易浸润、阻塞胆总管和主胰管,引起黄疸,因而患者就医较早。手术切除率和 5 年生存率均高于胰头癌。

1.临床表现

多见于 40 岁以上的男性,较早出现黄疸,呈进行性加重。持续性背部隐痛,还可有消化道出血、贫血、发热及呕吐等症状。

2.超声表现

(1)直接征象。

1)癌肿位置:肿块位于扩张的胆总管末端,其左侧为胰头,右前方为十二指肠第二部肠管。胰头正常。

2)癌肿大小、形态:壶腹癌体积较小,直径大多在 1～3cm。

3)内部回声:大多表现为高回声肿块,少数呈低回声或混合回声。

4)癌肿边缘:不规则。

5)CDFI 显示肿块内斑点状彩色血流,可测及高阻动脉频谱。

(2)间接征象。

1)胆道扩张:表现为肝内、外胆管扩张及胆囊肿大。胆总管全程严重扩张,且较胰头癌和胆总管下段癌所致胆总管扩张更长。

2)主胰管扩张:严重扩张的主胰管从头至尾部贯穿整个胰腺,有的病例可同时显示胆总管和主胰管扩张,呈"双管扩张征"。

3)周围血管受累:显示胰头直接受浸润、周围淋巴结以及肝转移等征象。

3.鉴别诊断

(1)胆总管下段癌:多为单个,也可多发以及弥漫浸润,超声显示扩张胆总管远端软组织肿块,呈低或中等回声,无胰管扩张。

(2)胆总管下端结石:若结石嵌顿于胆总管下端,局部组织水肿可引起胰管扩张而呈"双管扩张征",易导致误诊,应仔细观察其声影,利用改变体位、局部加压发现其移动或变形的特征有助于鉴别。

(3)胆总管或壶腹部炎性狭窄:胆总管扩张程度较壶腹癌轻,管壁增厚,末端无肿块显示。

## 五、胰腺损伤

胰腺损伤主要为交通事故,暴力由前向后将胰腺挤压于脊柱上,形成剪力,造成损伤。临床上单纯胰腺损伤较少见,60%~90%合并腹部其他内脏损伤,多合并十二指肠损伤,增加了症状、体征的复杂性。因此,对上腹部受伤的患者均应考虑到胰腺损伤的可能。

### (一)临床表现

上腹部严重挫伤后可出现腹痛,并有腹胀、肠鸣音减弱或消失、呕吐、腹肌紧张,上腹部有明显压痛及反跳痛,血和尿淀粉酶可有升高。

### (二)超声表现

(1)早期,胰腺轮廓欠清,边界不整,内回声不均。

(2)胰腺局部可见血肿低回声区,低回声区边界清,包膜不明显。

(3)胰腺周围及腹膜后可见不规则低回声区或液性暗区,常伴有腹腔积液的表现。

(4)后期有假性囊肿形成时见囊肿表现。

(程晋锋)

# 第四节 胃部疾病

## 一、胃肠穿孔

### (一)临床概况

胃肠穿孔(GP)是外科常见的急腹症,主要原因为胃及十二指肠活动期溃疡、肿瘤、急性胃扩张、梗阻、坏死、外伤等,导致胃肠道急性穿孔,内容物流入腹腔,引起化学性腹膜炎,大量气体进入腹腔,形成气腹。临床主要表现以突发性上腹部持续性疼痛为特点,呈进行性加重,波及全腹,有时向背部放射,腹肌紧张,呈板状腹,腹部压痛、反跳痛。胃肠穿孔发病急、病情重,快速准确的诊断和及时有效的治疗对挽救患者生命有重要的临床意义。超声对于诊断胃、十二指肠穿孔的优势在于能实时、动态观察,并能检出其他征象,为胃肠穿孔的诊断开辟了新的途径。

### (二)声像图表现

#### 1.腹腔游离气体

腹腔游离气体的存在是诊断消化道穿孔最重要的征象(图6-23)。仰卧位时可在肝前间隙发现等距、横纹状多次反射的强回声带,后方肝脏因气体遮挡而显示不清,改变体位,取右侧卧位时强回声带消失,肝脏显示清楚。可以通过改变患者体位及探头位置清晰地观察到游离气体回声始终在腹腔的最高处,进行实时动态观察是超声检查的优势。

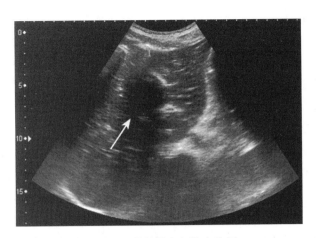

图 6-23　腹腔游离气体声像图

**注**　箭头示肝前间隙游离气体。

判定腹腔游离气体时应注意与胃肠内气体相区别:胃肠内气体随呼吸上下移动,同时沿消化道移动,表现为反射弥散、无固定形状的强回声;而腹腔游离气体多聚积在腹腔最高处,位置相对固定,不随呼吸改变。"移动性等距横纹征"是游离气体的特征性表现。腹腔内游离气体除胃肠穿孔外,人工气腹、腹部手术后、输卵管通气术后等均可形成腹腔内游离气体,只要询问病史即可排除。

2.腹腔积液

胃肠穿孔后会在小网膜囊、肝肾间隙、右下腹或盆腔等部位探及不规则无回声区,为漏出物形成,液体较浑浊,如积液黏稠或已化脓,其内可见中等回声光点,似肠内液体,但其不随肠蠕动而移动(图 6-24)。此时需要与胆囊穿孔、胰腺炎、原发性肝癌破裂、阿米巴肝脓肿破裂、异位妊娠等相鉴别。

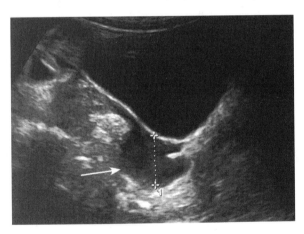

图 6-24　消化道穿孔所致腹腔积液

**注**　箭头示腹腔积液。

3.腹腔包块

若穿孔被局限,在穿孔部位可探及混合回声包块,为大网膜和腹膜包裹异物所致,若治疗不及时,则形成脓肿。

**4.局限性积液积气**

穿孔后若被包裹则形成局限性积液积气,位于穿孔周围,有助于提示穿孔位置。穿孔较大者,偶尔可直接显示穿孔部位和大小,以及胃内容物向腹腔流动现象,但以上两种征象极少能见到。

**5.胃肠蠕动减弱或消失**

胃肠穿孔可造成胃肠蠕动减弱或消失、肠腔积气的声像图表现。

**（三）诊断和鉴别诊断**

实时超声用于胃肠穿孔的诊断具有独到优势,可检出腹腔内游离气体、积液和异常回声包块等征象,能弥补 X 线检查的不足,为外科急腹症提供快速而可靠的诊断依据。如果发现腹腔内游离气体,只要结合临床表现、病史、体征,即可作出胃肠穿孔的诊断。

**1.超声检查要点**

一般于肝前区腹壁下可探及气体强回声,呈多重反射。体位改变时,"等距横纹征"可随之发生位置变化。于腹腔或盆腔内可探及形态不规则的游离液性区。因超声检查一般不能直接发现穿孔位置,只能通过腹腔漏出液或腹腔游离气体等来提示穿孔可能,因此,对于超声及 X 线均未发现膈下游离气体,又不能排除胃肠穿孔的患者,可建议其行 CT 检查。

**2.需要鉴别的疾病**

（1）急性胰腺炎:其症状及体征与胃肠穿孔极易混淆,但超声检查可见胰腺增大,回声减低而不均匀,腹腔内无游离气体。

（2）急性阑尾炎合并腹膜炎:胃肠穿孔后,胃肠内容物可沿升结肠沟流到右下腹而引起右下腹部腹膜炎征象,类似阑尾炎穿孔腹膜炎的表现,综合病史、体征、X 线表现、超声检查有无游离气体等可协助鉴别。

（3）急性胆囊炎:阵发性胆绞痛,压痛局限于右上腹,超声可见胆囊增大、张力高及胆囊内有结石;若胆总管结石,则可见到肝内、外胆管扩张,但 X 线及超声检查均无腹腔游离气体。

胃肠穿孔的影像学检查中,通常依靠 X 线检查发现膈下游离气体来作为诊断依据,而超声检查不仅可以检出胃肠穿孔的腹腔游离气体,还能检出腹腔积液、包块及其他征象,能够与胆系、泌尿系及阑尾炎等急症进行鉴别,可作为胃肠穿孔诊断的辅助方法之一,与 X 线有互补作用。

# 二、胃溃疡

**（一）超声诊断**

（1）胃溃疡周边部位局限性增厚,一般小于 1.5cm,中心部位黏膜面出现凹陷区(图 6-25)。

（2）增厚胃壁呈低回声,胃壁增厚最大范围一般小于 5.0cm。

（3）溃疡凹陷部位形态尚规整,边缘对称,不随蠕动变化而消失,底部平坦,凹陷部位胃壁层次模糊。

（4）多发性溃疡者可显示互不相连的多处胃壁增厚伴凹陷。

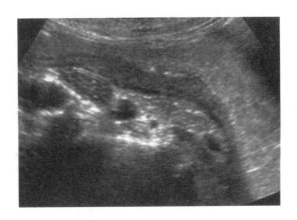

**图 6-25 胃溃疡**

注 男,48 岁,上腹部疼痛半个月就诊,超声示胃壁凹陷。

## (二)特别提示

(1)典型临床症状为进食后疼痛,呈长期性、周期性、节律性。

(2)胃溃疡穿孔好发于胃小弯近幽门侧。

(3)未饮水时行超声检查,一般较难发现胃溃疡。

(4)对于溃疡凹陷较大,形态不规则,变形、僵硬,周缘隆起,高低不对称者,应考虑溃疡恶变。

# 三、胃癌

## (一)超声诊断

(1)早期胃癌:胃壁局限性隆起或增厚,呈低回声,形态不一,边界不清,一般始于黏膜层。病变也可呈小火山口样征象。依据早期胃癌病理分型,超声下表现可分为隆起型、表浅型和凹陷型。

(2)进展期胃癌:胃壁异常增厚、隆起,形态不规则,内部回声较低,不均质,胃壁层次破坏,结构紊乱、中断,黏膜面不整,浆膜回声线不完整(图 6-26)。通常胃壁隆起最大范围大于5.0cm,厚度大于 1.5cm。

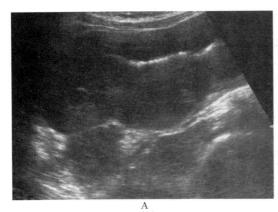
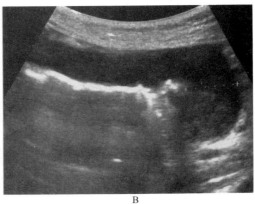

A                    B

**图 6-26**

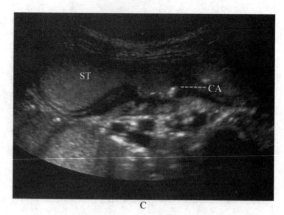

**图 6-26 胃癌**

注 A、B 为同一患者,女,75 岁,上腹疼痛 2 个月就诊。超声示胃壁增厚,手术病理证实为黏液腺癌。C.周围胃壁增厚,层次不清,中心部凹陷呈火山口样,病理证实为腺癌。ST:胃;CA:肿瘤。

(3)胃腔狭窄、变形,胃壁僵硬,蠕动减弱或消失。

(4)超声图像一般分为肿块型、溃疡型和浸润型。一般未饮水时检查胃壁增厚,呈"靶心征"或"假肾征"。

(5)CDFI 示增厚的胃壁内细条状彩色血流。

(6)病灶转移到肝表现为肝内单一或多个带有声晕的结节;如淋巴道转移,可见胃周围及腹后壁大血管旁肿大淋巴结。

## (二)特别提示

(1)早期胃癌诊断较困难,穿孔好发于胃窦部。

(2)进展期胃癌,需注意周围淋巴结情况及肝内有无转移。

(3)种植性转移需观察双侧卵巢、腹膜结节及腹水情况。

(4)早期胃癌胃壁不均匀增厚,需与胃炎症性病变和活动性胃溃疡引起的胃壁增厚相鉴别。

(程晋锋)

# 第七章 妇科疾病超声检查

## 第一节 子宫疾病

### 一、子宫肌层疾病

#### (一)子宫肌瘤

子宫肌瘤是最常见的女性生殖器官良性肿瘤,由平滑肌及纤维结缔组织组成,育龄期妇女发病率至少20%。根据其与子宫肌壁的关系分为肌壁间肌瘤(60%~70%)、浆膜下肌瘤(20%)、黏膜下肌瘤(10%~15%)。

当瘤体过大,血供不足,可发生如下变性:①最常见玻璃样变性;②囊性变,形成囊腔,内含无色液体;③红色变,多见于妊娠期或产褥期,迅速增大;④钙化,钙盐沉积于瘤体;⑤肉瘤样变,为肌瘤恶变,发生率很低,为0.4%~0.8%,肿瘤在短期内迅速长大,并伴阴道出血。

最常见的症状为月经过多,白带增多;较大的浆膜下肌瘤以下腹部肿块为主;浆膜下肌瘤蒂扭转时可出现急性腹痛;肌瘤红色变性时腹痛剧烈,伴发热;还可发生尿频、排尿障碍、便秘、里急后重等压迫症状。

1.超声表现

(1)二维超声。

1)子宫增大、形态失常。

2)子宫内部回声改变。①肌壁间子宫肌瘤:肌层内异常回声结节,多呈不均匀低回声,少数为等回声,较大的肌瘤多伴后方回声衰减,瘤体与宫壁正常肌层之间界限较清晰(图7-1)。②浆膜下子宫肌瘤:子宫肌层内异常回声结节向浆膜下突出,子宫变形;完全突出于宫体的浆膜下肌瘤,与宫体仅以一蒂相连(图7-2)。③黏膜下子宫肌瘤:内膜下肌层可见低回声结节,突向宫腔,子宫内膜变形或缺损;肌瘤完全突入宫腔时,宫腔内可见实性占位病变,与宫腔内膜之间有裂隙(图7-3)。

3)肌瘤变性声像。①囊性变:内部出现大小不等、形态不规则的不均质低回声区或无回声区(图7-4)。②红色变:增大,内部回声偏低,呈细花纹状,无明显衰减,声像图无特异性,需结合妊娠史、局部压痛判断。③钙化:内见环状或斑点状强回声,伴后方声衰减(图7-5)。④肉瘤变:增大、边界不清,内部回声减低、杂乱,无声衰减(图7-6)。

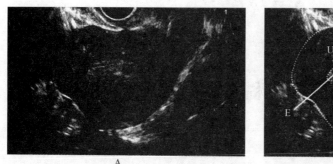
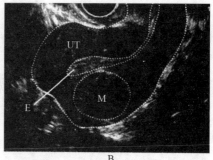

**图 7-1　肌壁间子宫肌瘤**

**注**　子宫肌层内见不均低回声结节,边界较清晰,形态规则。UT:子宫;M:肌瘤;E:子宫内膜。

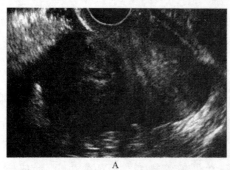
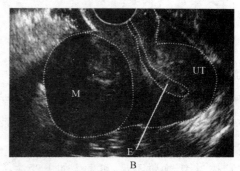

**图 7-2　浆膜下子宫肌瘤**

**注**　子宫肌层内低回声结节向浆膜下突出,子宫变形。UT:子宫;M:肌瘤;E:子宫内膜。

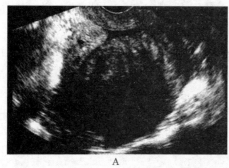
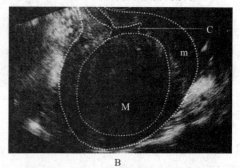

**图 7-3　黏膜下子宫肌瘤**

**注**　子宫肌层内低回声大部分突入宫腔,与宫腔之间有间隙。M:肌瘤;C:宫腔;m:子宫肌层。

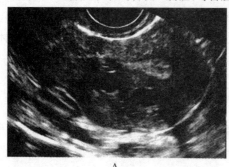
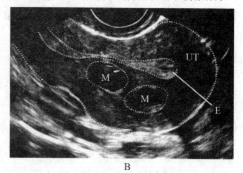

**图 7-4　子宫肌瘤囊性变**

**注**　子宫肌层内可见多个不规则的无回声区。UT:子宫;M:肌瘤;E:子宫内膜。

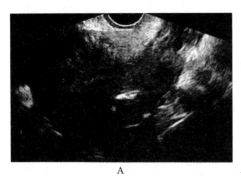
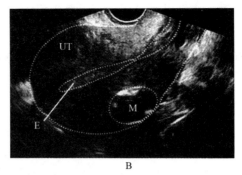

A　　　　　　　　　　　　　B

**图 7-5　子宫肌瘤钙化**

注　子宫肌层低回声结节内见斑点状强回声,伴后方声衰减。UT:子宫;M:钙化肌瘤;E:子宫内膜。

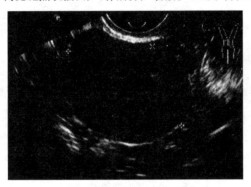

**图 7-6　子宫肌瘤肉瘤变二维超声**

(2)多普勒超声。

1)CDFI:肌壁间子宫肌瘤瘤周有较丰富的环状或半环状血流信号,并呈分支状进入瘤体内部;浆膜下子宫肌瘤可显示来自子宫的供血血管(图 7-7);带蒂的黏膜下子宫肌瘤蒂部可显示来自附着处肌层的供血血管(图 7-8)。但大多数由于声衰减,仅显示近场血流信号,较难采集到肌瘤内部血流信号。

2)频谱多普勒:瘤体周边和内部均可记录到动脉性和静脉性频谱。瘤体内部血流阻力略低,阻力指数在 0.50 左右。

3)肌瘤发生囊性变、钙化等退行性变时,血流信号减少,尤其在钙化时,周边及内部均无血流信号。而发生肉瘤变时,瘤内血流异常丰富,最大速度增加,阻力下降,RI 低于 0.40(图 7-9)。

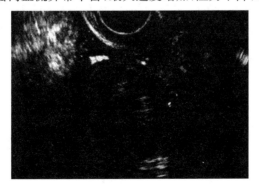

**图 7-7　浆膜下子宫肌瘤 CDFI 表现**

注　CDFI 显示瘤周环状血流信号。

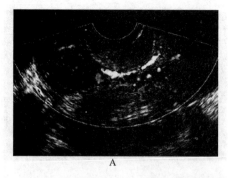
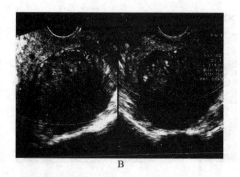

**图 7-8　黏膜下子宫肌瘤 CDFI 表现**

注　A.CDFI 显示肿块的血供来自宫腔内。B.CDFI 显示瘤体周围有环状的血供。

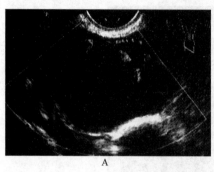
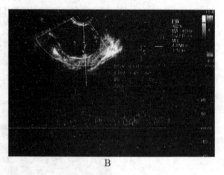

**图 7-9　子宫肌瘤肉瘤变**

注　A.瘤内彩色血流信号异常丰富。B.瘤体内低阻力型动脉血流频谱,RI＝0.31。

2.鉴别诊断

(1)黏膜下子宫肌瘤与子宫内膜病变的鉴别:突出于宫腔的黏膜下子宫肌瘤呈不均质回声,需与子宫内膜病变如内膜息肉、子宫内膜癌鉴别。

1)黏膜下子宫肌瘤呈圆形,边界清,内膜基底线变形或中断,而内膜息肉内膜基底层清晰、连续。

2)子宫内膜癌的内膜厚度及回声不均,肿物没有明显的边界,CDFI 显示血流较丰富,RI＜0.40。

(2)带蒂浆膜下子宫肌瘤与卵巢实性肿瘤的鉴别:两者均可表现为附件肿块,有时鉴别较困难。若能找到同侧正常卵巢,CDFI 显示瘤体的供血血管来自子宫,则有助于诊断浆膜下子宫肌瘤。但是绝经后妇女因卵巢萎缩,常不能扫查到正常卵巢结构,故诊断较困难。

(3)肌壁间子宫肌瘤与子宫腺肌瘤的鉴别:后者病灶也可局限,伴声衰减,类似肌瘤回声,但因无假包膜,病灶与周围肌层没有明显界限,也无环状血流信号。

3.临床价值

超声检查被公认为是诊断子宫肌瘤的首选方法。经腹部扫查可以较准确地判断肌瘤部位、大小和数目,较小或位于子宫后壁的肌瘤常需结合经阴道超声检查确诊。与子宫腺肌瘤鉴别困难时多普勒超声有助于诊断。

### (二)子宫腺肌病

子宫腺肌病是在子宫肌层内含有具有功能的子宫内膜腺体和间质细胞,常发生于生育年龄妇女。异位内膜在子宫肌层多呈弥漫性生长,累及后壁居多,子宫均匀对称性增大,肌壁增粗、变硬,剖面内见增粗的肌纤维带和微囊腔,囊腔偶见陈旧性血液。局灶性子宫腺肌病的子宫内膜在肌层中局限性生长,形成结节或团块,类似肌壁间肌瘤,但无假包膜存在,与周围肌层无明显界限,称为子宫腺肌瘤。偶尔异位病灶在子宫或宫颈肌层形成出血性囊肿。约30%的患者无症状,有症状者主要症状为进行性痛经、经量增多、经期延长。

1.超声表现

(1)二维超声。

1)弥漫型:子宫呈球形增大,肌层回声普遍不均,常伴栅栏状衰减(图7-10)。部分病变仅局限分布于前壁或后壁肌层,以后壁多见,子宫呈不对称增大,宫腔内膜线前移,前壁肌层回声正常,后壁肌层普遍增厚,回声不均,呈栅栏状衰减(图7-11)。

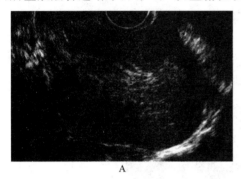
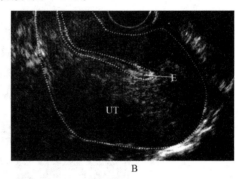

**图7-10 子宫腺肌病**

**注** 子宫增大,肌层回声普遍不均,以前壁明显,前壁肌层普遍增厚、呈栅栏状衰减,宫腔内膜线后移。UT:子宫;E:内膜。

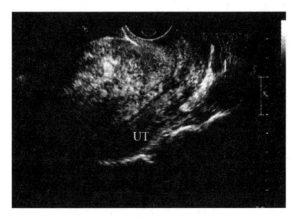

**图7-11 子宫腺肌病局限在前壁**

2)局灶型:子宫腺肌瘤属于此类,子宫不规则增大,病灶呈不均质高回声,伴少许声衰减,病灶与正常肌层之间界限不清(图7-12)。

(2)多普勒超声。

1)CDFI:血流信号增多,呈星点状、条状散在分布,或呈放射状排列,常伴声衰减,不容易显示丰富的血流信号(图7-13)。

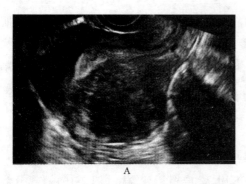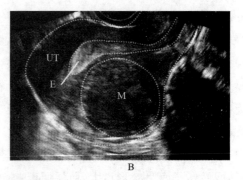

图 7-12 子宫腺肌瘤

注 子宫不规则增大,后壁隆起,内见不均质回声,与正常肌层之间没有清晰的界限。UT:子宫;M:腺肌瘤;E:子宫内膜。

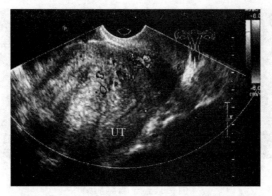

图 7-13 子宫腺肌病彩色多普勒超声显示呈放射状排列的血流信号

2)血流频谱:与子宫动脉各级分支的频谱基本相同,RI 常大于 0.50,偶尔为低阻力型动脉频谱,静脉性频谱则较多见(图 7-14)。

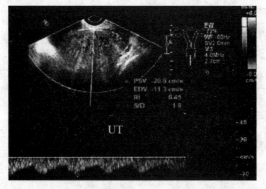

图 7-14 子宫腺肌病血流频谱图

2.临床价值

大部分子宫腺肌病病情较轻,无临床症状或仅表现为轻微痛经,子宫病变轻微,加上声像改变,除肌层回声不均匀外没有特征性,因此子宫腺肌病的漏诊率较高。对此病的超声诊断应重视病史,有进行性痛经病例可适当放宽诊断标准。

### (三)子宫肉瘤

子宫肉瘤来源于子宫肌层、肌层内的结缔组织和内膜间质,少见,恶性度高,多见于围绝经期妇女。主要有子宫平滑肌肉瘤、子宫内膜间质肉瘤及恶性中胚叶混合瘤。患者常有不规则阴道流血、脓性分泌物、下腹肿块迅速增大,晚期出现周围组织压迫症状。

1.超声表现

(1)二维超声。

1)子宫肌瘤肉瘤变:原有的肌瘤短期内迅速增大,与周围肌层分界不清,假包膜消失,瘤内为不均质高回声或低回声。

2)内膜间质肉瘤:表现为宫腔内实性结节,呈不均质高回声或低回声,边界部分清、部分不清,有时瘤内坏死出现不规则无回声区(图 7-15)。

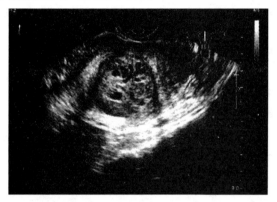

**图 7-15  子宫后壁内膜间质肉瘤二维超声图像(女,41 岁)**

(2)多普勒超声瘤内血流丰富,呈散在点状、网状或条状分布,但瘤体中央坏死,形成无血管区时,周边丰富血流呈环状(图 7-16)。频谱多普勒可测及高速、低阻力(RI<0.40)型动脉频谱(图 7-17)。

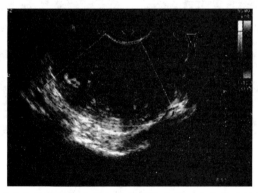

**图 7-16  子宫后壁内膜间质肉瘤彩色多普勒超声显示丰富的血流信号(女,41 岁)**

2.鉴别诊断

主要与肌壁间子宫肌瘤和黏膜下子宫肌瘤相鉴别,特别是变性肌瘤,而子宫肉瘤与肌层分界不清,且 CDFI 检查血流丰富。当肉瘤早期无任何症状和声像改变时,诊断很困难,结合多普勒超声可能有助于诊断。

3.临床价值

目前超声对于子宫肉瘤的诊断无特异性,术前正确诊断率很低,主要是由于其生长部位和病变的特征与子宫肌瘤、子宫内膜癌极为相似,需要手术病理确诊。

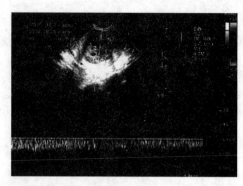

**图 7-17　子宫后壁内膜间质肉瘤频谱多普勒检测 RI 为 0.26～0.51（女，41 岁）**

## 二、子宫内膜病变

### (一)子宫内膜息肉

子宫内膜息肉是子宫内膜腺体和纤维间质局限、增生、隆起而形成的一种带蒂的瘤样病变。单个或多个,也可继发出血、坏死,带蒂息肉可脱出至宫颈口外。患者可有月经量增多,月经期延长,淋漓不尽,白带增多,也可无症状。

1.超声表现

(1)二维超声。

1)单发内膜息肉:宫腔内不均匀增强回声团,呈水滴状,与正常内膜间界限清晰(图 7-18)。

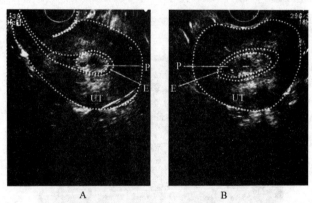

**图 7-18　子宫内膜息肉**

注　A.子宫矢状切面图。B.子宫横切面图。宫腔内见增强回声团,呈水滴状,与正常内膜间界限清晰。UT:子宫;P:内膜息肉;E:内膜。

2)多发内膜息肉:子宫内膜增厚,回声不均,内有不规则团簇状高回声斑,与正常内膜界限模糊,子宫内膜基底层与肌层分界清楚,无中断;当息肉囊性变时,内部可见无回声区(图 7-19)。

(2)多普勒超声:子宫肌层血流信号无异常,少数病例可在息肉蒂部显示点状或条状血流信号(图 7-20),并可记录到中等阻力(RI＞0.40)(图 7-21)型动脉血流频谱及低速静脉血流频谱。

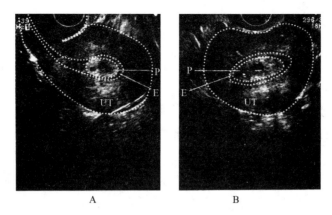

A　　　　　　　B

**图 7-19　子宫内膜息肉囊性变**

注　A.子宫矢状切面图。B.子宫横切面图。宫腔内见高回声团,与正常内膜间界限清晰,高回声团内可见小液性暗区。UT:子宫;P:内膜息肉;E:内膜。

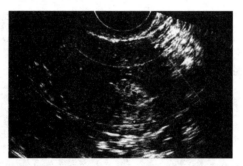

**图 7-20　子宫内膜息肉 CDFI 表现**

注　CDFI 显示子宫内膜息肉内见短条状血流信号。

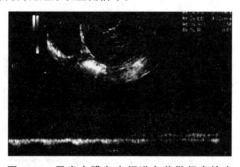

**图 7-21　子宫内膜息肉频谱多普勒超声检查**

注　测示 RI 为 0.61(63 岁,绝经后阴道出血)。

2.鉴别诊断

(1)黏膜下子宫肌瘤。

1)肌瘤呈圆形,息肉多为水滴状。

2)肌瘤多有声衰减。

3)黏膜下子宫肌瘤可致内膜基底线变形或中断。

(2)子宫内膜增生:双侧内膜对称性增厚,宫腔线居中。

(3)子宫内膜癌:与正常内膜无界限,与正常肌层的分界不清,血流信号丰富,动脉血流阻力指数＜0.4。

3.临床价值

经阴道超声检查对内膜息肉的检出有较高的敏感性及可信度,确诊需要靠宫腔镜检查或刮宫行组织病理学检查。

### (二)子宫内膜增生症

子宫内膜增生症是由于子宫内膜受雌激素持续作用而无孕激素拮抗,发生不同程度的增生性改变,多见于青春期和更年期。分为单纯型、复杂型和不典型增生。最常见症状为不规则子宫出血、月经过频或月经周期紊乱、经期缩短或明显延长、月经量增多伴贫血症状,以及绝经后子宫出血。

1.超声表现

(1)二维超声。

1)子宫内膜增厚:绝经前＞12mm,绝经期＞5mm(图7-22)。

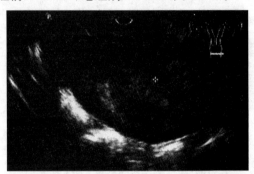

**图7-22 了宫内膜增厚,厚约 2.35cm**

2)子宫内膜均匀高回声、多个小的无回声区和(或)不均质斑块状回声(图7-23)。

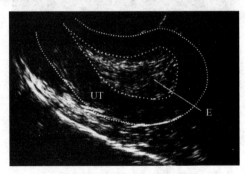

**图7-23 子宫内膜增生症**

**注** 子宫内膜回声表现为多个小囊状回声,内膜基底层与子宫肌层分界清晰。UT:子宫;E:增生的子宫内膜。

3)内膜基底层与子宫肌层分界清晰。

4)多数伴有单侧或双侧卵巢内潴留囊肿(图7-24)。

(2)多普勒超声:轻度子宫内膜增生时内膜内偶见星点状血流信号(图7-25),难以探及血流频谱;重度增生时,内膜内可见条状血流信号,记录到中等阻力型血流频谱,RI 值在 0.50 左右(图7-26)。

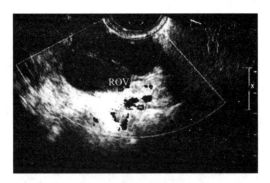

**图 7-24　右卵巢内潴留囊肿**

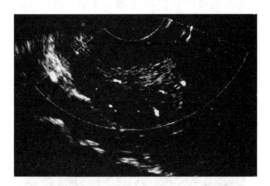

**图 7-25　子宫内膜增生症 CDFI 表现**

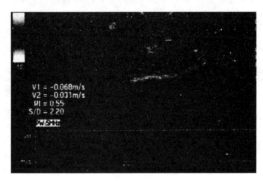

**图 7-26　子宫内膜增生症频谱多普勒检测 RI 为 0.55**

**注**　CDFI 显示增生的子宫内膜内见少量星点状血流信号。

2.鉴别诊断

(1)子宫息肉。

1)子宫息肉呈团状、水滴状,内膜不对称或宫腔线偏移。

2)子宫内膜增生呈不均匀斑块状回声时与子宫内膜多发息肉鉴别困难,需要行诊断性刮宫以确诊。

(2)子宫内膜癌根据内膜回声是否均匀、内膜基底线、血流信号及阻力指数可鉴别。

3.临床价值

超声检查可以了解子宫内膜的厚度及其回声有无异常,但确诊需要病理学检查。超声可作为随访检查。

### (三)子宫内膜癌

子宫内膜癌是子宫内膜的上皮性恶性肿瘤,以腺癌最常见,为女性生殖系统常见三大恶性肿瘤之一。多数生长缓慢,大体病理分为局限性和弥散性两种。临床表现包括不规则子宫出血、绝经后子宫出血、阴道排液、白带增多,晚期出现下腹痛及全身症状。

1.超声表现

(1)二维超声。

1)早期仅表现为内膜稍增厚,无法与内膜增生症鉴别,需根据病史和诊断性刮宫诊断。

2)随病情的发展,子宫内膜增厚,呈局灶性或弥漫性不均匀混合性回声。

3)病变累及肌层时,局部内膜与肌层界限不清,局部肌层呈低而不均匀回声,与周围正常肌层无明显界限(图 7-27、图 7-28)。

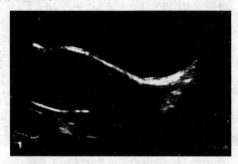

**图 7-27　子宫内膜癌内膜与子宫后壁分界不清**

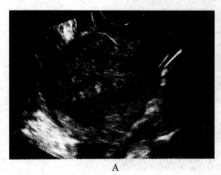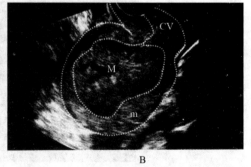

A　　　　　　　　　　　　　　　　B

**图 7-28　子宫内膜癌**

**注**　子宫内膜呈弥漫性不均匀回声,病灶与后壁肌层界限不清。M:子宫内膜癌病灶;CV:宫颈;m:子宫肌层。

4)肌层受累范围较大时,肌层回声普遍降低而不均匀,无法辨认子宫正常结构。

5)病变可累及宫颈,较大范围的侵犯难以辨别癌肿原发于宫颈或是宫体。

(2)多普勒超声:内膜内或内膜基底层可显示条状、短棒状或点状彩色血流信号,肌层侵犯时,受累肌层局部血流信号增多(图 7-29),可测及高速低阻力型动脉血流频谱(图 7-30、图 7-31)[RI<0.40,大多<0.35,最大血流速度($V_{max}$)>20cm/s,甚至≥40cm/s]。

2.鉴别诊断

(1)局限型子宫内膜癌与子宫内膜息肉鉴别。

1)子宫内膜癌界限不清;子宫内膜息肉界限清晰。

2)子宫内膜癌常有肌层浸润;子宫内膜息肉内膜基底层完整,与肌层分界清晰。

3)子宫内膜癌有异常血流信号。

(2)弥漫型子宫内膜癌与子宫内膜增生症鉴别。

1)子宫内膜增生症内膜均匀性增厚;子宫内膜癌回声杂乱、强弱不均。

2)子宫内膜癌与肌层分界不清。

3)早期子宫内膜癌难以鉴别,需结合诊断性刮宫加组织病理学检查。

(3)子宫内膜癌与子宫肉瘤鉴别:多数情况下子宫肉瘤发生于肌层,子宫内膜间质肉瘤则可发生于内膜,此时鉴别诊断需依赖组织病理学检查。

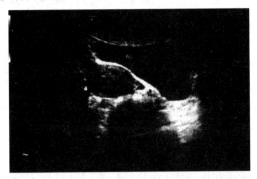

**图 7-29 子宫内膜癌子宫后壁丰富的血流信号**

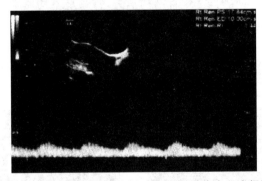

**图 7-30 子宫内膜癌子宫后壁低阻力型动脉血流频谱**

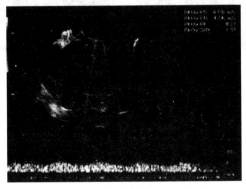

**图 7-31 子宫内膜癌 CDFI 表现**

**注** 子宫内膜病灶显示丰富血流信号,检测到极低阻力型动脉血流频谱(RI=0.27)。

3.临床价值

超声检查目前很难诊断早期子宫内膜癌,需结合病史、诊断性刮宫加组织病理学检查。而对于中、晚期子宫内膜癌,根据子宫内膜声像特征及血流动力学信息,可以作出较准确的诊断。巨大晚期子宫内膜癌及远处转移时,经腹部超声加经阴道超声联合检查。

## 三、宫颈癌

宫颈癌又称子宫颈癌,是最常见的妇科恶性肿瘤,好发于宫颈柱状上皮与鳞状上皮移行处,大体病理分为 4 种类型:外生型、内生型、溃疡型和颈管型。早期宫颈癌常无症状,宫颈浸润癌主要症状和体征有接触性阴道流血、阴道排液;病灶侵犯周围其他组织时可出现相应的症状。

### (一)超声表现

宫颈癌早期病灶较小,宫颈形态、宫颈管梭形结构仍正常,无论经腹部超声检查还是经阴道超声检查都难以诊断。

肿瘤增大造成宫颈形态学改变时,经阴道二维超声检查和多普勒超声检查可发现病灶及判断病变范围。

1.二维超声

(1)外生型宫颈癌:宫颈管结构正常,宫颈外口处可见实性不均质低回声肿块。

(2)内生型宫颈癌:宫颈增大,宫颈管结构消失,宫颈呈不均质实性低回声(图 7-32A)。

(3)宫颈癌宫体浸润时,子宫下段内膜、肌层与宫颈界限不清,宫体正常结构难辨。

2.多普勒超声

正常宫颈组织内血流信号较少,宫颈癌时宫颈肿块内部血流信号增多,呈散在条状、分支状(图 7-32B),可记录到低阻力型动脉血流频谱。

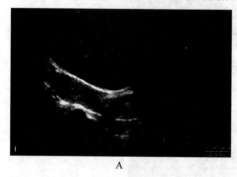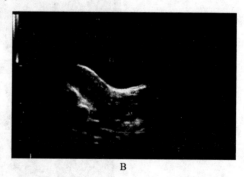

**图 7-32　子宫颈癌**

注　A.宫颈回声不均匀。B.宫颈血流信号丰富。

### (二)鉴别诊断

主要与子宫颈肌瘤鉴别:肌瘤界清,其回声有不同程度的衰减,其边界可见环状血流信号。子宫颈癌边界不清,形态不规则,宫颈结构模糊,其内可见散在条状、分支状血流信号,可记录到低阻力型血流频谱。

### (三)临床价值

经阴道二维超声结合 CDFI 能提供宫颈管病变信息,对有宫颈形态学改变的颈管型宫颈癌的诊断起到重要作用,但难以早期诊断。超声对癌肿浸润范围的判断较困难,可初步判断盆腔器官有无浸润。

## 四、子宫发育异常

内因或外因均可导致胚胎发育过程中女性生殖器官发育异常,最常见的是副中肾管发育异常。副中肾管发育不全所致的异常有先天性无子宫、始基子宫、子宫发育不良、单角子宫、残角子宫等。副中肾管融合障碍所致的异常有双子宫、双角子宫、纵隔子宫等。

### (一)子宫未发育或发育不全

1.分类

(1)先天性无子宫:伴有阴道发育不全,可有正常输卵管、卵巢。临床表现为原发性闭经,第二性征和乳房可发育正常。

(2)始基子宫:两侧副中肾管会合后不久即停止发育。子宫极小,无宫腔。临床表现为原发性闭经。

(3)子宫发育不良:又称幼稚子宫。子宫较正常小,宫颈相对较长,宫体与宫颈之比为1:1或2:3。临床表现为初潮延期或月经量过少、不孕。

2.超声表现

(1)先天性无子宫:纵切、横切无法找到子宫(图7-33),有时在膀胱两侧可见卵巢结构。

(2)始基子宫:子宫极小,在膀胱后方呈条索状肌性结构回声,难辨宫体、宫颈结构,无宫腔线和内膜回声(图7-34),可见卵巢结构。

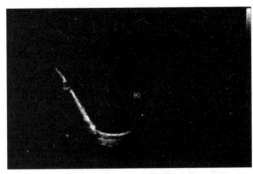

**图 7-33 先天性无子宫声像图**

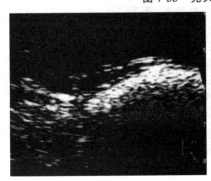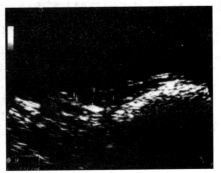

**图 7-34 始基子宫**

注 子宫大小约 1.17cm×0.47cm(女,15 岁)。

(3)子宫发育不良：子宫细小,宫体与宫颈之比为 2 : 3 或 1 : 1,可显示宫腔线和内膜线,可见正常卵巢结构。

3.临床价值

超声可准确诊断子宫未发育或发育不全,有助于确定原发性闭经的原因及确定有无生育功能。

### (二)子宫畸形

1.单角子宫

单角子宫是一侧副中肾管发育,而另一侧完全没有发育,未发育侧输卵管缺如,卵巢有时存在,临床上常表现为不孕症、习惯性流产,若妊娠,可出现胎儿宫内发育迟缓、臀位、胎膜早破、早产等。

超声表现：子宫外形呈梭形,向一侧稍弯曲,横径较小,宫底横切面仅见一侧宫角,宫腔内膜呈管状(图 7-35),同侧可见正常卵巢。

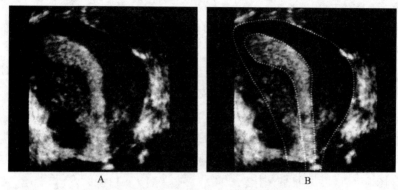

**图 7-35 单角子宫的三维成像**

注 三维成像显示子宫外形呈梭形,向一侧稍弯曲,宫腔内膜呈管状。

2.残角子宫

两侧副中肾管发育不对称,一侧副中肾管发育不全所致。残角子宫根据有无内膜腔及内膜腔是否与对侧正常子宫腔相通分为无内膜型、有内膜相通型、有内膜不相通型。无内膜型和有内膜相通型平时无明显临床症状。有内膜不相通型：在月经初潮后出现周期性一侧下腹痛,易发展为腺肌病、子宫内膜异位囊肿,常伴不孕。残角子宫妊娠中可突然发生破裂。

超声表现：无内膜型残角子宫声像表现不典型,仅表现为单角状子宫的一侧有肌性结构向外突出(图 7-36),有时超声诊断困难。

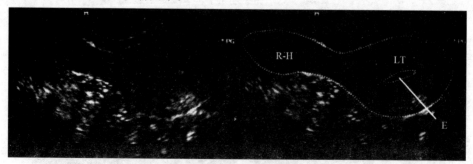

**图 7-36 无内膜型残角子宫**

注 无内膜型残角子宫表现为单角状子宫的一侧有肌性结构向外突出,其内无内膜回声。UT:单角子宫;R-H:右侧残角子宫;E:子宫内膜。

有内膜型残角子宫可见一形态正常的子宫,其一侧见肌性突起,中央显示内膜回声;若残角子宫内膜与正常子宫内膜之间相连则为相通型。

3.双子宫

两侧副中肾管完全未融合,各自发育形成两个宫体、宫颈,各有单一的输卵管和卵巢。可有流产、早产、胎位异常等临床表现。

超声表现:①在连续多个矢状切面上,可先后显示两个子宫;②横切宫底水平见两个子宫中间有间隙,两侧子宫内分别可见宫内膜回声;③横切宫体部水平呈分叶状或哑铃状,有两个宫内膜回声;④横切宫颈水平见一横径较宽的宫颈,有两个宫颈管回声(图7-37);⑤横切阴道水平见一横径较宽、内有两条气线的阴道;⑥两子宫大小相近或其中之一稍大。

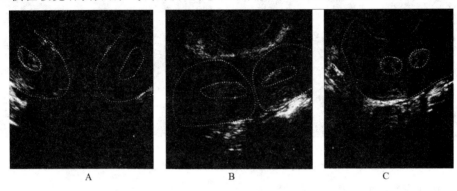

**图 7-37　双子宫的二维声像图**

注　A.横行扫查,在宫底水平两个子宫间有间隙,子宫内分别见宫内膜回声。B.宫体部水平显示两个宫体,其内各有内膜回声。C.宫颈水平见一横径较宽的宫颈,有两个宫颈管回声。

4.双角子宫和鞍形子宫

双角子宫是因两侧副中肾管未完全融合所致,子宫底部凹陷呈双角。子宫底部稍下陷呈鞍状为鞍状子宫。双角子宫一般无症状,容易发生流产、早产,有胎位异常。

超声表现:①双角子宫矢状切面连续移行扫查时,其宫底部有间隙;②子宫底部水平横切面呈蝶状或分叶状,为两个子宫角,两角内分别可见宫内膜回声(图7-38);③宫体下段、宫颈水平横切面表现无异常。

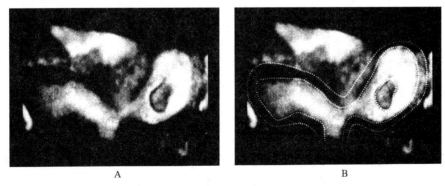

**图 7-38　双角子宫三维超声成像**

注　三维成像显示宫底部有间隙,呈双角状,两角内分别可见宫内膜回声,其中左侧宫角内见妊娠囊声像,宫体下段、宫颈声像无异常。

**5.纵隔子宫**

双侧副中肾管融合后纵隔吸收受阻,形成不同程度的纵隔,分为两种:①完全纵隔子宫,纵隔由宫底到宫颈内口或外口;②不完全纵隔子宫,纵隔止于宫颈以上任何部位。易发生流产、早产和胎位不正,产后胎盘可能粘连在隔上,造成胎盘滞留。

超声表现:①子宫外形正常,但宫底横径较宽;②宫底水平横切面显示宫内中部纵隔,回声较肌层稍低,其两侧各见一宫内膜回声;③三维超声子宫冠状切面成像显示,完全纵隔子宫内膜腔呈"V"形(图7-39),呈"Y"形时为不完全纵隔子宫(图7-40)。

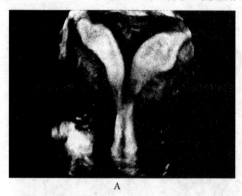
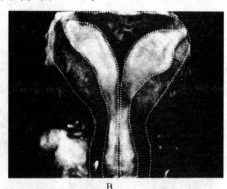

A      B

**图7-39　完全纵隔子宫三维超声成像**

注　显示子宫冠状切面,子宫内膜腔呈"V"形。

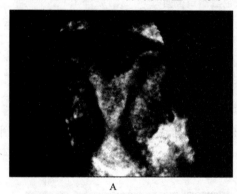
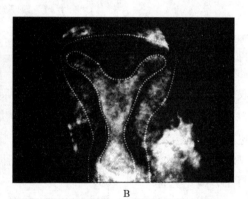

A      B

**图7-40　不完全纵隔子宫三维超声成像**

注　显示子宫冠状切面,子宫内膜腔呈"Y"形。

**6.鉴别诊断**

各类型子宫畸形需仔细辨别,对临床处理起重要指导作用。

**7.临床价值**

超声可较准确地诊断子宫畸形。经腹部超声＋经阴道超声联合检查可显示子宫外形轮廓、宫腔形态、宫颈管的形状,能诊断大部分的子宫、宫颈畸形。三维超声可获得冠状切面信息,对子宫、宫颈立体成像,完整直观地显示畸形细节,成为新的诊断方法。

(程晋锋)

# 第二节　卵巢疾病

## 一、卵巢瘤样病变

卵巢瘤样病变包括一组病因、病理、临床表现各异的疾病,多发生于生育年龄段妇女。根据世界卫生组织(WHO)的分类,卵巢瘤样病变主要包括滤泡囊肿、黄体囊肿、黄素化囊肿、内膜异位囊肿、多囊卵巢、卵巢冠囊肿等。

### (一)滤泡囊肿

#### 1.病理和临床表现

滤泡囊肿是由于卵泡不破裂,滤泡液聚集所形成的卵巢单纯性囊肿,是最常见的卵巢生理性囊肿。正常生理情况下,卵泡发育为成熟卵泡并排卵,若卵泡不破裂排卵,致卵泡液积聚,则形成囊状卵泡,当其直径>2.5cm 时即称为滤泡囊肿。滤泡囊肿多发生于单侧,且单发,表面光滑,向卵巢表面局部隆起,囊壁薄而光滑,内含液体清亮。滤泡囊肿直径多<5cm,少数达7~8cm,甚至 10cm 以上。

患者一般无自觉症状,由妇检或超声检查偶尔发现。囊肿 4~6 周可自然吸收、消失。个别患者由于卵泡持续性分泌雌激素,可引起子宫内膜增生及功能性子宫出血,偶可见滤泡囊肿破裂或扭转所致急腹症。

#### 2.超声表现

(1)滤泡囊肿声像图表现呈典型单纯性囊肿的特点:于一侧卵巢上可见无回声区,边界清楚、光滑、壁薄、后方回声增强,多数直径<5cm,但少数较大,甚至>10cm。

(2)生理性囊肿在生育年龄妇女常见,尤其是年轻女性。多数在 1~2 个月经周期消失(最多 4~5 个月经周期),因此,随诊观察囊肿变化非常重要。常间隔6周复查,观察到囊肿缩小甚至消失,可明确诊断。

(3)CDFI:内部无血流信号。

#### 3.鉴别诊断

(1)卵巢内异症囊肿(巧囊):经阴道超声检查时巧囊内常见密集点状回声,且巧囊不会在数月内自行消失,因此,随诊观察可资鉴别。

(2)卵巢冠囊肿:也具有单纯性囊肿的特点,但其不是生理性囊肿,不会自行消失。

(3)黄素囊肿:发生在妊娠期或滋养细胞肿瘤时及辅助生殖促排卵治疗时。

#### 4.临床价值

超声不仅是卵巢滤泡囊肿的首选检查方法,也是随诊的最好方式。多数患者可通过超声及超声随诊得到准确诊断,从而避免进行其他不必要的影像检查。

### (二)黄体囊肿

#### 1.病理和临床表现

黄体囊肿也属生理性囊肿,是由于黄体吸收失败或黄体出血所致,较滤泡囊肿少见,也多单侧发生。正常或妊娠期黄体直径＜2cm,若黄体直径达 2～3cm,称囊状黄体;直径＞3cm 时则称黄体囊肿,囊肿直径很少＞5cm,偶可见到达 10cm 者。黄体囊肿常伴有出血,因此,黄体腔内多为褐色液体或凝血块。多数在 1～2 个月经周期自行消失。

临床上,黄体囊肿多发生于生育年龄段妇女,一般无明显自觉症状,患者可能诉月经延迟,常在行妇检或超声检查时发现囊肿。

卵巢黄体或黄体囊肿破裂:可由于性交、排便、腹部受撞击等外力引起,也可自发性破裂。由于黄体囊肿位于卵巢表面,张力大、质脆而缺乏弹性、内含丰富血管,发生破裂时,极易出血,血液积聚于盆腹腔,刺激腹膜引起腹痛,这是为什么黄体囊肿破裂易致急腹症,而成熟卵泡排卵并不引起急腹症的原因。应该充分认识到卵巢黄体或黄体囊肿破裂是妇产科较常见的急腹症之一,以避免不必要的漏、误诊。其临床症状主要表现为月经中后期腹痛,疼痛程度不一,出血多者可伴休克。一般无阴道出血。文献报道,多数黄体破裂发生于黄体囊肿。

2.超声表现

(1)黄体囊肿超声表现变化较大,取决于囊内出血量多少及出血时间长短。无出血的黄体囊肿声像图表现与滤泡囊肿相似;出血性黄体囊肿囊壁稍厚,囊内见网状中强回声及散在点状回声;或可见血凝块的团块状中等回声等各种血液不同时期的表现。于月经周期的不同时期(如 2 周后或 6 周后)随诊可明确诊断,随诊观察可见囊内回声改变,囊肿缩小甚至消失。

(2)CDFI:囊壁可见环状血流信号,频谱呈低阻型;囊内无血流信号。

(3)黄体囊肿破裂时,早期仍可为黄体囊肿的回声表现,TVUS 可见卵巢包膜不完整;随之出现卵巢囊性或混合性包块,包块边界不清,或表现为附件区一囊实性包块,内见边界不清的卵巢及黄体回声。临床表现为急腹症,易误诊为宫外孕破裂。

3.鉴别诊断

(1)卵巢肿瘤:黄体囊肿出血时呈混合回声表现,需与卵巢肿瘤鉴别。鉴别要点:黄体囊肿出血时见网状、点状及团块状回声,随诊观察时可见囊内回声变化较大,囊肿大小也呈缩小趋势,且囊内无血流信号等,均有助鉴别。

(2)黄体囊肿破裂的鉴别诊断:超声上黄体囊肿破裂应与宫外孕、急性盆腔炎、卵巢囊肿或肿瘤扭转相鉴别。①宫外孕:卵巢黄体囊肿破裂腹痛均发生于月经中后期,且往往在性生活等外力作用后,血人绒毛膜促性腺激素(hCG)阴性;而宫外孕一般有停经史及不规则阴道出血,hCG 升高,经阴道超声可见宫外孕形成的附件包块与卵巢相邻,但能分开,其内大多可探及低阻型血流。密切结合临床与超声表现,一般不难鉴别。②急性盆腔炎:常有发热、腹痛、白带增多、血白细胞增多等急性感染表现,盆腔内混合回声包块形态不规则,边界不清,后穹隆穿刺为非血性液体,卵巢多未见明显异常等可资鉴别。

4.临床价值

超声检查不仅是黄体囊肿的首选检查方法,也是最好的随诊方式。多数患者可通过超声及超声随诊得到准确诊断。

### (三)卵巢子宫内膜异位囊肿

1.病理和临床表现

卵巢子宫内膜异位症是指具有生长功能的子宫内膜组织异位到卵巢上,与子宫腔内膜一样发生周期性的增殖、分泌和出血所致的囊肿。由于异位到卵巢的子宫内膜没有一个自然引流的途径,从而在局部形成一个内容物为经血的囊性包块,因其内容物似巧克力,又称巧克力囊肿,简称巧囊。卵巢子宫内膜异位是内膜异位症最常见的形式,约 80% 的子宫内膜异位症累及卵巢。

卵巢内异症多发生于育龄妇女,以 30～45 岁多见,与异位到子宫肌层的内异症(子宫腺肌病)一样,卵巢内异症的发病率近年来也呈明显上升趋势,成为妇科的常见病、多发病,也是女性不育的重要原因之一。其发生学说包括子宫内膜种植学说、体腔上皮化生学说、转移学说等,其中以种植学说最为广泛认同,认为子宫内膜及间质组织细胞随月经血通过输卵管逆流进入盆腔,种植到卵巢和盆腔腹膜上。

卵巢内异症囊肿可单侧发生,也常可双侧发生,大小从数毫米到十几厘米不等,多数大小在 5～8cm,囊壁厚薄不均。

临床表现上卵巢内膜异位症的主要症状包括慢性盆腔痛、痛经、性交痛、月经量多以及不育等,其中痛经是最常见症状,病变侵及子宫直肠窝、宫骶韧带时,疼痛可放射到直肠、会阴及后腰背部;囊肿破裂则导致急腹症。一部分患者的临床症状不甚明显或没有症状,由超声检查发现病灶。

近年来发现卵巢内膜异位症与不育的关系越来越密切,约有 1/3 不明原因的不育患者腹腔镜检查到内膜异位症病灶,而在内膜异位症病例中则有半数左右合并不育。

2.超声表现

(1)典型巧囊的超声表现为边界清楚的附件区囊性包块,包块内充满密集、均匀的点状回声,这一特征性表现在经阴道超声图像上显示率高,图像更清晰。少部分巧囊经腹部及经阴道超声均显示内部为完全性无回声,且壁薄而光滑,与单纯囊肿,如滤泡囊肿难以鉴别。

(2)巧囊的囊壁常较厚,壁上有时可见点状或条状中强回声,部分巧囊内可见分隔;巧囊内部也常可见局灶性中等或中强回声(为血凝块的实性回声,CDFI 无血流信号)。

(3)CDFI:巧囊内无血流信号,仅可在囊壁上见部分环状或条状血流信号。

(4)巧囊的大小、回声特性随月经周期可能有变化,诊断时应结合临床与声像图特征综合判断。

3.鉴别诊断

(1)巧囊虽有较典型的超声表现,但单纯囊肿伴囊内出血、畸胎瘤、卵巢上皮性肿瘤、盆腔脓肿等均可能表现为囊肿内充满均匀点状回声;而巧囊内血凝块的实性回声也需与卵巢肿瘤的壁上结节鉴别。

巧囊与其他病变的鉴别要点如下。①出血性黄体囊肿:出血性囊肿内常见网状、条索状或较粗的点状低回声,不均匀;而巧囊内多为均匀细腻的点状回声。随诊观察囊肿大小与回声的变化是鉴别出血性囊肿与巧囊的关键,出血性黄体囊肿多发生于月经周期的中、后期,间隔2～6周复查大小与回声变化较大。②畸胎瘤:点状回声水平高于巧囊,并常伴有声影的团块状强回声可资鉴别。③卵巢上皮性肿瘤:卵巢壁上的实性结节,CDFI 可见血流信号。④盆腔脓肿:不同时期的盆腔脓肿都可以有类似于内膜异位症囊肿的超声表现,但是二者临床表现完全不同,盆腔脓肿临床常有发热、下腹疼痛与明显压痛等急性感染的症状。

（2）巧囊有时呈类实性表现,需与卵巢实性肿瘤相鉴别,可以通过经阴道超声 CDFI 观察其内的血流信息,不能确诊时,进行超声造影将对诊断帮助很大,可以明确病灶内有否血供,超声造影上巧囊为内部完全无血供的囊性包块,而卵巢实性肿瘤则为内部有血供的实性肿物。

4.临床价值

超声检查是巧囊首选的检查方法。多数患者可通过超声表现、临床症状、体征以及超声随诊得到明确诊断。

经阴道超声可更好地观察到病变内部回声结构及病灶内血流信息,在巧囊的鉴别诊断中发挥着非常重要的作用,如显示巧囊内部典型的均匀、细腻的点状低回声及出血性囊肿内部典型的网状回声等,经阴道超声均明显优于经腹超声。

### （四）卵巢冠囊肿

1.病理和临床表现

卵巢冠囊肿指位于输卵管系膜与卵巢门之间的囊肿,目前认为其组织来源包括间皮、副中肾管及中肾管。以生育年龄妇女多见,为良性囊肿,但也偶有腺癌样恶变的报道。病理上,囊肿多为 5cm 左右,但也可大至 15cm 以上,单发,壁薄、光滑,内为清亮液体。临床常无自觉症状,囊肿较大时可扪及包块。

2.超声表现

位于一侧卵巢旁,为典型单纯性囊肿的表现,呈圆形或椭圆形,单房、壁薄,双侧卵巢可见正常。囊肿偶可发生扭转和破裂。

3.鉴别诊断

应与卵巢其他单纯囊肿(如滤泡囊肿)鉴别。典型卵巢冠囊肿表现为附件区圆形或椭圆形单房囊肿,常可见完整卵巢声像图,随诊观察时不会自行消失;经阴道超声检查时用探头推之可见囊肿与卵巢分开。而滤泡囊肿时卵巢图像不完整或显示不清,且随诊观察可见自行消失。

4.临床价值

卵巢冠囊肿多数可通过超声发现,并通过超声随诊得到较明确诊断。

### （五）卵巢黄素囊肿

1.病理和临床表现

卵巢黄素囊肿指卵泡壁上卵泡膜细胞在大量 hCG 刺激下黄素化、分泌大量液体而形成的囊肿。可见于:①滋养细胞疾病,如葡萄胎、恶性葡萄胎、绒癌等;②正常妊娠、双胎、糖尿病合并妊娠、妊娠高血压症等产生过多 hCG 的情况;③促排卵治疗时引起卵巢过度刺激,其卵巢的多囊性改变同黄素囊肿。

卵巢黄素化囊肿常为双侧性,数厘米大小。大多无临床症状,可自行消退。

2.超声表现

卵巢黄素化囊肿具有典型卵巢单纯性囊肿的回声特点,即圆形或椭圆形无回声区、壁薄、光滑、边界清;可表现为单侧或双侧,单房或多房。

3.鉴别诊断

需与其他卵巢单纯性囊肿鉴别,密切结合临床资料一般不难鉴别。

4.临床价值

卵巢黄素化囊肿多数通过超声发现及明确诊断。

### (六)多囊卵巢综合征

1.病理和临床表现

多囊卵巢综合征(PCOS)是以慢性无排卵、闭经或月经稀发、不育、肥胖、多毛及双侧卵巢多囊性改变为特征的临床综合征,是育龄期妇女无排卵最常见的原因。关于PCOS的发病机制,至今尚不十分清楚,认为可能与促性腺激素分泌异常、代谢异常、肥胖、卵巢内分泌失调、高雄激素水平以及遗传等有关,主要内分泌特征包括LH/FSH比例增大、雄激素过高等。

大体病理上,60%~70%的PCOS患者表现为双侧卵巢对称性增大,少数病例卵巢无增大或仅单侧增大,切面显示卵巢白膜明显增厚,白膜下一排囊性卵泡,数个至数十个不等,直径0.2~0.6cm。镜下见白膜增厚、卵巢间质和卵泡膜细胞增生。

PCOS主要为青春期发病,临床表现包括:①月经失调,为长期不排卵所致,表现为月经稀发、量少或继发闭经,偶见功能性出血;②不育,为慢性无排卵所致;③多毛,常见于口唇、下颌颊侧、下腹、耻上、股内侧,并伴有痤疮;④肥胖,约半数患者有不同程度的肥胖;⑤双侧卵巢增大,呈对称性,比正常卵巢大1~3倍,⑥激素测定:LH/FSH>3,血清睾酮升高,高胰岛素血症等。

2.超声表现

(1)PCOS的典型超声特点:①双侧卵巢增大(但约30%PCOS患者卵巢体积可正常);②双侧卵巢内见多个小卵泡,沿卵巢周边部呈车轮状排列,卵泡大小0.2~0.8cm,每侧卵巢最大切面卵泡数目≥10个卵泡;③卵巢表面见强回声厚膜包绕;④卵巢中央的卵巢基质回声增强。

(2)经阴道超声可更好地观察小卵泡情况,若观察到卵巢基质回声增强也是一个较敏感而特异的诊断指标。

(3)少数PCOS患者上述卵巢的超声表现仅为单侧性。

3.鉴别诊断

根据PCOS卵巢的特征性超声表现,并密切结合临床资料,一般较易与其他病变鉴别。

4.临床价值

超声检查是PCOS首选的影像检查方法,其超声表现也是PCOS诊断的最佳指标之一,根据卵巢的特征性表现,结合临床表现与生化检查,一般可以对多囊卵巢作出较明确诊断。

经阴道超声不受患者肥胖的影响,在PCOS诊断中起着重要的作用,如其显示PCOS小卵泡及基质情况即明显优于经腹超声,可提高PCOS的诊断准确性。

## 二、卵巢上皮性肿瘤

卵巢肿瘤是女性生殖系统常见肿瘤,其中恶性肿瘤约占卵巢肿瘤的10%。卵巢恶性肿瘤是仅次于宫颈癌和子宫内膜癌的女性生殖道第三大癌瘤,恶性程度高,病死率高,尽早发现、及时手术与治疗是提高卵巢癌生存率的关键。

卵巢肿瘤组织类型繁多而复杂,以上皮性肿瘤最为多见,约占所有原发卵巢肿瘤的 2/3、卵巢良性肿瘤的 50%、原发卵巢恶性肿瘤的 85%~90%。上皮性肿瘤又分为良性、交界性、恶性肿瘤;根据细胞类型,上皮性肿瘤分为浆液性肿瘤、黏液性肿瘤、子宫内膜样肿瘤、透明细胞瘤等。良性上皮性肿瘤包括囊腺瘤、乳头状囊腺瘤等;恶性包括囊腺癌、乳头状囊腺癌、腺癌等。

卵巢上皮性肿瘤多发生于 40~60 岁,很少发生于青春期前。

### (一)卵巢浆液性肿瘤

卵巢浆液性肿瘤是卵巢上皮性肿瘤中最常见的,占卵巢肿瘤的 30%~40%,而恶性浆液性肿瘤约占卵巢癌的 50%。卵巢浆液性肿瘤包括:①良性浆液性肿瘤;②交界性浆液性肿瘤;③浆液性乳头状囊腺癌。其中良性约占 70%。

**1.良性浆液性肿瘤**

(1)病理和临床表现:主要有囊腺瘤及乳头状囊腺瘤两种。大体病理上为囊性肿物,大多单侧发生,直径1~20cm,单房或多房;囊内壁无明显乳头或有简单乳头者为囊腺瘤;有较复杂乳头者为乳头状囊腺瘤。囊的内壁、外壁均光滑,多数囊内含清亮的浆液,少数也可能含黏稠液。

可发生于任何年龄,但以育龄期多见。小者无临床症状,大者可及下腹包块或有压迫症状、腹痛等。

交界性浆液性肿瘤:9%~15%的浆液性肿瘤为交界性。肿瘤外观与良性浆液性囊腺瘤或乳头状囊腺瘤相似,唯乳头结构更多而细密复杂,且体积较大,可伴腹腔积液。镜下表现为交界性肿瘤的细胞核特点。

(2)超声表现。①单纯性浆液性囊腺瘤,肿块呈圆形或椭圆形无回声区,边界清楚,单房多见,囊壁薄而完整,内壁光滑,囊内含清亮透明浆液或略浑浊囊液;直径大小多在 5~10cm,较黏液性囊腺瘤小。②浆液性乳头状囊腺瘤,单房或多房囊性肿物,边界清楚,囊内见单个或多个内生性和(或)外生性乳头状突起。囊内液体多为完全性无回声区,当囊内为浑浊囊液时,无回声区内可充满点状回声。CDFI 显示乳头上可见少许血流信号。③交界性浆液性乳头状囊腺瘤的表现与上述相似,但乳头可能更多、更大,CDFI 可能显示乳头上较丰富血流信号。

(3)鉴别诊断。①单纯性浆液性囊腺瘤与其他单纯性卵巢囊肿表现相似,一次超声检查有时鉴别较困难,可结合临床并通过随诊观察大小变化等加以区别。滤泡囊肿属生理性囊肿,多会自行消失;卵巢冠囊肿位于卵巢旁;黄素囊肿多与高 hCG 状态有关。②浆液性乳头状囊腺瘤需与巧囊等鉴别,巧囊内或壁上的实性回声 CDFI 上无血流信号,乳头状囊腺瘤的乳头上可见血流信号,超声造影可帮助明确诊断。

(4)临床价值:超声是良性浆液性肿瘤较为可靠的首选影像检查方法。

**2.浆液性乳头状囊腺癌**

(1)病理和临床表现:浆液性乳头状囊腺癌是最常见的卵巢原发恶性肿瘤,好发于 40~60 岁。肿瘤直径10~15cm,常以形成囊腔和乳头为特征,切面为囊实性,有多数糟脆的乳头和实性结节。囊内容物为浆液性或浑浊血性液。

临床上，早期常无症状而不易发现，后期随着肿瘤增大、扪及包块或出现腹腔积液时才被发现，对高危人群的重点普查有助于早期发现卵巢肿瘤。

（2）超声表现。①常表现为多房性囊实性混合回声肿块，囊壁及分隔较厚、不规则及厚薄不均；内部回声呈多样性，实性回声不均质、不规则，囊内壁或隔上可见较大乳头状或不规则状实性回声团块向无回声区内突起。②常合并腹腔积液。③CDFI于囊壁、分隔及肿瘤实性部分均可探及丰富的低阻血流信号，RI值常<0.5。

（3）鉴别诊断：见后述卵巢良、恶性肿瘤的鉴别。

（4）临床价值：超声检查是诊断卵巢肿瘤的首选检查方法，能发现附件区肿物，判断其为实性、囊性或囊实性肿块，并能对肿物良、恶性做出一定判断，为临床诊治提供较充分的依据。应充分利用超声检查这一便捷手段，结合生化检查，如 CA125 检测等，对高危人群重点普查，以助早期发现卵巢肿瘤。

### （二）卵巢黏液性肿瘤

卵巢黏液性肿瘤亦是卵巢常见的上皮性肿瘤。良性黏液性囊腺瘤约占卵巢良性肿瘤的20%，恶性黏液性肿瘤约占卵巢癌的 15%。

**1.黏液性囊腺瘤**

（1）病理和临床表现。①良性黏液性囊腺瘤，大体病理上，肿瘤为囊性，呈圆形，体积可巨大；表面光滑，切面常为多房性，囊壁薄而光滑，有时因房过密而呈实性。囊腔内充满胶冻样黏稠的黏液，乳头少，但少数囊内为浆液性液。②交界性黏液性囊腺瘤，较交界性的浆液性肿瘤少见。大体病理与黏液性囊腺瘤或囊腺癌很难区别。一般体积较大，切面为多房性，有时囊壁较厚，有囊内乳头。

（2）超声表现：常为单侧性，囊肿较大，直径 15～30cm，多数为多房性，且分隔较多，囊壁及分隔光滑而均匀；囊内无回声区中充满较密或稀疏点状回声（由于黏液物质引起）。少数可见乳头状突起。

（3）鉴别诊断：与卵巢囊性畸胎瘤鉴别。①肿瘤大小：卵巢畸胎瘤中等大小，黏液性囊腺瘤则多见较大。②肿瘤内部回声：畸胎瘤内可见团块状强回声区，后方有衰减或声影，囊内可见脂液分层。黏液性囊腺瘤的无回声区内多见充满较密或稀疏点状回声（也可表现为单纯性无回声区），分隔较多，后方回声增强，无声影等，可资鉴别。

（4）临床价值：超声是良性黏液性肿瘤较为可靠的首选影像检查方法。

**2.黏液性囊腺癌**

（1）病理和临床表现：大体病理上肿瘤切面为多房性，囊腔多而密集，囊内壁可见乳头，囊内见实性区及实性壁内结节。囊液为黏稠黏液或血性液，但有约 1/4 囊内含浆液性液。

临床症状、表现与浆液性癌相似，一般表现为腹部肿物、腹胀、腹痛或压迫症状。晚期出现恶病质、消瘦等。

（2）超声表现。①超声表现与浆液性囊腺癌相似，不同的是黏液性囊腺癌的无回声区内可充满密集或稀疏点状回声（黏液）。②部分黏液性囊腺瘤包膜穿透或破裂后，发生腹膜种植，形成腹腔内巨大囊肿，又称腹膜假性黏液瘤。超声表现为腹腔积液，腹腔积液内有特征性点状回声和无数的小分隔，充满盆腹腔，这种情况也可发生在阑尾和结肠的黏液瘤。

### （三）卵巢子宫内膜样癌

1.病理和临床表现

子宫内膜样癌占卵巢癌的 16%～31%，约 1/3 为双侧性；大体上肿物为囊实性或大部分为实性，大多数为直径 10～20cm，囊内可有乳头状突起，但很少有表面乳头。如囊内含血性液则应仔细检查是否有子宫内膜异位囊肿。其镜下组织结构与子宫内膜癌极相似。

临床表现包括盆腔包块、腹胀、腹痛、不规则阴道出血、腹腔积液等。

2.超声表现

声像图表现类似卵巢乳头状囊腺癌，以实性为主的囊实性肿块，肿瘤内有许多乳头状突起和实性回声。

3.鉴别诊断

需要指出的是术前超声很难作出卵巢癌组织类型的判断。良、恶性鉴别见后述卵巢良、恶性肿瘤鉴别的相关内容。

本病可能为子宫内膜异位囊肿恶变，也可与子宫内膜癌并发，因此，当发现囊实性类似囊腺癌的肿块时，若有内异症囊肿病史或同时发现子宫内膜癌，应注意子宫内膜样腺癌的可能。

4.临床价值

参考浆液性囊腺癌。

## 三、卵巢性索—间质肿瘤

卵巢性索—间质肿瘤包括由性腺间质来源的颗粒细胞、泡膜细胞、成纤维细胞、支持细胞或间质细胞发生的肿瘤，性索间质肿瘤的很多类型能分泌类固醇激素，从而导致临床出现相应的内分泌症状，如月经紊乱、绝经后出血等，有助于临床诊断，但最终诊断要根据肿瘤的病理形态。

### （一）颗粒细胞瘤

1.病理和临床表现

卵巢颗粒细胞瘤属低度恶性的卵巢肿瘤，是性索间质肿瘤的主要类型之一；约 75% 的肿瘤分泌雌激素。自然病程较长，有易复发的特点。

大体病理上，肿瘤大小不等，圆形、卵圆形或分叶状，表面光滑；切面实性或囊实性，可有灶性出血或坏死；少数颗粒细胞瘤以囊性为主，其内充满淡黄色液体，大体病理上似囊腺瘤。

颗粒细胞瘤可分为成人型及幼年型，成人型约占 95%，而幼年型约占 5%。幼年型患者可出现性早熟症状。

成人患者好发年龄为 40～50 岁妇女及绝经后妇女，主要临床症状包括月经紊乱、绝经后阴道不规则出血；其他临床症状包括盆腔包块、腹胀、腹痛等。

颗粒细胞瘤的临床症状与肿瘤分泌雌激素相关，幼女发病（幼女型）可出现性早熟；生育年龄段妇女可出现月经紊乱、月经过多、经期延长或闭经等症状；而绝经后妇女表现为绝经后阴道出血，甚至出现月经周期；高水平雌激素的长期刺激使子宫内膜增生或出现息肉甚至癌变，还会出现子宫肌瘤等。

2.超声表现

(1)颗粒细胞瘤可以为实性、囊实性或囊性,因而声像图表现呈多样性。小者以实性不均质低回声为主,后方无明显声衰减。大者可因出血、坏死、囊性变而呈囊实性或囊性,可有多个分隔而呈多房囊实型,有时表现为实性包块中见蜂窝状无回声区;囊性为主包块可表现为多房性或大的单房性囊肿。

(2)CDFI:由于颗粒细胞瘤产生雌激素,使瘤体内部血管扩张明显,多数肿瘤实性部分和分隔上可检出较丰富血流信号。

(3)子宫:肿瘤产生的雌激素可导致子宫内膜增生、息肉甚至内膜癌表现。

3.鉴别诊断

(1)实性的卵巢颗粒细胞瘤需与浆膜下子宫肌瘤鉴别:肌瘤内部回声一般无囊腔,且多数情况下可发现蒂或通过 CDFI 观察发现浆膜下肌瘤与子宫间血流的密切关系;颗粒细胞瘤内部常见小囊腔回声,结合临床资料一般可以鉴别。

(2)多房囊实性的卵巢颗粒细胞瘤与其他卵巢肿瘤,如浆液性囊腺癌、黏液性囊腺瘤/癌等较难鉴别:典型浆液性囊腺癌囊壁及分隔厚而不均,囊内实性回声不规则,常见乳头;黏液性囊腺瘤/癌囊内有含黏液的密集云雾状低回声。而颗粒细胞瘤囊内分隔有时呈蜂窝样或网络状,形态相对规则,囊壁及分隔尚光滑,无乳头状结节突入囊腔。需结合临床资料综合判断,但多数情况下鉴别仍困难。

(3)囊肿型颗粒细胞瘤内含清亮液体回声且壁薄,需与囊腺瘤或卵巢单纯性囊肿鉴别,多数情况下鉴别较困难,需密切结合临床资料综合判断。

4.临床价值

超声检查有助于本病的诊断,是必不可少的影像检查方法。

### (二)卵泡膜细胞瘤

1.病理和临床表现

卵泡膜细胞瘤基本为良性肿瘤,也有分泌雌激素的功能。多中等大且质实,瘤细胞含脂质,使肿瘤切面呈黄色,间以灰白色的纤维组织。

卵泡膜细胞瘤好发于绝经前后,约 65％发生在绝经后,几乎不发生在月经初潮之前。临床症状与颗粒细胞瘤非常相似,雌激素增高引起的功能性表现尤为明显,包括月经紊乱、绝经后阴道出血等。

需要注意的是,卵泡膜细胞瘤分泌雌激素的功能并不如颗粒细胞瘤明显,部分患者可无雌激素增高引起的症状。

卵泡膜细胞瘤与卵巢纤维瘤常混合存在,故称卵泡膜纤维瘤。

2.超声表现

(1)肿物以实性低回声或中等强回声为主,呈圆形或卵圆形,边界清楚;伴出血、坏死、囊性变时可见无回声区;偶可见钙化灶。

(2)卵泡膜细胞瘤中纤维组织成分较多时,实性包块后方常伴回声衰减;细胞成分多、纤维成分少时,以均匀低回声为主,后方不伴回声衰减;肿物囊性变时则后方回声呈增强效应。

(3)CDFI:肿瘤内部血流一般不丰富,但有时也可见血流较丰富者。

(4)少部分病例伴胸腔积液、腹腔积液。

3.鉴别诊断

(1)子宫浆膜下肌瘤:向子宫外生长,可仅有细蒂与子宫相连,可以通过经阴道彩色多普勒显示细蒂及肿块血供来源,从而判定肿块来自子宫;如能探及卵巢,且肿物与卵巢分离,则浆膜下肌瘤可能性大。肌瘤的内部漩涡状回声表现也有助鉴别诊断。

(2)卵巢纤维瘤:也是性索间质肿瘤常见的类型,与卵泡膜细胞瘤存在连续组织学谱系,故两者声像图不易区分。由于纤维细胞含量不同,声像图有一些区别,如卵泡膜细胞瘤后方回声衰减程度较轻,而纤维瘤则衰减更明显。

(3)卵巢恶性肿瘤:大量腹腔积液、盆腔包块及 CA125 升高是卵巢癌的临床表现,但卵巢卵泡膜细胞瘤有时也有类似表现,这种情况下无论临床还是超声都难以与卵巢恶性肿瘤鉴别。超声上卵巢恶性肿瘤以囊实性为主,形态不规则,内部血流丰富,这些有助于鉴别诊断。

4.临床价值

卵泡膜细胞瘤声像图表现有一定特点,超声检查有助于本病的诊断,是常规的影像检查方法。

### (三)卵巢纤维瘤

1.病理和临床表现

卵巢纤维瘤发生率明显高于卵泡膜细胞瘤,约占卵巢性索间质肿瘤的 76.5%。肿瘤呈圆形、肾形或分叶状;质实而硬,表面光滑,有包膜。切面白色、灰白或粉白色编织状。镜下形态与一般纤维瘤相同。

临床上,卵巢纤维瘤多发于中、老年妇女。主要临床症状包括腹痛、腹部包块以及由于肿瘤压迫引起的泌尿系症状等。特别是卵巢纤维瘤多为中等大小、光滑活动、质实而沉,易扭转而发生急性腹痛。有相当的病例并没有临床症状,于体检及其他手术时发现或因急性扭转来就诊。

少部分卵巢纤维瘤可能合并腹腔积液或胸腹腔积液,称为麦格(Meig)综合征,肿瘤切除后胸腹腔积液消失。

2.超声表现

(1)为圆形或椭圆形低回声区(回声水平常较子宫肌瘤更低),边界轮廓清晰,常伴后方衰减。有时难与带蒂的子宫浆膜下肌瘤或阔韧带肌瘤鉴别。

(2)需指出的是卵泡膜细胞瘤与卵巢纤维瘤都起自卵巢基质,即使病理上也很难将二者鉴别开来,有大量泡膜细胞的肿瘤确定为卵泡膜细胞瘤,而泡膜组织很少但有大量纤维细胞时定义为卵泡膜纤维瘤或纤维瘤,卵泡膜细胞瘤可产生雌激素,而纤维瘤罕见产生雌激素,因此,常无症状。纤维瘤较大时可合并胸腹腔积液,即 Meig 综合征。

(3)CDFI:卵巢纤维瘤内可见走行规则的条状血流。

3.鉴别诊断

(1)子宫浆膜下肌瘤:大多数情况下,可以发现浆膜下肌瘤与子宫相连的蒂,鉴别较易;不能观察到蒂时,若见双侧正常卵巢,也可以判断浆膜下子宫肌瘤的可能性大,若同侧的卵巢未显示,则卵巢纤维瘤可能性大。

（2）卵巢囊肿：少数质地致密的纤维瘤，声像图上回声极低，尤其经腹扫查时可表现为无回声样包块，可能误诊为卵巢囊肿。经阴道超声仔细观察后方增强特征及病灶内有否血流信号可帮助明确诊断。

4.临床价值

卵巢纤维瘤的声像图表现有一定特点，超声检查有助于本病的诊断，是首选而常规的影像检查方法。

## 四、卵巢生殖细胞肿瘤

卵巢生殖细胞肿瘤发病率低于上皮性肿瘤，占原发性卵巢肿瘤的第二位，其中95%为良性。大多数生殖细胞肿瘤来源于胚胎期性腺的原始生殖细胞，包括畸胎瘤、无性细胞瘤、卵黄囊瘤（内胚窦瘤）、胚胎癌等。

### （一）成熟性畸胎瘤

1.病理和临床表现

成熟性畸胎瘤即良性畸胎瘤，肿瘤以外胚层来源的皮肤附件成分构成的囊性畸胎瘤为多，故又称皮样囊肿，是最常见的卵巢肿瘤之一。占卵巢肿瘤的10%~20%，卵巢生殖细胞肿瘤的97%。

大体病理上，肿瘤最小的仅1cm，最大者可达30cm或充满腹腔，双侧性占8%~24%；肿瘤为圆形或卵圆形，包膜完整、光滑；切面多为单房，也可为多房性。囊内含黄色皮脂样物和毛发等。囊壁内常有一个或数个乳头或头结节。头结节常为脂肪、骨、软骨，可见到一个或数个完好的牙齿长出，偶可见部分肠、气管等结构。镜下头结节处可见多胚层组织，但外胚层最多。

成熟畸胎瘤可发生在任何年龄，但80%~90%为生育年龄妇女。通常无临床症状，多在盆腔检查或影像检查时发现。肿瘤大者可及腹部包块。合并症有扭转、破裂和继发感染。扭转和破裂均可导致急腹症发生。

2.超声表现

成熟性畸胎瘤的声像图表现多样，从完全无回声到完全强回声均有，特征性表现与其成分密切相关。

（1）皮脂部分表现为密集的细点状中强回声，而毛发多表现为短线状回声或团块状强回声。以皮脂和毛发为主要成分者表现为强回声区间以少部分无回声，或无回声区内团块状强回声，或整个肿物完全呈强回声。瘤内有时可见牙齿或骨骼的灶状强回声，后方伴声影，也是成熟性畸胎瘤的特征性表现。

（2）肿物多呈圆形或椭圆形，表面光滑，形态规则，但常见边界不清，特别是肿物后方伴衰减时，后壁很难显示。

（3）有时可见脂—液平面，为特征性表现之一。

（4）少数成熟性畸胎瘤表现为多房性，内壁或分隔上可见单个或多个低回声或强回声结节样突起，病理上称头节，可为牙齿、骨骼或其他组织的化生，因此结节突起后方可伴声影。

（5）CDFI：肿物内部无血流信号，偶可于壁或分隔上见规则的短条状血流。

(6)有时仍可见患侧的部分卵巢结构(卵巢组织)。

3.鉴别诊断

成熟性畸胎瘤的声像图表现较典型,鉴别较容易。但仍需与下列疾病相鉴别。

(1)卵巢巧克力囊肿:巧囊可能与良性囊性畸胎瘤混淆,需仔细观察。畸胎瘤内密集点状回声的回声水平常高于巧囊,且常见有后方声影的团状强回声。

(2)卵巢出血性囊肿:囊内回声水平较畸胎瘤低。

(3)盆腔脓肿:临床有腹痛、发热等急性感染症状,不难与畸胎瘤鉴别。

特别需要注意的是畸胎瘤可能被误认为肠道内气体回声而漏诊,应仔细观察肠管蠕动,必要时嘱患者排便后复查。

4.临床价值

超声检查是成熟性畸胎瘤最佳影像检查方法,可以使绝大多数成熟性畸胎瘤的诊断得以明确;当肿瘤较小、尚不具备手术指征时,超声检查也是随诊的主要手段。其他影像检查,如CT检查也有助于本病的诊断。

## (二)未成熟性畸胎瘤

1.病理和临床表现

卵巢未成熟畸胎瘤即恶性畸胎瘤,较少见,仅占卵巢畸胎瘤的 1%～3%。未成熟中除三胚层来的成熟组织外,还有未成熟组织,最常见的成分是神经上皮。

大体病理上,大多数肿瘤为单侧性巨大肿物。肿瘤多数呈囊实性,实性部分质软,肿瘤可自行破裂或在手术中撕裂。可见毛发、骨、软骨、黑色脉络膜及脑组织等,但牙齿少见。

未成熟畸胎瘤多见于年轻患者,平均年龄 17～19 岁。常见症状为腹部包块、腹痛等;因腹腔种植率高,60%有腹腔积液。血清甲胎蛋白(AFP)可升高。

2.超声表现

未成熟畸胎瘤病理上以神经外胚层多见,如脑及神经组织;毛发、皮脂则较少见,牙齿、肠襻、骨骼等器官样结构也很少见,因此,声像图表现可无特异性。

(1)常为囊实性包块,无回声区内可见呈"云雾样"或"破絮状"实性中等回声,有时可见伴声影的团状强回声(钙化)。

(2)部分型未成熟畸胎瘤与成熟囊性畸胎瘤并存,因此,可合并成熟囊性畸胎瘤的特征性声像图表现,给鉴别带来困难。

(3)CDFI:肿瘤内实性区域可显示血流信号,可见低阻力血流,RI≤0.40。

3.鉴别诊断

(1)成熟性畸胎瘤:未成熟性畸胎瘤肿物更大,且短期内增大明显,内部无毛发、皮脂、牙齿、骨骼等成熟性畸胎瘤常见组织结构的特征性声图像表现,且 CDFI 上常见血流信号;而成熟性畸胎瘤内无血流信号,有助鉴别。年轻患者,包块迅速增大,超声上表现为囊实性肿物,实性成分呈"云雾样"表现等,应考虑到卵巢未成熟畸胎瘤的可能性。

(2)其他卵巢恶性肿瘤:由于未成熟性畸胎瘤的超声表现特征性不强,鉴别较困难,需密切结合临床资料判断。

4.临床价值

超声检查有助于本病的诊断,是必不可少的影像检查方法。

### (三)无性细胞癌

1.病理和临床表现

卵巢无性细胞瘤来源于尚未分化以前的原始生殖细胞,其病理形态及组织来源与睾丸精原细胞瘤很相似。为少见的肿瘤,但为儿童、青少年和妊娠妇女常见的卵巢恶性肿瘤,好发年龄 10～30 岁,平均 20 岁,17％的患者合并妊娠。

大体病理上,肿物呈圆形或卵圆形,切面实性,可有灶性出血、坏死,囊性变不常见。肿瘤平均直径 15cm。

常见症状包括盆腔包块、腹胀。肿瘤生长迅速,病程较短。

2.超声表现

(1)以低回声为主的实性包块,回声较均匀,有时瘤内可见树枝状稍强回声分隔,将实性肿瘤组织分隔成小叶状低回声区;囊性变可呈混合回声(囊实性)。

(2)肿物边界清楚,边缘规则,后方回声无衰减或呈后方回声增强效应。

(3)肿块大,且增大速度快,腹腔积液常见。

(4)CDFI 显示瘤内散在血流信号,可为高速低阻血流。

3.鉴别诊断

需与其他卵巢肿瘤鉴别,无性细胞瘤患者年轻、肿物大、实性回声、边界清、后方无衰减等特点可资鉴别。

4.临床价值

本病的声像图表现较具特征性,结合临床资料,超声检查可在一定程度上作出较明确判断,是首选的影像检查方法,对临床诊治帮助较大。

## 五、卵巢转移瘤

1.病理和临床表现

卵巢转移性肿瘤指从其他脏器转移至卵巢的恶性肿瘤。不少原发于消化道的肿瘤及乳腺癌都可能转移到卵巢,以胃肠道肿瘤转移为多见,典型者为库肯勃瘤转移。

大体形态上,来源于生殖器官以外的卵巢转移瘤一般均保持卵巢的原状,卵巢均匀增大,呈肾形或长圆形,表面光滑或结节状,可有完整的包膜,极少与周围组织粘连;切面实性。双侧性是转移性卵巢瘤的另一个突出特点,据报道,双侧性卵巢转移占到 60％～80％。

卵巢转移瘤一般无自觉症状,原发于胃肠道的转移瘤可有腹痛、腹胀以及原发肿瘤的相应症状。腹腔积液在转移性卵巢癌中相当常见。

2.超声表现

卵巢转移瘤常表现为双侧卵巢增大,但形态仍为肾形或卵圆形,呈双侧性实性包块,表面可结节状改变;无明显包膜回声,但边界清晰。常伴腹腔积液,腹腔积液既可为原发性,也可为转移性。CDFI 显示瘤内血流丰富。

3.鉴别诊断

主要需与原发性卵巢肿瘤鉴别。卵巢转移瘤常有卵巢以外部位的原发肿瘤病史,且多为双侧性;而原发肿瘤无其他部位肿瘤病史,单侧多见,可资鉴别。

# 六、超声对附件包块的鉴别诊断价值

1.卵巢肿瘤良、恶性鉴别

根据声像图特征结合 CDFI 表现,可对一部分卵巢肿瘤的良、恶性进行判断。

(1)良性肿瘤多表现为囊性或以囊性为主的混合性包块,如单房囊肿、无实性成分或乳头或多房囊肿,有分隔,但无实性成分或乳头,一般为良性;有乳头,但数目少且规则,也多为良性。

(2)有实性成分的单房或多房囊肿,乳头数目较多、不规则时要考虑到恶性;以实性为主的囊实性或回声不均匀的实性肿瘤则大多为恶性。恶性肿瘤较大时形态不规则、边界欠清、内部回声明显不均,可见厚薄不均的分隔,多合并腹腔积液。

(3)CDFI 对卵巢肿瘤良、恶性鉴别的帮助也是肯定的。恶性肿瘤由于其大量新生血管及动、静脉瘘形成,血管管壁缺乏平滑肌,CDFI 可见丰富血流信号,动脉血流呈低阻型,多数学者认为,RI≤0.40 可作为诊断恶性卵巢肿瘤的 RI 阈值。

2.卵巢瘤样病变及炎性包块与卵巢肿瘤的鉴别

卵巢瘤样病变,如生理性囊肿合并出血、不典型卵巢内异症囊肿以及盆腔炎包块等的声像图表现与卵巢肿瘤有较多重叠;而临床表现及生化检查上,卵巢内膜异位症囊肿及盆腔炎包块等与卵巢肿瘤特别是恶性肿瘤也不易区分,如均可有 CA125 升高等,给鉴别诊断带来困难,需要超声医师高度重视。鉴别要点如下。

(1)卵巢生理性囊肿合并出血:主要指黄体囊肿出血。出血性囊肿的囊壁上若有结节或乳头回声,为凝血块附着所致,结节或乳头内无血流信号,且 2~6 周随诊可见大小及回声的变化;而卵巢囊性肿瘤的实性结节和分隔上可见血流信号,随诊无明显变化,可资鉴别。

(2)卵巢内膜异位症囊肿:典型的巧囊内常含均匀密集的点状低回声(毛玻璃样改变),其内也常见团块状中等回声,CDFI 显示无血流信号。而不典型巧囊可表现为无回声区内见附壁类实性回声,有时与囊腺瘤鉴别较困难,鉴别要点是应用经阴道超声观察病灶内血流情况,巧囊内附壁类实性回声无血流信号。超声造影可帮助确定诊断,因此,必要时可进行超声造影检查。利用探头推动包块,观察病灶内回声移动情况,也有助判断。当然,需结合临床资料综合判断。此外,单纯型黏液性囊腺瘤也需与较大的巧克力囊肿鉴别。

(3)盆腔炎性包块:二维及 CDFI 特征与卵巢恶性肿瘤有不少相似之处,是超声鉴别诊断的难点。仔细观察是否有正常卵巢回声是鉴别诊断的关键,若在附件区域或病灶包块内可见正常卵巢结构则首先考虑是炎性病变;当然,盆腔炎症明显累及卵巢(如输卵管—卵巢脓肿)时,单凭超声表现是很难确定的,必须密切结合临床病史、症状及体征进行综合判断。

3.超声诊断卵巢肿瘤注意事项

(1)卵巢肿瘤组织学种类繁多,声像图表现各异,超声检查通常无法作出组织学判断。超声医师虽可根据超声特点对一部分肿瘤的组织学作出推断,超声报告时也可提示组织学诊断的可能性,但不可太绝对。

(2)部分卵巢肿瘤,如畸胎瘤、浆液性囊性瘤、黏液性囊腺瘤、纤维瘤等有较典型超声特征,根据这些超声特征可做出较明确的良、恶性判断,但超声医师仍需密切结合临床病史、症状、体征及实验室检查进行综合分析判断。

(3)经阴道超声检查能更清晰地显示肿瘤内部回声、边界与周围脏器的关系及肿瘤血供情况,对卵巢肿瘤的诊断与鉴别诊断帮助较大;特别是对小的卵巢肿瘤,可能较早期发现病变。

(4)尽管畸胎瘤有较特征性超声表现,但临床上即使有经验的超声医师也可能漏诊或误诊畸胎瘤。主要原因是畸胎瘤回声与肠管内气体强回声非常相似,如不仔细观察或对此类肿瘤认识不充分,就可能误认为是肠管而漏诊或将肠道气体误诊为畸胎瘤。仔细观察仍是诊断关键。观察不清时,应嘱患者排便后复查。

(5)三维超声成像不仅能显示与二维超声相似的结构断面,还能显示肿瘤整体观及内部结构,如囊壁的特征、分隔厚度、乳头数目、大小、位置等,对肿瘤边界的显示也优于二维超声,有望在卵巢肿瘤的诊断中发挥越来越大的作用。

(6)超声造影能更准确地提供附件包块的血流信息,对常规超声上表现为类实性的囊性病变,超声造影可以起到关键的诊断作用;对一些疑难的附件包块良、恶性鉴别诊断,造影能提供较常规超声丰富的诊断信息,可以作为附件区包块疑难病例的辅助检查手段之一。

(程晋锋)

# 第三节　输卵管疾病

## 一、解剖

输卵管起源于苗勒管,与子宫宫角端相连,两侧各一条。输卵管的功能是输送卵母细胞和精子,为其汇合受孕创造条件。输卵管长 9～11cm,被覆腹膜,局部两层腹膜贴合,形成输卵管与阔韧带之间的疏松附着处(输卵管系膜)。输卵管沿阔韧带上缘弯曲走行,其末端邻近卵巢,开口于腹膜腔,这个末端开口称作腹腔开口,位于输卵管漏斗部旁伞状结构的末端。

输卵管腹腔开口边缘由多个流苏状结构组成;该指状结构紧密包绕卵巢输卵管端,使其能在排卵期拾起卵泡排出的卵母细胞,因此,输卵管伞端情况在不孕症患者中需引起重视。

输卵管漏斗部是输卵管腹腔开口,长约 2cm,位于输卵管远段(伞端)与壶腹部之间。

输卵管壶腹部壁薄,走行弯曲,长约 5cm,占据输卵管全长的 2/3,受精通常发生于该部位。

输卵管峡部是输卵管的内 1/3 部分,连接壶腹部和输卵管宫角肌层内部分。峡部相对平直,管腔(1～2mm)明显窄于漏斗部(3mm)。

输卵管的最后一段称为间质部或肌层内部分,走行于子宫角肌层内,长度仅约 1cm,管腔窄,仅宽约 1mm。

输卵管通过自身蠕动帮助运送受精卵至宫腔,同时使得受精卵发育成熟。

输卵管的动脉供血来自子宫和卵巢动脉的终末支。子宫动脉的分支供应双侧输卵管内2/3 部分,卵巢动脉的分支供应输卵管外 1/3 部分。其静脉回流与动脉伴行。

输卵管是一个中空的内脏器官,管壁由 3 层结构组成。外侧浆膜层由腹膜及其下方的疏松结缔组织组成,覆盖除伞端和间质部外的所有其他部分。中层肌层由外侧的纵行纤维和内侧的环状纤维组成,在峡部较厚,壶腹部较薄。

黏膜层折叠,形成很多皱褶(皱襞),尤其以漏斗部显著。内衬以柱状上皮,大多数含纤毛。输卵管通过纤毛运动和自身蠕动来运送卵子和精子。黏膜层内也有分泌细胞。

## 二、超声观察

一般情况下,经腹超声几乎不能观察到输卵管。

由于输卵管管径小且匍匐走行,因此正常情况下,未扩张的输卵管很难甚至不能通过经阴道超声(TVS)观察到。少数情况下,可通过宫角处内膜辨认输卵管起始部,然后通过横切面或冠状面向两侧追踪观察到输卵管。超声通常也不能探及卵巢韧带和骨盆漏斗韧带。

在某些情况下,直肠子宫陷凹内有适量液体,液体可作为对比介质衬托显示正常输卵管。

(1)有时盆腔内大量的液体可足够衬托出输卵管的显示。

(2)在月经中期,排卵期稍后的时间内,由于卵泡液排出,可能探测到部分输卵管。

(3)盆腔内可能由于各种原因积血,如黄体破裂、异位妊娠破裂,盆腔内大量的液体可能提高一侧或双侧输卵管的显示率。

(4)由卵巢过度刺激或其他原因引起的盆腔积液,可能成为围绕输卵管和伞端周边很好的对比介质,从而衬托显示输卵管。

(5)由于感染性疾病所引起的积液也有可能使输卵管的轮廓通过超声显示(图 7-41)。

在盆腔有积液的情况下,嘱患者取头高足低体位可能增加液体的聚集,从而为输卵管的显示创造更好的声学界面。

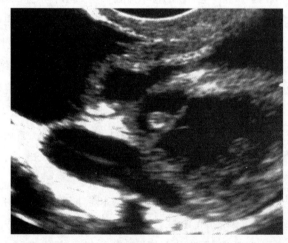

**图 7-41　急性盆腔炎患者附件混合回声包块位于直肠子宫陷凹内**

注　输卵管扩张、黏膜层增厚,管腔内充满黏稠液体。

输卵管周围包绕液体时,正常输卵管在超声上表现为宽 0.5~1.0cm 的管状、迂曲低回声结构,从近端到远端粗细不一,通常发自子宫宫角外侧部分,向后外侧走行至附件区和直肠子宫陷凹。圆韧带在经阴道超声图像上与未扩张的输卵管相似,但其走行更平直,更靠近宫角处。

为了鉴别输卵管和肠管,需要指出的是典型的肠管表现为梭形结构,管腔内含有液体,随自主蠕动形态发生变化。如果管腔内有液体,衬托出管腔壁有排列规则的突起,则提示为小肠,袋状结构是大肠的特征性表现。未扩张的肠管表现为梭状结构,中心强回声代表黏膜层及其内容物,周边低回声环代表肠管壁肌层。

通过旋转阴道探头可获得数个矢状切面和横断面图像。血管的搏动、彩色及频谱多普勒能很容易地将输卵管和盆腔粗大血管鉴别开。

## 三、输卵管疾病

盆腔炎(PID)是微生物从阴道或宫颈上行性扩散到子宫内膜、输卵管和(或)相连结构(与妊娠或手术无关)的急性临床综合征。少数情况下,PID 可能由手术操作引起(表 7-1)。

PID 所导致的后果通常比预计的要严重,主要有以下 3 方面原因:患者在需要住院治疗时没有及时住院;许多患者抗生素治疗不充分或不适宜;其性伴侣没有采取治疗或治疗不彻底。

表 7-1 PID 诊断要点

| 诊断 | 临床表现 | 超声特点 | 彩色多普勒特点 |
|---|---|---|---|
| 急性输卵管炎 | 下腹痛 | 输卵管内充满炎性分泌物 | 低阻或中等阻力指数 |
| | 体温升高或正常 | 输卵管呈"腊肠状" | (RI=0.53±0.09) |
| | 实验室检查:白细胞增多 | 多房或单房囊性结构 | |
| 输卵管卵巢脓肿 | 严重的下腹部疼痛、高热 | 液体内可见气泡回声 | 病变分隔或周边可测得低阻血流信号 |
| | | | (RI=0.40±0.08) |
| 慢性输卵管炎 | 轻微症状或无症状 | "齿轮征" | 阻力指数升高 |
| | 不孕症 | 扩张的管状结构伴不全分隔 | (RI=0.71±0.09) |
| | | 横切面可能观察到"结节状"强回声 | 舒张期血流缺失提示不可逆转的瘢痕形成 |

大多数 PID 感染是上行性的和多种微生物引起的。感染很少由血行播散或由其他腹部器官直接扩散而来(憩室炎和阑尾炎)。大多数 PID 是性传播疾病引起的,在这些病原体中,淋病和沙眼衣原体最常见。超过 50% 的 PID 患者在没有任何症状时,已经有了输卵管的损伤。在这些病例中,沙眼衣原体是最常见的感染病原体。

PID 主要分为以下 4 种类型。

(1)静止型或无症状型。在患者没有感知的情况下,输卵管瘢痕形成。

(2)非典型 PID,引起轻微的临床症状。

(3)急性 PID,是急诊就诊的盆腔炎患者中最常见的类型。

(4)慢性 PID 或 PID 后遗症,患者常有慢性盆腔疼痛、不孕症和瘢痕组织形成。

根据病程,PID可分为急性PID和PID后遗症,前者包括输卵管积脓和输卵管卵巢脓肿,后者包括输卵管积水和瘢痕组织形成。

## 四、超声表现

### (一)急性盆腔炎

输卵管疾病可通过评价其管壁、管腔内容物、输卵管蠕动及其与周围盆腔结构的关系来考虑。

急性盆腔炎早期进行盆腔超声检查时,检查结果可能完全正常,随着病程进展,输卵管管壁增厚且不规则,伴盆腔积液,这使得输卵管更易显示。

超声表现包括以下几点。

(1)观察到扩张的管状结构,通过观察有无搏动或应用彩色多普勒可将其与盆腔粗大血管鉴别开来。

(2)管壁回声增强,提示炎症累及黏膜层。

(3)扩张的管状结构内见到低回声,提示输卵管积脓。

(4)输卵管卵巢脓肿表现为附件区混合回声包块,卵巢包膜增厚,附件区和直肠子宫陷凹局部液体聚集。

输卵管伞端堵塞时,输卵管内充满脓液而扩张,形成输卵管积脓,在经阴道超声上表现为管状、腊肠状结构,伴管壁回声增强,血流阻力指数降低。由于脓性物质持续从输卵管溢出至卵巢表面及其周围结构,输卵管积脓能进一步发展为输卵管卵巢脓肿,大多数情况下超声表现为附件区混合回声包块,内部为低回声,可见分隔。血流特点为低阻力指数。

输卵管积水是指输卵管内充满液体而扩张,超声表现为管状、腊肠状无回声或低回声结构,其管壁血流阻力指数增高。

在PID早期阶段,卵巢皮质血流阻力指数为低至中等(RI=0.53±0.09)。

在PID急性期,卵巢皮质血流频谱变化很快。随着局部炎症引起的血管舒张,导致RI下降(图7-42),而接下来发生的水肿又使得卵巢皮质动脉阻力指数升高。

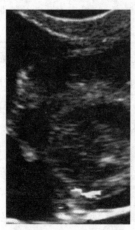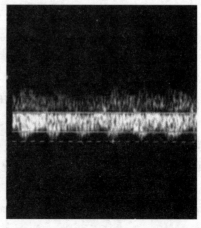

**图7-42　与图7-41同一患者,从输卵管小动脉上探及低阻血流信号(RI=0.35)**

### （二）慢性盆腔炎

慢性盆腔炎又称为 PID 后遗症，是急性、有症状 PID 反复发作或静止、无症状 PID 的最终结果。

由于盆腔粘连导致输卵管伞端闭合，引起输卵管内黏液聚集，形成输卵管积水。超声表现根据病情进展情况不同而表现不一。在急性期，输卵管壁增厚，探头加压时有触痛。慢性期通常是在常规检查时或不孕症就诊时偶然发现。患者通常没有意识到自己有盆腔病变，但是往往能自诉既往下腹部疼痛或典型盆腔炎病史。典型的输卵管积水图像表现为充满液体的均质、条状包块，邻近卵巢内侧，内部可见与扩张输卵管壁不同的薄的不全分隔。当输卵管积水表现为厚壁伴内部分隔及乳头状突起的混合回声结构时，有可能误诊为卵巢恶性肿瘤（图 7-43）。

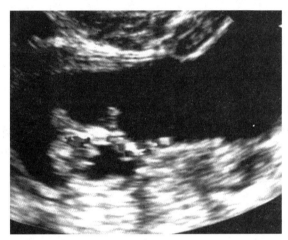

**图 7-43　由结节状强回声和假乳头状结构形成的"齿轮征"是 PID 慢性期的典型表现**

**注**　彩色多普勒能帮助鉴别不典型 PID 病例。

彩色多普勒能观察到在阴道探头加压或肠蠕动时输卵管积水内的液体发生流动，在鉴别输卵管积水和盆腔淤血综合征中起着很重要的作用。彩色多普勒检查时，盆腔淤血综合征表现为屏幕上大量的彩色显像，而输卵管积水图像仍保持黑色和白色，仅仅在肠蠕动或人为探头加压时才有彩色显示。

有学者研究，急性 PID 患者的血流阻力指数为 $0.53\pm0.09$。这与慢性期患者（RI=$0.71\pm0.07$）和不孕症患者（RI=$0.73\pm0.09$）有显著差异。因此，鉴于血流阻力指数有很高的应用价值，通过彩色和频谱多普勒评价 PID 慢性和急性期的不典型包块后，应能与附件恶性肿瘤鉴别开来。

有学者假定盆腔炎症能影响卵巢血流。卵巢与输卵管远端相邻，该处往往是炎症的主要发生部位，并且卵巢与同侧输卵管的远端血供来源相同。因此，学者们预测炎症变化过程中，卵巢血流也会发生相应变化。研究显示卵巢内血流变化与卵巢病理生理状况相关。

随着局部炎症引起的血管舒张，导致 RI 下降，而接下来发生的卵巢皮质水肿又使得动脉阻力指数升高。每例患者卵巢包膜张力不同，因此各个卵巢内压力不同，进而影响卵巢内血流密度，表现为 RI 值的差异。

随着病情进展,成纤维细胞增生和瘢痕组织形成导致局部血流减少,表现为 RI 进行性升高。舒张期血流缺失(RI＝1.0)提示不可逆转的瘢痕形成。

### (三)异位妊娠

异位妊娠是指发生于宫腔外任何部位的妊娠,总的发病率为 1‰～2‰,由于世界范围内体外受精(IVF)操作的增加,异位妊娠的发病率明显升高。滋养细胞在宫腔外种植和发育的确切原因尚不完全清楚。近十余年,异位妊娠的发生率增加主要是由于盆腔炎发病率增加所致。幸运的是,由于早期诊断和微创治疗方法的应用,异位妊娠病死率下降超过 75％。易发生异常种植部位的机械因素包括轻度盆腔感染(异位种植的主要原因)、输卵管周围粘连(既往PID 所致)、输卵管炎导致部分或全部输卵管黏膜梗阻。也有异位妊娠发生于完全正常输卵管的报道,提示胚胎异常或母体内分泌变化也可能是致病因素。异位妊娠高危因素包括:性传播疾病—盆腔炎(STD-PID)、辅助生殖技术、胚胎异常、母体内分泌变化、输卵管手术或疾病史、宫内节育器(IUD)、异位妊娠史、子宫肌瘤、子宫畸形、节育术后、不孕症(随不孕症病程延长风险增高)、既往自然或人工流产史、年龄大于 40 岁、吸烟或有吸烟史。在已经明确的异位妊娠中,输卵管妊娠约占 95％,其余异位妊娠部位为宫角或间质部、宫颈、卵巢、剖宫产瘢痕或腹腔。要重点了解异位妊娠的临床表现。大多数情况下无典型的三联征:停经、不规则阴道出血和腹痛,但临床症状和体征的确切发生情况很难统计。大多数异位妊娠由于与先兆流产症状相似而较难鉴别。其他应该考虑的异位妊娠鉴别诊断包括:正常宫内孕、输卵管炎、卵巢囊肿扭转或破裂、附件扭转、黄体囊肿出血、子宫内膜异位症、阑尾炎、胃肠炎、憩室炎、泌尿系疾病等。

#### 1.异位妊娠时生化标记的作用

β-hCG(人绒毛膜促性腺激素)是胎盘滋养细胞分泌的一种糖蛋白激素。从妊娠后第 8 天开始,其血浓度呈每天 1.7 倍的增长。受精卵一旦种植,滋养细胞就开始分泌 β-hCG。普通尿β-hCG试验阳性提示尿内 β-hCG 浓度≥1 000 U/L,这意味着已经妊娠 10～14 天。在蛋白尿、血尿、妇科肿瘤、输卵管卵巢脓肿或服用某些药物(如镇静药)时,可能出现尿妊娠试验假阳性结果。异位妊娠时,大多数胚胎通常因发育不良被吸收而未显示,通常只能观察到一个空妊娠囊,分泌较低的 β-hCG。在5％～8％的异位妊娠中,可以观察到仍然存活的胚胎,此时 β-hCG值往往在正常水平。由于异位妊娠大多数情况下 hCG 浓度较低,仅 40％～60％的异位妊娠患者尿妊娠试验阳性,因此需要进行更敏感的血 hCG 检查。血 hCG 在正常妊娠 10 天后为阳性,异位妊娠的血 β-hCG 水平绝对值明显低于同孕龄的正常宫内早孕。动态观察异位妊娠时血 β-hCG 浓度显示其增高缓慢,增加 1 倍的时间延长。β-hCG定量联合超声检查最重要的应用是理解 β-hCG"分隔区"的价值。分隔区是指在这个水平之上的所有宫内妊娠绒毛膜囊都应该能被超声观察到。目前已经对分隔区有了较一致的观点,即血 β-hCG 值在 1 000MU/mL左右及以上,通过频率为 5MHz 以上的经阴道超声应能观察到正常宫内妊娠囊,否则,应怀疑异位妊娠。

#### 2.超声在异位妊娠诊断中的作用

经阴道超声已经成为有效及快速诊断异位妊娠的"金标准"。经腹超声作为检查异位妊娠的方法之一,仅用于很少一部分位置较偏的异位妊娠,通常包块位于盆腔较高位置,在 5MHz 经阴道超声探头的探测范围之外。异位妊娠的超声征象可分为宫内和宫外征象,一部分征象为直接诊断征象,另一部分征象为间接提示征象。

直接诊断征象包括:宫内未探及具有双环征、卵黄囊和(或)胚胎的妊娠囊结构,附件区卵巢旁探及包块(表 7-2)。

表 7-2 异位妊娠灰阶和彩色多普勒超声表现

| 区阶超声 | 彩色多普勒超声 |
| --- | --- |
| 直肠子宫陷凹或腹腔积液<br>子宫外可见妊娠囊结构,可伴或不伴胎芽及胎心搏动<br>椭圆形环状包块,周边为强回声环,内部为低回声<br>子宫增大,其内未见妊娠囊,伴或不伴内膜增厚,内膜可有蜕膜反应,有时可见假孕囊<br>假孕囊是宫腔中部囊状结构,周边为蜕膜反应的内膜,中心为出血所致的无回声<br>内膜并不是真正的蜕膜,仅仅是蜕膜反应 | 异位妊娠囊与宫内妊娠囊一样,均可探测到高速低阻血流信号<br>妊娠囊周边血流信号增加,其频谱形态与卵巢黄体囊肿血流频谱形态相似,因此必须在卵巢结构以外探测到低阻血流信号才能确诊异位妊娠 |

间接提示征象包括:子宫增大、内膜增厚、子宫后方积血或血块。彩色多普勒检查附件包块内通常可探测到不规则散在分布的多条小血流。在卵巢组织和黄体囊肿之外的包块内也能探测到高速低阻(RI=0.36~0.45)血流信号(图 7-44)。

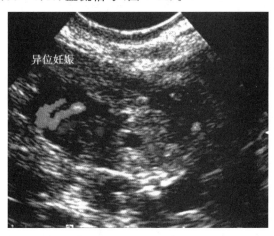

**图 7-44 经阴道彩色多普勒超声检查显示附件区一直径 8~10mm 的小妊娠囊**

注 注意扩张的输卵管血管,这能提示妊娠发生的病理部位(输卵管)。

大多数确诊异位妊娠的患者,在病灶同侧卵巢内可探及妊娠黄体回声(图 7-45)。

这个特点可提示检查者在妊娠黄体同侧寻找异位妊娠包块。异位妊娠时,双侧输卵管动脉血流存在差异,输卵管妊娠包块侧的输卵管动脉血流明显增加,平均 RI 较对侧输卵管降低 15.5%。该差异是由绒毛滋养层侵犯所致,且与妊娠时间长短无关。经阴道彩色和频谱多普勒超声与其他检查方法一样都存在诊断假阳性和假阴性。假阳性诊断多为将妊娠黄体囊肿误诊为异位妊娠包块,少数情况下某些附件区病变也可能误诊为异位妊娠。假阴性结果通常是操作技术原因所致,操作者经验不足或患者欠配合。其他误诊情况是血流不丰富的异位妊娠包块,此时血 β-hCG 水平往往较低。尽管超声和实验室技术提高,对临床医生来说异位妊娠的诊断仍存在挑战,某些情况下只能通过腹腔镜检查和诊断性刮宫才能明确诊断。随着异位妊娠非手术治疗逐渐增多,有必要将可非手术治疗的病例和可能发生破裂的病例区分开来,通常没有急性临床症状和 β-hCG 值逐渐下降的病例可采取非手术治疗。

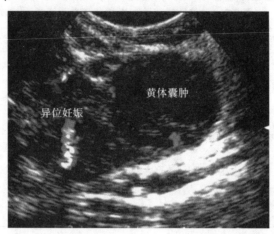

**图 7-45  异位妊娠囊旁可见同侧卵巢黄体囊肿**

### (四)输卵管良性肿瘤

输卵管平滑肌瘤通常较小,无临床症状,多为偶然发现,但也有腹痛患者为较大的输卵管平滑肌瘤扭转的报道。输卵管良性肿瘤在常规 B 超检查时无特异性征象。小的乳头状肿瘤与慢性盆腔炎残留病灶较难辨别,较大的输卵管肿瘤可能误诊为炎性包块。由于图像条件限制,二维超声有时不能清晰显示病灶的边界及无法将其与周围组织分辨开。彩色多普勒可用于评价包块的血流情况。三维超声能清晰、立体地显示肿瘤情况,从而有助于诊断。三维能量多普勒的应用使得良性输卵管肿瘤的规则血流分支得以显示,从而将其与子宫和卵巢的血管网鉴别开来。

### (五)输卵管恶性肿瘤

输卵管癌是所有妇科恶性肿瘤中最罕见的。尽管输卵管恶性肿瘤少见,但仍需与其他附件包块相鉴别。腹痛、阴道出血、白带增多是输卵管癌的三联征。

所有报道的输卵管癌超声表现均为混合回声、囊性成分为主的附件包块,部分包块呈腊肠状,与子宫有明显分界。

二维经阴道超声是最重要的术前诊断方法之一,但是由于附件区良、恶性包块的超声表现存在交叉,单独应用超声形态学评分系统对输卵管癌的诊断价值有限。

有学者报道了 1 例术前彩色和频谱多普勒超声准确诊断的原发性输卵管腺癌(FIGO Ⅰ期)患者。

在有慢性炎症改变的输卵管上探测到偏低血流阻力指数(RI=0.55)。根据可见新生血管和低阻血流,需考虑左侧输卵管癌(图 7-46)。

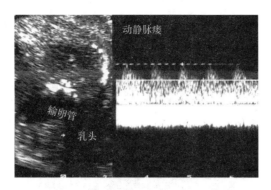

**图 7-46 彩色多普勒超声观察输卵管癌**

**注** 注意该绝经后患者扩张的输卵管管腔内可见血流丰富的乳头状突起结构,低阻血流(RI=0.38)及动静脉瘘提示该病灶为恶性,病理证实为输卵管癌。

经阴道三维超声能帮助临床医生了解包块具体的空间关系,因此能更好地鉴别附件包块的来源(图 7-47)。三维能量多普勒超声能更细致观察肿瘤的新生血管。

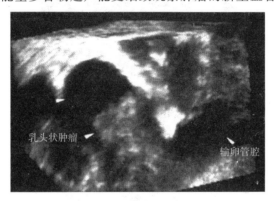

**图 7-47 原发输卵管癌三维超声图像**

**注** 扩张的输卵管壁上可见恶性征象的乳头状突起。

有学者报道了三维能量多普勒超声术前准确诊断原发性输卵管癌(图 7-48)。

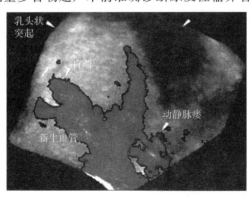

**图 7-48 三维能量多普勒成像显示 1 例输卵管癌新生血管的立体形态**

**注** 注意血管的分支不规则、血池形成、管径粗细不均,这些是肿瘤新生血管的表现。

三维超声存储的容积资料通过旋转和移动可以在许多切面上评价不同的肿瘤断面。三维经阴道超声能更准确地将输卵管包块与卵巢、宫颈、子宫来源的包块进行鉴别。通过在任意切面旋转和移动,实时显示 3 个互相垂直切面的图像,从而帮助获得扭曲的附件病变的更多切面图像。三维重建技术提高了附件病变的立体认知、表面特征的显示以及肿瘤侵犯包膜程度的判断(图 7-49)。

对于有经验的超声工作者来说,三维超声较二维超声的其他优势还包括扫查时间短,存储数据能进行脱机的详细分析。

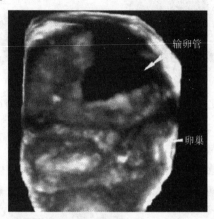

**图 7-49　慢性盆腔炎三维图像**

**注**　使用三维超声可以将输卵管积水与周围卵巢组织分辨开,这是三维超声在妇产科临床实践中的主要优势之一。

（程晋锋）

# 第三篇 介入放射学

# 第八章 颅脑及头颈部疾病

## 第一节 颈内动脉海绵窦瘘

颈内动脉海绵窦瘘(CCF)是指颈内、外动脉或其分支由于外伤及其他各种原因而造成与海绵窦之间直接或间接形成异常的动、静脉交通,从而形成的一组临床综合征。

海绵窦位于蝶鞍的两侧,前达眶上裂内侧部,后至颞骨岩部的尖端,为一对重要的硬脑膜静脉窦,由硬脑膜两层间的腔隙构成。窦内有颈内动脉和展神经通过。在海绵窦的外侧壁内,自上而下排列有动眼神经、滑车神经、眼神经与上颌神经。

正常情况下,眶内的眼上及眼下静脉血流汇入海绵窦,经岩上及岩下窦导出。当动脉与海绵窦之间形成直接或间接异常的动、静脉交通时,动脉血伴随其高压灌注于海绵窦,使其窦内压力升高,眼上、下静脉在大量动脉血影响下,其内的血流向前逆流,眼上、下静脉扩张、增粗,静脉内压增高,动脉化,眶内静脉血回流阻力增加,淤血。由于大量血液经颈动脉海绵窦瘘破口流入海绵窦,当瘘口较大、"盗血"量较多时,可引起颈内动脉远端供血不足,产生脑缺血及眼动脉灌注不足。

## 一、分类

### (一)按病因分类
分为外伤性(75%以上)和自发性(不足 25%)。

### (二)按盗血量的大小分类
分为高流瘘(多见于外伤性)和低流瘘(多见于自发性)。

### (三)Barrow 分型
根据解剖和造影中颈动脉及分支与靶点的关系分为 4 型。

A 型:颈内动脉直接与海绵窦相交通,占 75%~84%,多见于外伤、海绵窦内动脉瘤破裂等。

B 型:颈内动脉分支与海绵窦相交通,占 7%。

C 型:颈外动脉分支与海绵窦相交通,占 3%~10%,常见于年轻患者。常见的供血动脉为脑膜中动脉在棘孔上方的分支向海绵窦供血。

D 型:B 型+C 型,颈内和颈外动脉都通过其脑膜支与海绵窦相通,常有双侧同时供血,占

9%～21%。

### （四）按病理和治疗的需要分类

分为直接型（A 型）、硬膜型（B 型或 C 型或 D 型）和混合型（同时存在直接型和硬膜型）。

## 二、病因

### （一）外伤性颈内动脉海绵窦瘘（TCCF）

①最多发生于摩托车交通事故造成的头部损伤或头部挤压伤引起的颅底骨折，尤其是颞骨和蝶骨的骨折波及颈动脉管时，骨折碎片刺破海绵窦段颈内动脉壁，或眼眶部刺伤，或弹片伤所致，常为单个较大的破口。②外伤所致的颈内动脉壁挫伤和点状出血而形成的假性动脉瘤破裂。③动脉壁有先天性、炎性或动脉粥样硬化性病变，因轻微损伤而发生。④海绵窦段颈内动脉的分支（特别是脑膜垂体干）破裂造成低流量型 CCF。⑤经皮穿刺三叉神经半月节行射频治疗三叉神经痛、慢性鼻窦炎做蝶窦切开术、经蝶窦行垂体瘤切除术、以 Fogarty 导管做颈内动脉血栓摘除术、经颞行三叉神经后根切断术（Frazier 手术）等也可造成医源性损伤。

### （二）自发性颈内动脉海绵窦瘘（SCCF）

自发性 CCF 病因尚不明确，多认为与动脉硬化、动脉瘤致血管壁破裂、先天性动静脉畸形、先天性动脉壁薄等相关。自发性 CCF 起病较为隐匿，经常以眼部症状或体征为首发临床表现。

外伤所致海绵窦段颈内动脉破裂、海绵窦段颈内动脉瘤破裂、医源性颈内动脉损伤等造成高流量 CCF，海绵窦段颈内动脉的分支破裂多造成低流量 CCF。

## 三、诊断

### （一）临床表现

大部分患者具有明显的颅脑外伤病史，少部分患者可以是自发性的。

1.颅内杂音

此为最常见的症状，杂音连续不断，夜间尤甚，是患者最难以忍受的症状。压迫同侧颈总动脉可使杂音减轻甚至消失。

2.搏动性突眼

超过 90%的 CCF 患者有此症状。主要是由于海绵窦血压升高，眼静脉回流受阻，甚至出现眼静脉反向血流，眶内组织水肿充血致使眼球明显突出。一侧 CCF 可以出现双侧搏动性突眼、对侧搏动性突眼。不经眼静脉回流的 CCF 可以无此症状。

3.球结膜水肿和充血海绵窦内压力升高

使眼眶内、眼结膜、视网膜等部位静脉充血、组织水肿。球结膜外翻，引起眼睛闭合困难，可引起暴露性角膜炎和角膜溃疡。

4.眼球运动障碍

最常见为展神经麻痹，其次为动眼神经麻痹，患者可出现复视。

**5.视力障碍**

大部分患者出现视力减退,甚至失明。视力减退的原因可以是视网膜缺血、出血和视神经直接受损,也可以是由于角膜溃疡,继发性青光眼也是重要原因。

**6.头痛无特异性**

随着病情变化症状可减轻。

**7.神经系统功能障碍**

CCF 向皮质静脉引流时,引起皮质静脉淤血,可产生精神症状、偏瘫、失语等,向颅后窝引流时可引起小脑、脑干充血、水肿,危及生命。

**8.鼻出血**

不多见,常由于伴有假性动脉瘤破裂所致,出血来势凶猛,可因窒息和失血性休克导致死亡。

### (二)辅助检查

目前影像学检查是辅助 CCF 诊断的主要手段。

**1.超声检查**

二维超声显示在眶内球后内侧可见管形或圆形无回声区,具有与心搏同步搏动性,球后间隙面积增大,压迫颈动脉时此无回声区及其搏动可消失;彩色多普勒显示球后扩张,圆形或管形无回声区内充满与心搏同步、闪烁、以"红色"为主的明亮彩色血流,脉冲波(PW)为正向、低阻力动脉化的血流频谱。临床若发现特征性结膜充血、结膜充血久治不愈或有其他相关体征时应考虑此病,彩色多普勒超声是快速筛查此病的最佳检查方法。

**2.CT 检查**

常见表现如患侧眼球不同程度突出,横轴面及冠状面扫描均可见患侧海绵窦提前显影;患侧增粗、扩张的眼上静脉;患侧眼眶内可见不同程度斑片或条索状软组织阴影;患侧眼眶内可见不同程度眼外肌弥散性梭形肥厚。

容积重建显示:表现为直接从海绵窦发出,从前内向后外伸延的梭形血管影,中部稍膨大,增强扫描在动脉早期提前显影。CT 可显示颅底骨折、脑挫裂伤、颅内血肿,筛窦、蝶窦积血等有重要意义。

依据其解剖学特点,应用 CT 血管后处理软件技术可很好地确定颈动脉海绵窦瘘瘘口的位置和大小,瘘口的显示在颈动脉海绵窦瘘的治疗中占有很重要的地位。此外,栓塞治疗时栓塞剂多选用弹簧圈和(或)可脱球囊(充盈造影剂)等高密度物质,CT 血管成像检查可作为术后随访的首选检查方法。

**3.磁共振成像**

海绵窦扩大及引流静脉的扩张是 CCF 的直接征象,具有定性诊断的价值。MRI 组织分辨率高,多方位、多参数成像,常规扫描就能够较为直观地反映出病变的主要病理变化,如海绵窦扩大,呈明显的迂曲成团的血管流空信号。眼上静脉扩张,轴面像上见增粗、扩张的眼上静脉从前内向眶上裂走行的血管流空信号。眶内组织因静脉回流受阻而肿胀,以及眼外肌肥厚导致眼球突出等,还可以确定脑实质内有无脑出血、脑挫伤等间接征象。

4.脑血管造影

脑血管造影是诊断 CCF 的金标准,造影时包括双侧颈内动脉、颈外动脉、椎动脉,必要时还要同时注意压迫患者颈动脉同时做对侧颈内动脉、椎动脉造影。脑血管造影除了可以显示 CCF 外,还可以显示瘘口的数目、部位、大小;大量造影剂突然进入海绵窦,难以分辨出瘘口位置时,可以压迫患侧颈动脉同时行椎动脉造影,通过后交通动脉逆行充盈瘘口,可以清楚地显示瘘口。

通过造影了解脑供血情况,明确是否存在瘘口远侧灌注不良;压迫患者颈动脉,同时行对侧颈动脉或一侧椎动脉造影,可以了解侧支循环情况,在无法闭塞瘘口时闭塞患侧颈内动脉。

## (三)诊断

具有上述典型病史(如颅脑外伤史)、症状、体征及影像表现者诊断不难,但低流量瘘往往缺乏上述特性,易被误诊。

# 四、介入治疗

大多数 CCF 患者(无论是直接还是间接,外伤性还是自发性),尤其 TCCF 瘘口多为高血流瘘,难以自愈,单纯用颈动脉压迫方法也难以自愈。一般需行血管内介入治疗或外科手术治疗。其中外科手术主要包括颈动脉结扎,伴或不伴有肌肉片栓塞,直接在海绵窦内手术,用铜丝或电凝血栓形成来闭塞瘘口,现在外科手术治疗不再是对 CCF 的首选治疗,一般在栓塞治疗不成功时才考虑手术治疗。手术可提供进入血管通道,而这些血管通常因经皮穿刺插管不能成功,可直接暴露海绵窦进行栓塞。

目前 CCF 的治疗首选血管内介入治疗,其中可脱性球囊栓塞法为首选。对颈内动脉海绵窦瘘内分支可考虑用栓塞胶或弹簧圈栓塞。

有学者用同轴导管可脱球囊技术治疗 TCCF,并保留了颈内动脉,改善患者的视力和脑灌注,此后栓塞方法不断发展完善,导管制作及插管技术不断改进。之后有学者在此基础上对球囊解脱方法改进,使用了 Magic-BD 微导管,使解脱球囊技术更先进,微导管纤细柔顺,更容易到位,球囊解脱更加容易,而且解脱后仍保持膨胀状态,提高了效率及安全性。既能堵塞瘘口,保持颈内动脉通畅率也高。目前,在导管的制作、插管技术、脱离球囊的方法及填充球囊方面均有较大的发展。

## (一)适应证与禁忌证

1.经股动脉途径血管内介入治疗适应证

①外伤性 CCF 有临床症状者。②经外科治疗无效或复发者。③CCF 并发以下症状者:大出血和鼻出血;发生颅内蛛网膜下隙出血;视力迅速进行性恶化以致失明;盗血明显,眼上静脉怒张,颅内杂音患者难以忍受或继发颅内缺血性中风;异常静脉引流到皮质静脉,脑出血和静脉高压的概率增加者。

2.经静脉途径血管内介入治疗适应证

①瘘口小或多发,经动脉途径导管无法到位。②瘘口位于死角或颈内动脉迂曲。③经动脉球囊部分栓塞。④多种原因导致球囊闭塞瘘口近端颈内动脉,而远端血流逆向充盈瘘口。

**3.禁忌证**

CCF患者行血管内介入治疗的目的是消除颅内血管杂音,使突眼回缩,防止视力进一步下降,纠正脑盗血,防止脑缺血,预防脑出血等严重并发症,没有绝对禁忌证,以下情况应慎重。①外伤性CCF瘘口小且引流缓慢者,应首先保守治疗,如行压颈试验并颈静脉压迫(单纯眼上静脉引流时)。②自发性CCF供血动脉及引流静脉细小,导管插管困难且流量不大者。③硬脑膜动静脉瘘的海绵窦型,由于有多支颈外与颈内动脉供血,瘘口微小,球囊无法进入瘘口或海绵窦内。

## (二)介入手术前准备

要求患者住院诊疗,入院后完成病史采集,详细了解患者病史(有无颅脑外伤史)、症状、体征等。围手术期密切观察,及时处理。

**1.辅助检查**

血、尿、粪三大常规,术前对乙肝、梅毒、艾滋病及丙肝的检查,肝肾功能、电解质、血脂、血糖、心肌酶及凝血功能。常规头颈部CT、MR,胸片及心电图检查。以上检查全面了解心、肺、肝、肾等重要脏器功能,判断及了解机体生理状况。

术前详细复读影像资料,了解瘘口的数目、部位、大小,了解脑供血情况,明确是否存在瘘口远侧灌注不良,压迫患者颈动脉,同时行对侧颈动脉或一侧椎动脉造影,可以了解侧支循环情况,在无法闭塞瘘口时闭塞患侧颈内动脉,为手术提供方便。

**2.压颈试验(Matas试验)**

所有病例治疗前均经压颈试验,直至患者能耐受压颈30分钟而无肢体功能障碍。部分患者经压颈试验等治疗后瘘口可自行闭合。

**3.抗血小板聚集药物**

术前3~5天应予口服抗血小板聚集药物阿司匹林肠溶片100mg/d、氯吡格雷75mg/d。

**4.抗生素**

血管内介入治疗时,常规术前30分钟预防感染,应用抗生素1次。

## (三)介入手术操作

**1.应用解剖**

头和颈部的动脉来自主动脉弓的三大分支,2/3的人头臂干是主动脉弓发出的第一支,左颈总动脉第二,左锁骨下第三。右颈总动脉发自头臂干,右椎动脉发自右锁骨下动脉,也是头臂干的一个分支。左颈总动脉直接发自主动脉弓,而左椎动脉发自左锁骨下动脉。

颈总动脉在胸部和颈部一般无分支。在甲状腺软骨上缘的水平,颈总动脉分叉成颈外和颈内动脉。颈外动脉发自颈内动脉的前内侧,偶有在颈内动脉的外侧,尤其是在老年人。分为前支:甲状腺上动脉、舌动脉、面动脉及后支:咽升动脉、枕动脉、耳后动脉、耳前动脉、终末支、颞浅动脉、颌内动脉。

颈动脉窦远端颈内动脉的管径变得均匀。颈内动脉主要有3段:颈段、岩段和颅内段。其中颈内动脉在颅内段可被分成3段:海绵窦前段、海绵窦段和上床突段。海绵窦段位于海绵窦中。

**2.器械准备**

①导引导管；②漂浮微导管，如 Magic 导管或 Tracker 导管；③加压输液袋、Y 形带阀接头、三通软连接管等；④栓塞材料，如弹簧圈、可脱性球囊、栓塞胶等。

**3.操作过程**

严格无菌操作。采用 Seldinger 技术经股动脉穿刺插管，行选择性全脑血管造影以明确诊断，了解瘘口的数目、部位、大小、供血情况、引流情况及颈内动脉远端显影情况，明确是否存在瘘口远侧灌注不良，必要时压迫患者颈动脉，同时行对侧颈动脉或一侧椎动脉造影，以了解侧支循环情况，在无法闭塞瘘口时闭塞患侧颈内动脉。

（1）经动脉途径可脱球囊栓塞术：将 8F 指引导管送入颈内动脉，根据造影显示瘘口大小及流速选择适合直径的球囊，并准备好可脱球囊系统，如 Magic（或 Magic-MP）球囊导管或 Cook 同轴系统；通过指引导管将球囊系统送入，在瘘口可能存在的部位反复调整，当球囊进入海绵窦瘘后适当充盈球囊。通过指引导管"冒烟"或造影，观察瘘口是否闭塞以及颈内动脉情况、颈内动脉远端显影情况；根据情况可反复调整球囊位置及充盈量（安全量内）使瘘口完全闭塞而颈动脉通畅，证实海绵窦瘘完全闭塞后解脱球囊，之后再次行颈内动脉造影。有时 1 枚球囊很难完全闭塞瘘口，此时可将第一枚球囊放在适当的位置，充盈到适当大小解脱，以同样的方法放置另外的球囊，直至瘘口完全闭塞（图 8-1）。

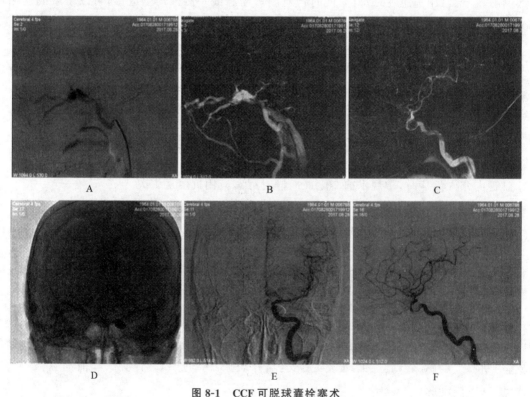

**图 8-1　CCF 可脱球囊栓塞术**

注　A、B.CCF DSA 造影图像及路图影像。C.置入可脱球囊后负片图像。D.显示球囊影。E、F.术后 DSA IE 位、侧位影像。

（2）经动脉途径微弹簧圈和（或）NBCA、Onyx 栓塞术：当瘘口太小或流量太小，球囊无法进入瘘口以及颈外动脉海绵窦瘘时可选此术。将微导管经瘘口送达海绵窦内,造影证实后根据情况选用微弹簧圈或 NBCA、Onyx 胶填塞海绵窦及瘘口。经指引导管造影证实瘘口完全栓塞后撤出微导管,再次造影观察瘘口是否再通以及颈内动脉及远端通畅情况。

（3）颈内动脉闭塞术:当瘘口太大,闭塞瘘口的同时无法保持颈内动脉通畅,有时瘘口太小,微导管无法进入瘘口,可选择颈内动脉闭塞术。颈内动脉造影远端颈内动脉不显影,甚至正常椎动脉及对侧颈动脉造影可见造影剂反流进入海绵窦瘘时可不行球囊闭塞试验而直接闭塞颈内动脉。小瘘口时,在闭塞颈内动脉前必须行球囊闭塞试验,证实是否能牺牲该颈内动脉。再者,必须保证瘘口的远端也被闭塞。将球囊（或微弹簧圈）送入海绵窦瘘内,充盈后解脱。反复送入球囊（或微弹簧圈）,直至瘘口及颈内动脉均被闭塞。球囊闭塞时,在颈内动脉的近端放置第二枚球囊,充盈后解脱,此球囊为安全球囊,其作用是使两球囊之间形成血栓,防止仅 1 枚球囊意外缩小导致复发（图 8-2）。

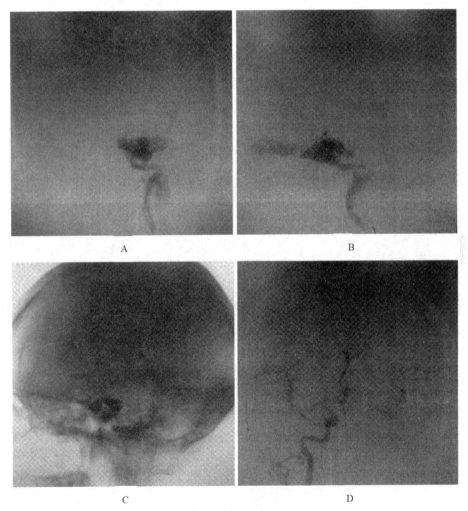

图 8-2　CCF 颈内动脉闭塞术

　　注　A、B.CCF DSA 造影正、侧位像。C.显示海绵窦内及颈内动脉球囊影。D.对侧颈内动脉造影,患者大脑中动脉、大脑前动脉经前交通动脉供血代偿好。

（4）覆膜支架置入术：带膜支架血管内置入术既能闭塞颈内动脉海绵窦瘘口，又不改变颈内动脉的血流动力学状态，对于不适合使用球囊或弹簧圈海绵窦内栓塞治疗及闭塞颈内动脉的患者可考虑。但该治疗方法也有局限性，如费用高，闭塞分支，术后支架部位血管狭窄及血栓形成，血管迂曲严重时支架不易到位等。

（5）经静脉—颈内静脉途径海绵窦栓塞术：同侧或双侧穿刺，预备动脉通道，造影观察。栓塞术中注意全身肝素化。适用于 CCF 瘘口在后方并向岩下窦引流者或经动脉途径失败或颈内动脉已被结扎者。

经股静脉的导管鞘内置入 5F 或 6F 导引导管，经下腔静脉、右心房、上腔静脉、颈内静脉。经导引导管送入微导管，沿动脉造影存留的路图在微导丝导引下，经颈内静脉、岩上（下）窦，到海绵窦内，或经面静脉到眼静脉到海绵窦内，依次送入微弹簧圈，直到经动脉造影瘘口闭塞为止，必要时可经微导管注入适当浓度的 NBCA 胶或 Onyx 胶（图 8-3）。

（6）经静脉—眼静脉途径海绵窦栓塞术：主要适用于经静脉途径栓塞的适应证但无法经岩上（下）窦进入海绵窦或无法经面静脉到眼静脉到海绵窦内的情况，经眼静脉途径治疗应在 CCF 形成超过 3 个月、眼静脉发生动脉化后才能进行。选眼眶上缘中、内 1/3 交界处为穿刺点，采用 Selidgner 法用 18G 穿刺针直接垂直穿刺眼上静脉，酌情插入 4F 或 5F 导管鞘或切开皮肤及浅筋膜，解剖眼上静脉，直接插入导管鞘或导管。切开法虽有遗留手术瘢痕之不足，但比较确实，且不易引起眶内血肿。如欲用弹簧圈栓塞海绵窦瘘，则经 5F 导管鞘内插入 SF 导引导管，再将微导管送入 SF 导引导管内，在透视监视下将弹簧圈推入海绵窦内，直至将瘘完全填塞为止，必要时可经微导管注入适当浓度的 NBCA 胶或 Onyx 胶，以期更严密的栓塞。

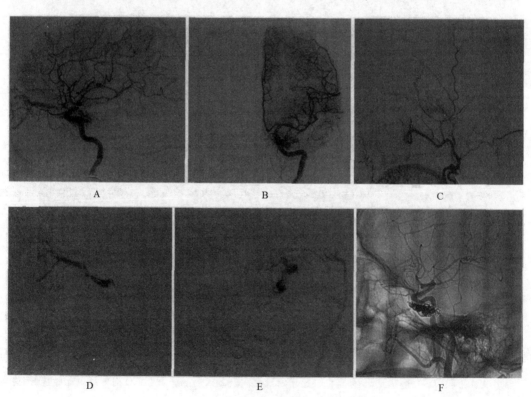

A B C

D E F

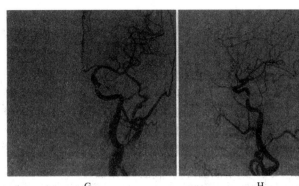

G              H

**图 8-3　经静脉途径 CCF 弹簧圈栓塞术**

　　注　A～C.CCF DSA 造影显示颈内、颈外动脉分支供血。D、E.经面静脉—眼静脉到海绵窦后 DSA 造影图像。F.显示弹簧圈栓塞后影像。G、H.术后 DSA 造影图像。

　　4.疗效评估

　　颈动脉海绵窦瘘目前最有效的首选治疗方法就是经血管内可脱性球囊栓塞术,其治愈率为 90％左右,瘘口复发率为 10％左右,颈内动脉通畅率为 40％～80％,一旦治疗失败,则极易转为难治性 CCF。

　　根据 Kuper-Smith 统计,通过血管内介入治疗 CCF 2 周内症状能 100％改善的有:眼球凸出、结膜血管扩张、杂音、眼睑充血、眼痛。神经功能改善占 69％～76％;视力改善的只占 35％。

# 五、介入手术后处理与随访

　　(1)术后静脉输液,促进排尿,尽快排出造影剂,以减少对脑、肾的损害。

　　(2)若患者行全身麻醉,需插管、留置尿管,应用抗生素预防感染。

　　(3)穿刺部位为股动脉者,需对穿刺侧下肢制动 24 小时,以防止局部出血。

　　(4)根据病情,酌情应用脱水剂、激素及对症等治疗。

　　(5)拍摄头颅正侧位片,了解球囊位置及形态,必要时行 MRA、CTA 或脑血管造影检查。

　　(6)电话随访。

# 六、并发症及防治

## (一)脑神经瘫痪

　　发生率约为 30％,最易受损的是展神经,多因海绵窦内血栓形成或球囊直接压迫脑神经所致,尤其在置入多个球囊于海绵窦内时;也可由栓塞后形成假性动脉瘤压迫所致。一般不需特殊处理即可自行恢复,如球囊内为聚合物充填则恢复较缓慢,甚至不可恢复。可以应用营养神经药物。

## (二)假性动脉瘤

　　多数学者认为,在用造影剂充盈球囊后,由于球囊内造影剂过早溢出,海绵窦内血栓形成不完全,致形成一个与球囊大小相同的空腔,与颈内动脉相通。也有学者认为其形成原因是在海绵窦内血栓形成、动静脉瘘治愈后,球囊充盈时所占的空间因球囊逐渐皱缩而形成假性动脉瘤。多数无临床症状,部分病例可引起展神经瘫痪。无症状的假性动脉瘤一般无须处理,一般不会增大或再次形成 CCF,部分可自行闭合。如症状明显,可再行球囊或弹簧圈栓塞治疗或覆膜支架置入术。

### (三)脑过度灌注

CCF 治疗前患侧大脑半球长期处于"盗血"状态,即便对侧颈内动脉和椎动脉系统通过 Willis 环得以补偿,但终处于相对低灌注状态。一旦 CCF 瘘口堵塞,恢复正常颈内动脉血流,对长期处于低灌注状态的患侧大脑半球骤然变成相对高灌注状态,患者难以适应,出现头胀痛、眼胀痛等症状。一般情况下,术后 24~48 小时患者症状消失。如症状明显者,可适当予以降压。

### (四)局部脑组织缺血

出现相应神经功能缺失症状,如偏瘫、失语、昏迷等。主要是操作时导管和球囊损伤血管壁,球囊未到位解脱,致使颈内动脉主干或其颅内血管分支闭塞。出现神经功能障碍者,给予扩容,活血化瘀,抗血小板聚集,应用细胞活化剂,相对升高血压,提高脑灌注压,尽量增加脑代偿供血,减少神经细胞的坏死。严重者可手术行颈内、外动脉搭桥术。

### (五)静脉破裂

多为静脉途径治疗时发生,因导管操作过程中动作粗暴,刺破血管所致,比较少见。可在手术切开海绵窦透视下将 NBCA 注入窦内,闭塞窦口,防止出血进一步发展,并将破裂血管处用弹簧圈栓塞或丝线结扎。

### (六)瘘口再通

原因有:①海绵窦腔瘘口较大,向海绵窦内送入 1 个球囊,恰好闭塞瘘口,但在窦内还未形成血栓时,球囊位置移动,而出现瘘口再通;②球囊内造影剂过早泄漏,使球囊变小,海绵窦腔还未形成血栓,致瘘口再通;③球囊大小选择不当,当球囊内造影剂充盈极量时才能闭塞瘘口,由于球囊内压力大,在颈内动脉血流的冲击力作用下容易自行溃破,瘘口再通;④颅底骨折海绵窦内膜损伤,可能有碎骨片的存在,由于颈内动脉血流的冲击,使充盈的球囊被碎骨片刺破,致瘘口再通。可以再次行瘘口栓塞术。

(王交运)

# 第二节　急性脑梗死

脑梗死(CI)又称缺血性脑卒中,是指由于脑部血液供应障碍,缺血、缺氧引起的局限性脑组织缺血性坏死或脑软化。临床常见类型有脑血栓形成、腔隙性梗死和脑栓塞等。脑梗死约占全部脑卒中的 80%。

## 一、诊断

### (一)临床表现

1.一般特点

中老年多见,常在安静或休息状态下发病,部分病例病前有肢体无力及麻木、眩晕等症状。神经系统局灶性症状多在发病后 10 余小时或 1~2 天内达到高峰。除大面积梗死外,大多数患者意识清楚或仅有轻度意识障碍。

2.临床类型

根据症状和体征的演进过程可分为以下几种类型。

(1)完全性卒中:发病后神经功能缺失症状较重,较短时间内(<6 小时)达到高峰。

(2)进展性卒中:发病后神经功能缺失症状在 48 小时内逐渐进展或呈阶梯式加重。

(3)可逆性缺血性神经功能缺失:发病后神经缺失症状较轻,持续 24 小时以上,但可于 3 周内恢复。

3.颈内动脉系统

(1)颈内动脉系统:病灶侧一过性黑矇,偶可为永久性视力障碍,缺血或病灶侧霍纳征(因颈上交感神经节后纤维受损);颈动脉搏动减弱,血管杂音;对侧偏瘫、偏身感觉障碍和偏盲等(大脑中动脉或大脑中、前动脉缺血);主侧半球受累可有失语症,非主侧半球受累可出现体象障碍;也可出现晕厥发作或痴呆。

(2)大脑中动脉。

1)主干闭塞:三偏症状,病灶对侧中枢性面舌瘫及偏瘫、偏身感觉障碍或象限盲;上、下肢瘫痪程度基本相等;可有不同程度的意识障碍;主侧半球受累可出现失语症,非主侧半球受累可见体象障碍。

2)皮质支闭塞:上分支包括至眶额部、颌部、中央回、前中央回及顶前部的分支,闭塞时可出现病灶对侧偏瘫和感觉缺失,面部及上肢重于下肢,Broca 失语(主侧半球)和体象障碍;下分支包括至颞极及颞枕部,颞叶前、中、后部的分支出现 Wernicke 失语、命名性失语和行为障碍等,而无偏瘫。

3)深穿支闭塞:对侧中枢性上、下肢均等性偏瘫,可伴有面舌瘫;对侧偏身感觉障碍;有时可伴有对侧同向性偏盲;主侧半球病变可出现皮质下失语。

(3)大脑前动脉。

1)主干闭塞:发生于前交通动脉之前,因对侧代偿可无任何症状;发生于前交通动脉之后,可有对侧中枢性面舌瘫及偏瘫,以面舌瘫及下肢瘫为重,可伴轻度感沉障碍,尿潴留或尿急(旁中央小叶受损);精神障碍如淡漠、反应迟钝、欣快、始动障碍,常有强握与吸吮反射(额叶病变);主侧半球病变可见一上肢失用,也可出现 Broca 失语。

2)皮质支闭塞:对侧下肢远端为主的中枢性瘫,可伴感觉障碍,对侧肢体短暂性共济失调、强握反射及精神症状。

3)深穿支闭塞:对侧中枢性面舌瘫及上肢近端轻瘫。

(4)大脑后动脉。

1)主干闭塞:对侧偏盲、偏瘫及偏身痛觉障碍(较轻),丘脑综合征,主侧半球病变可有失读症。

2)皮质支闭塞:两侧病变可有皮质盲;对侧同向性偏盲或象限盲,黄斑视力保存称黄斑回避现象;视觉失认或颜色失认。

3)深穿支闭塞:丘脑穿通动脉闭塞产生红核丘脑综合征:病灶侧小脑性共济失调、意向性震颤,舞蹈样不自主运动,对侧感觉障碍;丘脑膝状体动脉闭塞可见丘脑综合征:对侧感觉障碍,深感觉为主以及自发性疼痛、痛觉过度、轻偏瘫;共济失调和不自主运动;可有手足徐动症和震颤等锥体外系症状;中脑支闭塞出现 Weber 综合征:同侧动眼神经瘫痪,对侧中枢性偏瘫。

4.椎—基底动脉系统

(1)椎—基底动脉。

1)主干闭塞:常引起脑干广泛梗死,出现脑神经、锥体束及小脑症状,如眩晕、呕吐、共济失调、瞳孔缩小、四肢瘫痪、肺水肿、消化道出血、昏迷、高热等。基底动脉尖综合征:基底动脉尖端分出两对动脉,即小脑上动脉和大脑后动脉,其分支供应中脑、后脑、小脑上部、颞内侧及枕叶。可表现为眼球运动及瞳孔异常:一侧或双侧动眼神经部分或完全麻痹、眼球上视不能和一个半综合征;意识障碍:一过性或持续数天或反复发作;对侧偏盲或皮质盲;严重记忆障碍。

2)中脑支闭塞:出现 Weber 综合征、Benedict 综合征;脑桥支闭塞:出现 Millard-Gubler 综合征(展神经、面神经麻痹,对侧肢体瘫痪)、Foville 综合征(同侧凝视麻痹、周围性面瘫、对侧偏瘫)。

(2)小脑后下动脉或椎动脉闭塞综合征:或延髓背外侧(Wallenberg)综合征,是脑梗死中最常见的类型。主要表现:眩晕、呕吐、眼球震颤;交叉性感觉障;同侧霍纳征;吞咽困难和声音嘶哑;同侧小脑性共济失调。

(3)小脑上动脉、小脑后下动脉、小脑前下动脉闭塞:小脑梗死:常有呕吐、眼球震颤、共济失调、站立不稳和肌张力下降等表现。

## (二)辅助检查

1.颅脑 CT 检查

多数脑梗死病例于发病后 24 小时内 CT 不显示密度变化,24～48 小时后逐渐显示与闭塞血管供血区一致的低密度梗死灶,如梗死灶体积较大,则可有占位效应。出血性梗死呈混杂密度改变。

2.MRI 检查

脑梗死数小时内,病灶区即有 MR 信号改变,呈长 $T_1$、长 $T_2$ 信号,出血性梗死区为长 $T_1$、长 $T_2$ 信号中混杂有短 $T_1$ 和短 $T_2$ 信号。与 CT 相比,MRI 具有显示病灶早,能早期发现大面积脑梗死,清晰显示小病灶及颅后窝的梗死灶的特点。

3.血管造影

DSA 或 MRA 可发现血管狭窄和闭塞的部位、动脉瘤和血管畸形等。

4.脑脊液检查

通常脑脊液压力、常规及生化检验正常,大面积脑梗死压力可增高,出血性脑梗死脑脊液可见红细胞。

5.其他

彩色多普勒超声检查(TCD)可发现颈动脉和颈内动脉狭窄、动脉粥样硬化斑或血栓形成。超声心动图检查有助于发现心脏附壁血栓、心房黏液瘤和二尖瓣脱垂。SPECT 能早期显示脑梗死的部位、程度和局部脑血流改变,PET 能显示脑梗死的局部脑血流、氧代谢及葡萄糖代谢,并监测缺血半暗带及对远隔部位代谢的影响。在我国,脑血管病在城市人群是第二位的死亡原因,在农村人群是第一位死亡原因。随着人口老龄化速度的加快,脑血管病的发病率呈逐年上升的趋势。目前我国每年有新发脑血管病患者中脑梗死是最常见的脑血管病。缺血性脑血管病占脑血管病的绝大多数,对其研究也日益增多。而缺血性脑血管病一旦发生,必须在最短的时间内(有效时间窗)展开治疗。缺血性脑血管病急性期介入治疗主要包括动脉内接触溶栓、血栓抽吸术、超声动脉溶栓术、机械辅助的动脉溶栓术等。其中动脉内接触溶栓的治疗效果已经为大样本多中心随机对照研究所证实。

## 二、诊断思路与介入诊断要点

急性缺血性脑血管疾病发病 12 小时内,脑血管造影发现有 $70\%\sim80\%$ 的患者在出现症状的相应区域内的脑血管有血栓性或狭窄性病变,所以血栓和血栓栓塞是急性脑梗死发生的基础。在急性血栓、栓塞性脑梗死的早期能溶解血栓栓子,使阻塞的血管迅速再通,使缺血的神经细胞得以迅速恢复,是多年来在急性脑梗死治疗领域内积极探索的方法之一。

溶栓治疗的理论基础是:当血管壁损伤时,纤维蛋白的形成,对损伤血管的有效修复起着至为关键的作用;随着血管修复的日益完善,必须清除纤维蛋白才能恢复其原有的血流状态,而机体依靠血浆酶的内源性纤溶途径,在血管壁有效修复部位一系列酶的激活和抑制作用下,以相同的速率严格地控制着纤维蛋白的降解。正常情况下,血浆酶只产生于有纤维蛋白血凝块的部位,而不产生于体循环中;血浆酶严格地控制着纤维蛋白的降解,从而避免因纤维蛋白持续存在或异常堆积导致血栓形成。机体内的纤溶过程是由内皮细胞释放的组织型血浆纤溶酶原激活剂 t-PA 所触发的。t-PA 是一种丝氨酸蛋白酶,它能将血浆酶原转化为血浆酶,t-PA的这种激活作用只发生在有纤维蛋白血凝块的部位,而很少发生在体循环中,这是因为 t-PA 和血浆酶原均要和纤维蛋白血凝块表面赖氨酸的残基结合,才能在此形成具有生物活性的血浆酶。有可能形成的少量血浆酶被存在于血中的血浆酶抑制剂所抑制,因而在正常情况下,血浆酶不能很好地发挥降纤作用;但是,若给予超生理量的血浆酶原激活剂,则可发生纤维蛋白降解作用,甚至引起出血合并症。

急性脑梗死病灶由中心坏死区及周围的缺血半暗带组成。坏死区中脑细胞死亡,但缺血半暗带由于存在侧支循环,尚有大量存活的神经元。如果能在短时间内迅速恢复缺血半暗带血流,该区脑组织损伤是可逆的,神经细胞可存活并恢复功能。缺血半暗带脑细胞损伤的可逆性是缺血性脑卒中患者急诊溶栓的病理学基础。因此,尽快恢复缺血组织的血供,抢救半暗带内濒死神经细胞是缺血性脑血管病救治的关键。

溶栓治疗可以迅速恢复缺血脑组织的血供,缩小梗死体积,拯救缺血半暗带内濒死神经细胞。动脉内接触溶栓是将多侧孔微导管直接插入血栓内注射溶栓药物,可显著提高局部溶栓药物浓度,增加药物与栓子接触面积,减少药物使用总量。同时,使用微导丝可以机械性破碎栓子,从而加速血栓溶解的速度。与单纯药物溶栓相比,动脉内接触溶栓可显著提高溶栓效果,减少全身不良反应,缩短溶栓时间,增加闭塞血管再通率,而不增加出血的危险性。研究证实,脑缺血超早期治疗时间窗一般不超过 6 小时。超过这一时间不仅溶栓效果明显下降,还会加重脑组织缺血后的再灌注损伤。

## 三、急性脑梗死动脉内接触溶栓

目前对于脑梗死患者,发病 4.5 小时以内进行 rt-PA 静脉溶栓是 FDA 批准的唯一药物治疗方法。但静脉溶栓能有效溶解较小动脉闭塞(如大脑中动脉 M2 段及以远的分支的闭塞),

对大血管的闭塞,如颈内动脉末段、大脑中动脉、基底动脉等的再通率还比较低。首先可以直接发现血管闭塞的部位,评价侧支循环的状况;其次在血栓部位直接给药,降低系统溶栓药物的用量,减少因溶栓药物引起的继发性出血;还可以同时实施机械溶栓,使血栓破裂;最主要的是闭塞血管再通率高,并可同期实施血管成形术,减除血管狭窄,减少再闭塞或复发。但动脉溶栓同样存在不可忽视的缺陷,它需要昂贵的设备、复杂的技术和高昂的费用,血管内操作本身也存在一定的并发症,例如脑栓塞、出血、血管损伤等。另外,动脉插管造影和溶栓需要较长时间,在一定程度上会延误治疗时机,因此临床应用必须掌握时机和严格控制适应证。

### (一)院前转运和处理

因治疗急性缺血性脑血管病的时间窗所限,患者来院后及时评估和诊断是至关重要的。目前我国的脑血管病患者大多是由急救车辆或家庭首先运送到医院的急诊科,因此院前急救人员能够快速地识别和转运脑血管病患者非常重要。院前救护人员应了解急性脑血管病的简单评估和处理方法,在及时转运的同时,尽快与医疗机构进行联系,使其做好必要的接收和救治准备。

目前在适合时间窗内采取药物溶栓或其他手段开通血管的患者大约有一半来自急救中心,因此,来院前车辆上应与医院急诊科通话,报告将运送 1 例疑诊为急性脑血管病的患者,这样有可能提高急性脑血管病的识别和诊断效率,同时医院急诊科也应加强与救护车辆的联系,取得拟诊信息,这同样也有助于加快急性脑血管病的识别和诊断。对于另一半由家庭运送来院的患者,急诊也应提高识别和诊断的效率。加强这方面的演练并培训专门处理急性脑血管病的医务人员并制订相应方案是很有必要的。

### (二)急诊评估

对急性脑血管病患者的评估与其他疾病的初步评估基本一样,包括生命体征(呼吸、血压、心率、血氧饱和度和体温)是否平稳。这是最基础的评估,应在神经功能评估之前进行。该评估能够帮助选择适合进一步介入治疗的患者。对于生命体征不平稳的患者,首先要进行急救,而不是优先进行血管内治疗。对于生命体征平稳的患者,应进行病史、症状和体征的评估。

#### 1.病史

病史最重要的要素就是发病时间,这是决定进一步治疗方案的重要指标。有些患者并不是在发病当时就知道自己发病,例如可能是在醒来后发现出现了偏瘫,因此,对于发病时间需要一个限定。目前对发病时间的定义是,能回忆的未出现此症状的最后时间。对于患者是醒来发病或因为发病后意识障碍不能提供上述时间的,就以睡前时间或最后意识清醒的时间为发病时间。如果患者先前有多次短暂性脑缺血发作(TIA),那些发作的状态均不计算在发病时间内,而以末次发病的时间来计算。发病时间越长,磁共振弥散加权成像(DWI)越容易检出病变,但是溶栓的成功率越低,并发症的发生率越高。

病史询问中还应注意结合发病时的情况及有关病史,可能会排除一些其他原因引起临床症状的可能,比如高血压脑病、低血糖昏迷等。对于急性脑血管病的诊断,危险因素的询问同样重要,如既往是否有高血压、糖尿病等。为了鉴别诊断,还应了解患者是否有药物滥用史、偏头痛史、癫痫史、感染史、外伤史及妊娠史等。通过这些病史的询问,有助于对急性脑血管病进行诊断和鉴别诊断,对于进一步合理选择检查和治疗手段同样重要。病史搜集中应注意向家人及目击者了解既往史及发病时的状况。运送患者来院的人员也应注意询问,这样可以了解患者发病后病情有怎样的演变过程,这对于完善急性脑血管病的资料是相当重要的。

**2.体检**

在评估生命体征及必要的病史询问后应当进行简要的全身体检,以筛选出可能引起脑血管病的疾病及可能对进一步治疗方案产生决定性影响的疾病,如肿瘤、血小板减少等。首先是头颈部的检查,可以发现外伤及癫痫发作的一些表现(比如瘀斑和舌咬伤等),也可能发现颈动脉疾病的一些证据(比如颈动脉杂音)、充血性心力衰竭的证据(颈静脉怒张)等。心脏的体检主要侧重于有无心肌缺血、是否有瓣膜疾病、心律失常等。胸腹体检应了解有无并相关疾病,这对于选择治疗手段是非常必要的。皮肤和肢端的检查可能发现一些系统性疾病,如紫癜、黄疸等。

**3.神经系统检查及量表评估**

针对已获得的既往史及现病史,对于急性脑血管病患者应当已经有初步的判断,因此进行神经系统检查时应有针对性,尽量简短。同时对患者应当进行量表评分,这对于决定进一步的治疗方案是必要的。目前常用的是美国国立卫生研究院卒中量表(NIHSS)。该量表包括了11项内容,主要从患者的意识水平、意识内容、语言、运动系统、感觉系统、共济运动及空间位置等方面对患者进行评估,这些内容基本上涵盖了脑血管病患者的各个方面,依据此表进行检查不易遗漏,能够对病变部分进行初步的定位,且能对患者的病情严重程度进行量化评价,有利于依据指南的要求选择合理的治疗手段,并可对患者的预后及治疗中可能出现的并发症进行预估。量表评分最好能够在脑卒中单元进行,因为脑卒中单元的医生经过专业的训练,可以更准确地使用NIHSS,同时对脑卒中患者的管理更专业。

**4.辅助检查**

在进行完神经系统体检后要进行必要的辅助检查,这对于进一步明确诊断、防止误诊及选择合理的治疗方案至关重要。这些辅助检查包括血糖、电解质、血常规检查(主要了解血小板数)、凝血常规检查(APTT、INR、PT)、血生化检查(了解肝、肾功能)。低血糖能导致局灶性体征,引起貌似急性脑血管病的表现;高血糖容易引起症状的恶化,导致预后不佳。对于口服华法林及肝功能不良的患者,PT和INR值的检测是非常重要的。这些检查都需要一定的时间才能得出结果,因此,除非发现了不能溶栓的一些体征(比如发现血小板减少性紫癜)或者怀疑是出血性病变,不能坐等检验检查结果回报,应利用检验的时间进行进一步的工作,为尽早溶栓做准备。

**5.心血管检查**

对所有的脑卒中患者常规的心脏的物理检查、心肌酶谱测定及12导联心电图检查是必要的。急性脑血管病患者中,心脏疾病是普遍存在的,有些患者甚至存在需要急诊处理的心脏疾病,如急性心肌梗死可能引起脑卒中,同样,急性脑血管病也能引起心肌缺血,在急性缺血性脑血管病中可能合并心率异常。引起缺血性脑血管病的一个重要的原因是房颤,通过心脏检查可以较容易发现。对于有严重心率不齐的患者应当常规进行心电监护。

**6.其他检查**

以前推荐急性脑血管病患者进行胸部X线摄片检查,后来一项研究发现胸部X线摄片检查与常规临床检查之间的差别仅有3.8%,这意味着常规进行胸部X线摄片检查意义有限,当然也不是全无意义。对于疑诊蛛网膜下隙出血而常规CT检查无阳性发现的患者可进行腰椎穿刺脑脊液检查。当然,CT 检查阴性的蛛网膜下隙出血与缺血性脑血管病的鉴别诊断还是比较容易的。对于怀疑癫痫的患者可进行脑电图检查。缺乏相应影像学证据的癫痫是使用rt-PA 的相对禁忌证。其他一些相关检查(比如血液酒精含量、毒素水平、血气分析以及妊娠试验等)主要根据病史的询问以及体检中对诊断的初步判断来实施(表 8-1)。

表 8-1　脑血管病鉴别诊断常用检查手段

| 检查项目 | 目的 |
| --- | --- |
| 血清肝功能检查 | 除外肝脏疾病引起类脑卒中表现的患者 |
| 血清毒理学检查 | 除外某些毒物引起类脑卒中表现的患者 |
| 血液酒精水平测定 | 除外因酒精摄入引起意识改变的患者 |
| 血 hCG 检查 | 对部分女性患者除外妊娠 |
| 血气分析 | 了解是否有低氧血症引起意识变化 |
| 胸部 X 线摄片 | 除外胸部疾病引起类脑卒中表现 |
| 腰椎穿刺 | 除外 CT 阴性的蛛网膜下隙出血 |
| 脑电图 | 与癫痫部分性发作相鉴别 |

### (三)急性脑血管病的影像学检查

为了选择合理的治疗方案,急性脑血管病患者进行影像学检查的重要性越来越大。通过脑的影像学检查发现病变部位、大小、血管分布区域以及是否存在出血,这些对于选择治疗方案非常重要。通过这些检查可以了解病情是否可逆,了解颅内血管的状态及脑血流动力学状态,还能筛选出适合进行溶栓或血流重建治疗的患者。针对脑血管病常用的影像学检查,头颅 CT 平扫是最常用的手段,可以发现患者是否有颅内出血或者发现有无新发低密度病灶。一些临床中心可以很便利地获得头颅 MRI 影像学检查,特别是弥散加权 MRI(DWI)能够准确地提示缺血性脑血管病的部位、大小。但选择 MRI 检查必须是在不影响溶栓治疗开始时间的情况下进行。

1.头颅 CT 扫描

绝大部分的颅内出血及引起神经功能缺失的颅内占位可以通过头颅 CT 平扫发现。指南里推荐 CT 平扫是诊断脑血管病的常规检查。该检查对于幕下病变尤其是小脑干病变的诊断是有限的。因此,这些部位病变的影像检查需要其他手段。为了筛选出适合进行溶栓治疗的患者,进行 CT 检查时应注意是否在病变区域已经出现低密度病灶或者有没有出现大脑中动脉高密度征等变化。有时前循环的脑梗死,虽然没有出现低密度灶,但是仔细阅片还是可能发现一些征象的,如灰白质界限不清、脑沟变平或消失等,这些 CT 征象提示前循环大血管闭塞病变的发病时间多在 6 小时内,其检出率高达 82%。因此,应当认真阅片,尤其是对这些细节多加关注,才能为选择合理的治疗方案提供依据。因为出现这些征象如果采取溶栓治疗,出血率会大大增加。研究表明,发病 3 小时内的缺血性脑血管病患者如果 CT 检查发现脑水肿或团块效应,溶栓治疗的出血率增加 8 倍。但是也有研究表明,如果大脑中动脉闭塞引起的急性脑梗死,早期 CT 检查发现,已有超过其供血区域 1/3 脑区的部位出现早期脑梗死征象,并不表明这些患者进行 rt-PA 溶栓治疗预后不佳,反而这部分患者应用溶栓治疗还能获益。ECASS 试验的结果与此不同,如果急性大脑中动脉闭塞脑梗死患者发病 6 小时以内即在头颅

CT 检查中发现其供血区域超过 1/3 早期脑梗死征象,溶栓治疗后出血风险大大增加,而发现其供血区域小于 1/3 早期脑梗死征象的患者溶栓治疗是可以获益的。因此,对于这些发病 6 小时以内的急性缺血性脑血管病患者,如果头颅 CT 平扫发现了一些比如灰白质界限消失或者脑沟变浅或消失的征象,其对于治疗方案选择的影响到底如何尚需进一步研究,溶栓治疗需慎重。幸运的是,目前在国内不少的临床中心,不仅只有溶栓治疗一种方案,条件许可时还可以尝试采用机械的方式再通血管,这或许可以减少因为药物使用引起的出血性并发症。应争取在患者进入医院急诊科后的 25 分钟内完成头颅 CT 检查,同时从事脑血管病的专业人员应当学会判读 CT 片,在 CT 检查完成后能够立即作出正确和全面的研读,这样才能为尽早进行溶栓治疗节省时间。

2. 多模式 CT 扫描

通过造影剂增强 CT 扫描,可以进行脑灌注检查及血流动力学检查。这些检查目前在国内的部分临床中心均可进行,但是这不仅增加了患者的放射照射剂量,而且这些检查均有各自的缺点,且对于超早期溶栓治疗的指导性不强,因此各指南中均未推荐此检查作为常规检查,仅认为此项检查能够提供一些更丰富的信息。

3. 头颅 MRI 扫描

目前常用的检查手段有 $T_1$ 加权像、$T_2$ 加权像、梯度回波、弥散加权像(DWI)、灌注加权像(PWI)。对于急性缺血性脑血管病患者,尤其是常规 CT 扫描不敏感的区域(比如小脑、脑干),MRI 检查有着不可替代的作用。在上述各种检查手段里 DWI 是最有用的手段,在不需要注射对比剂时可以检出病变的部位、大小,其所显示的病变多为已经发生不可逆性脑梗死病灶的核心部位。此检查的准确性为 88%～100%,特异性为 95%～100%。而 PWI 则在通过注射对比剂的条件下显示整片病变的大小,其中包括了可以通过治疗挽救的半暗带区域。半暗带的大小定义为 PWI 所显示的病变区域(主要表现为灌注减少)减去 DWI 所显示的病变核心区域。因此,在进行 MRI 检查时如果同时进行 DWI 和 PWI 检查,不仅可以了解病变的核心位置和大小,而且可以了解通过治疗可能挽救的脑组织的大小,对于预判治疗效果有一定的帮助。通过这种检查手段使一些超过时间窗的患者也获得了接受溶栓治疗的机会,但是目前没有任何指南推荐使用此方法来选择适合溶栓治疗的患者,而且这种方法需要花费不少的时间,对于尽早进行血管再通治疗是一种时间上的耗费。随着 MRI 对于超早期脑出血诊断水平的提高,直接进行头颅 MRI 检查而不是头颅 CT 检查可能成为将来进行急性脑血管病影像学检查的首选方案。如果临床怀疑是蛛网膜下隙出血的患者,还是应首选头颅 CT 检查(表 8-2)。

表 8-2　脑血管病患者常规检查

| 检查项目 | 目的 |
| --- | --- |
| 头颅 CT 平扫 | 明确是缺血性脑卒中还是出血性脑卒中;对缺血性脑卒中还要观察是否出现新发低密度病灶 |
| 头颅 MRI 平扫＋弥散检查 | 作为头颅 CT 平扫的补充,对于 CT 检查受限的部位(如后颅窝、脑干等)及 CT 检查发现的低密度病灶不能明确是否为本次发病的新发病灶时使用,不作为常规检查手段 |
| 心电图检查 | 了解心率及其他 |

| 检查项目 | 目的 |
|---------|------|
| 血生化检查 | 了解患者血糖水平、水电解质情况及肾功能 |
| 心肌酶谱检查 | 了解有无心肌缺血 |
| 凝血常规检查 | 了解 PT、APTT、INR、Fib 等值 |
| 血常规检查 | 主要了解血小板计数 |

### (四)动脉溶栓的时机及病例选择

溶栓治疗的时间窗并非是一成不变的,应充分考虑病理的动态变化和患者的个体化因素等,溶栓的效果往往与脑梗死后侧支循环情况、血压、年龄、梗死类型、有无合并症、并发症等因素有关。总体而言,目前比较认同的动脉溶栓治疗的时间窗为前循环梗死 6 小时;后循环梗死由于其预后差、病死率高,脑干对缺血再灌注损伤的耐受性强,可放宽至 12 小时,甚至 24 小时。中国脑血管病指南(2010)中推荐:发病 6 小时内由大脑中动脉闭塞导致的严重脑卒中且不适合静脉溶栓的患者,经过严格选择后可在有条件的医院进行动脉溶栓(Ⅱ级推荐,B级证据);发病 24 小时内由后循环动脉闭塞导致的严重脑卒中且不适合静脉溶栓的患者,经过严格选择后可在有条件的单位进行动脉溶栓(Ⅲ级推荐,C级证据)。

颈内动脉系统急性脑梗死,当患者出现严重的神经功能障碍,CT 出现大脑中动脉高密度征(M1 段血管闭塞的标志)或早期皮质(岛叶外侧缘或豆状核)灰白质界限消失和脑沟变浅时,进行经静脉药物溶栓治疗预后往往较差。一项非随机研究对比了伴或不伴 CT 显示大脑中动脉高密度征的 83 例患者的预后,分为经动脉溶栓组和经静脉溶栓组,溶栓药物为 rt-PA。不管有无大脑中动脉高密度征,经动脉溶栓组都更有可能获得良好预后,表现为出院时的 NIHSS 评分显著降低。亚组分析表明,经静脉溶栓组有大脑中动脉高密度征的患者获得良好预后(表现为出院时的 mRS 评分降低)的可能较无高密度征的患者小。这提示有无大脑中动脉高密度征经静脉溶栓与经动脉溶栓的效果不同。MRA 或 DSA 显示颈内动脉及其主要分支或大脑中动脉 Ml 段闭塞,予 rt-PA 静脉溶栓治疗的再通效果差。因此,应积极采取动脉内溶栓治疗,越早越好,可以更多地挽救一些半暗带的神经元,减少梗死范围。溶栓时机应尽可能掌握在 6 小时以内,能在 3 小时以内则更为理想,如果发病超过 6 小时,溶栓后缺血区血流再灌注导致出血转化和脑水肿加重的危险性增加,特别是豆纹动脉等终末支闭塞 6 小时以上,更增加其危险性。而单纯颈内动脉近段闭塞,基底动脉环代偿良好时,是否需要采取溶栓治疗目前尚无定论,总体认为溶栓治疗可能导致栓子脱落,引发远端血管闭塞,存在加重神经功能缺损的风险。

虽然缺乏针对椎—基底动脉系统脑梗死动脉溶栓治疗的临床大规模随机试验,1986 年以来报道的椎—基底动脉系统脑梗死 UK 或 t-PA 动脉溶栓治疗的病例数达 300 余例,70% 的患者血管再通,总体存活率达 55%～70%,其中 2/3 患者预后良好。椎—基底动脉供血区的脑梗死动脉溶栓治疗的时间窗文献报道的差异非常大,但普遍认为较颈内动脉系统而言相对较长。一方面,由于后循环闭塞的预后非常差,总体病死率高达 70%～80%;另一方面,脑干对缺血的耐受性强。但是否采取积极的动脉溶栓治疗的关键取决于患者当时的临床状况。

进行性椎—基底动脉供血区梗死伴不完全性脑干功能损害和进行性梗死,DSA 示双侧椎—基底动脉闭塞,是局部动脉溶栓治疗的适应证,应尽早溶栓治疗。当患者因椎—基底动脉闭塞昏迷超过 6 小时或脑干反射消失时也可考虑溶栓治疗,但当昏迷 6 小时呈去脑强直状态时,提示预后极差,则不适合动脉溶栓治疗。Becker 等报道 13 例椎—基底动脉血栓形成行动脉溶栓治疗的患者,其突出的特点是患者从发病到接受溶栓治疗的时间较长,4 例 24 小时内接受溶栓;9 例 24～48 小时内由于症状逐渐加重而接受溶栓治疗。动脉溶栓治疗前患者头颅 CT 或 MRI 检查均提示有明显的梗死灶,接受治疗的平均时间为 24 小时。10 例存活的患者溶栓后血管再通,溶栓时间与血管再通没有明确关系,未再通的 3 例全部死亡,2 例出血。Cross 等报道 20 例经 DSA 证实的基底动脉血栓形成的患者,分析治疗时间、术前影像学改变、术前症状、血栓的部位、患者的年龄与溶栓后出血转化及预后的关系,7 例发病 10 小时之内接受治疗,术前头颅 CT 阴性,术后 3 例出血;13 例发病 10 小时之后接受治疗(最长 79 小时),术前 CT 提示有明显梗死灶,动脉溶栓术后无出血病例。认为动脉溶栓治疗出血转化与血栓部位有关,与其他因素无关;基底动脉远段再通率高于中段和近段,再通后 3 个月预后良好的比例分别为 29％和 15％;脑干比大脑半球更加能够耐受缺血,50％的患者再通,其中 60％的患者生存,30％预后良好;未再通者全部死亡。

动脉内溶栓治疗应尽可能在脑梗死发病 6 小时以内进行,推荐应用于颈内或颅内的主要动脉闭塞,临床产生明显神经功能障碍的患者。脑动脉闭塞通常采用 Qureshi 分级,由研究者推荐 Qureshi 分级 2 级以上的患者可以考虑动脉溶栓。Qureshi 分级包含血管闭塞部位以及缺血程度两方面的情况。

对于单一血管闭塞的患者,也可借用心肌梗死溶栓治疗时血管闭塞的评分法:TIMI 0:完全闭塞;TIMI 1:可见少量造影剂通过血栓部位;TIMI 2:部分闭塞或再通;TIMI 3:无血管闭塞或已经完全再通。一般溶栓时间最迟不超过发病后 48 小时。临床实践证明:发现有临床症状 6 小时以内溶栓疗效最佳,12 小时效果亦显著,若超过 48 小时,近期效果不明显,但有利于后期恢复。故介入治疗时间应尽早,一旦病情确诊,应及时行溶栓治疗。

### (五)动脉溶栓的病例选择

动脉溶栓治疗尚未广泛应用于临床,仅限于一些硬件和软件比较完备的医院或专科中心,因此目前缺乏统一的病例选择标准,不过学者认为除治疗时间窗适度放宽外,病例选择应基本遵循 NINDS 急性脑梗死 rt-PA 静脉溶栓治疗试验的入选和排除标准。动脉溶栓病例选择应遵循的原则见表 8-3。

### (六)动脉溶栓的技术与方法

动脉溶栓需要 DSA 设备和训练有素的神经介入专家,训练有素的医生从股动脉穿刺至开始进行动脉溶栓过程约需 0.6 小时,而如果包括术前的准备等方面,则耗时超过 1 小时,这是临床无法推广和普及的主要原因。但随着介入技术的发展以及介入材料的更新,血管内治疗必将给缺血性脑血管疾病超急性期治疗带来重大的突破。

1.人员配备

经动脉溶栓治疗必须由能够熟练掌握全脑血管造影及有血管内治疗经验的医生完成,每台手术至少有术者 2 名,台下医生 1 名,手术护士 2 名。

2.器械准备

(1)数字减影血管造影机及常规血管造影用品。

(2)5F 猪尾巴导管、造影导管和 8F 或 6F 导管鞘、Y 型阀、连接管、三通开关。

(3)动脉加压输液装置及袋装生理盐水。

(4)6F 或 8F 指引导管、交换导丝、微导管、微导丝。

(5)其他介入操作常用器材。

(6)药物及特殊材料。

(7)rt-PA。

(8)肝素。

(9)脱水药物。

(10)急救药品及急救器材。

**表 8-3　动脉内溶栓治疗的病例选择原则**

临床入选标准

　表现为脑血管病综合征,临床考虑大血管闭塞可能

　发病 8 小时以内,后循环梗死可延长至 24 小时

　年龄 18～85 岁

　NIHSS 评分 11～24 分

　患者或家属理解治疗的可能危险性和益处,并签订知情同意书

临床排除标准

　最近 3 个月头部外伤和脑血管病病史

　最近 3 个月发生过心肌梗死

　最近 30 天消化道及泌尿道出血病史

　最近 30 天曾进行外科手术、实质性脏器活检、内部脏器外伤或腰椎穿刺

　最近 7 天曾行不可压迫部位的动脉穿刺

　颅内出血、蛛网膜下腔出血或颅内肿瘤病史(小的脑膜瘤除外)

　临床考虑脓毒性栓塞或腔隙性脑梗死者

　出血素质,基础 INR$\geqslant$1.7、APTT 大于正常值 1.5 倍或血小板计数$<$100$\times$10$^9$/L

　无法控制的高血压,收缩压$\geqslant$180mmHg,舒张压$\geqslant$100mmHg

　体检发现活动性出血或急性创伤(骨折)证据

　口服抗凝药物且 INR$\geqslant$1.5

　最近 48 小时内曾使用肝素治疗,APTT 大于正常值 1.5 倍

　合并妊娠或严重肝、肾功能不全

　血糖浓度$<$50mg/dL(2.7mmol/L)

　不能排除癫痫发作后遗留的神经功能缺损或者发病时曾有癫痫发作

CT 排除标准

　颅内肿瘤(小的脑膜瘤除外)

　颅内出血

　明显的占位效应伴中线结构移位或超过大脑中动脉供血区 1/3 的低密度病灶或脑沟消失

3.介入的一般操作过程

患者仰卧于血管造影床上。凡能合作的患者均采用右侧腹股沟区穿刺部位浸润麻醉,以便于术中观察患者意识状态、语言功能及肢体运动等。对不能合作的患者予以镇静,必要时可气管插管全身麻醉。一般术中需监护患者生命体征并记录。两侧腹股沟区常规消毒,铺巾。

在穿刺部位行局部浸润麻醉。用 16G 或 18G 穿刺针穿刺一侧股动脉,采用 Seldinger 法插入 6F 或 8F 导管鞘,导管鞘与 Y 形阀相连接,Y 形阀侧臂通过两个三通连接管与加压输液管道及高压注射器相连接。注意排清管道内的气泡,调节加压输液持续滴入生理盐水(生理盐水中加入肝素钠注射液,配比为 2 000U 加入 500mL 生理盐水)。不进行经静脉途径的全身肝素化。

进行全脑血管造影,首先进行主动脉弓造影,了解弓上血管分布及病变情况(此步骤虽然可能耗费一定的时间,但是能够为进一步的造影和治疗提供明确的路径和可能有用的诊断信息,因此建议在动脉溶栓过程中还是有必要进行主动弓造影这一步骤的)。然后对经过临床检查或影像学初步检查预判的责任血管进行造影,了解闭塞血管的部位。同时还应进行其余血管的造影,这主要是为了评估患者脑区的血管代偿状态,部分代偿较好的患者造影时可以通过侧支循环的逆向显影判断责任血管的闭塞段长度,为进一步治疗提供决策依据。如果是颅外段闭塞,如颈内动脉颅外段或椎动脉颅外段,可以将指引导管贴近病变处,将微导丝穿过病变,引导微导管越过闭塞段,进行远端血管造影,从而判断闭塞段的长度及累及的远端分支。

动脉溶栓治疗时,先在闭塞处的远心端注射一定剂量的 rt-PA,然后在闭塞段的近心端注射一定剂量的 rt-PA,再将微导管置入闭塞段,余量 rt-PA 通过微导管注射入闭塞段内。有文献报道注射剂量分别为近心端和远心端各 1mg,闭塞段内 20mg,总量为 22mg。注射完毕进行血管造影,了解血管再通情况。一般来说整个手术时间不超过 2 小时。早期在国内通常采用尿激酶(原)实施动脉内接触溶栓(图 8-4),与 rt-PA 治疗相比,除药物本身特点有差别外,它们在使用的步骤上是相同的。

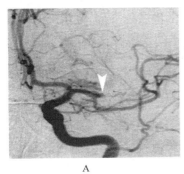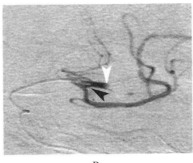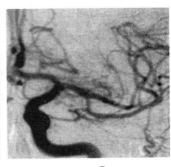

|   |   |   |
|---|---|---|
| A | B | C |

**图 8-4　大脑中动脉闭塞动脉溶栓术**

注　A.左侧颈内动脉后前位造影示大脑中动脉上干完全闭塞(白箭头);B.溶栓微导管头端(黑箭头)插入至血栓的近端(白箭头);C.2 小时内给予尿激酶原 9mg,造影示大脑中动脉上干完全再通。

一旦闭塞血管再通,溶栓药物的灌注即刻停止,撤出溶栓微导管。若血管粥样硬化狭窄严重,再闭塞可能性较大,而病变血管不适合采取支架成形或球囊成形术,可留置微导管(肝素化生理盐水持续灌洗),密切观察患者的临床症状和体征,必要时可复查血管造影,甚至再次灌注溶栓药物。术后予甘露醇脱水、扩容、自由基清除剂以及预防血栓形成的药物治疗。

### (七)动脉溶栓的药物选择及溶栓药物的研究进展

临床上理想的溶栓药物应具备较好的安全性,毒性/疗效比值低的优点,且应具备以下特点:①对血栓选择性高;②血浆半衰期短,作用迅速;③快速清除,不产生持续性的毒性代谢产物;④无免疫性反应;⑤引起颅内出血并发症的作用轻微。

第一代溶栓药物链激酶、尿激酶临床已应用多年,其优点是价廉,缺点是特异性差。ASK、MAST-E、MAST-I等诸多的急性脑梗死链激酶溶栓治疗均因极高的出血转化和早期病死率而终止,此外链激酶具有抗原性,易造成过敏反应,因此链激酶目前已不用于急性脑梗死的溶栓治疗。尿激酶是双链蛋白酶,不同于链激酶,尿激酶是直接的纤溶酶原激活剂,其优点是无抗原性,对新鲜血栓溶解迅速、有效,缺点是对陈旧性血栓的溶解效果差,是目前常用的溶栓制剂。研究表明,急性脑梗死的尿激酶溶栓治疗安全有效。诸多的动脉溶栓试验也同样证实其有效性,而且尿激酶是目前动脉溶栓治疗使用最多的溶栓制剂。动脉溶栓时2小时内给予尿激酶50万～70万U,一般不超过75万U,但也有总量至100万～150万U的个案报道。PROACT的结果表明,大脑中动脉主干闭塞6小时内尿激酶原动脉溶栓治疗有效。PROACT选择的病例比其他急性脑梗死溶栓治疗试验选择的病例病情严重,proUK动脉溶栓治疗的绝对和相对效益分别为15%和60%。尽管PROACT表明proUK疗效确切,安全性高,但由于必须有两个以上严格的临床试验证实该药物有效方能获得FDA批准,而制造商预计进一步的临床试验所耗费的资金将超出获得FDA批准后该药销售所获得利润,因此proUK或许永远只能作为罕用药。PROACT proUK的推荐用量为每2小时6～9mg。

第二代即组织型纤溶酶原激活剂(t-PA)。t-PA属天然的血栓选择性纤溶酶原激活剂,具有选择性与血栓表面的纤维蛋白结合的能力,结合后的复合物对纤溶酶原具有极高的亲和力,t-PA的"血凝块特异性"的溶栓作用,对循环血液中的纤溶系统几乎没有影响,不致产生全身纤溶和抗凝状态,这是t-PA与尿激酶的根本区别。此外,t-PA体内半衰期短,溶栓迅速,再通率高,无抗原性,并可通过基因重组技术大量生产,是目前最为理想、应用广泛的治疗血栓性疾病的药物,缺点是价格昂贵。

第三代溶栓药物应用现代分子生物学对第一代和第二代溶栓药物进行了改造,在特异性、半衰期、溶栓效率等方面进行改进和提高。它们都是对t-PA进行蛋白质工程技术的改造获得,如瑞替普酶、兰替普酶、孟替普酶等。瑞替普酶是一种单链无糖基化的t-PA缺失突变体,能自由地扩散到凝块中,以降解血栓中的纤维蛋白,发挥溶栓作用。其半衰期较长,为12～16分钟。在体外rt-PA与纤维蛋白的结合力很低,但在体内对纤维蛋白具有选择性。兰替普酶(NPA)是采用重组DNA技术生产的t-PA中间缺失突变体衍生物,具有纤维蛋白特异性而无抗原性。

## (八)动脉溶栓的并发症

动脉溶栓除了介入操作本身的风险外,症状性脑出血和再灌注损伤是其最主要的并发症。

### 1.出血

所有溶栓药物均有产生出血的可能,包括脑内出血和脑外出血。影响药物疗效的主要为脑内出血。出血转化的机制尚有争论。大多数学者持以下观点。

(1)急性脑梗死发生后,闭塞血管因缺血缺氧而受损,血管的强度降低,当血栓溶解后,受损的血管暴露于升高的灌注压下,导致出血。

(2)脑梗死时,血小板聚集,形成血小板栓子,以后由于凝血酶及纤维蛋白的作用形成稳固的血栓,限制梗死区出血,溶栓药物干预血栓形成,因而溶栓药物本身是引起或加剧颅内出血的重要因素。动脉溶栓的出血转化率不同文献报道的差异比较大,Perry等对急性脑梗死的动脉内溶栓治疗试验进行荟萃分析,结果表明动脉溶栓治疗患者24小时内出血转化发生率为

35%～42%,对照组患者为 7%～13%;发病后 10 天动脉溶栓治疗的出血转化发生率可高达 68%,对照组为 57%,两者并无显著性差异。从上述结果可以看出,出血转化与血管再通后再灌注密切相关。尽管出血转化的发生率非常高,但动脉溶栓治疗后症状性脑出血的发生率为 10%～17%,比静脉 t-PA 溶栓的症状性脑出血发生率 6.4%(NINDS)、8.8%(ECASS II)稍高,可能与动脉溶栓所入选的患者病情重有关。目前认为症状性脑出血的发生可能与伴随使用的抗凝药物如肝素的剂量、溶栓治疗的时间、溶栓药物及剂量、梗死的范围及侧支循环水平、血糖及血压等因素相关,但均缺乏定论。这给判断溶栓后是否适合置入支架带来一定的难度。

2.再灌注损伤

缺血脑组织在血流供应重新恢复后的短时间内,其神经损害体征和形态学改变往往会有所加重,形成脑缺血再灌注损伤,目前认为自由基级联反应是造成这种损害的重要原因。再灌注损伤引起的脑水肿可使颅压升高,严重者可危及生命。因此,动脉溶栓血管再通后应立即给予甘露醇脱水及自由基清除剂治疗。

### (九)动脉溶栓并发症的预防和处理

有关动脉溶栓的导管导丝的操作技术目前尚缺乏统一的标准,但熟练的导管导丝操作技术对于降低并发症、提高再通率是非常重要的。在进行动脉溶栓时,将微导丝穿过闭塞段到达远端往往是溶栓成功的关键。由于闭塞血管远端没有血流,因此,导丝在前行过程中往往无法在路图的指引下实施。对于基底动脉环以内的闭塞血管可以借助交通支血管建立路图。例如,左侧颈内动脉闭塞时,如果前交通动脉开放良好,可以通过右侧颈内动脉建立路图,这样可在路图下指导导丝安全通过闭塞段并位于血管腔内。

对于需要用球囊扩张来促进溶栓的病例,颅内段血管闭塞宜选取较小球囊进行扩张(图 8-5、图 8-6),颈内动脉颅外段血管闭塞的患者可从小球囊起逐渐换用较大球囊进行扩张。对于闭塞病变较长的患者,可选用短球囊由远端向近端逐步实施扩张,同时注意同步的血管造影,了解有无发生夹层及出血等并发症。

术中注意观察患者,观察的内容包括意识状况、生命体征及神经系统体征。如果发现躁动、血压升高及呕吐等表现时,应立即暂停治疗,行血管造影及神经系统体检。如果造影发现血管破裂出血或出现新的神经系统体征,应立即停止治疗。必要时进行头颅 CT 检查。

出血是溶栓治疗较常见的并发症。出血总体上分为中枢神经系统和其他器官出血两大类。治疗出血的依据:①血肿的大小和位置;②出血产生机械压迫效应的可能性;③神经系统症状恶化或死亡的风险;④给予溶栓药物和出血发生之间的时间间隔;⑤所使用的溶栓药物。如果怀疑出血,应当立即进行血常规检查,了解血细胞比容和血红蛋白值及血小板计数;行凝血功能检查了解活化部分凝血活酶时间(APTT)、凝血酶原时间(PT)、国际标准值(INR)和纤维蛋白原值(Fib)。某些部位的活动性出血可以采取机械的方法进行压迫止血。例如,动脉或静脉穿刺点的出血可以机械压迫止血。对所有潜在的威胁生命的出血,包括可疑的颅内出血,应立即停止给予溶栓药物。尽管颅内出血易出现血压升高,但是胃肠道出血或腹膜后出血更易引起低血压或低血容量性休克,有时即使大量补液也不能纠正。怀疑颅内出血时应当立即进行急诊头颅 CT 平扫检查。如果证实存在颅内出血,应请神经外科会诊,决定是否进行手术治疗。如果是非神经系统的严重出血,在进行外科手术或进一步处理前,应进行相关急诊影像学检查。

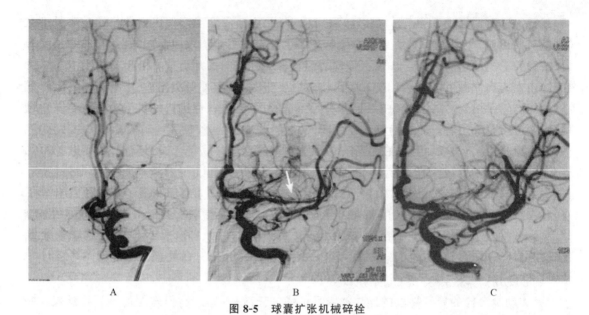

**图 8-5　球囊扩张机械碎栓**

注　A.血管造影提示左侧大脑中动脉闭塞。B.2.0mm 球囊扩张（箭头）。C.血管再通。

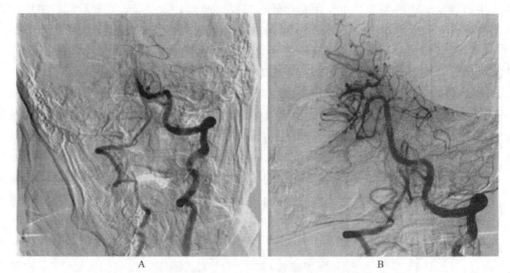

**图 8-6　动脉内溶栓联合球囊碎栓重建闭塞的基底动脉**

注　A.治疗前基底动脉尖端闭塞。B.予 rt-PA 20mg 动脉溶栓后血管未通,遂行球囊血管成形术后基底动脉尖端完全再通。

无论是否实现血管再通,在治疗完成后患者应进入脑卒中单元进行监护,观察患者的生命体征及神经系统体征的变化。动脉溶栓后最初 3 小时内每 15 分钟测量 1 次生命体征,每半小时进行 1 次神经系统体检。一旦发现生命体征变化(比如血压明显升高或者血压明显降低等)及神经系统新发阳性体征或原有症状加重,应认真检查患者,了解有无颅内出血,对于怀疑颅内出血的患者应当立即复查头颅 CT。一般术后 24 小时内不使用抗血小板聚集药物。如果是单纯使用机械辅助的方法实现再通的患者,在复查凝血常规无禁忌时可以及早应用抗凝或抗血小板聚集药物。

### （十）急性脑梗死动脉溶栓的预后

诸多临床试验结果使由保守的抗凝和抗血小板治疗转向积极的溶栓治疗。就目前的研究结果而言,静脉溶栓适合于小血管闭塞导致的缺血性脑血管病,动脉内溶栓则更适于颅内大血管闭塞的再通。大脑中动脉近端闭塞动脉内溶栓和静脉溶栓治疗的再通率分别为 70％ 和 31％,再通率高可能是动脉内溶栓时间窗长的原因。动脉内溶栓的另一优势是所需溶栓制剂的总量低,对全身出凝血功能的影响较小,这对一些存在出血倾向的患者可能较为安全。但动脉内溶栓症状性脑出血的发生率显著高于静脉溶栓,尽管目前认为动脉内溶栓症状性脑出血高的原因可能与入选的患者病情重、治疗时间窗长有关。

动脉溶栓的预后除了与溶栓后症状性脑出血直接相关外,还取决于闭塞血管供血区的侧支循环。例如,颈内动脉末端闭塞(CTO),也称为血管分叉口闭塞,即 T 形闭塞,此时既影响同侧的 ACA A1 段,又影响同侧大脑中动脉 M1 段。这类患者预后极差。原因是缺少软脑膜提供的侧支循环。甚至有些学者认为,若 CT、MRI 或血管超声等检查考虑 CTO,应视为非溶栓治疗适应证。

总体而言,血管再通预示良好的开端,但应该强调的是,动脉溶栓后血管再通并不总意味着良好的临床预后,血流的恢复不代表功能的恢复;反之,溶栓后尽管血管未能完全再通,但可能因溶栓后侧支循环形成而取得良好的临床疗效。此外,高龄是动脉内溶栓预后不佳的独立危险因素。

## 四、急性脑梗死动脉内溶栓联合支架置入术

早期针对缺血性脑血管病的溶栓治疗,无论是经动脉还是经静脉途径,主要是使用单一溶栓药物。但研究发现,使用一种药物无论经动脉或静脉途径均不能快速有效地开通大动脉的闭塞。即使奏效,也要花费至少 15 分钟。没有证据表明某种溶栓药优于其他溶栓药。颈内动脉或基底动脉闭塞通常对单一药物溶栓反应更差。TCD 超声研究证实,经静脉途径 rt-PA 溶栓治疗大脑中动脉闭塞仅有 30％ 的再通率,48％ 的部分再通率,而开通动脉的再闭塞率高达 27％。经动脉 rp-UK 溶栓,大脑中动脉完全再通率 2 小时后仅为 20％,63％ 的部分再通率。而完全开通动脉 1 小时后的再闭塞率为 50％。一般在 rt-PA 溶栓后 24 小时内不能使用阿司匹林,这可能与较低的再通率和较高的再闭塞率有关。

对闭塞血管实施快速而完全的再通是患者良好预后的前提。为达到这一目标,在处理急性冠脉综合征(ACS)时,目前的共识是使用多种药物,而且更多地联合应用经皮冠脉介入方法。其目标就是要尽快并完全地恢复闭塞或狭窄冠脉的血流。目前,针对大多数 ACS 患者标准的治疗方法包括抗栓(阿司匹林、氯吡格雷、GPⅡb/Ⅲa 受体拮抗剂)、抗凝(肝素或低分子肝素)和直接经皮冠脉介入。TIMI 研究组报道在处理 ACS 患者时,使用较小剂量的 rt-PA 联合 GPⅡb/Ⅲa 受体拮抗剂(阿昔单抗)闭塞血管能达更高的完全再通率。然而在 GJUSTO 试验中,采用降低剂量的 rt-PA 联合阿昔单抗治疗发现,＞75 岁的患者脑出血的风险显著增加。

为了提高急性缺血性脑卒中患者溶栓治疗的成功率,一个方法就是参考 ACS 的治疗,应当探索多模式的治疗方法。颅内支架置入术治疗急性颅内血管闭塞即是其中可选方案之一。

颅内支架置入术治疗急性颅内动脉闭塞相对于其他机械性再通的方案其优势在于能够立即重建血流。有些时候因为血栓的固有结构特点对溶栓药物不敏感,有些时候因为栓子与血

管内膜牢固粘连,使机械碎栓等手段也不易奏效。通过支架置入将栓子推移到血管壁上,从而重建血流成为一种有效的治疗方法。

颅内支架置入重建脑血流的概念是从心血管治疗中演化过来的。最初关于颅内支架置入治疗急性颅内动脉闭塞的病例即是置入的冠脉用的球扩式支架。有研究者报道了 19 例患者在发病 6.5 小时内采用颅内支架置入进行补救性治疗,79%的患者实现了血管再通(TIMI 2~3 级);共 6 例患者死亡(5 例死于进展性脑卒中,1 例死于并发症),仅有 1 例患者出现症状性颅内出血。使用球囊扩张式冠脉支架行颅内支架置入术产生并发症更多是因为冠脉和颅内血管的解剖结构不同所致。与冠脉血管不同,颅内血管缺乏外弹力膜,并且因为发出众多的穿支动脉而相对位置固定。另外,血管闭塞的原因也不同。冠脉闭塞的原因就是因为局部的血管病变,而颅内血管闭塞的原因更多是因为来源于其他血管的栓子引起的栓塞。因为球扩式支架本身所具有的缺乏弹性的特点,因而相对而言在前循环病变使用球扩式支架更难释放。同时因为栓子的推移效应,导致在使用球扩式支架时栓子可能被推移到穿支血管的开口部,从而栓塞了穿支血管,形成大血管再通,但病变部位脑组织无复流的现象。因此,为了避免这种现象,在进行球扩式支架释放前最好先用一个球囊进行一次预扩张。预扩张球囊的直径要小于血管直径,且不要打开得充分,最好约为血管直径的 80%,然后置入球扩式支架或许有助于减少上述情况的发生。

相对而言,颅内自膨式支架治疗急性颅内血管闭塞更有优势。具体表现在以下几个方面。第一,自膨式支架输送系统较球扩式支架更柔顺,在送到靶血管区域时对沿途血管的损伤较球扩式支架要小,产生夹层等并发症的可能性降低。第二,自膨式支架本身也较球扩式支架更柔顺,在释放后与血管壁的贴壁性更佳。第三,改良后的自膨式输送系统对迂曲血管的通过性较自膨式支架更强。目前临床使用的自膨式颅内支架系统有以下 5 类:Neuroform、Wingspan、Enterprise、Solitaire(ev3)、Leo。这 5 类中只有 Wingspan 支架是经过 FDA 批准的用于治疗症状性颅内动脉狭窄的支架,其他 4 类都是用来治疗颅内宽颈动脉瘤的支架。

SARIS 试验是 FDA 批准的首个使用支架治疗颅内血管急性闭塞的前瞻性研究。共纳入 20 例患者,NIHSS 评分为 14±3.8 分,平均治疗时间为发病 5 小时。12 例患者采用了联合治疗,其中包括血管成形8 例,经静脉 rt-PA 溶栓 2 例,经动脉溶栓 10 例。研究中共使用了 19 例自膨式支架,其中 Wingspan 支架17 例,Enterprise 支架 2 例。其中 1 例患者在支架到位时发现闭塞血管再通,遂放弃使用支架治疗。全部闭塞血管实现了部分可完全再通,其中 TIMI 2 级为 40%,TIMI 3 级为 60%。24 小时内共出现 3 例颅内出血的并发症,其中 1 例是症状性颅内出血。65%的患者术后 NIHSS 评分提高>4 分。5 例患者死于脑卒中相关的并发症。12 例患者(60%)术后 30 天随访,mRS 评分<3 分。

新一代的自膨式支架还可以实现临床血管再通的功能。这种临床再通的好处不仅可以实现血管再通,且避免了支架置入后的再狭窄以及患者需要长期服用抗血小板聚集药物的负担。有学者报道了 1 例临时使用支架辅助再通的病例。患者为 1 例 55 岁男性,NIHSS 评分为 20 分,经过动脉使用阿昔单抗、rt-PA 以及机械再通等治疗,均未实现右侧大脑中动脉 Ml 段闭塞再通。遂采用 Enterpnse 支架在病变部位部分释放,实现血管再通。将支架在原位维持 20 分钟后回收支架。术后患者的 NIHSS 评分戏剧性地下降到 7 分。有学者报道了 1 例相似的病例。1 例 41 岁男性患者椎基底动脉闭塞 9 小时,NIHSS 评分为 19 分,采用上述相似的治疗方法，手术后 NIHSS 评分立即下降到 8 分，手术后 30 天为 2 分。前述的 5 种自膨式支架中 Wallstent 支架和 Neuroform 支架因为是开球式设计，不能回收，故不适合这种疗法。Enterprise 支架、Leo 支架和 Solitaire 支架可以实现部分释放后再回收功能。其中 Enterprise 支架释放<70％可实现回收，Leo 支架释放<90％可实现回收，而 Solitaire 支架完全释放后也可实现回收。

　　该治疗方法对患者的选择上与动脉溶栓不尽相同，主要注意排除的病例包括术前存在颅内出血、严重脑水肿以及没有缺血半暗带的患者。目前所进行的一些临床试验，例如 SARIS 试验以及 Enterprise 回收试验均对入组患者设定了颅内出血不能入组的排除标准。术前脑水肿是一个相对禁忌证，主要是因为术前存在脑水肿的患者进行支架置入血管再通治疗后可能会继发再灌注损伤。没有缺血半暗带的患者血管再通后不能改善临床症状。

## 五、器械溶栓和超声辅助溶栓

　　既往进行的一些关于经静脉溶栓、经动脉溶栓及两者的联合治疗在实现血管再通及良好临床预后上均未取得令人满意的效果。由此催生了进行其他方法实现血管再通及再灌流的研究热潮。动脉溶栓联合支架置入治疗急性颅内血管闭塞即为其中方案之一，下面介绍几种近年得到重点研究并应用的治疗方法，包括血栓清除、机械碎栓、血栓吸取等。

　　血栓清除指的是使用机械的方法将栓子从指引导管或动脉鞘中取出的方法。Chopko 等在 2000 年报道了采用血管内捕获装置对大脑中动脉进行血管内取栓治疗的报道。1 例大脑中动脉 M1/M2 交界处闭塞的患者经过经静脉使用尿激酶、阿昔单抗以及经动脉微导丝碎栓等处理后仍不能实现血管再通，最后选用鹅颈式血管内捕获器成功取出栓子，立即实现了完全的血管再通。Nesbit 等报道使用 Microsnare(MN) 和 Neuronet(CA) 分别治疗了 6 例和 5 例患者，实现了约 50％的再通，并且没有发生与器械相关的并发症(图 8-7)。

　　在 MERCI 装置于 2004 年获得 FDA 的批准用于临床之前，所有关于机械血管再通的研究均为临床试验研究。MERCI 装置是由 3 部分组成：镍钛合金的记忆导丝(其末端卷曲成环状)、一个微导管以及一个球囊支持的指引导管。使用 MERCI 装置进行的第一阶段试验入组了 30 例不适合进行静脉溶栓或者经静脉溶栓失败的病例，43％的患者成功实现了血管再通，64％的患者追加了经动脉 rt-PA。在血管再通的 18 例患者中，9 例在术后 1 个月随访时 mRS 评分≤3 分，术后 1 个月总的病死率为 36％，无一例是因为手术相关的并发症而死亡的。由此设计了 MERCI 试验来验证 MERCI 装置治疗脑卒中发病 8 小时以内的患者的有效性和安全性。这是 1 个前瞻性多中心的研究，入组了 151 例不适合进行经静脉溶栓的患者。结果提示，血管再通率为 46％，其中成功使用了 MERCI 的患者再通率为 48％。临床预后显著优于 PROCAT Ⅱ 试验(P<0.001)。3 个月随访良好预后(mRS 评分≤2 分)率为 27.7％，病死率为 43.5％。血管再通组在术后 90 天随访时神经功能评分优于未再通组，而病死率低于未再通组。后来又设计 1 个多中心的 MERCI 试验评价新一代 MERCI 装置的安全性和有效性。其中 166 例患者使用了 MERCI 装置，血管再通率为 55％，联合使用了经动脉溶栓后血管再通率提高至 68％。术后 3 个月随访，良好预后率为 36％，病死率为 34％，以上两项指标均优于 MERCI 试验的结果。Devlin 等采用与 MERCI 试验相似的设计对 25 例患者进行血管内 MERCI 再通治疗，其结果提示再通率为 56％，90 天时病死率为 36％，所有死亡患者均为未实

现血管再通的患者。

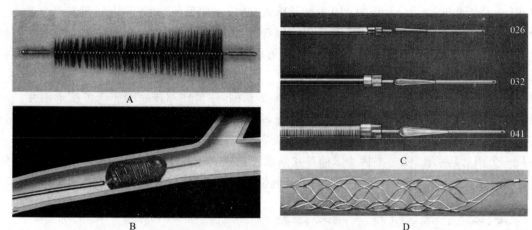

**图 8-7　几种血管内取栓装置的示意图**

**注**　A.Phonex 装置。B.MERCI 装置。C.Penumbra 装置。D.Solitaire AB 支架装置。

　　Phonex 血栓取出装置是一种类似毛刷样的装置,其核心是一根微导丝,周边是长度不等的呈栅栏样排列的微丝样结构。这种装置自 2006 年起在欧洲被用于治疗急性脑血管闭塞。这种装置共有 3 种尺寸,最小的一种能够对直径为 2mm 的血管(如大脑中动脉的远端分支)进行治疗。

　　Liebig 等运用第二代这种装置对 55 例患者进行了血管内治疗,包括颈内动脉、大脑中动脉、大脑后动脉、椎—基底动脉系统。结果提示,血管再通(定义为 TIMI 2～3 级)率为56.3％,没有发生装置导致的致残和致死。

　　血管内激光装置被认为是一种设计合理且很有应用前途的装置。其设计原理是通过激光的能量将血栓粉碎成能够通过毛细血管进入微循环的微碎片,从而实现血管再通的目的。LaTIS 激光装置(MN)是第一个在美国用来进行前瞻性和开放性研究的装置。这项研究是因为在 12 个动物上进行预实验取得成功后得到 FDA 批准的。入组标准为前循环脑卒中发病 8 小时以内,后循环脑卒中发病 24 小时以内。初步研究结果显示,在 5 例患者中有 2 例装置不能到达病变部位,实验总计进行了 12 例患者即停止。后来尽管对该装置进行了改进,但是未开展进一步的试验。

　　EPAR 激光装置(CA)的原理是通过光纤将激光的能量转化为声能,在微导管的末端产生微气泡以达到血栓消融的目的。一项使用此装置的先导研究纳入了 34 例患者,血管再通率为 41.1％。EPAR 试验中成功使用了该装置的患者数为 18 例,再通率为 61.1％,病死率为 38.2％。目前正在进行对于该装置的 2 期临床试验。

　　通过微导管或指引导管进行血管内抽吸新鲜栓子的方法已经开展了多项研究。例如,对颅外血管进行抽吸的装置,如 Angiojet System(MN)、Oasis System(MA)、Hydrolyzer(NJ)、Amplatz Device(MN)等。这些装置通过在血栓局部形成涡流,进而碎裂并吸出栓子。曾有一项试验用来评价使用 Angiojet System 抽吸颅内血管的栓子,包括颈内动脉颅内段、大脑中动脉及椎—基底动脉系统等,因为产生的动脉夹层及装置不能到位等导致试验提前终止。尽管厂商更改了装置的设置及试验的设计,但目前有关该装置的安全性和有效性的试验仍未得到批准。

Penumbra 装置是 FDA 于 2008 年批准用于临床的一种新型的血栓抽吸装置。研究该装置的先导试验是在欧洲完成的,共纳入了 23 例患者,均为脑卒中发病 8 小时以内的患者。尽管有 3 例患者因为血管迂曲未能使用该装置治疗,其余患者经过该装置治疗后再通率为 87%。接着这个试验又设计了一个更大规则的前瞻性多中心的研究,共纳入了 125 例患者,81.6% 的患者实现了完全或部分再通,3 个月后随访病死率为 32.8%。在该装置被批准用于临床后,一项荟萃分析提示 6 个国际中心共使用该装置治疗了 105 例患者,术前 NHISS 平均分为 17 分,56 例患者治疗后 NIHSS 评分提高至少 4 分。术前靶血管大部分(96%)TIMI 分级为 1~2 级,治疗后 52% 的患者血管再通的 TIMI 分级为 2 级,31.3% 的患者为 TIMI 3 级。24 小时内颅内出血率为 5.7%,病死率为 21%。

另外,Solitaire AB 支架装置已用于脑血管急性闭塞再通的治疗(图 8-8)。研究表明,63.6% 的急性大脑中动脉闭塞的患者经 SolitaireAB 支架装置再通后,NIHSS 评分下降了 10 分;血管再通率高达 90.9%。

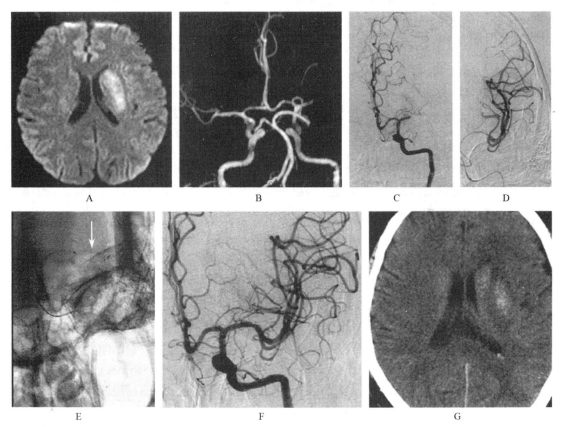

**图 8-8　Solitaire AB 支架用于脑血管急性闭塞再通的治疗**

注　A.MRI-DWI 提示左侧基底节区、左侧颞及顶叶急性脑梗死(处于超急性期)。B.MRA 提示左侧大脑中动脉(L-MCA)MI 段闭塞。C.DSA 证实 L-MCA M1 段闭塞,且大脑前动脉的软脑膜支向 L-MCA 供血区代偿供血。D.通过微导管证实 L-MCA 远端显影。E.Solitaire 支架置入病变血管(箭头)。F.支架回收后 L-MCAM1 再通(取出的栓子图片未提供)。G.术后 CT 提示左侧基底节区小片梗死伴少量造影剂外渗。

(王交运)

# 第三节　三叉神经痛

三叉神经为混合神经,是第 V 对脑神经,也是面部最粗大的神经,含有一般躯体感觉和特殊内脏运动两种纤维。支配脸部、口腔、鼻腔的感觉和咀嚼肌的运动,并将头部的感觉信息传送至大脑。三叉神经由眼支(第一支)、上颌支(第二支)和下颌支(第三支)汇合而成,分别支配眼裂以上、眼裂和口裂之间、口裂以下的感觉和咀嚼肌收缩。三叉神经痛发病年龄较广,一般女性多于男性。这种疾病的特点是:在人体的头面部三叉神经分布区域内,骤然发病,呈闪电样、烧灼样、难以忍受的剧烈性疼痛;疼痛特点:为突发性、剧烈性,有激发点,发病前无征兆,突发性三叉神经分布区剧烈疼痛。一般上颌支和下颌支为多见,眼支较少,疼痛如电击、刀割、针刺样、跳痛、抽痛、口角牵斜,每次发作持续几秒至 2 分钟,反复发作,剧痛难忍,伴有流泪、结膜充血等,在间歇期轻触口腔颌面部某一部位即可诱发疼痛发作,即激发点或称扳机点。

三叉神经痛的治疗:目前治疗方法较多。①保守治疗,即药物和针灸治疗,方法简单、方便,但作用时间短,常伴有过敏、头晕、乏力等药物反应;②介入微创治疗,有射频消融术(射频温控热凝术);③放射治疗,有 γ 刀立体定向放射治疗。其中射频消融术以其微创、安全、起效快等特点在临床广泛应用。

## 一、病因

原发性三叉神经痛至今原因不明,目前获得大家公认的是神经血管冲动学说,即颅内三叉神经长期受到邻近血管的压迫,使神经产生脱髓鞘反应,神经冲动的传导发生异常,导致阵发性的三叉神经控制的面部疼痛发作。

继发性三叉神经痛的常见病因:①脑干内部病变,延髓及脑桥内部病变,如脊髓空洞、脑干肿瘤、血管病变、多发硬化、炎症等;②颅后窝病变(三叉神经后根处的肿瘤),桥小脑角的肿瘤,表皮样囊肿或蛛网膜炎性粘连等;③颅中窝病变(颅中窝底后部及前部肿瘤),脑膜瘤,三叉神经鞘瘤等;④三叉神经周围支病变,眶内肿瘤,海绵窦内肿瘤等。

## 二、诊断

### (一)临床表现

疼痛部位:右侧多于左侧,疼痛由面部、口腔或下颌的某一点开始扩散到三叉神经某一支或多支,以第二支、第三支发病最为常见。其疼痛范围不超过面部中线,也不超过三叉神经分布区域。偶尔有双侧三叉神经痛者,大约占 3%。疼痛性质:三叉神经痛如刀割、针刺、撕裂、烧灼或电击样,疼痛剧烈难忍。

### (二)辅助检查

CT 或 MRI 等影像学检查可明确三叉神经周围及颅内有无占位。

### (三)诊断

国际疼痛研究会(IASP)关于神经病理性疼痛的诊断标准定为:①表现为不同阶段神经分

布区的疼痛;②具有躯体感觉系统相关损伤或疾病史;③至少经过 1 项检查确诊不同神经阶段分布区的疼痛;④至少经 1 项检查或试验确诊相关性损伤或疾病与疼痛有关。符合上述①～④条者为典型的神经病理性疼痛;如果仅符合①、②条或③、④条为可疑神经痛。原发性三叉神经痛诊断标准为符合①、②条,大部分符合④条,少部分符合③条。继发性三叉神经痛诊断标准符合①、②、④条。

# 三、介入治疗

## （一）适应证与禁忌证

### 1.适应证

①药物治疗或不能耐受药物不良反应的患者。②乙醇封闭或甘油注射其他节前支、干行手术失败者。③各种止痛手术后复发者。④年龄偏大或不能耐受手术或不愿接受开颅减压手术者。

### 2.禁忌证

①有面部感染的三叉神经痛。②严重高血压、冠心病、肝肾功能损害者。③凝血机制异常或有出血倾向者,有糖尿病危象者。

## （二）介入前准备

（1）对患者进行心理辅导,改善患者对手术的紧张、焦虑等负面情绪,取得患者的信任及配合。

（2）抗生素:术前 1～3 天给予常规抗生素内科预防应用,术后应用 3～5 天,行抗感染治疗,预防颅内感染。

（3）术前 1～2 天开始应用营养神经药物,以促进术后正常神经功能恢复。

（4）与家属及患者积极沟通,告知家属相关风险,并签署手术知情同意书。

## （三）介入操作

### 1.应用解剖

从三叉神经半月节发出了 3 个周围支,即眼支、上颌支、下颌支。①眼支:又称眼神经,由半月节前内侧发出,随即穿入海绵窦外侧壁,走行在滑车神经与动眼神经的下面,从眶上裂出颅,眼神经全长 2.5cm,在入眶后分出 3 个终支,即额神经、泪腺神经和鼻睫神经,负责接受额、头顶骨膜与皮肤,鼻腔黏膜及皮肤的外感受信息。②上颌支,又称上颌神经,从半月节前缘中部发出,立即在海绵窦外侧壁下方经卵圆孔出颅,再从眶下裂进入眶内,续为眶下神经,出眶下孔至面部。其分支分布在颅中窝的硬膜上、上颌、牙齿、牙龈、上颌窦、鼻黏膜、下脸颊部鼻背和上唇皮肤,收集这些区域的外感受信息。③下颌支又称下颌神经,系感觉与运动神经,是从半月节前下缘发出的最粗大的支干,从卵圆孔出颅,入颞下窝,在卵圆孔分成前、后两支,前支为运动支,分布在诸咀嚼肌内,后支为感觉支,再分出许多小分支,接受下颌、牙齿、牙龈、耳颞区、下唇等部位皮肤、黏膜外的感受信息。

### 2.器械准备

温控热凝仪、CBCT、射频针。

### 3.操作过程

射频温控热凝术在局部麻醉下进行(仰卧位)。选用经皮穿刺进入卵圆孔的途径,以三叉神经半月节为靶点。三点定位：A点，患侧口角外侧2.5～3.0cm处；B点，颞颌关节内侧；C点，同侧瞳孔内侧缘。

穿刺法：由A点进针，矢状面沿AB连线，冠状面沿AC连线进针，深度5～8cm，经卵圆孔进入并列达三叉神经半月节，位置确定后施治。穿刺针达三叉神经节后患者会感觉面部疼痛加剧，呈向上、下颌支配区放射痛，从这些疼痛部位的反应，可判断穿刺针与所在神经支关系与深浅度，结合CT三维导航定位，使穿刺针可准确进入卵圆孔，确定射频热凝针准确无误到达其靶点后做如下操作。①先进行预试验，用微电极刺激测试，再次定位（50Hz方波脉冲1毫秒，电压0.1～0.5V）。②预试用40～45℃温度试治45～60秒，1～2次，患者无面部麻木感，张口、伸舌正常，生命体征平稳，情绪稳定后再开始治疗。③正式射频温控热凝使用专供设备的温控热凝仪，温控范围为65～90℃，使用75℃为宜。④开机治疗时需测试温度在需要温度值不变，达60秒一个靶点，一般选用70～75℃，每次热凝60秒即可。在热凝时患者会觉得患侧部微热以及疼痛减轻，整个操作要使患者面部疼痛完全消失为止，然后拔出射频针，完成手术（图8-9、图8-10）。

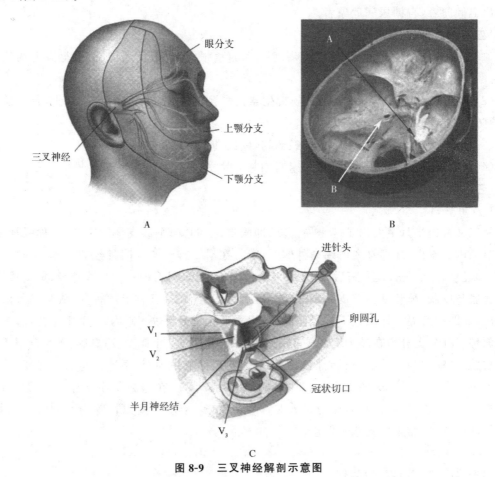

图8-9 三叉神经解剖示意图

注 A.三叉神经不同分支面部所视范围。B.颅底卵圆孔位置。C.三叉神经节穿刺模式图。

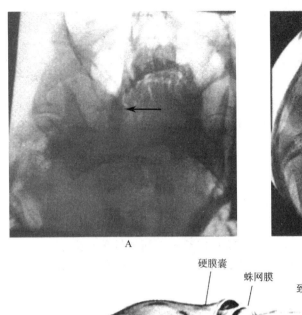
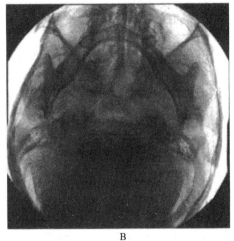
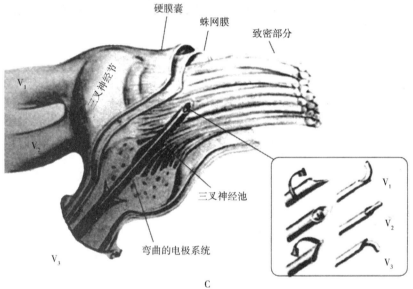

**图 8-10　三叉神经节消融模式图**

注　A.透视下卵圆孔位置(箭头)。B.定位卵圆孔穿刺半月神经节。C.射频消融针穿刺进入三叉神经节消融模式图。

4.疗效评价

术后根据疼痛的范围、缓解程度、持续时间的变化来判定疗效。

# 四、介入后处理与随访

(1)术后常规抗感染治疗,每天生活、饮食要有规律,保证足够的睡眠和休息,避免过度劳累。

(2)保持心情舒畅、情绪稳定,切忌冲动、发怒或郁郁寡欢。常听柔和的音乐,使心情平和,树立治疗疾病的信心及战胜疾病的决心,积极配合治疗。

(3)适当参加体育锻炼,锻炼身体,增强体质,如打太极拳、散步、慢跑。

（4）注意头面部保暖，避免局部受冻、受潮，刮风时不出门，寒冷天气注意保暖，外出戴口罩，避免冷风刺激面部。不用太冷或太热的水洗脸。

（5）避免一切疼痛诱发因素，如洗脸、刷牙、修面、理发，吃饭动作要轻柔，尽量避免刺激扳机点。

（6）进食较软食物，咀嚼诱发疼痛者要进食流质或半流质食物，禁食油炸、坚果类等需要反复咀嚼的食物；不吃、不闻刺激性的调味品，如姜粉、芥末等；禁忌酒、浓茶、咖啡、人参等补品。

## 五、并发症及防治

（1）角膜反射丧失、角膜溃疡穿刺过深或温度偏高，可引起角膜反射丧失及角膜溃疡，穿刺前务必反复校对，可给予营养神经、抗感染治疗。

（2）颅底、颅后窝的无菌性炎症可根据炎症轻重程度给予不同剂量激素治疗。

（3）后组脑神经损伤：预防为主，一旦发生，辅助以营养神经、改善循环、抗感染药物治疗。

（王交运）

# 第九章　循环系统疾病

## 第一节　先天性心脏病

### 一、动脉导管未闭

#### (一)概述

动脉导管是胎儿时期肺动脉与主动脉间的生理性血流通道。胎儿出生后,肺膨胀并承担气体交换功能,肺循环和体循环各司其职,导管可在数月内因废用而闭合形成动脉韧带,如1岁后仍持续开放,并产生病理生理改变,即为动脉导管未闭(PDA)(图 9-1),其可单独存在或与其他任何形式的先天性心脏病并存。

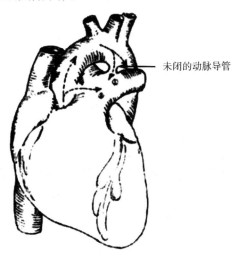

未闭的动脉导管

**图 9-1　动脉导管未闭**

#### (二)病因

动脉导管未闭发生的主要原因可分为遗传和环境两类,在胎儿期,任何影响心脏胚胎发育的因素均可能造成心脏畸形,单纯遗传因素(如基因突变、染色体畸变)导致的占8%,单纯环境因素导致的占2%,遗传和环境因素相互作用而引起的占90%。

#### (三)诊断

1.临床表现

(1)症状:随病变的轻重而不同,轻者无症状,较重者出现的症状主要为心悸、气急、咯血、咳嗽、乏力、胸闷等。

(2)体征:典型体征是在胸骨左缘第2肋间偏外侧有响亮的连续性杂音,向左上颈背部传导,伴有收缩期或连续性细震颤。肺动脉区第二心音增强或分裂,但多数被杂音所掩盖不易听到。分流量大者,由于体循环舒张压降低、脉压增大,可产生水冲脉、股动脉枪击音和毛细血管搏动征等类似于主动脉瓣关闭不全的周围血管征。

2.辅助检查

(1)胸部X线摄片检查:轻型可正常。分流量较大的患者,可见肺总动脉凸出,且超出增大的主动脉结影,可见左心房和左心室增大。左前斜位摄片有时可在降主动脉开始部见主动脉骤然向内收缩,形成"漏斗征"。

(2)心电图检查:心电图可能正常,一般为左心室肥大和左心房肥大。

(3)超声心动图:可在大动脉短轴切面清楚地显示肺总动脉在分出左肺动脉处有一异常通道与降主动脉沟通,为未闭的动脉导管;可测出管径的粗细、长短,并可确定解剖分型;可以显示各心房、心室有无扩大,升主动脉有无增宽。

(4)主动脉弓造影和右心导管检查:经股动脉应用猪尾导管,选择左侧位下行主动脉弓降部造影,可见主动脉和肺动脉同时显影,并可使未闭的动脉导管显影。部分患者检查时右心导管可通过未闭的动脉导管,由肺动脉进入降主动脉。超声心电图检查技术出现后,本病不需右心导管检查。

3.诊断

典型的心脏杂音通常提示先天性心脏病的存在,超声心动图检查可以确诊本病,有时体检心脏超声时首次发现,少数心脏CTA检查时发现。

## (四)介入治疗

目前PDA介入封堵术因其创伤小、疗效好、恢复快,是治疗PDA的首选方案。

1.适应证与禁忌证

(1)适应证:①体重≥4kg;②PDA合并左心房和(或)左心室扩大;③存在肺动脉高压,且肺动脉压<体循环压力的2/3或肺循环血管阻力<体循环血管阻力的2/3;④存在肺动脉高压,且肺动脉压>体循环压力的2/3或肺循环血管阻力>体循环血管阻力的2/3,但表现为单纯左向右分流;⑤合并感染性心内膜炎,但已控制3个月;⑥有连续性杂音的小直径PDA;⑦无杂音的小直径PDA。

(2)禁忌证:①肺动脉高压表现为单纯右向左分流;②合并需外科手术矫正的心脏畸形;③依赖PDA生存的心脏畸形。

2.介入前准备

(1)辅助检查完善各项术前检查,如心电图、胸部X线摄片、超声心动图及相关实验室检查,必要时配血备用,准备必要的抢救药物、监护及急救设备。

(2)抗生素:术前预防性应用抗生素。

3.介入操作

(1)应用解剖:动脉导管连接左肺动脉或肺动脉总干与降主动脉,位于左锁骨下动脉开口之下,未闭的动脉导管其长度和直径可能有很大的不同,根据形态可将其分为 5 型(图 9-2)。

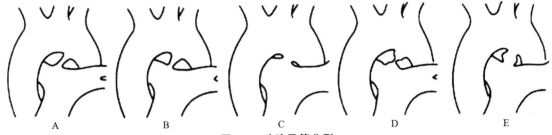

**图 9-2　动脉导管分型**

注　A.管型:导管连接主动脉与肺动脉的两端口径一致,导管较长,此型较常见。B.漏斗型:动脉导管的主动脉端口径大于肺动脉端口径,呈漏斗状。C.窗型:导管短,口径粗,外观似主动脉和肺动脉窗样结构。D.哑铃型:中部细,两端粗,少见。E.动脉瘤型:导管连接主动脉与肺动脉,两端细而中间呈瘤样扩张。

(2)器械准备:5F、6F 的穿刺鞘管及桡动脉穿刺鞘管、猪尾造影导管、MPA 造影导管;各种规格的输送鞘管和 PDA 封堵器,弹簧圈;各种造影导丝和加硬导丝、圈套器等。

(3)操作过程:严格无菌操作。

1)心导管检查术:成人可采用局部麻醉,儿童或不能配合手术者采用全身麻醉。穿刺股动、静脉,常规静脉推注肝素 100U/kg。经股静脉行右心室导管检查,测量血流动力学指标,评估体—肺循环分流量,计算肺循环血流量、肺循环血管阻力、体循环血管阻力、肺小动脉阻力及肺动脉压力等。继发重度肺动脉高压者,必要时行急性血管反应试验及试封堵术。经股动脉应用猪尾导管,选择左侧位(LAO)90°体位下行主动脉弓降部造影,如不能清楚显示 PDA,可采用右前斜位(RAO)多投射角度(45°~75°)。根据 PDA 血管造影术的结果、测量的直径和长度选择封堵器。

2)封堵器的选择:目前,常用的 PDA 封堵器有 Amplatzer 封堵器(图 9-3)及国产蘑菇形封堵器、第Ⅱ代 Amplatzer 封堵器(ADOⅡ)、弹簧圈、成角型封堵器及血管塞封堵器(第Ⅰ代和第Ⅱ代)。PDA 直径≤2.0mm 的可选用可控弹簧圈,PDA 直径≤4.0mm 的短管形者可选用ADOⅡ,选择的弹簧圈直径至少为 PDA 最窄处的 2 倍。ADOⅡ可通过 4F 或 5F 输送鞘管,适合婴儿及管形、不规则形 PDA 的封堵。直径>2.0mm 的漏斗形 PDA 可选用 Amplatzer 封堵器,选择的封堵器直径比 PDA 最窄处大 2~6mm。

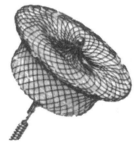

**图 9-3　Amplatzer 封堵器**

3)封堵操作:Amplatzer 及国产蘑菇形封堵器经股静脉送入端孔导管,过右心房、右心室至肺动脉,通过 PDA 将直径 0.9mm、长 260cm 的加硬导丝送至降主动脉,保留导丝,撤出端孔导管。如果遇到经静脉侧送入加硬导丝，通过 PDA 困难的患者，可从股动脉侧应用右冠状动脉造影导管（JR3.5、JR4），送入 1 根超滑长导丝通过 PDA 至肺动脉或上腔静脉，再经股静脉侧送入抓捕器，抓取长导丝头端并拉出体外，建立股动脉→降主动脉→PDA→肺动脉→右心室→右心房→下腔静脉→股静脉轨道。X 线透视下沿导丝将相应直径的输送鞘管送入降主动脉，撤出导丝，将所选的 Amplatzer 封堵器安装于输送钢缆顶端，沿输送鞘管将封堵器送至降主动脉，并释放封堵器的主动脉侧伞盘；再将整个系统一起回撤至 PDA 的肺动脉侧，固定钢缆，并后退输送鞘管直至封堵器全部展开，可见封堵器腰部嵌于 PDA 内（图 9-4）。观察 5～10 分钟后可从输送导管内注入造影剂观察或者从股动脉侧送入猪尾导管，行主动脉造影。若证实封堵器位置合适，无残余分流或仅存在微量分流时，可逆时针旋转钢缆，将封堵器完全释放，撤出导管，静脉、动脉压迫止血或者动脉侧血管缝合器缝合止血。

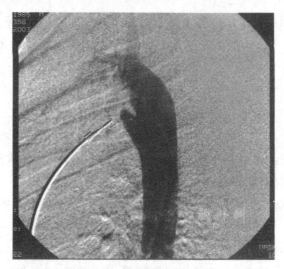

**图 9-4　封堵器封堵实例**

4）疗效判定：Amplatzer 蘑菇形封堵器的手术成功率为 98%～100%。术后残余分流是评价 PDA 介入治疗效果的最主要指标，Amplatzer 蘑菇形封堵器术后即刻残余分流发生率为 34.9%，其中主要为微量至少量分流，术后 24～48 小时为 12.3%，术后 1～3 个月为 1%，术后 6 个月为 0.2%。

### （五）介入后处理与随访

（1）血管穿刺部位加压包扎 6 小时，患者平卧 20 小时。需观察心脏杂音、心率、血压、下肢血供、尿液情况。如果术后再次出现连续性心脏杂音，提示封堵器移位、脱落或存在残余分流，应及时行超声心动图检查，观察穿刺局部组织是否出血或血肿；观察足背动脉搏动情况、患者尿液颜色，如果发现洗肉水或酱油色尿液，提示有溶血发生，应该密切观察并进行相应处理。

（2）无肺动脉高压的患者术后运动不受限制，合并肺动脉高压的患者术后可进行低强度运动。

（3）术后定期随访，复查超声心动图、心电图等。超声心动图检查应包括左心房、左心室大小，左心室功能，肺动脉压，是否存在残余分流或相关病变。对于封堵术后左心室仍然明显增大,尤其是术后半年左心室大小仍未恢复正常的患者,建议长期使用降低心脏后负荷、改善心肌重构的药物治疗,以改善其预后。

### (六)并发症防治

PDA介入治疗操作方便,适应证范围广,相关并发症少。只要严格选择适应证,规范手术操作,熟练掌握导管操作技术,严格进行术前、术中及术后监护,就可将并发症发生率降至最低。

(1)残余分流:介入治疗后可发生残余分流,置入Amplatzer封堵器后即刻24%～30%有残余分流。随访1～3个月,99.8%～100%患者可自行闭合。

(2)溶血:溶血与置入封堵器后存在残余分流有关,残余分流时血液流速较快且呈湍流状态,可造成红细胞破坏而发生溶血,常发生于术后24小时内。新一代封堵器应用已罕见发生。

(3)封堵器移位、脱落:封堵器移位或脱落是由封堵器选择偏小造成的,术中推送封堵器时切忌旋转钢缆以免发生封堵器脱落。一旦发生封堵器脱落,可应用抓捕器或异物钳及时取出,取出困难时应行急诊外科手术。

(4)三尖瓣腱索断裂:沿导丝送入输送鞘管过程中,如鞘管通过三尖瓣后有阻力不能顺利到达肺动脉,考虑其已穿过三尖瓣腱索,应重新建立轨道,切忌强行通过损伤三尖瓣腱索。

(5)降主动脉狭窄或左肺动脉狭窄:降主动脉或左肺动脉狭窄主要是封堵器突入降主动脉(图9-5)或左肺动脉过多引起的。轻度狭窄可密切观察,若狭窄严重则应及时收回封堵器,必要时行外科手术取出。

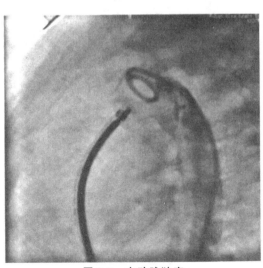

图9-5　主动脉狭窄

(6)血小板减少:血小板减少主要见于大直径(直径≥10mm)PDA封堵术后,由血小板消耗、破坏过多所致。可使用糖皮质激素冲击治疗,有出血倾向者可输注血小板。

(7)导丝嵌顿或损伤主动脉分支:在PDA介入操作过程中送入加硬导丝时,需要注意导丝远端不要送入过深,避免进入腹主动脉分支。当出现导丝不能回撤的情况时,可应用解痉药物,切忌强行撤出,否则容易导致导丝折断,甚至撕裂血管壁形成血管夹层。

## 二、房间隔缺损

### (一)概述

房间隔缺损(ASD)是指在胚胎发育过程中,房间隔的发生、吸收和融合出现异常,导致左、右心房之间残留未闭的缺损(图9-6)。本病约占所有先天性心脏病的10%,占成人先天性心脏病的20%～30%,女性多见,男女发病之比为1∶1.5～1∶3。

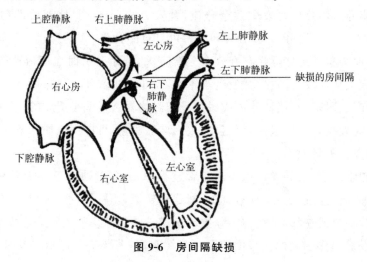

图9-6 房间隔缺损

### (二)病因

大多数ASD病因不明,家族聚集性ASD遗传方式不全相同,大多数是常染色体遗传。既往研究报道,ASD与心脏分隔必需基因异常相关,这些基因异常包括NKX2-5、GATA4和TBX5等心脏转录因子以及基因位点的突变等。有先天性心脏病家族史的人群发生继发孔缺损的风险升高,尤其是兄弟姐妹中出现ASD的情况下。

大部分ASD患者出现左向右分流,血流方向和分流程度决定于缺损大小和心房相对压力(与左、右心室顺应性有关)。缺损大小和心室顺应性会随着时间而改变。出生时,肺血管阻力大而右心室顺应性小,后来顺应性逐渐变大,而阻力逐渐变小。继发孔房间隔缺损左向右分流等血流动力学改变大多数发生在心室收缩末期和舒张早期。

长期分流导致右心房储血和射血受损、右心室舒张功能受损、心肌细胞肥厚和纤维化以及细胞损伤。另外,肺血管床发生重塑,导致血管中膜平滑肌增长,胶原沉积,形成肺动脉高压。较多ASD年轻患者常见肺动脉压轻度升高,但是少数(6%～19%)会发展为肺血管疾病。

### (三)诊断

1.临床表现

(1)症状:多数继发孔ASD的儿童除易患感冒等呼吸道感染外可无症状,活动也不受限制,一般到青年时期才表现有气急、心悸、乏力等。40岁以后绝大多数患者症状加重,并常出现心房纤颤、心房扑动等心律失常和充血性心力衰竭表现,也是死亡的重要原因。

(2)体征:体格检查发现多数儿童体形瘦弱,常表现左侧前胸壁稍有隆起,心脏搏动增强,并可触及右心室抬举感等。其典型表现为胸骨左缘第2、3肋间闻及Ⅱ～Ⅲ级收缩期吹风样杂音,伴有第二心音亢进和固定分裂。收缩期杂音为肺动脉瓣血流速度增快所致,少数患者还可扪及收缩期震颤。

2.辅助检查

(1)心电图:ASD 行心电图检查可见高大 P 波(提示右心房增大)、不完全性右束支传导阻滞和电轴右偏。

(2)胸部 X 线摄片:血流动力学改变明显的 ASD 患者胸部 X 线摄片检查可见右心明显变大。右心房和肺动脉扩大在前后位观察最明显,而右心室和左心房扩大在侧位最明显。

(3)超声心动图:经胸超声心动图是诊断 ASD 的首选检查手段,可以检查缺损部位、大小和血流动力学改变。二维彩色多普勒超声检查可以描绘缺损部位、大小和血流方向。频谱多普勒可以进一步记录血流速度。三维显影可以正面观察缺损,通过测定右心房、右心室和肺动脉大小来评估血流动力学状况。多普勒可以通过测定三尖瓣和肺动脉瓣反流速度计算右心室和肺动脉压力,其中三尖瓣反流速度测定右心室和右心房收缩压最大差值,而肺动脉瓣反流速度测定主要了解肺动脉和右心室早期及晚期压力差值,相当于肺动脉平均压和舒张压。室间隔形状也可以反映右心室容量和压力负荷。右心室容量负荷表现为舒张期室间隔偏向左心室,而压力负荷表现为收缩期室间隔偏向左心室。

3.诊断

大部分患者无明显症状,多数在体检时发现。超声心动图可以确诊本病。

## (四)介入治疗

1.适应证与禁忌证

(1)适应证:①通常年龄≥3 岁;②继发孔 ASD 直径≥5mm,伴右心容量负荷增加,≤36mm 的左向右分流 ASD;③缺损边缘至冠状静脉窦,上、下腔静脉及肺静脉的距离≥5mm,距房室瓣≥7mm;④房间隔的直径大于所选用封堵伞左心房侧的直径;⑤不合并必须外科手术的其他心脏畸形。

(2)相对适应证:①年龄<3 岁,但伴有右心室负荷加重;②ASD 前缘残端阙如或不足,但其他边缘良好;③缺损周围部分残端不足 5mm;④特殊类型 ASD,如多孔型或筛孔型 ASD;⑤伴有肺动脉高压,但肺/体循环血流量比值(QP/QS)≥1.5,动脉血氧饱和度≥92%,可试行封堵。

(3)禁忌证:①原发孔型 ASD 及静脉窦型 ASD;②感染性心内膜炎及出血疾患;③封堵器安置处有血栓存在,导管插入处有静脉血栓形成;④严重肺动脉高压导致右向左分流;⑤伴有与 ASD 无关的严重心肌疾患或瓣膜疾病;⑥近 1 个月内患有感染性疾病或感染性疾病未能控制者;⑦患有出血性疾病,未能治愈的胃、十二指肠溃疡;⑧左心房或左心耳血栓,部分或全部肺静脉异位引流,左心房内膜隔,左心房或左心室发育不良。

2.介入前准备

(1)辅助检查:完善各项术前检查;必要时配血备用;准备必要的抢救药物、监护及急救设备。

(2)常规实验室检查项目:心脏 X 线摄片,心电图,超声心动图,血常规,肝、肾功能和电解质,出、凝血时间和传染病指标等。检查目的为全面评价患者的心脏和其他脏器功能,必要时根据病情增加相关项目。

（3）术前经胸超声心动图（TTE）检查：TTE 切面通常在以下 3 个切面监测，并测量 ASD 大小。大动脉短轴切面，观察主动脉前后壁及其对侧有无房间隔残端组织，心房顶部房间残端的长度及厚度；四腔心切面，观察 ASD 与左、右房室的距离，测量房室环部位残端组织的长度和厚度；剑下两房心切面，观察上腔静脉和下腔静脉部位 ASD 边缘的长度和厚度。

（4）经食管超声心动图（TEE）检查：TEE 切面通常选择心房两腔、大动脉短轴、四腔心等切面。主要有助于观察 TEE 不能清楚显示的房间隔及周围组织边缘的图像，尤其是心房两腔切面可以充分观察上、下腔静脉端 ASD 残端的长度及厚度。

（5）抗生素：术前预防性应用抗生素。

3.介入操作

（1）应用解剖：在胚胎发育的第 4 周，心房由从其后上壁发出并向心内膜垫方向生长的原始房间隔分为左、右心房，随着心内膜垫的生长并逐渐与原始房间隔下缘接触、融合，最后关闭两者之间残留的第一孔（原发孔）。在原发孔关闭之前，原始房间隔中上部逐渐退化、吸收，形成一新的通道即第二孔（继发孔）。在继发孔形成后，原发隔右侧出现向下生长的间隔即继发隔，形成一单瓣遮盖继发孔，但二者之间并不融合，形成卵圆孔，血流可通过卵圆孔从右心房向左心房分流。卵圆孔于出生后逐渐闭合，但在约 20% 的成人中可遗留细小间隙，由于有左房面活瓣组织覆盖，正常情况下可无分流。如在胚胎发育过程中，原始房间隔下缘不能与心内膜垫接触，则在房间隔下部残留一间隙，形成原发孔房间隔缺损。而原始房间隔上部吸收过多、继发孔过大或继发隔生长发育障碍，则二者之间不能接触，出现继发孔房间隔缺损。胚胎心房间隔发育见图 9-7。

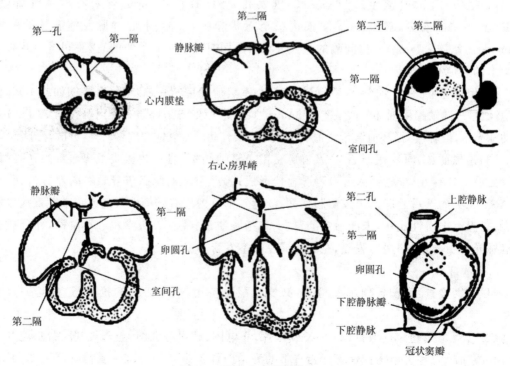

图 9-7 胚胎心房间隔发育

（2）分型：根据 ASD 胚胎学发病机制和解剖学特点可将 ASD 分为继发孔型和原发孔型。前者常见，占 ASD 的 60%～70%，是介入治疗主要选择的类型，继发孔型房间隔缺损又分为 3 种，只有中央型可以封堵（图 9-8）；后者占 ASD 的 15%～20%，缺损位于房间隔的下部，因原发房间隔发育不良或者心内膜垫发育异常导致，其上缘为原发房间隔形成的弧形边缘，下缘为左房室瓣、右房室瓣的共同瓣环。

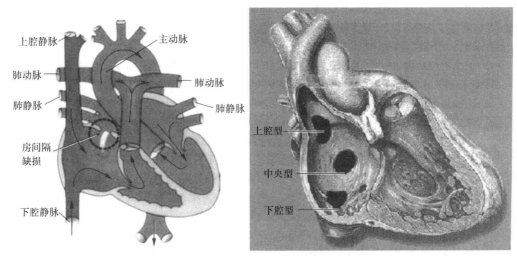

**图 9-8 继发孔型房间隔缺损**

（3）器械准备：5F、6F 的穿刺鞘管及桡动脉穿刺鞘管，MPA 造影导管；各种规格的输送鞘管和 ASD 封堵器；各种造影导丝和加硬导丝、圈套器等。

（4）操作过程：严格无菌操作。

1）测量房间隔缺损的大小：目前通常依赖超声测量即可满足手术要求。

2）封堵器选择：目前国际上有 Amplatzer、Cardioseal、CoreHelix、Star FLEX 等多种 ASD 封堵器，但在我国 Amplatzer 双盘型封堵器广泛用于临床。Amplatzer 房间隔封堵器由具有自膨胀性能的双盘及连接双盘的腰部 3 部分组成。双盘及腰部均系镍—钛记忆合金编织成的密集网状结构，双盘内充填高分子聚合材料。根据 Amplatzer 封堵器腰部直径决定型号大小，从 4～40mm，且每一型号相差 2mm，封堵器的左心房侧的边缘比腰部直径大 12～14mm，右心房侧伞面比腰部直径大 10～12mm，此种 ASD 封堵器具有自膨胀性能，可多次回收再重新放置，输送鞘管细小，适合小儿 ASD 的封堵。2002 年起，国产 ASD 封堵器经国家食品药品管理局批准注册（图 9-9），并应用于临床。

3）封堵操作：麻醉，婴幼儿采用全身麻醉，术前 5～6 小时禁食、禁水，同时给予一定比例添加钾、镁的等渗盐水和足够热量的葡萄糖静脉补液。成人和配合操作的大龄儿童可采用局部麻醉。

穿刺，常规穿刺股静脉，送入动脉鞘管，静脉推注肝素 100U/kg，此后每隔 1 小时追加负荷剂量的 1/4～1/3。

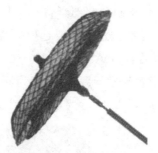

**图 9-9　ASD 封堵器**

常规右心导管检查,测量上、下腔静脉至肺动脉水平的压力,并保留取血标本行血气分析。

交换导丝,将右心导管经 ASD 处进入左心房和左上肺静脉,交换 0.035 英寸 260cm 加长、加硬导丝置于左上肺静脉内。

选用球囊导管测量 ASD 大小,沿加长加硬导丝送入测量球囊,用稀释造影剂(1∶4)充盈球囊,多数医院根据 TTE 测量的 ASD 最大缺损直径,成人加 4~6mm、小儿加 2~4mm 选择封堵器,同时测量房间隔总长度,以便判断封堵器是否充分展开。大 ASD 时封堵器可能增加至 8~10mm。将所选择的封堵器用生理盐水冲洗后收入传送短鞘内。

送入输送鞘,根据封堵器大小,选择不同的输送鞘管,在加硬导丝导引下置于左心房内或左肺上静脉开口处。

封堵器置入,在 X 线和超声心动仪监测下沿鞘管送入封堵器至左心房,打开左心房侧伞,回撤至房间隔的左房侧,然后固定输送杆,继续回撤鞘管,打开封堵器的右房侧伞(图 9-10)。在左前斜 45°~60°加头向成角 20°~30°,X 线下见封堵器呈"工"字形展开,少许用力,反复推拉输送杆,封堵器固定不变。超声心动图四腔心切面上,封堵器夹在房间隔两侧;主动脉缘无残端者,大动脉短轴切面上见封堵器与主动脉形成"Y"形;剑下两房心切面上,封堵器夹 ASD 的残缘上,无残余分流;对周边结构包括左房室、右房室和冠状静脉窦等无不良影响;心电图监测无房室传导阻滞。如达到上述条件,可旋转推送杆释放封堵器,撤出鞘管,局部加压包扎。

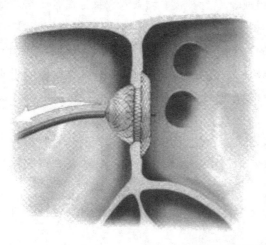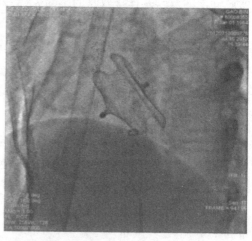

**图 9-10　房间隔缺损的封堵示意图及影像**

(5)疗效判定:术中根据 DSA 影像形态和超声心动图形态可判断封堵器位置是否合适及

有无残余分流。对有条件和大小合适的 ASD,成功率可达 100%。

### (五)术后处理及随访

#### 1.预防感染

术后局部压迫沙袋 4~6 小时,卧床 20 小时;静脉给予抗生素 3 天防治感染。

#### 2.抗凝

术后肝素抗凝 48 小时。普通肝素每天 100U/kg,分 4 次静脉注入;低分子肝素每次 100U/kg,皮下注射,每 12 小时 1 次。

#### 3.随访

术后 24 小时,1 个月、3 个月、6 个月至 1 年复查心电图、超声心动图,必要时复查心脏 X 线摄片。

### (六)并发症防治

#### 1.残余分流

即刻残余分流发生率为 6%~40%,术后 72 小时为 4%~12%,而 3 个月之后残余分流发生率仅为 0.1%。临床发生残余分流多见于缺损不规则,所选封堵器偏小,展开封堵器后在封堵器边缘出现残余分流。或者缺损多发或呈筛孔状,在未行闭合术时,大部分血流经过最大的缺损而误以为是单孔型缺损,一旦闭合大缺损后,小型缺损的血流随即显现出来,形成残余分流假象。对于术后通过封堵器的微量分流,一般无须处理,随着时间推移会自行闭合;因缺损不规则导致所选封堵器偏小,可考虑更换更大的封堵器;封堵器覆盖以外部分发现束状的分流,且缺损大于 5mm 者应考虑再置入另一枚封堵器,保证完全封堵,若缺损小于 5mm 则可不处理。

#### 2.血栓栓塞

左心房的封堵器表面形成血栓,可引起全身的血栓栓塞,如外周动脉栓塞、视网膜动脉栓塞等。国内报道血栓栓塞并发症的发生率较低,术中和术后应用肝素及抗血小板药物抗凝,可减少血栓栓塞并发症。

#### 3.气体栓塞

主要是术中未能排净封堵器和输送鞘内的空气所致。预防气体栓塞的主要措施是严格遵循操作程序,充分排空输送鞘和封堵器中气体,当输送鞘置入左心房后,嘱患者平静呼吸并堵住输送鞘体外开口,避免因负压导致气体进入左心房。

#### 4.头痛或偏头痛

头痛或偏头痛的发生率约为 7%,头痛的部位、性质、程度及持续时间因人而异,最长持续半年时间。

#### 5.穿刺部位血肿和股静动脉瘘

因静脉压力低,静脉穿刺很少引起血肿。

#### 6.心脏压塞

与操作者经验不足、对心脏解剖结构不熟悉有关,在推送导管和多次释放与回收封堵器过程中引起心壁穿孔所致,多发生于左心耳处,发生率约为 0.12%。发生心脏压塞之后,轻者可无明显症状,重者立即出现胸闷、胸痛、心悸、血压下降甚至呼吸困难等症状。预防方法在于,操作者在推送导管、导引导丝和输送鞘管过程中动作应轻柔,切忌粗暴。出现心脏压塞后,如心脏壁破口较小,超声观察心包积液量增加不明显,可给予鱼精蛋白中和肝素,避免患者深呼吸和体位变化,破口多可自愈;如破口大,心包积液量迅速增加,立即行心包穿刺,留置猪尾导管于心包内,抽出心包内积血,并从股静脉鞘管中回输至患者体内,经心包穿刺抽液后症状无改善者须尽快行外科手术治疗。

7.封堵器移位、脱落

封堵器移位、脱落发生率为 0.24%～1.44%。术中封堵器脱落常在封堵器推出输送鞘时发生,可能与推送时发生旋转、封堵器螺丝过松等因素有关;术后脱落多与所选封堵器偏小或 ASD 边缘薄软、短小有关。重点在于规范化治疗,选择合适的封堵器,尤其是下腔静脉缘残端薄而短者,释放封堵器前需要反复推拉封堵器并观察其形态和位置是否有异常。封堵器脱落后如未发生心室颤动,可经导管取出,国内外均有成功取出的报道。若封堵器较大或者难以取出则应行急诊外科手术。

8.心律失常

由于 ASD 患者传导系统先天发育异常,过大封堵器置入易损伤窦房结及其邻近区域或者使窦房结动脉供血受阻,均可导致窦房结功能暂时性障碍,而封堵器对房室结的挤压或对房室结及其周围组织摩擦造成暂时性水肿,则可导致房室结功能障碍或减退。出现心律失常后,药物对症处理多可缓解。若出现传导阻滞,必要时可置入临时或永久起搏器治疗。

# 三、卵圆孔未闭

## (一)概述

卵圆孔是胚胎时期心脏房间隔的一个生理性通道,出生后大多数人原发隔和继发隔相互靠近、粘连、融合,逐渐形成永久性房间隔,若未融合,则形成卵圆孔未闭(PFO)。

1.房间隔及卵圆窝的发育

心脏的发育始动于胚胎第 18～19 天,而心房的分隔起始于胚胎第 4～5 周。此时从心房的后上部发生出一个由上皮、胶原纤维和心肌组织构成的薄层隔膜,称为原发隔,此隔朝向位于下方的房室间的心内膜垫呈镰刀状生长,在两个结构融合之前,由于细胞凋亡和组织重构的发生,在原发隔的后上部先后出现一些小孔,并且这些小孔逐渐融合为一个较大的孔,称为第二孔(融合之前,原发隔与心内膜垫之间的空隙则称为第一孔)。几乎在第二孔出现的同时,心房的前上方壁向心腔内折叠并紧贴于原发隔的右侧向后下方生长,此较厚的隔膜被称为继发隔。继发隔于胚胎第 7 周末停止生长并在心房的后下方遗留一个卵圆形区域,称为卵圆窝,左右心房在此区域仅由原发隔分离。此时,原发隔和继发隔的绝大多数区域互相融合为一体,而仅在卵圆窝的上缘存在一小间隙,胎儿右心房内富含氧气的血液经此间隙及第二孔进入左心房,该通道被称为卵圆孔(图 9-11)。出生后,由于左心房压力的升高,大多数人的卵圆孔逐渐闭合,2 岁以后仍未闭合者则称为 PFO。

**2.房间隔的解剖**

房间隔的前缘正对主动脉后窦的根部,房间隔的前下角为中心纤维体和膜部间隔,房间隔的下缘为中间间隔,在中心纤维体和下腔静脉瓣终点有 Todaro 腱(图9-12)。

**3.新生儿循环及PFO形成**

新生儿循环需要在心房水平存在右向左的分流(图9-13)。房间隔的形成有一个复杂的胚胎发育过程,两个独立的半月形膜(原发隔和继发隔)组成房间隔,原发隔和继发隔生长后在心房中部相互重叠,柔软的继发隔位于较硬的原发隔的右侧,在婴儿期实际上是作为持续右向左分流的单向活瓣。出生后,左心房压力开始升高,片状瓣膜关闭卵圆孔,原发隔和继发隔开始相互融合(80%~85%的人群),完全分开两个心房。然而有15%~20%的人群持续存在片状瓣膜,这样就存在一个持续或间歇性右向左分流通道。

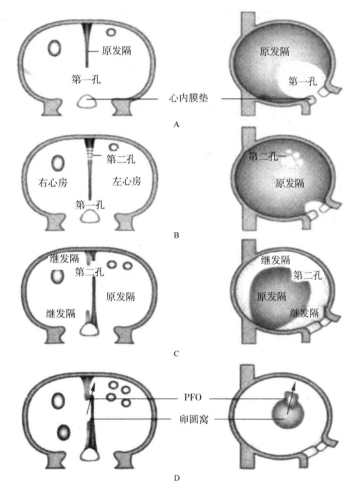

**图9-11 房间隔发育及卵圆窝形成**

注 A.胚胎发育第4~5周,原发隔从心房的后上部生出,向位于前下部的心内膜垫生长。B.第一孔出现在原发隔与心内膜垫融合之前,第二孔位于原发隔的后上部,成为日后未闭卵圆孔的出口。C.继发隔从原发隔的右侧面开始形成并在胚胎发育的第7周末停止生长,在右心房的后下方遗留一小片仅由原发隔覆盖的卵圆窝。D.卵圆孔即为一"隧道",开口位于右心房,卵圆窝出口则位于第二孔。PFO:卵圆孔未闭。

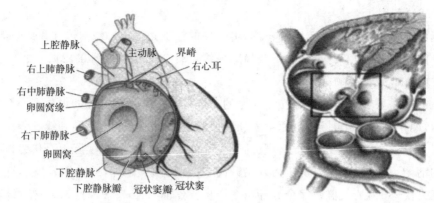

图 9-12　房间隔解剖

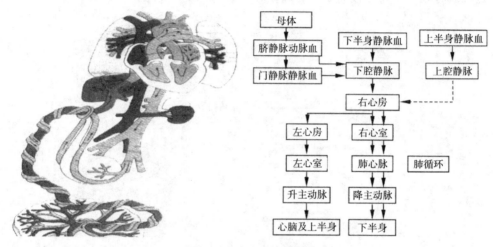

图 9-13　胎儿血液循环

## （二）病理生理

因为左心房平均压大于右心房平均压，正常生理情况下，PFO 被片状瓣膜关闭。然而在做 Valsalva 动作时，右心房压力升高，PFO 开放，就会发生右向左分流。在大多数情况下，经过 PFO 的血流量很小，不会有生理和血流动力学影响，除非因血栓经静脉系统到达右心房，偶然地跨过 PFO 瓣膜到达左心房，后经动脉系统形成反常栓塞，继而形成脑卒中、短暂性脑缺血发作或其他体循环动脉梗阻。另外，右心室心肌肥厚或心肌梗死后顺应性降低，这样就会在整个心动周期使右心房压力高于左心房，经过 PFO 产生持续右向左分流。如果分流量大，患者会出现低氧血症，持续性或只在直立位时出现，又称斜卧呼吸—直立性低氧血症。此外，部分患者出现偏头痛，特别是那些有视觉先兆的患者，现认为和 PFO 有关，可能是正常情况下通过肺循环清除的血管活性物质如 5-羟色胺进入脑循环的缘故。

## （三）诊断

1.症状

PFO 缺损较小时可无症状，除非因血栓经静脉系统到达右心房，偶然地跨过 PFO 瓣膜到达左心房，继而形成脑卒中、短暂性脑缺血发作或其他体循环动脉梗阻，否则患者不会出现症状。

2.体征

多数无明显体征。

3.辅助检查

(1)X线表现:缺乏诊断价值。

(2)心电图:大多数病例有右心室增大伴不完全右束支传导阻滞的图形。

(3)超声心动图:为PFO诊断的常用手段。

1)M型超声心动图:可以显示右心房、右心室增大及室间隔矛盾运动。

2)经胸超声心动图(TTE):TTE剑下两房切面,PFO检出率最高,为最佳切面。常规TTE虽可见原发隔和继发隔呈"搭错样改变",但即使结合彩色多普勒显像也很难准确测量PFO的大小。

3)经胸超声心动图声学(cTTE):TTE疑似PFO者可行cTTE检查,cTTE检查的敏感性可达63%～100%。cTTE检查一般选择心尖四腔心切面,需要先制备激活盐水,一般推荐加血生理盐水。先在静息状态下注射激活盐水,观察右心微泡显影后左心有无微泡显影及显影的时间和多少;再嘱患者深吸气后,在屏气状态下用力憋气,注射激活盐水,当微泡进入右心时,快速放松呼气(Valsalva动作),观察左心微泡显影情况。应注意,Valsalva动作有效性、推注激活盐水的时机等对cTTE结果均有影响。有效Valsalva动作的标志是:呼气后可观察到房间隔凸向左心房。根据cTTE左心微泡显影的时间,可判断右向左分流(RLS)来源于心脏内或肺动静脉通道(PAVMs)。显影时间在3～5个心动周期内,RLS多来源于PFO,超过5个心动周期多考虑为PAVMs。目前尚无一项被广泛接受的评估RLS的分级方案,通常按静止的单帧图像上左心房内出现的微泡数量对RLS分级:0级,左心房内没有微泡,无RLS;Ⅰ级,左心房内每帧1～10个微泡,为少量RLS;Ⅱ级,左心房内每帧11～30个微泡,为中量;Ⅲ级,左心房内可见每帧>30个微泡或左心房几乎充满微泡,心腔浑浊,为大量RLS。

4)TEE和cTEE:cTEE是诊断PFO的"金标准"和首选方法。高度怀疑有心源性栓塞时行TEE检查,可能会发现TTE漏诊的病例。当cTTE发现PFO存在RLS时,行TEE检查可明确房间隔解剖结构,对PFO进行分类,指导PFO封堵治疗,如明确PFO的形态、位置,并发缺损的数量和大小,残余房间隔长度、软硬情况以及可能会影响封堵器放置的其他解剖结构。TEE可比较准确地测量PFO大小,值得注意的是,PFO开放直径是可变化的,有效Valsalva动作后测量的开放直径接近其真实大小。与cTTE一样,cTEE也可用于判断RLS的多少(图9-14)。

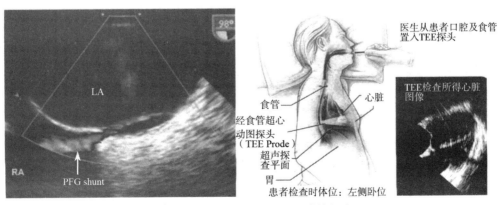

图9-14　PFO的超声诊断及经食管超声

5)经颅超声心动图声学(cTCD):也是检测有无 RLS 的一个常用方法,通过观察静息状态下及 Valsalva 动作后颅脑循环出现气泡的多少,推测 RLS。cTCD 的最大优点是无创伤,缺点在于难以区分 RLS 的来源。cTCD 对 RLS 敏感性为 68%~100%,特异性为 65%~100%,而 cTTE 特异性为 97%~100%。

### (四)介入治疗

美国心脏协会和美国卒中协会发布的卒中/短暂性脑缺血发作患者卒中预防指南,将缺血性卒中或短暂性脑缺血发作(TIA)伴 PFO 患者抗血小板治疗推荐类别由Ⅱa 类提升为Ⅰ类,而封堵 PFO 仍限于 PFO 并存深静脉血栓形成(DVT)者(Ⅱb,C)。

1.适应证与禁忌证

(1)适应证:①CS/TIA 合并 PFO,有 1 个或多个 PFO 的解剖学高危因素;②CS/TIA 合并 PFO,有中、大量右向左分流,合并 1 个或多个临床高危因素;③PFO 相关脑梗死/TIA,有明确 DVT 或肺栓塞,不适宜抗凝治疗者;④PFO 相关脑梗死/TIA,使用抗血小板或抗凝治疗仍有复发;⑤CS 或外周栓塞合并 PFO,有右心或植入器械表面血栓;⑥年龄>16 岁(有明确反常栓塞证据者,年龄可适当放宽)。

(2)相对适应证:①偏头痛合并 PFO,有中量 RLS;②PFO 伴静脉血栓形成高危因素(长期坐位或卧床等),有中量 RLS;③PFO 伴颅外动脉栓塞;④合并 PFO 的特殊职业(如潜水员、飞行员等);⑤临床难以解释的缺氧合并 PFO。

(3)禁忌证:①可以找到任何原因的脑栓塞,如心源性脑栓塞、血管炎、动脉硬化;②对抗血小板或抗凝治疗禁忌者,如 3 个月内有严重出血情况,明显的视网膜病,有颅内出血病史,明显的颅内疾病;③下腔静脉或盆腔静脉血栓形成导致完全梗阻,全身或局部感染,败血症,心腔内血栓形成;④妊娠;⑤合并肺动脉高压或 PFO 为特殊通道;⑥急性脑卒中 2 周以内。

2.介入前准备

(1)辅助检查:在签署知情同意书之后,患者应接受详细的临床检查,包括临床症状评定、其他心脑血管疾病、肺动脉压力评定以及 PFO 解剖学评估等,并完善相关实验室检查。应行头颅 CT 或 MRI 检查,评价脑卒中;行下肢静脉超声检查,了解静脉瓣功能或静脉血栓状况。所有患者均应完成 cTTE 及 TEE 检查,评估 PFO-RLS 多少,PFO 解剖特征、有无血栓及与周围组织的关系。

(2)药物:所有患者术前 48 小时口服阿司匹林 3~5mg/kg,每天 1 次;氯吡格雷 75mg,每天 1 次;术前 1 小时预防性给予抗生素。

3.介入操作

(1)应用解剖:房间隔的前缘正对主动脉后窦的根部,房间隔的前下角为中心纤维体和膜部间隔,房间隔的下缘为中间间隔,在中心纤维体和下腔静脉瓣终点有 Todaro 腱(图 9-15)。

(2)器械准备:①6F 血管鞘及 Seldinger 穿刺装置 1 套;②J 形造影导丝及 5F MPA2 造影导管;③封堵器输送系统(输送鞘、输送钢缆、导引鞘、导丝);④PFO 封堵器。

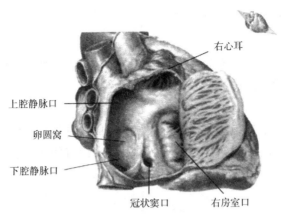

**图 9-15　卵圆窝解剖**

（3）操作过程：严格无菌操作。

1）患者取平卧位，消毒右侧股静脉拟穿刺部位，铺巾。

2）5％利多卡因逐层浸润麻醉拟穿刺部位，用 Seldinger 法穿刺右侧股静脉，成功后置入 6F 血管鞘。

3）在 J 形导丝引导下送 5F MPA2 造影导管经下腔静脉至右心房并进入上腔静脉，回撤导管，使 5F MPA2 导管在自身形态下到达房间隔，缓慢回撤导管并小幅度旋转，使导管头端朝向左肩，找到 PFO，并通过 PFO 送至左上肺静脉。

4）撤出 J 形导丝交换为输送系统长、硬导丝，经 5F MPA2 导管通过 PFO 到达左上肺静脉。

5）撤出 5F MPA2 导管，交换为封堵器输送鞘，仔细回抽，防止气体进入。

6）连接封堵器和输送钢缆，经封堵器输送鞘到达房间隔。

7）释放封堵器左房侧盘，轻轻提拉确定稳定，并选取适当角度造影（根据房间隔位置选取垂直位及平行体位）。

8）体表超声确认封堵器大小与缺口吻合程度以及封堵器边缘组织是否牢靠。

9）释放封堵器右房侧盘，并进一步体表超声明确位置、残余分流及牢固情况。

10）旋转钢缆，脱离封堵器，再次造影确认无误，拔除血管鞘并加压包扎穿刺部位。

（4）疗效判定：主要根据术中及术后经胸超声心动图（TTE），提示封堵器位置，有无分流或分流量。另外，术后患者有无相关并发症，如房室传导阻滞等。

### （五）介入后处理与随访

1.预防感染

由于术中异物植入，术后可静脉应用抗生素 24 小时。同时注意穿刺部位护理。

2.经胸超声心动图（TTE）

术后 3 个月、6 个月和 1 年应复查超声心动图，除了解封堵器位置、有无封堵器血栓及心脏结构外，重点应做 cTTE 或 cTCD 检查，判断有无 RLS。

3.药物

术后常规肝素抗凝 48 小时，口服阿司匹林每天 3～5mg/kg 6 个月及氯吡格雷每天

75mg,3个月。有心房颤动者口服华法林。

### (六)并发症防治

PFO封堵术后的并发症有穿刺部位血肿、偏头痛、空气栓塞、封堵器脱落、心律失常(房性心律失常、室性心律失常)、房间隔撕裂、心肌磨损等。

1.血肿

常见,常为穿刺部位加压包扎不良或置入鞘管时股静脉损伤所致,通过重新加压包扎通常可阻止血肿继续发展。血肿持续增大或加压无效时,考虑可能损伤股动脉或形成动静脉瘘,根据情况可选择外科治疗。

2.偏头痛

少见,常发生于术毕数天,少数患者症状严重,但术后随访1年后绝大部分患者可自行缓解。

3.空气栓塞

少见,常与术中系统排气不慎有关。少量空气栓塞常无明显症状,进行相关检查可见异常。空气栓塞量较大时,可出现器官栓塞的相关症状,可对症支持治疗,必要时行高压氧舱治疗。

4.封堵器脱落

少见,常与术前超声心动图评估误差及封堵器选择误差有关。另外,部分PFO患者缺口边缘柔软,难以提供良好支撑也是发生脱落的原因。封堵器脱落根据脱落部位不同可产生不同的症状,部分封堵器落入右心房及上、下腔静脉等,短期不会产生明显症状,但极少数封堵器落入心室,可引起心室纤颤等严重心律失常。封堵器脱落时,可尝试使用抓捕器取出,若不能取出或病情危重,应果断外科治疗。

5.心律失常

少见,常表现为房性心律失常,如心房纤颤、房性期前收缩等,可根据心律失常相关情况选择药物治疗或行射频消融治疗。部分患者也可表现为房室传导阻滞,可能与封堵器尺寸过大、影响房室结功能有关,严重者可选择永久起搏器植入。部分患者由于封堵器脱落,可引起室性心律失常,应根据情况及时行电复律或电除颤,并尽快取出脱落封堵器。

6.房间隔撕裂

罕见,通常发生于封堵器重新定位回撤时,由于部分房间隔组织嵌入封堵器而被撕脱。有报道表明,小片房间隔组织撕裂后,患者生命体征及血流动力学依然稳定,但仍建议及时行外科修补。

7.心肌磨损

罕见,常因封堵器尺寸过大或患者存在解剖异常引起。磨损部位通常仅局限于心内膜,极少数患者可出现心脏压塞,一旦发生,应立即行穿刺引流并行外科治疗。

## 四、室间隔缺损

室间隔缺损(VSD)为常见的先天性心脏病,其发生率约占存活新生儿的0.3%,先天性心血管病的 25%～30%,女性稍多于男性,由于有较高的自然闭合率,故在成年人中检出率低于房间隔缺损。VSD 可独立存在,也可为复杂先天性心脏病的组成部分。对单纯型先天性室间隔缺损,根据胚胎发育、缺损位置、形态特征可分为膜部缺损(又可分为单纯膜部、膜周型、隔瓣下室间隔缺损)、漏斗部缺损(又称嵴上型或流出道型室缺,可分为干下型和嵴内型)、肌部缺损 3 类。心室缺损可致心室水平左向右分流,从而肺循环血量增多,左心容量负荷增加,体循环血量下降,左房、左室增大,肺动脉压增高,早期为功能性,随时间推移,可进展为器质性肺动脉高压,当右心压力超过左心时,可转变为右向左分流,形成艾森门格综合征。本病典型体征为胸骨左缘三、四肋间响亮粗糙的Ⅳ～Ⅵ级全收缩期杂音伴震颤,并可在心尖区及闻及舒张中期反流性杂音,肺动脉瓣区第二心音可轻度亢进。

### (一)适应证

(1)年龄通常≥3 岁,体重≥10kg。

(2)有血流动力学影响的单纯 VSD,膜周部缺损左心室面直径 3～12mm,膜周部缺损伴膜部瘤时,左心室面直径 13～18mm 为相对适应证,要求右室面出口小且粘连牢靠,肌部室缺左室面直径 2～14mm,儿童应≤10mm。

(3)膜周部缺损缘距主动脉瓣和三尖瓣 2mm 以上,肌部缺损缘距主动脉瓣和三尖瓣 5mm以上。

(4)有外科手术适应证。

(5)外科手术后残余分流。

(6)轻、中度肺动脉高压而无右向左分流。

### (二)禁忌证

(1)室间隔缺损并发艾森门格综合征。

(2)干下型室缺。

(3)并发必须外科手术的其他心脏畸形。

(4)未控制的感染性心内膜炎或其他严重的感染性疾病。

### (三)术前心脏超声检查

主要观察 3 个切面(以膜周部室缺介入治疗为例)。

**1.胸骨旁左室长轴切面**

测量 VSD 上缘与主动脉右冠瓣的距离,观察有无主动脉瓣脱垂以及测量 VSD 大小。

**2.大动脉短轴**

测量 VSD 上缘距三尖瓣隔侧瓣距离,缺损部位、大小,适合封堵的位置一般在 9～11 点钟位。

**3.心尖五腔心切面**

测量缺损上缘距主动脉右冠瓣的距离及缺损大小。

### (四)术中操作

(1)局部或全身麻醉下穿刺右股动、静脉,置入鞘管,经鞘管推注肝素 100U/kg。

（2）左心室造影。将猪尾导管经动脉鞘管逆行送入左心室，于左心室长轴斜位（左前斜45°～60°加头20°～25°的体位下行左心室造影，以确定室缺的形态、大小、距主动脉右冠瓣的距离等，并选择封堵器（较造影测量的直径大1～2mm）。

（3）建立动静脉轨道。选择泥鳅导丝和JR3.5冠状动脉造影导管或成型的猪尾导管从股动脉进入左心室，通过VSD后将泥鳅导丝送至肺动脉或上、下腔静脉，将右心导管经股静脉送入以上部位，应用圈套器套取该部位的泥鳅导丝，将其从股静脉拉出体外，建立动静脉轨道。

（4）从静脉侧导入输送系统至升主动脉，回撤扩张管少许，通过右冠导管或成型猪尾导管并导丝的辅助，将输送鞘管送至左心室心尖部。

（5）将选择好的封堵器与输送钢缆螺旋连接后收于负载导管内，当输送鞘管送至左心室心尖部时，撤出扩张管及泥鳅导丝，将负载导管插入输送鞘管内，应用输送钢缆推送封堵器至左心室心尖部后回撤鞘管，释放封堵器左盘，轻轻回撤输送鞘管，使左盘与室间隔相贴，再回撤输送鞘管，打开右侧盘。

（6）10分钟后再行左心室造影，观察封堵器位置是否恰当和有无残余分流，行升主动脉造影，观察封堵器与主动脉瓣的关系及有无主动脉瓣反流。若无特殊情况，可释放封堵器，结束手术。

## （五）术后处理

基本同房间隔缺损。

## （六）特殊问题

### 1.通过室间隔，建立动静脉轨道

选择通过VSD的导管是关键，可选用右冠造影导管或成型猪尾导管，与泥鳅导丝配合通过。导丝通过VSD进入右心室，再进入肺动脉或腔静脉的过程中，可能通过三尖瓣腱索，特别在VSD并发膜部瘤的患者。此时若不能及时做出判断而继续操作，可能导致三尖瓣腱索的损伤。若导丝通过三尖瓣时无无明显成角、扭曲，导管能顺利通过三尖瓣至下腔静脉，则提示导丝未通过三尖瓣腱索。反之，则提示穿过三尖瓣腱索可能，切不可强行通过导管或输送系统，而应撤回导丝至左心室，重新建立轨道。

### 2.导入输送鞘管至心尖部

可用直接法，即固定住动脉侧导丝，推送右心导管或成型猪尾导管，将其与输送鞘管一起推到左心室心尖部，若不能成功，则可用间接法，即后撤导管，使其与输送鞘管间留有一定距离，固定输送鞘管及导丝，从动脉侧推送导管和导丝至左心室近心尖部，再轻牵拉导丝，使其具有一定的张力，同时后撤输送鞘管，在导丝牵拉下输送鞘管退回左心室，再沿导丝将输送鞘管送至左心室近心尖部。此时，从动脉侧撤出导丝及导管，因其牵拉，有时可致输送鞘管又从左心室心尖部滑入升主动脉，此时需再重复前述操作将输送鞘管推送至左心室心尖部，后先固定导管不动，从静脉侧撤出导丝，再回撤导管至主动脉，输送鞘管多可保持在左心室心尖部。

### 3.膜周部室缺伴膜部瘤的介入封堵治疗

膜周部室缺伴膜部瘤因缺损的形态复杂，封堵治疗较为困难，易出现封堵不完全或并发残余分流,主要与介入治疗术后封堵器移位有关,而出现此现象原因则为形成膜部瘤的组织粘连牢固性较差。一般认为,若患者年龄较小(<6岁),膜部瘤有多个出孔,最大直径>5mm,超声心动图检查提示膜部瘤右心室面回声弱等情况,预示膜部瘤周缘组织粘连牢固性差,封堵时应小心。膜部瘤型室缺的左心室面入口常较大,右心室面出口小,且常为多个,出口间可以相距较远,因此,应用对称型封堵器效果常不理想,而国产的设计独特的细腰大边型封堵器,其左心室面大,可将多个出口完全覆盖,且细腰部分与出口的直径相适应,封堵器放置后能充分伸展,达到了完全覆盖入口的目的,同时封堵器形状恢复好,不占有过多的心腔,因而不引起流出道狭窄。

4.嵴内型室缺的封堵

嵴内型室缺位于室上嵴之内,缺损周围均为肌肉组织,缺损与肺动脉瓣及二尖瓣之间均被肌肉组织隔开,从左向右的分流直接进入右心室流出道,因其常伴有不同程度的主动脉瓣脱垂,其大小易被超声或造影低估。听诊心脏杂音位于胸骨左缘第2~3肋间。心脏超声在能清晰显示膜周部室缺的心尖五腔心切面可以发现穿隔血流,但不能显示缺损大小。在心底短轴切面可清晰显示缺损口,嵴内型室缺一般位于12点至1点钟位(干下型室缺一般位于1点至2点钟位),行左心室造影时,通常采用的左前斜45°~60°加头20°~25°投照体位下不能显示嵴内型室缺的大小,而需将左前斜角度增加至75°~90°方能显示。有时在建立轨道后放置鞘管时再行左心室造影,由于鞘管托起主动脉瓣,可以较好地反映室缺的大小。行封堵治疗时一般选用偏心或零偏心封堵器,释放时应保证封堵器的长边指向心尖部。据目前介入的经验,如缺损距离主动脉瓣1mm以上,VSD的真实直径<8mm,主动脉瓣脱垂不明显,主动脉瓣环发育良好,多数可封堵成功。

5.肌部室间隔缺损的封堵治疗

封堵基本步骤同封堵膜部室间隔缺损。多数肌部室缺容易建立动静脉轨道,少数若泥鳅导丝不能通过VSD,可尝试经皮腔内冠状动脉成形术(PTCA)导丝。VSD位于室间隔中部者,可从股静脉建立动静脉轨道,若缺损位于心尖部,一般需从颈内静脉建立轨道。封堵器选择一般比左心室造影测量的直径大1~2mm,肌部室缺封堵器的腰部长度一般为7mm,用于急性心肌梗死后室间隔穿孔的封堵器长度为10mm(膜部室缺的封堵器腰部长度多为2mm)。

# 五、肺动脉瓣狭窄

单纯肺动脉瓣狭窄(PS)是常见的先天性心脏病之一,发病率8%~10%,居第四位,其占先天性肺动脉狭窄[包括肺动脉瓣和(或)肺动脉瓣下狭窄]的70%~80%。主要表现为瓣膜增厚,瓣叶交界处的瓣膜缘呈不同程度的粘连,偶可见瓣膜上赘生物形成或钙化。主肺动脉由于血流通过狭窄瓣口造成涡流,形成狭窄后扩张,且多延及左肺动脉,是瓣膜型狭窄的特征之一。肺动脉瓣狭窄致使右心室排血受阻,右心室收缩压升高,肺动脉压力正常或偏低,当压差≥20mmHg时,即可诊断肺动脉瓣狭窄,当压差≥50mmHg时则需要治疗。经皮球囊肺动脉成形术(PBPV)由于经验的积累和器械的不断改进,目前已成为治疗单纯PS的首选方法。

### （一）适应证

(1)典型肺动脉瓣狭窄,心排血量正常时,经心导管检查跨肺动脉瓣压差≥50mmHg。

(2)最佳年龄2～4岁,其余各年龄组均可进行。

### （二）相对适应证

(1)典型肺动脉瓣狭窄,ECG示右心室增大,右心室造影示肺动脉扩张,喷流征存在,经心导管检查,跨肺动脉瓣压差≥35mmHg。

(2)重症新生儿肺动脉瓣狭窄。

(3)重症肺动脉瓣狭窄伴心房水平右向左分流。

(4)轻、中度发育不良或二瓣畸形的肺动脉狭窄,减证治疗。

(5)典型肺动脉瓣狭窄并发PDA或ASD等先天性心脏病,可同时进行介入治疗者。

(6)复合或复杂畸形并发肺动脉瓣狭窄的减证治疗。

### （三）禁忌证

(1)重度肺动脉瓣狭窄并发中、重度右室流出道肥厚性狭窄。

(2)肺动脉瓣发育不良或二瓣畸形所致的狭窄并发右心室流出道狭窄。

(3)单纯型肺动脉瓣下漏斗部狭窄,但瓣膜正常者。

(4)并发重度三尖瓣反流,需外科处理者。

### （四）操作步骤

(1)局部或全身麻醉下穿刺右股静脉,置入鞘管,经鞘管推注肝素100U/kg体重。

(2)右心导管在右心室和肺动脉测压。

(3)置入猪尾导管行右心室造影,正侧位投照。在侧位片上测量肺动脉瓣环直径。一般按肺动脉瓣环直径与球囊导管直径1∶(1.2～1.5)选择球囊导管。直径15mm的球囊导管,球囊长度以20mm为宜,直径18～20mm者,其球囊长度应选择30mm。

(4)PBPV:有单球囊导管法、INOUE球囊导管法、双球囊导管法,以INOUE球囊导管法为例。

1)送环形导丝至右心房,用扩张器扩张,穿刺局部后沿该导丝将球囊导管送入右心房。

2)撤出环形导丝,换入成型导丝,引导球囊导管至主肺动脉。

3)充盈前囊固定于肺动脉瓣口,继之充盈后囊至腰部的切迹消失,迅速回抽球囊后撤出。

(5)术后评价。沿导丝置换入右心导管,重复测量肺动脉、右心室和连续压判断疗效并重复右心室造影。术后即刻主肺动脉—右心室跨瓣压力阶差≤25mmHg为优,26～50mmHg为良,>50mmHg为差。术后右心室收缩压应降至≤50mmHg。

### （五）特殊问题

**1.瓣膜发育不良型PS球囊扩张**

瓣膜发育不良型PS主要为瓣环发育不良、瓣膜增厚和活动度降低、瓣膜间没有或只有少量融合。对其进行球囊扩张的报道不一,早期认为效果明显不及典型的PS者,但随着技术的改进,尤其是超大球囊的应用,大多数患者能取得良好的扩张效果。目前,球囊扩张仍作为瓣膜发育不良型 PS 的首选治疗方法。其扩张方法与典型的 PS 球囊扩张相同。

2.重度 PS 伴心房水平左向右分流

心房水平左向右分流主要是通过卵圆孔或继发孔型 ASD,患者临床可有发绀表现,如果 PS 不属于重度发育不良型,可考虑做球囊扩张术。扩张方法可采用逐级扩张法,即先用小球囊,再用合适的大球囊,如球囊扩张成功,可根据具体情况同时或分期封堵 ASD。

# 六、先天性心脏病介入治疗并发症的防治

先天性心脏病介入治疗日趋普及,而由于适应证选择不当、经验不足、操作技术不规范、解剖畸形较特殊、器械本身问题等多种原因,可引起严重的并发症。介入医师应充分了解先心病介入治疗中及治疗后可能出现的严重并发症及发生原因,并掌握其防治措施。

## (一)封堵器脱落

发生率为 1%～2%,可见于 ASD、VSD、PDA 封堵术及其他畸形封堵术,以 ASD 封堵术多见。发生原因主要为封堵器选择过小或过大、边缘组织菲薄短小、器械本身问题、封堵术后心脏遭受外力作用等。防治措施:严格把握适应证,合理选择封堵器大小,封堵后完全释放前应行牵拉试验,封堵器置入体内前应仔细检查,术中推送封堵器时切忌旋转动作,一旦发现封堵器脱落,应及时介入取出或外科手术治疗。

## (二)急性心脏压塞

发生率<1%,可见于各种介入治疗,以 ASD 封堵术多见,为先天性心脏病介入治疗最严重的并发症,是造成死亡的主要原因之一。发生原因主要有导管、导丝或器械操作造成心房、心室壁穿孔。防治措施:熟悉心脏 X 线解剖,术中操作应轻柔、规范,一经发现,应及时进行心包穿刺引流,必要时外科心包切开修补。

## (三)主动脉—心房瘘

发生率为 0.06%～0.12%,仅见于 ASD 封堵术,可瘘入左心房或右心房,多发生于封堵术后 72 小时内,也有晚至 8 个月者。发生原因:ASD 位于前上方以及封堵器选择偏大,边缘机械性摩擦主动脉根部所致。防治措施:封堵器选择不宜过大,尤其是位于前上方的 ASD 应特别注意,主动脉侧瘘的病例,大动脉短轴两伞片的形态尽量"抱住"而不是边缘"抵住"主动脉根部,术后应定期超声随访,如发现应进行外科修补。

## (四)三度房室传导阻滞

总发生率<1%,VSD 封堵术中<5%,多见于 VSD 封堵术,少见于 ASD 封堵术;一般认为与导管刺激、传导束损伤、周围组织水肿、机械压迫等有关,多发生于术后 1 周内,也有发生于术后 2 年甚至 4 年者,且多见于 5 岁以下的患者,多为一过性。预防措施:严格把握适应证,对低龄儿童(<5 岁),若缺损直径≤3mm 且心脏不大,封堵应谨慎,封堵器选择不应太大,术后常规应用激素,适当延长住院时间。处理:应用激素,密切观察心电图变化,营养心肌,必要时应用异丙肾上腺素,酌情安置临时起搏器,一般观察 2 周仍未恢复窦律,应考虑外科干预或置入永久起搏器。

### （五）三尖瓣关闭不全

发生率约 1%，可见于 PBPV 术（单球囊法）、VSD 封堵术、PDA 封堵术中。发生原因主要为输送鞘或球囊导管从三尖瓣腱索下通过造成腱索断裂，瓣叶腱索与推送杆缠绕导致损伤，封堵器影响其功能等。预防措施：导管上肺动脉要自然、顺畅；释放封堵器过程中推送杆尽量减少露在输送鞘管外。处理：轻、中度可随访观察；重度可引起明显右心功能不全，应尽早外科修补或换瓣。

### （六）溶血

发生率为 2%～3%，可见于 PDA 封堵术、VSD 封堵术，少见于 ASD。发生原因为术后残余分流导致高速血流撞击封堵器的金属网眼，造成红细胞机械性的破坏，可发生于术后 1～24 小时，患者小便呈洗肉水样，严重者出现酱油尿，可伴发热、黄疸、血红蛋白水平下降等。防治措施：尽量减少高速血流的残余分流。一旦发生术后溶血，可使用激素，碱化尿液，保护肾功能，如无好转，应及时外科手术取出封堵器。

### （七）主动脉瓣损伤

发生率<2%，以 VSD 封堵术多见，为 VSD 封堵的严重并发症之一。发生原因：操作中导丝、导管损伤，瓣上释放封堵器损伤，释放后封堵器边缘影响主动脉瓣关闭等。预防措施：严格把握适应证（缺损缘距主动脉瓣≥2mm），术中操作轻柔，轨道钢丝过瓣口需导管保护，封堵器直径的选择要适当，置入封堵器时一定要经超声及升主动脉造影证实无主动脉关闭不全和残余分流后再释放封堵器。处理：轻度主动脉关闭不全可随访观察，中、重度需外科修补或换瓣。

### （八）二尖瓣关闭不全

发生率<0.5%，可见于 ASD 封堵术、VSD 封堵术中。发生原因：封堵器的边缘影响二尖瓣的关闭或机械性摩擦造成二尖瓣穿孔；VSD 封堵术发生 MI 主要是由于释放左心室盘后二尖瓣腱索与推送杆缠绕损伤所致。预防措施：释放前超声仔细核查封堵器边缘是否接触二尖瓣而影响其功能，VSD 输送鞘不要送入左心室太深，术中及时超声监测。处理：轻度二尖瓣关闭不全可随访观察，中、重度者应外科修补或换瓣。

### （九）冠状动脉空气栓塞

发生率为 1%～2%，多见于 ASD 封堵术中。发生原因为导管、输送鞘管及封堵器内排气不净或输送封堵器时带入气体入体循环所致，因操作时患者处于仰卧位，右冠脉开口朝上，气体一旦经左心房、左心室达升主动脉，极易进入右冠状动脉而发生冠状动脉空气栓塞。术中患者突感胸憋、气短，心电图示 ST 段压低及心率减慢等。预防措施：充分排气，减少左心房内导管操作。处理：吸氧，酌情使用阿托品及血管扩张药，一般 20 分钟内症状多可缓解。

### （十）头痛

发生率为 0.5%～35.0%，多见于 ASD 封堵术后数小时内，少数可在术后数周或数月内。一般表现为间断性头痛，有时伴呕吐。发生原因尚不清楚，可能与封堵器置入后房间隔发生改变、封堵器本身释放血管活性物质、脑血管微栓塞有关。防治措施：若除外脑出血，可加强抗凝，对症处理，并可尝试缓和脱水治疗。

### （十一）血小板减少

多发生于巨大 PDA 患者，术后出现皮下出血点，下肢多见，有患者感疲乏无力、恶心，也可无明显症状,血小板可降低至 $20\times10^9/L$。可能与血小板过多消耗有关,特别是在残余分流明显的患者。一经发现,应密切监测血小板,应用激素,限制活动,必要时输血小板并对症处理。

### (十二)完全性左束支阻滞伴左心室增大

主要见于 7 岁以下 VSD 封堵术后的患儿,发生率 0.33%。目前致病原因尚不清楚,其心功能随着心脏增大而日趋下降,预后极差,是最棘手的术后并发症。防治措施:对于年龄小、无血流动力学意义的 VSD 不应过早实行介入治疗。目前缺乏理想的治疗方法,主要采用抗心力衰竭及营养心肌治疗。

(王 阳)

# 第二节 下肢深静脉血栓

## 一、概述

下肢深静脉血栓形成(LEDVT)是临床上常见的血栓类疾病,自然预后差,发病率逐年上升。其中 22%～29% 的 DVT 形成患者可并发致命性肺栓塞(PE)。LEDVT 和 PE 合称为静脉血栓栓塞症(VTE)。LEDVT 如果在早期未得到有效治疗,血栓机化,常遗留静脉功能不全,称为血栓后综合征(PTS)。

### (一)LEDVT 按照部位可分为 3 种类型

周围型:指股浅静脉下段以下的深静脉血栓形成。中央型:指髂股静脉血栓形成。混合型:指全下肢深静脉血栓形成(图 9-16)。

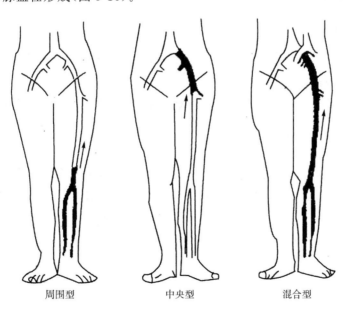

**图 9-16 下肢深静脉血栓分型**

### (二)LEDVT 的临床分期

(1)早期:①急性期:发病后 14 天以内;②亚急性期:发病第 15～30 天。

（2）慢性期：发病30天以后。

（3）后遗症期：出现PTS症状。

（4）慢性期或后遗症期急性发作。

## 二、病因

本病与下列因素有关。

（1）血管内膜损伤：静脉炎及经静脉介入诊疗导致静脉损伤。

（2）血流淤滞：手术或重病卧床，心力衰竭，腹内压升高，静脉曲张。

（3）血液高凝状态：应用雌激素，大手术后，大面积烧伤后，外伤，分娩，肿瘤，抗凝血酶Ⅲ、C蛋白或S蛋白的缺乏等。

（4）外来压迫，如转移性淋巴瘤、结肠癌、肺癌等，造成管腔狭窄并发血栓形成。

## 三、病理和临床表现

基本临床诊断特征包括疼痛、肢端肿胀、浅静脉怒张、体温升高等。疼痛多为程度不等的胀痛，伴有压痛，是血栓对静脉的刺激和血栓堵塞静脉使静脉扩张所致。肢体肿胀由静脉血不能回流、血液淤滞所致，伴有患肢浅静脉代偿性怒张。患者常有体温升高，多不超过38.5℃，伴脉搏加快和白细胞增多。血栓脱落可导致肺栓塞，髂、股静脉血栓向上蔓延，会累及下腔静脉。

## 四、影像学表现

### （一）彩超

可明确血栓位置及血流情况，具有高度的敏感性和特异性，为临床首选的检测方法。

### （二）CTA和MRA

可以准确显示血管的通畅程度、水平、位置、血栓形态，侧支血管开放的程度以及外压病灶的性质。

### （三）静脉造影

管腔狭窄或完全闭塞，见对比剂终止于闭塞处，并借曲张的侧支向近端回流。①顺行性造影：患肢远侧端扎一止血带，自远端浅静脉穿刺插入头皮针、导管针或留置针，以每秒1～2mL速率注入对比剂。②逆行性造影：自健侧股静脉穿刺插管，插入4～5F Cobra导管至患侧深静脉内，以每秒3～3mL速率注入对比剂15～20mL。

## 五、介入治疗

### （一）介入治疗方法

对LEDVT实施介入治疗应从安全性、时效性、综合性和长期性4方面考虑。①安全性：对长段急性血栓介入治疗前置入腔静脉滤器可有效预防PE。采用机械性血栓清除和（或）经导管药物溶栓可明显降低抗凝剂和溶栓剂的用量,减少内脏出血并发症。②时效性:LEDVT一旦明确诊断,应尽快做介入处理,以缩短病程,提高管腔完全再通率,避免或减少静脉瓣膜粘连,降低瓣膜功能不全、血栓复发的发生率,尽量阻止病程进入慢性期。③综合性:常采用几种介入方法综合治疗 LEDVT,如在介入性药物溶栓的基础上,可采用导管抽吸、机械消融等机械性血栓清除;对伴有髂静脉受压综合征或伴有髂静脉闭塞的下肢深静脉血栓形成者,可结合PTA 和支架植入术,以迅速恢复血流,提高介入治疗的疗效。④长期性:在综合性介入治疗后,应继续抗凝治疗 6 个月以上,定期随访、复查,以减少 DVT 的复发。

1.介入性置管溶栓

溶栓可以分为系统性溶栓和导管溶栓(CDT)。CDT 是在导丝辅助下将具有多孔的溶栓导管插入血栓内,使溶栓药物经溶栓导管输入后直接溶解血栓的一种治疗方法。溶栓的基本机制是激活纤维蛋白结合的纤溶酶原。纤溶酶原激活剂经溶栓导管输入后直达血栓内部,可避免接触血液循环中的纤溶酶原激活剂抑制剂,还可使激活的纤溶酶免受循环中的抗纤溶酶中和,并且局部药物浓度高,可更加高效地溶解血栓。目前,临床上常用的置管入路主要有健侧股静脉、右侧颈内静脉、患侧腘静脉、患侧小隐静脉、患侧股静脉及患侧股动脉等,腘静脉入路因具有路径短、顺行插管、操作简便、安全及术后血栓复发率低等优势而在临床应用最广。CDT 一般用于发病 14 天以内的急性中央型 DVT、股青肿的患者以及常规治疗后血栓面积仍不断增大的患者。

2.经皮机械性血栓切除术

经皮机械性血栓切除术(PMT)是近年发展起来的微创去除血栓的新技术,PMT 能够破坏血栓,使破碎松散的血栓更容易被溶栓剂渗透,可降低溶栓药物剂量及缩短治疗时间。目前常见的 PMT 根据原理不同可分为旋转涡轮式、流体动力式及超声消融式装置。但 PMT 也存在静脉穿孔、瓣膜损坏、急性肾衰竭及 PE 等风险,且所需器材昂贵,目前在我国未能于临床上普及应用。除此之外,PMT 还适用于无法行传统抗凝或 CDT 治疗的患者。与 CDT 相比,在减少溶栓药物的剂量和灌注时间的同时,可以快速有效地清除髂、股、腘静脉内的大量新鲜血栓,立即恢复静脉通畅,失血少,疗效好。本技术与手术相比创伤小,出血少,无伤口感染、淋巴瘘等切口并发症,去除血栓彻底。不同的公司推出多种不同的 PMT 导管产品,如 Angiojet、Aspirex等,作用机制和疗效有一定差别。PMT 可以单独使用,也可联合 CDT 使用。

3.机械性血栓抽吸术

机械性血栓抽吸术(MAT)以 8～12F 血管鞘,沿导丝将导管推送至血栓部位,以 50mL或 30mL 注射器反复抽吸出血栓(图 9-17)。而对于血栓较大或完全闭塞血管段,可通过导丝引入球囊导管,先用球囊导管挤拉,待血栓破碎后再行抽吸。该方法简单、经济,可迅速清除深静脉主干,尤其是腘静脉以上的血栓,恢复深静脉主干血流通畅,应尽量避免静脉瓣膜的损伤。

4.下腔静脉滤器置入术

急性期下肢 DVT 具有较高的 PE 发生率,据文献报道,75%～90% PE 的栓子来源于下肢深静脉。为了能有效地拦截脱落的栓子,预防 PE 发生,多数学者主张行下腔静脉滤器(IVCF)植入。IVCF 置入能够有效预防致死性 PE,但是滤器本身是异物,置入后有阻塞血管、移位、刺破血管等并发症,目前主张溶栓后及时取出(图 9-18)。建议在下列情况下可以考虑使用滤器:①诊断易栓症且反复发生 PE 患者;②髂、股静脉或下腔静脉内漂浮血栓;③急性下肢 DVT,拟行导管溶栓或手术取栓等血栓清除术;④具有 PE 高危因素的患者行腹腔、盆腔或下肢手术者。

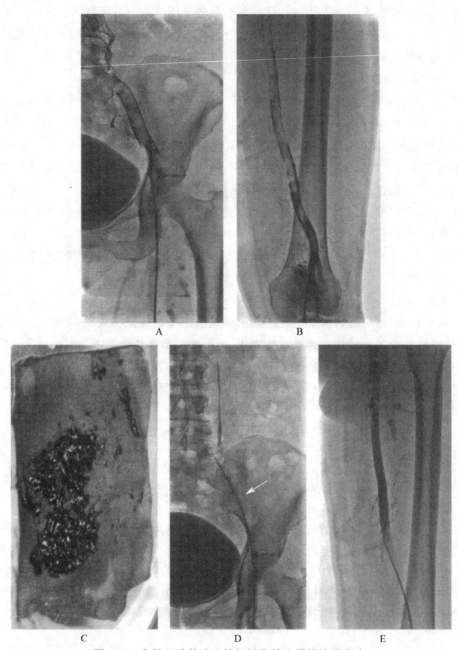

**图 9-17　急性下肢静脉血栓机械取栓＋置管溶栓治疗**

注　A、B.髂股静脉血栓形成,静脉腔内条索状充盈缺损。C.先使用导管鞘抽吸出大量血栓。D.再留置溶栓导管(箭头)于髂股静脉内溶栓。E.机械取栓＋置管溶栓术后造影,血流通畅。

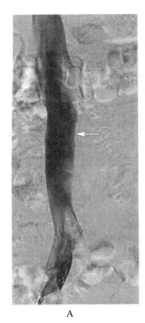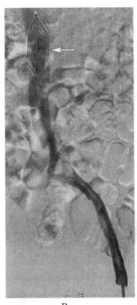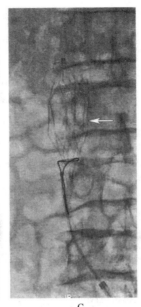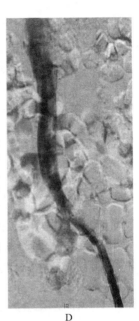

A         B         C         D

图 9-18 下腔静脉滤器置入术

**注** 下腔静脉滤器(箭头)置入。B.机械取栓＋置管溶栓,血栓溶解,血流通畅。C.取出下腔静脉滤器。D.术后造影下腔静脉正常。

### (二)适应证

1.导管溶栓术的适应证

包括急性期 LEDVT、亚急性期 LEDVT 和 LEDVT 慢性期或后遗症期急性发作。

2.经皮机械性血栓切除术的适应证

急性期 DVT;亚急性期髂、股静脉血栓。

3.机械性血栓抽吸术

急性期 DVT;亚急性期髂、股静脉血栓。

### (三)禁忌证

1.导管溶栓术的禁忌证

3 个月内脑卒中史和(或)手术史,1 个月内有消化道及其他内脏出血者和(或)手术史;患肢伴有较严重感染;急性期髂、股静脉或全下肢深静脉血栓形成,血管腔内有大量游离血栓而未行下腔静脉滤器植入术者;难治性高血压;75 岁以上患者慎重选择。机械性血栓清除术禁忌证:慢性期 DVT;后遗症期 DVT;膝下深静脉血栓。

2.经皮机械性血栓切除术的禁忌证

慢性期 DVT;后遗症期 DVT;膝下深静脉血栓。

3.机械性血栓抽吸术的禁忌证

与经皮机械性血栓切除术的禁忌证相同。

### (四)疗效分析

DVT 介入治疗的疗效因临床分型、临床分期、介入处理方法的不同而差异较大。一般认为,经导管溶栓和血栓清除术对急性期和亚急性期 DVT 疗效较好。DVT 的介入疗效评价可在出院前和出院后 6 个月、1 年、3 年进行。根据体检和造影复查结果可将疗效分为 4 级。优：患肢周径、张力、活动度基本正常，治疗后与健侧比较周径差≤1.0cm；造影显示血流全部恢复或基本恢复，异常侧支血管不显示，对比剂无滞留，管壁光滑。良：患肢周径、张力、活动度接近正常，治疗后与健侧比较，1.0cm＜周径差≤1.5cm；造影显示血流大部分恢复，有少量侧支血管，对比剂无明显滞留，管壁较光滑。中：患肢周径、张力、活动度有较明显改善，治疗后与健侧比较，1.5cm＜周径差≤2.0cm；造影显示血流部分恢复，有较多侧支血管，对比剂有轻度滞留，管壁欠光滑。差：患肢周径、张力、活动度无明显改善，治疗后与健侧比较，周径差＞2.0cm；造影显示血流无恢复，有大量侧支血管，对比剂有明显滞留，管壁不光滑。评级为优、良、中者为治疗有效。

### （五）回顾与展望

1.目前用于治疗下肢深静脉血栓的不同方法

（1）抗凝治疗：国际指南推荐急性下肢 DVT 的标准治疗是单纯抗凝治疗。然而，尽管抗凝治疗对于防止血栓进展和血栓复发具有重要作用，但却不能直接溶解血栓，导致髂、股静脉血栓有很高的 PTS 发生率。理想的 DVT 治疗目标应包括迅速恢复静脉血流，预防血栓延伸，降低肺动脉栓塞的发生率和病死率；维持静脉瓣功能，降低 PTS 的发生率以及避免 DVT 复发。因此，对于急性中央型或混合型 DVT，单纯的抗凝治疗是不够的。只有早期快速、完全消除静脉血栓，降低静脉压，避免或减少血栓机化造成静脉瓣膜粘连，才能够有效保护下肢深静脉瓣膜，预防 PTS 的发生。

（2）系统溶栓治疗：成功的溶栓治疗能够及时消融血管内的血栓，恢复血管内的血流通畅，保存静脉内膜及瓣膜的功能，极大地改善临床结局。系统溶栓采用经患肢足背静脉建立静脉通道，使溶栓药物进入血栓部位而达到治疗目的。在血栓形成范围广泛、深静脉管腔严重阻塞血流中断的情况下，浅静脉代偿性扩张，进而使经足背静脉加压灌注的药物部分经浅静脉回流，血栓部位药物浓度低，药物不能广泛渗透入血栓内部，血栓溶解不完全。对于严重的髂、股 DVT、混合型 DVT 以及危及肢体存活的股青肿患者，传统的系统溶栓疗效令人失望。系统溶栓难以达到将深静脉管腔内的大量血栓彻底溶解的目的，髂、股静脉血栓被完全溶解的成功率低。

（3）手术取栓治疗：静脉切开取栓在临床上已不建议使用，目前各种指南并不建议以手术取栓治疗作为常规治疗 DVT 的方法，即使患者有条件接受手术，术后仍需要接受与非手术患者同样的抗凝治疗。因此，手术取栓治疗仅对少部分患者（包括有抗凝禁忌证、急性期发生股青肿或者 CDT 治疗失败导致局部静脉血管损伤）适用。常规推荐通过 Fogarty 取栓导管移除血栓，而不是静脉切开取栓。随着腔内介入技术的迅速发展，目前 CDT 治疗急性下肢 DVT 已能达到较高的通畅率，而手术取栓存在对静脉内膜损伤大、血栓不易取净及术后血栓易复发等难以克服的缺陷。

2.介入治疗在下肢深静脉血栓治疗中的优势

CDT 利用留置的溶栓导管可以直接将尿激酶等药物泵入血栓内，明显增加局部的血药浓度，血栓迅速溶解，在提高溶栓疗效的同时也显著减少出血并发症，降低全身药物的用量。较好保存了患肢近端深静脉瓣膜，降低 PTS 发生。PMT 是以微创的方法替代传统的静脉切开取栓术，该方法具有风险小、疗效好等特点，与 CDT 联合使用可更加快速有效地清除静脉血栓,减少溶栓药物的剂量和灌注时间。MAT 简单实用,治疗费用低。LEDVT 介入治疗的特点是创伤小、简便、安全、有效、并发症少和住院时间短。

3.不足及未来发展趋势

CDT 无论顺流溶栓或逆流溶栓,都有可能损伤静脉瓣膜,对腘静脉及小腿部深静脉血栓效果不太理想,并且在溶栓过程中容易造成血栓脱落而引起肺栓塞;CDT 治疗时间较长,出血风险仍为其主要并发症之一。PMT 费用较高,在治疗过程中还会导致溶血、失血及机械故障等。PMT 最主要的并发症是出血和 PE,虽然 PE 的发生率非常低,但是机械性血栓抽吸理论上增加了肺栓塞发生的概率,所以术前下腔滤器植入是必不可少的,治疗费用较高。滤器植入后存在移位、管壁穿孔和血栓形成等并发症可能。PTA 和支架置入治疗后仍然有血管狭窄、血栓复发的可能。大面积中央型 DVT 及 PTS 的治疗仍然面临许多困难,疗效并不能令人满意。如何选择安全有效的抗凝溶栓药物?如何优化联合使用各种介入治疗方法等仍然存在许多争议。

(王　阳)

# 第三节　急性心肌梗死

急性心肌梗死(AMI)是病死率较高的疾病。即便是在直接经皮冠状动脉介入治疗(PCI)较为普及的欧美等发达国家,急性 ST 段抬高型心肌梗死(STEMI)的住院病死率仍高达 5%～6%。AMI 介入治疗的病死率和无复流发生率明显高于择期 PCI。择期 PCI 操作追求最高即刻成功率和最低远期再狭窄率。AMI 介入操作时不必要的预扩张或高压后扩张增加无复流发生率,而过度的边支操作明显延长手术时间,相反可能不利于患者。因此,AMI 患者介入治疗时的器械选择和操作技巧应始终围绕尽快开通梗死相关动脉、挽救患者生命为首要任务,降低远期再狭窄率则为次要任务。

## 一、临床要点和病例选择

### (一)急性心肌梗死的诊断标准

AMI 主要是由于冠状动脉粥样硬化斑块破裂,引起血栓性阻塞所致。心肌梗死一词应该用于临床上有因心肌缺血致心肌坏死证据者。存在下列任何一项时,可以诊断心肌梗死。

(1)心脏生物标志物(优选肌钙蛋白)增高或增高后降低,至少有 1 次数值超过参考值上限的 99%(即正常参考值上限),同时至少伴 1 项下列心肌缺血的证据:①心肌缺血临床症状;②心电图出现新的心肌缺血变化,即新的 ST 段改变或左束支传导阻滞(LBBB);按心电图是否有 ST 段抬高,分为急性 ST 段抬高型心肌梗死(STEMI)和非 ST 段抬高型心肌梗死(NSTEMI);③心电图出现病理性 Q 波;④影像学证据显示新的心肌活力丧失或区域性室壁运动异常。

(2)突发、未预料的心脏性死亡,涉及心脏停搏,常伴有提示心肌缺血的症状、推测为新的 ST 段抬高或左束支传导阻滞、冠状动脉造影或尸体检验显示新鲜血栓的证据,死亡发生在可取得血标本之前或心脏生物标志物在血中出现之前。

（3）基线肌钙蛋白正常、接受经皮冠状动脉介入治疗（PCI）的患者，心脏生物标志物升高超过正常上限，提示围手术期心肌坏死。心脏生物标志物升高超过正常上限的3倍定为PCI相关的心肌梗死，其中包括1种已经证实的支架血栓形成相关的亚型。

（4）基线肌钙蛋白值正常、行冠状动脉旁路移植术（CABG）患者，心脏生物标志物升高超过正常上限，提示围手术期心肌坏死。将心脏生物标志物升高超过正常上限的5倍并发生新的病理性Q波或新的左束支传导阻滞或冠状动脉造影证实新移植的或自身的冠状动脉闭塞或有心肌活力丧失的影像学证据，定为与CABG相关的心肌梗死。

（5）有AMI的病理学发现。

### （二）ST段抬高急性心肌梗死直接PCI治疗的依据

直接PCI的目的是尽快、充分、持续开通梗死相关血管（IRA），恢复冠脉血流，重新建立有效的心肌灌注，防止心室重构，从而挽救患者生命，改善患者近、远期预后，提高生活质量。应该强调"时间就是心肌，时间就是生命"，尽量缩短发病至入院和再灌注治疗的时间。对有适应证的STEMI患者，院前溶栓效果优于入院后溶栓。对发病3小时内的患者，溶栓治疗的即刻疗效与直接PCI基本相似，有条件时可在救护车上开始溶栓治疗。但是，静脉溶栓治疗也存在一些不足：①只有1/3的STEMI患者接受静脉溶栓治疗；②20%IRA仍然闭塞，再通后还有45%IRA的前向血流TIMI≤2级；③缺乏快速预测再灌注的指标；④15%～30%的患者再次发生心肌缺血；⑤0.5%～1.5%的患者发生致命性颅内出血。

许多临床随机试验证明，与静脉溶栓治疗比较，直接PCI具有以下优势：①降低STEMI病死率，在比较大的医疗中心，直接PCI使AMI病死率降至2%～3%，远期心脏事件发生率低于溶栓治疗；②适用于有溶栓禁忌证的患者；③可以即刻了解冠脉解剖情况，进行早期危险分层；④迅速开通IRA，血流达到TIMI 3级；⑤复发心肌缺血、再梗死、再闭塞的发生率低；⑥高危患者的存活率较高；⑦心肌再灌注损伤和心脏破裂的发生率低；⑧致命性颅内出血的风险降低；⑨缩短住院天数。

但是只直接PCI要求较高，除了要有设施完善的导管室外，对医院的急救系统—绿色通道组织管理水平、重症监护CCU病房、冠状动脉介入开展情况、每年的PCI质量、术者的资质等都有严格标准。直接PCI不足包括：①要求有介入治疗技术熟练的心脏科医师和相应的心导管设备；②送到有能力实施直接PCI心导管室的时间延迟。

### （三）ST段抬高急性心肌梗死再灌注策略

第一步，评估时间和危险性：出现症状时间；危险性；溶栓风险；转运到可熟练行PCI导管室的时间。

第二步，选择溶栓/PCI：假如＜3小时且PCI能及时进行，则两种治疗没有优劣之分（表9-1）。

表 9-1　选择性溶栓/PCI 的条件

| 以下情况优选溶栓 | 以下情况优选 PCI |
| --- | --- |
| A.早期表现（症状＜3小时且不能及时 PCI） | A.有外科支持的熟练 PCI 技术及条件 |
| B.不能选择 PCI | 1.door-balloon 时间＜90 分钟 |

| 以下情况优选溶栓 | 以下情况优选 PCI |
|---|---|
| 1.导管室被占用或不能使用 | 2.door-balloon 比 door-needle<1 小时 |
| 2.进入血管困难 | B.高危 STEMI 患者 |
| 3.缺乏熟练进行 PCI 的条件 | 1.心源性休克 |
| C.不能及时行 PCI | 2.Killip 3 级以上 |
| 1.转运延迟 | C.有溶栓禁忌证,包括出血和脑出血的风险增加 |
| 2.door-balloon 比 door-needle 延迟 1 小时以上 | D.后期表现:症状出现超过 3 小时 |
| 3.door-balloon 超过 90 分钟 | E.诊断 STEMI 有疑问 |

**1.实行直接 PCI 的理想条件**

导管室每年完成 PCI 200 例以上,其中 AMI 36 例以上,有心外科;操作者每年至少完成75 例 PCI;达到就诊—球囊扩张时间小于 1.5 小时;90%以上患者达到 TIMI 血流 2～3 级;PCI 后需冠状动脉旁路术(CABG)小于 2%;到导管室的患者,85%以上实际完成 PCI;无心源性休克的患者,住院病死率小于 7%。

**2.对不适合溶栓的患者**

发病 12 小时内,应行直接 PCI;发病 12～24 小时伴有下列 1 项以上者,适合直接 PCI:严重心力衰竭、血流动力学或心电活动不稳定、有持续心肌缺血症状。

**3.没有心外科的导管室**

如果有一套行之有效的方案能将患者迅速转运到附近医院的心脏外科手术室,且在转运中有适当的血流动力学支持能力,可行直接 PCI,否则建议溶栓治疗。

**4.直接 PCI 患者的医院间转运**

为获得最佳的治疗效果,从第一家医院就诊到第二家医院行介入治疗时间应在 90 分钟内。最好直接转运到导管室。

**5.下列情况应选择急诊 CABG**

PCI 失败后,持续胸痛或血流动力学不稳定,冠脉病变适合 CABG;不适合溶栓和 PCI,持续或反复缺血发作,药物难以控制,冠脉病变适合 CABG;AMI 发生室间隔破裂或二尖瓣关闭不全;年龄<75 岁,AMI 后 36 小时内发生心源性休克,病变适合 CABG,且能在发生休克的 18小时内完成;左主干狭窄大于 50%和(或)三支血管病变,出现威胁生命的反复室性心律失常。

## (四)直接 PCI 的适应证与禁忌证

**1.绝对适应证**

美国心脏病学院(ACC)和美国心脏病协会(AHA)提出下列 3 种情况应实施直接 PCI。

(1)症状发病 12 小时内的 STEMI(包括正后壁心肌梗死)或伴有新出现或可能新出现左束支传导阻滞(LBBB)的患者应行直接 PCI,应由有经验、操作熟练的医生完成。

(2)ST 段抬高或新发 LBBB 的 MI、发生 AMI 心源性休克<36 小时和休克发生<18 小时以内、可以完成并适合血管重建治疗,且年龄小于 75 岁。

(3)严重心力衰竭和(或)肺水肿(Killip 3 级),且症状出现 12 小时以内的患者。

**2.相对适应证**

下列两种情况可以考虑实行直接 PCI。

(1)年龄＞75 岁,ST 段抬高或 LBBB 或心肌梗死 36 小时内出现休克,且在休克 18 小时内适合血运重建、同意 PCI 的患者。

(2)症状发作 12～24 小时内,伴有严重充血性心力衰竭和(或)血流动力学或电活动不稳定和(或)有持续缺血证据。

但是,对于上述绝对适应证和相对适应证应有 3 个前提:①就诊 90 分钟内能够完成球囊充盈;②有介入手术熟练的医师;③应具备一定条件的导管室(每年 PCI 例数＞200 例,其中直接 PCI＞36 例,并且能够进行心脏外科手术)和有经验辅助人员的支持。

3.禁忌证

下述三种情况不应当施行直接 PCI。

(1)适宜静脉溶栓的患者;完成介入手术的医师手术例数少,每年＜75 例次或直接 PCI＜11 例次。

(2)没有血流动力学障碍的非梗死相关动脉。

(3)STEMI 发生后＞12 小时,血流动力学稳定和心电活动稳定的无症状患者。

对于 STEMI 患者直接 PCI 是降低病死率的最有效的治疗方法,但尽可能缩短入院到球囊扩张(D-to-B)时间是关键。我国的 PCI 指南关于 STEMI 患者直接 PCI 推荐指征见表 9-2。

表 9-2　2009 年我国 PCI 指南关于 STEMI 患者直接 PCI 推荐指征

| 指征 | 推荐类别 | 证据水平 |
|---|---|---|
| 所有 STEMI 发病 12 小时内,D-to-B 时间 90 分钟以内,由有经验术者和团队操作 | I | A |
| 溶栓禁忌证患者 | I | C |
| 发病＞3 小时更趋首选 PCI | I | C |
| 心源性休克,年龄＜75 岁,MI 发病＜36 小时,休克＜18 小时 | I | B |
| 有选择的年龄＞75 岁心源性休克,MI 发病＜36 小时,休克＜18 小时,权衡利弊可考虑行 PCI | IIa | B |
| 发病 12～24 小时仍有缺血证据或有心功能障碍,血流动力学不稳定或严重心律失常 | IIa | C |
| 血流动力学不稳定不推荐直接行 PCI 干预非梗死相关动脉 | III | C |
| 发病＞12 小时无症状,血流动力学和心电稳定患者不推荐直接行 PCI | III | C |
| 常规支架置入 | I | A |

### (五)根据体表心电图判断 IRA 及病变部位

体表心电图预测 IRA 的应用价值:体表心电图不仅可以指导直接 PCI,还可以对患者进行危险分层。现将体表心电图改变对梗死相关动脉的定位价值作简明阐述。

1.左主干(LM)病变

典型心电图改变为 AVR 导联的 ST 段抬高,I、II、$V_4$～$V_6$ 导联 ST 段压低;AVR 导联和 VI 导联 ST 段均抬高,则 AVR 导联 ST 段抬高程度应大于 $V_1$ 导联。

2.左前降支(LAD)开口或近段病变

体表心电图表现:①ST 段抬高≥1mm 最常见 $V_2$ 导联,其次 $V_3$、$V_4$、$V_5$、aVL、$V_1$ 和 $V_6$

导联,$V_2$、$V_3$导联抬高程度最大;②aVL导联ST段抬高,下壁导联ST段下移;③如果$V_1$导联ST段抬高同时伴有aVR导联ST段抬高,则前者抬高程度应大于后者。

3.回旋支(LCX)病变

体表心电图表现:①Ⅱ、Ⅲ和aVF导联ST段抬高,但是没有aVL导联ST段下移,并且Ⅲ导联ST段抬高程度与Ⅱ导联相当;②可以伴有心前导联ST段下移。有时回旋支闭塞时,可以表现为"假性正常"。

4.右冠状动脉(RCA)病变

体表心电图表现:①Ⅱ、Ⅲ和aVF导联ST段抬高,Ⅲ导联ST段抬高程度大于Ⅱ导联,同时伴有Ⅰ和(或)aVL导联ST段下移;②右室导联ST段抬高。如果右冠状动脉开口闭塞,还可以表现为$V_1$导联ST段抬高。

## 二、器械要求和术前准备

### (一)导引导管的选择

导引导管是输送介入治疗器材的通道,除操作等技术因素外,导引导管的正确选择是PCI手术成功的关键因素之一,是PCI器械选择的第一步。

1.导引导管的结构和主要性能参数

大多数的导引导管的结构分为4段和3层。

(1)4段:超柔软的X线可视端(即安全区)、柔软的同轴段(柔软区、传送区)、中等硬度的抗折段(支撑区)及牢固的扭控段(扭控区、推送区)。

(2)3层:最外层是特殊的聚乙烯塑料材质,决定了导引导管的形状、硬度和与血管内膜的摩擦力;中层是由12~16根钢丝编织结构组成,使导管腔不会塌陷并抗折断,不同导管编织方式不同,如Cordis导引导管钢丝形状是一圆一扁交替编织,而Medtronic导引导管是扁平钢丝编织而成的,因此其内腔大、较柔软、支持力较小。最内层为尼龙PTFE涂层,以减少导丝、球囊、支架与导引导管内腔的摩擦阻力,并可预防血栓。

2.指引导管的选择原则

应根据冠脉开口的解剖特点、升主动脉根部大小、冠脉血管大小、部位及手术路径来选择指引导管的型号(图9-19至图9-21),以达到良好的同轴性、支持力及冠脉内压力记录。

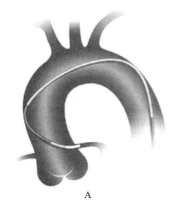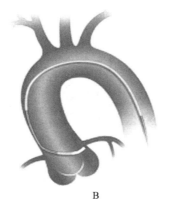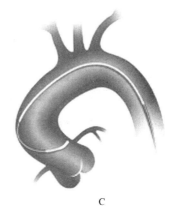

A           B           C

**图9-19 以主动脉根部直径大小选择**

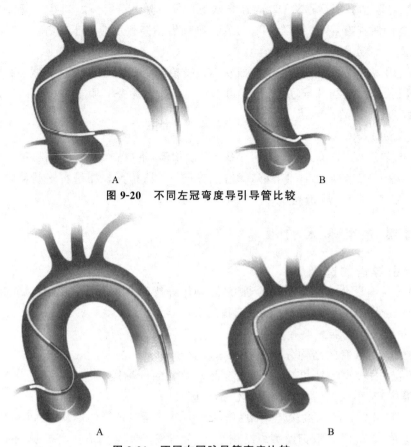

图 9-20　不同左冠弯度导引导管比较

图 9-21　不同右冠脉导管弯度比较

## （二）导引钢丝的选择

导引钢丝（GW）的正确选择是 PCI 的另一关键步骤，是 PCI 器械的核心。

1.导引钢丝的结构

导引钢丝的结构大致分为 3 部分：柔软的尖端、连接尖端与轴心杆中间段及近端推送杆段（图 9-22）。各部分的独特设计和用料决定了它的调节力、通过力、头端的柔软性及对后续的推送力和支持力。

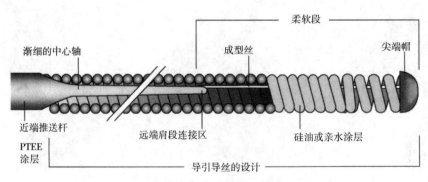

图 9-22　导引钢丝的结构

**2.导引钢丝的性能**

导引钢丝具有的调节力,即扭控性;导引钢丝的柔软性;导引钢丝的推送力;导引钢丝的支持力等。

**3.导引钢丝的选择**

首先应了解不同导引钢丝的结构和性能,完美的导引钢丝是不存在的,因为导引钢丝灵活性的增加就会降低调节力,尖端支持力的增加就会减少灵活性。选择导引钢丝时不仅要考虑它的调节力、可视性、灵活性以及对前向装置的支持力等综合性能,也应当根据病变特征(尤其是病理特征)。最常用的导引钢丝依次为:ACS BMW、ACS Whisper、Cordis Supersoft Stabilizer、Cordis ATW、ACS CROSS IT 系列和 PILOT 系列。急性心肌梗死闭塞病变,建议导引钢丝依次顺序:Super Soft、BMW、ATW、Luge、Traverse。

### (三)球囊导管的选择

**1.球囊扩张导管的结构和性能**

目前常用的球囊导管基本分为整体交换型、快速交换型两大类型,整体交换型的结构分为3部分,包括导管尖端(导管远端)、球囊、推送杆(导管近端);快速交换球囊导管除上述3部分外,还包括球囊与推送杆的连接段。球囊导管的整体性能主要包括球囊导管通过外径灵活性、跟踪性推送性及顺应性。

**2.球囊扩张导管的分类**

快速交换球囊包括 Maverick、AquaT3、Crossail、Hyatte、Ryujin、Sprinter、Sequent、Runner(微创),整体交换球囊包括 Maverick、Ranger、Ninjia(图 9-23)。

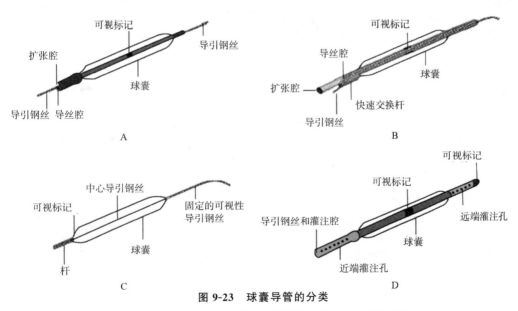

**图 9-23　球囊导管的分类**

注　A.整体交换球囊。B.快速交换球囊。C.固定导引钢丝的球囊。D.灌注球囊。

**3.球囊选择要点**

对于导引钢丝较易通过的闭塞病变,可以选用 φ2.5mm 的快速交换球囊;对于导引钢丝通过较困难的较硬的病变,宜选用外形较小、较尖的球囊,且最好是单标志球囊,以免球囊金属标志不能通过病变。目前大部分 φ1.5mm 球囊为单标志球囊;闭塞病变扭曲或闭塞血管近段扭曲者宜选用推力强、循迹性及灵活性均好的球囊;对于<2 个月无侧支形成而致远段不显影者,最好配合使用 OTW 球囊。

4.球囊扩张导管的选择原则

球囊通过复杂病变的能力强弱依次为:快速交换系统,Maverick-Adante-Crossail-U-pass-X1;整体交换系统,Maverick-Ranger-Ninjia。

### (四)支架的选择

1.支架的结构设计与分类

依据支架的结构设计的扩张后网眼大小不同,一般分为:置入方式有自膨胀式和球囊膨胀式;形态有环状型、缠绕型及环形;根据网眼大小分闭环和开环;特殊支架有涂层、带膜和生物降解支架等(图 9-24、图 9-25)。

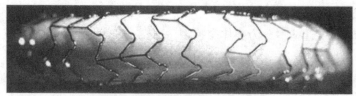

**图 9-24　开环支架**

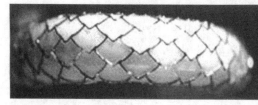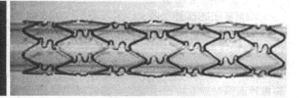

**图 9-25　闭环支架**

2.支架的选择

支架的选择主要依据血管、病变特点而选择。要求术者详细了解支架的性能及需处理的病变血管特点,选择理想的支架,这是决定手术顺利进行、减少并发症和再狭窄的关键。合理选择支架的建议见表 9-3。

**表 9-3　合理选择支架的建议**

| 问题 | 解决策略 | 推荐支架 |
| --- | --- | --- |
| 成角病变 | 同"血管扭曲"处理<br>尽量选择短、不易张开支架 | BX-Velocity,BX-Sonic |
| 开口病变 | 可用切割球囊预扩<br>如加钙化,可旋磨<br>避免导管深插 | 辐射张力好、可视性好、定位标记的管状、闭环支架,如 Niroyal、BeStent2、BX-Velocity、BX-Sonic |
| 分叉病变 | 依据边支大小决定术式 | 选择开环的或边支孔面积较大的闭环管状支架或环状支架,如 Crorflex、S7、PC-OC、BX-Velocity |

| 问题 | 解决策略 | 推荐支架 |
|---|---|---|
| 斑块环型局限病变 | 尽量预扩张,以便了解斑块性质植入支架后膨胀不满意时,可选用高压力的短球囊后扩张 | 辐射张力好的闭环管状支架,如 BeStent2、BX-Velocity、PC-AS |
| 前降支近端病变 | 因再狭窄率较高,选择闭环、管状、涂层支架 | 如 BeStent2、BX-Velocity、PC-AS |

### 3.BMS 与 DES 的选择

目前,临床上 DES 和 BMS 选择的原则是:能耐受至少 1 年的双重抗血小板治疗的患者,特别是易发生再狭窄的病变,可首选 DES。对所有置入 DES 者,术后双重抗血小板治疗均至少 1 年;对支架血栓高风险的患者和病变,如肾功能障碍、糖尿病患者以及多支血管病变、分叉和左主干病变等,术后双重抗血小板治疗延长至 1 年以上。按方案停用氯吡格雷后,低剂量阿司匹林终生服用。而因各种原因对双重抗血小板治疗难以坚持 1 年或有较高出血风险者及预期进行非心脏手术的患者应选用 BMS。有关 DES 和 BMS 推荐选择指征见表 9-4。

表 9-4 DES 和 BMS 推荐指征

| 指征 | 推荐类别 | 证据水平 |
|---|---|---|
| DES 应用于临床试验证实的 DES 有效性优于 BMS 的亚组(病情稳定的原位病变,参考血管直径 2.25～4.00mm,病变长度<30mm)患者 | I | A |
| 术前,医生应充分告知患者 DES 后需要双重抗血小板治疗的时间,在肯定患者对该治疗的依从性后应用 DES | I | C |
| 对近期需要进行侵入性操作和外科手术,12 个月内必须间断双重抗血小板治疗的患者,应置入 BMS 或单纯 PTCA | I | C |
| 慢性闭塞病变选用 DES | I | B |
| BMS 置入后再狭窄病变选用 DES | IIa | B |
| 分叉病变的主支血管置入 DES,侧支血管球囊扩张 | IIa | B |
| 有选择的无保护左主干病变选用 DES | IIa | B |
| 长病变(病变长度>30mm)选用 DES | IIa | B |
| 急性心肌梗死选用 DES | IIa | B |
| 分叉病变计划双支架置入 | IIb | B |
| 多支血管病变合并糖尿病 | IIb | B |
| DES 后再狭窄 | IIb | C |
| 旁路移植血管病变 | IIb | B |
| 任何原因不能使用≥12 个月双重抗血小板指征治疗者,不推荐使用 DES | III | C |

### (五)术前准备

(1)术前签署知情同意协议书,务必让患者及其家属充分了解造影和直接 PCI 的必要性,告知手术可能存在的风险、手术和住院费用等。

（2）术前用药：肠溶阿司匹林 300mg、氯吡格雷 300～600mg 嚼服，年龄 75 岁以上的患者，氯吡格雷 300mg 口服，若无禁忌证，考虑使用 GPⅡb/Ⅲa 受体拮抗剂。

（3）碘过敏试验。

（4）双侧腹股沟或双上肢备皮。

（5）术前全导联心电图，评价缺血部位和程度。

（6）术前血、尿常规检查，血生化全项了解肝功能、肾功能、血糖及电解质。

（7）测定出凝血时间、凝血酶原时间及活动度。

（8）其他药物治疗包括控制血压、血糖、心律失常及稳定血流动力学的药物，必要时适当给予镇静剂。

## 三、操作技术和注意事项

### （一）介入治疗的操作途径

PTCA 和支架置入时，导管插入路径可分为股动脉和桡动脉两种途径。因股动脉部位较表浅，血管直径较大，相对操作方便，尤其适用于危重患者可作为直接 PCI 的常规入路。

#### 1.股动脉入路

穿刺点多选在股横纹下方 1～2cm、股动脉搏动的正下方；充分局部麻醉后，以左手 3 个手指（注意：3 个手指应在一条直线上）在穿刺点上方寻找股动脉搏动最明显处，穿刺针与皮肤成 30°～45°角，穿刺针斜面向上进针，当针尖有明显动脉搏动感时，即可刺破血管，见线状鲜红血流喷出，缓慢送入导引钢丝，若遇阻力，切忌粗暴、盲目送入钢丝，适当调整穿刺针多可成功。导丝到位后，即可退出穿刺针（图 9-26）。

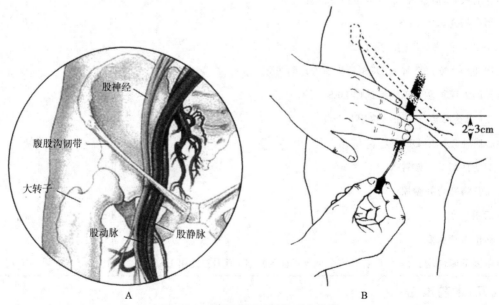

图 9-26　股动脉解剖及体表定位图

2.桡动脉入路

桡动脉穿刺术前均应做 Allen 试验。方法:术者双手同时按压桡动脉、尺动脉搏动部位,嘱患者反复用力握拳和张开手指 5～7 次至手掌变白,松开对尺动脉的压迫,继续保持压迫桡动脉,观察手掌颜色变化,若手掌颜色 10 秒内迅速变红或恢复正常,表明尺动脉、桡动脉间存在良好的侧支循环,即 Allen 试验阳性。试验阳性者可以经桡动脉介入治疗(图 9-27)。

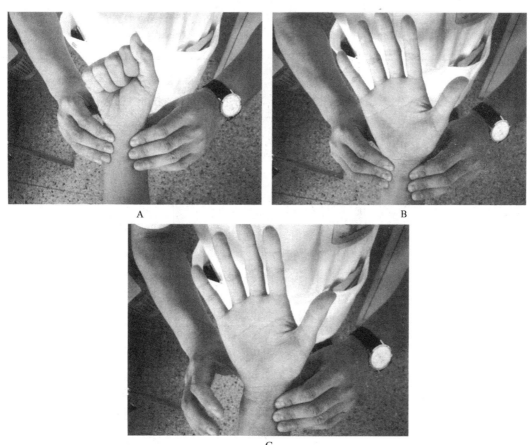

图 9-27 Allen 试验

穿刺点取腕横纹近端 3cm 左右。患者的手臂自然外伸、外展置于臂托上,将腕部垫起,以利于穿刺;穿刺前应首先摸清桡动脉的走行,选择桡动脉搏动最强、走行直的部位穿刺。一般在桡骨茎突近心端 1cm 处;如果该部位桡动脉迂曲,应避开,再向近心端移 1～2cm。用 1%～2% 的利多卡因 1mL 局部麻醉,针尖基本与皮肤平行,避开浅表静脉,过深易伤及动脉。穿刺时,进针的方向应与桡动脉走行方向一致,角度为 30°～60°,可以在桡动脉壁的上方直接穿刺前臂或穿透桡动脉,再缓慢退针至针尾部有血液喷出。尽量第一针成功,反复试穿会引起痉挛。如果穿刺部位出现血肿,需按压 5 分钟或更长时间,再行穿刺应在第一次穿刺部位近心端的 1～2cm(图 9-28 至图 9-31)。

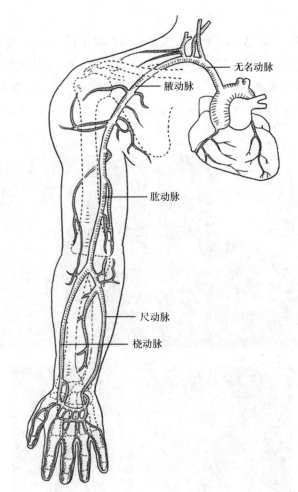

图 9-28 桡动脉解剖

无名动脉

腋动脉

肱动脉

尺动脉

桡动脉

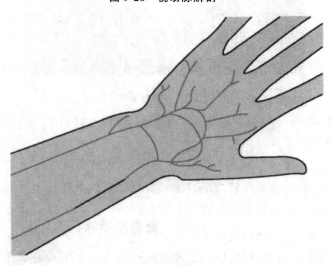

图 9-29 桡动脉双重血供示意图

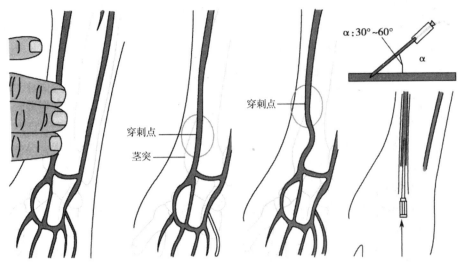

图 9-30 桡动脉穿刺点定位示意图

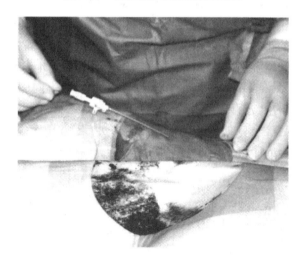

图 9-31 桡动脉穿刺

## （二）操作技术

1.股动脉插管

用 Seldinger 穿刺法自股动脉插入动脉鞘,并注入肝素 5 000～10 000U,以后每隔 1 小时追加 1 000～2 000U。

2.导引导管放置

选择合适型号、大小的导引导管,与 Y 形接头、三联三通板连接,在 0.035 英寸导引钢丝引导下,经股动脉鞘送至主动脉根部,撤出钢丝,操纵导引导管,使其顶端进入目标血管的冠状动脉开口处,保持良好的同轴性。

3.导引钢丝插入

将预先选好的导引钢丝的顶端在体外塑形,通过导引导管将导引钢丝送到冠状动脉开口,用扭控器边推送边调整方向,直至导引钢丝顶端通过狭窄病变,到达靶血管远端。

**4.球囊导管扩张**

按要求选择合适的球囊导管,先排除球囊内空气,将尾端与压力泵连接,使球囊处于负压状态,沿导引钢丝将球囊送到靶血管病变处。经造影精确定位后,用压力泵向球囊内注入稀释的造影剂进行加压扩张。扩张球囊压力应由小到大逐渐增加。

**5.支架置入**

根据病变血管直径及特点选择适宜的支架系统,经导引钢丝送入病变处,造影精确定位确认支架到位并完全覆盖整个病变时,加压扩张支架释放。同一血管如需放置多个支架时应由远而近放置。

**6.临时起搏器应用**

如伴有二度或三度房室传导阻滞、严重心动过缓或急性下壁心肌梗死者,术前安置临时起搏器。

## (三)辅助装置的应用

开展直接 PCI 的医院,必须配备有主动脉气囊反搏装置和远端保护装置或血栓抽吸导管。

**1.主动脉气囊反搏装置**

可以增加冠状动脉压,增加舒张压,可能增加冠状动脉侧支循环,增加体循环灌注,降低后负荷,增加反搏量,增加心脏前向排血量,因此可以用于心源性休克、休克前综合征、大面积心肌梗死、顽固性室性心律失常和心脏破裂患者。

ACC/AHA 提出下属 4 种情况时应施行主动脉气囊反搏术。

(1)并存低血压(收缩压<90mmHg 或平均动脉压下降 30mmHg)的 STEMI 患者,并且对其他治疗无反应,应使用主动脉内气囊反搏术,除非患者不同意或存在有创禁忌证。

(2)对并存低心排状态的 STEMI 患者建议使用主动脉内气囊反搏术。

(3)如果药物治疗不能很快纠正 STEMI 患者的心源性休克,建议使用主动脉气囊反搏术,帮助稳定患者的一般情况,为进一步血管造影和血管重建治疗创造条件。

(4)STEMI 患者反复发作缺血型胸部不适,且有血流动力学不稳定的征象、左室功能差、大面积心肌受累,除药物治疗外,可辅助应用主动脉气囊反搏术。

**2.远端保护装置**

病例及冠状动脉造影证实,大多数梗死相关血管内存在血栓,PCI 中经常发生血栓脱落导致远端栓塞,PCI 后出现无复流、慢血流现象,其发生率 10.8%,病死率高达 16%,远端微循环栓塞是导致无复流现象最重要的原因之一。无复流的高危患者应是 IRA 为粗大的右冠脉合并高血压和高脂血症的患者。一致认为,远端血栓保护装置能够有效地减少 IRA 的血栓负荷,但是否能有效地改善心肌灌注存在争议。

远端血栓保护装置适合于下列情况:存在斑块破裂,血栓和斑块负荷较重,右冠近、中段病变(病变近端分支少)。

**3.血栓抽吸装置**

临床上常用的血栓抽吸装置有:Diver、ZEEK、Export、X-Sizer、RESCUE、Rheolytic、

Pronto、TVAC 等,目前国内前 3 种应用较多。

研究表明,直接 PCI 时联合应用血栓抽吸导管能够改善 AMI 患者介入治疗后的心肌灌注状态,有利于减少直接 PCI 术中无复流和(或)慢血流的发生率,在一定程度上改善患者预后。

血栓抽吸导管原理及操作简单,主要适用于高危的急性冠脉综合征伴有血栓负荷较大情况下使用。主要见于:①梗死相关血管粗大(直径>4mm);②不完全闭塞病变,病变处富含大量血栓,血栓长度大于 3 倍 IRA 直径;③闭塞形状为断端齐头截断者;④闭塞处近段大量血栓,血栓长度大于 5mm 者;⑤闭塞处近段存在浮动血栓;⑥闭塞远端存在持续造影剂滞留者;⑦经血管内超声或血管内镜证实病变处为斑块富含大量脂质池者。

主要禁忌证:①稳定心绞痛患者;②小血管病变;③分叉病变;④严重钙化病变且容易通过者;⑤CTO 病变;⑥冠状动脉夹层。

操作注意事项:①由近及远抽吸,然后由远及近抽吸,应十分缓慢地前送抽吸导管并始终保持负压;②要反复多次(>5 次)抽吸;③退出抽吸导管时要保持负压,并且抽吸冲洗指引导管,避免血栓或碎屑物遗留在指引导管内。

## 四、术后处理和疗效判断

### (一)术后处理

(1)术后监测生命体征,测血压、体温,行心电图检查,听诊心、肺。

(2)检查双侧足背动脉或双侧桡动脉搏动及皮温、皮肤色泽。

(3)PCI 术后 ACT<175 秒即可拔出鞘管,弹力绷带包扎 12~24 小时,沙袋压迫 6 小时,如无血管并发症,24 小时后下床活动。使用血管缝合器者加压包扎 4 小时,6 小时后即可下床活动。桡动脉穿刺术后可直接拔出气囊压迫止血。注意局部有无出血、血肿。

(4)PCI 术后评估复发心肌缺血现象,观察有无胸痛,心电图有无心肌缺血的改变,一旦确定心肌缺血,具体治疗方案(再次 PCI、急诊 CABG 或内科治疗)通过观察血流动力学是否稳定、缺血心肌的范围及某一种治疗策略成功高低来进行选择。

(5)术后肠溶阿司匹林 300mg、氯吡格雷 75mg 口服,每天 1 次,服药期间监测凝血功能。常规改善心肌缺血、降压、调脂、稳定斑块及改善心肌代谢治疗等。

### (二)直接 PCI 疗效评价

直接 PCI 手术成功可以从血管造影、手术、临床 3 方面来定义。①血管造影成功:成功的 PCI 使冠状动脉靶部位的管腔明显扩大,残余狭窄<50%,同时达到心肌梗死溶栓试验血流分级(TIMI)3 级血流。随着冠状动脉支架等技术的广泛应用,目前认为术后残余狭窄<20%是理想的造影成功的标准。②操作成功:已达到造影成功的标准,同时住院期间无主要临床并发症(如死亡、心肌梗死、急诊冠状动脉旁路移植术)。与操作有关的心肌梗死一般认为出现病理性 Q 波和心肌酶(CK、CK-MB)升高即可诊断,但对于不伴有 Q 波的心肌酶升高的意义存在争议。已有研究证实,CK-MB 水平较正常上限升高 3~5 倍的非 Q 波心肌梗死具有临床意

义。不伴有 Q 波的 CK-MB 水平明显升高本身意味着 PCI 存在并发症。③临床成功：PCI 近期临床成功是指达到解剖学和操作成功后患者心肌缺血的症状和(或)体征缓解。远期临床成功指上述有益作用持续超过 6 个月以上。再狭窄是近期临床成功而远期临床不成功的主要原因。

### （三）急性心肌梗死直接 PCI 的临床效果

有研究者在发病 12 小时以内的急性心肌梗死患者中，随机比较了支架植入和 PTCA 的结果。与直接 PTCA 相比，支架组的术后即刻残余狭窄(11.0％与 24.8％，$P < 0.001$)、6 个靶血管重建率(12.8％与 21.4％，$P < 0.001$)明显降低，血管造影再狭窄率在支架组为 20％，PTCA 组为 32％。支架植入更能降低 6 个月联合终点，即死亡、再梗、致残性脑卒中、缺血有关的靶血管重建(12.4％与 20.1％，$P < 0.01$)。

FRESCO 研究在急性心肌梗死经直接 PTCA 已有很好结果(残余狭窄＜30％，TIMI 3 级)的患者中，随机比较了支架植入与单纯 PTCA 术后 6 个月的结果，观察第一终点是联合死亡、再梗和与缺血复发有关的靶血管重建的发生率，次要终点是术后 6 个月再狭窄或再闭塞的发生率。支架植入的成功率为 100％，支架组第一终点(9％与 28％，$P = 0.003$)和次要终点(17％与 43％，$P = 0.001$)的发生率均显著低于单纯 PTCA 组。梗死相关动脉的直接支架植入可防止管壁弹性回缩，提供较大的管腔开放，预防急性或亚急性再闭塞，减少再梗和缺血复发。此外，支架植入对血管壁的重构也能提供有益的作用，这些均有利于减少缺血性并发症，降低再狭窄。

伴有心源性休克的急性心肌梗死传统内科治疗的病死率接近 70％～80％。溶栓制剂对逆转心源性休克无效，GISSI-1 和 GISSI-2 及 GUSTO 研究中，心源性休克者溶栓治疗的病死率分别为 70％、78％和 56％。多个非随机化研究显示，PTCA 对有心源性休克的急性心肌梗死患者有较好的效果，在有成功再灌注的患者中，存活率近 70％。因此建议有条件的中心对有心源性休克的急性心肌梗死患者应首选直接 PTCA。

## 五、并发症处理原则和预防

目前直接 PCI 已成为急性心肌梗死治疗的主要手段之一。因其一切操作均在有病变的冠状动脉内进行(包括导引钢丝的通过、球囊扩张、支架植入等)，故可损伤冠状动脉而增加并发症发生的风险，严重的并发症可导致患者死亡。因此，积极预防和及早识别与处理并发症可以提高 PCI 的成功率，降低手术风险。

### （一）心脏相关并发症及处理

#### 1.冠状动脉内膜撕裂(夹层)

冠状动脉内膜撕裂是一种血管非闭塞性表现，不同程度的夹层在球囊成形术后十分常见，其造影检出率为 20％～40％，血管内超声(IVUS)或血管镜检出率高达 60％～80％。研究表明，女性、右冠状动脉、严重扭曲、成角病变(＞45°角)、弥漫长病变、严重钙化病变、偏心狭窄病变易于发生夹层。如患者未继发临床症状和心电图缺血性改变，常于手术结束时恢复远端血管灌注。X线影像常表现为血管腔内的充盈缺损和管腔外造影剂滞留以及扩张部位继发的内膜撕裂片。美国国立心肺血液病研究所(NHLBI)根据冠状动脉损伤的形态学特点将冠状动脉内膜撕裂分为6型。

冠状动脉内膜撕裂的处理：对无临床症状、无缺血性心电图改变、TIMI 3级血流的小的损伤，预后相对较好，一般不需特殊处理；直径≥2.5mm的血管一旦出现内膜撕裂等情况，应及时植入冠状动脉支架以覆盖内膜撕裂片，稳定血管腔，防止夹层扩展；直径≤2.5mm的血管发生夹层，尽量应用球囊长时间扩张使之再通；如发生螺旋形撕裂，特别是范围广泛的螺旋形撕裂，首先应于撕裂的远端点状植入支架，以防止撕裂继续向远端扩展，然后于撕裂近端点状植入支架，以使夹层完全封闭；大血管近端夹层导致大面积心肌梗死或缺血，特别是合并低血压、休克而球囊扩张或支架植入不成功时，应立即进行急诊CABG。

2.冠状动脉痉挛

冠状动脉介入治疗过程中可诱发冠状动脉痉挛，持续、严重的冠状动脉痉挛常可导致急性冠脉闭塞，引起急性心肌梗死甚至死亡。

(1)冠状动脉痉挛分类：病变部位血管痉挛；病变远端血管痉挛；微血管痉挛；介入术后的冠脉痉挛等。

(2)术中出现冠状动脉痉挛的处理。①首先予硝酸甘油(200～300μg)经冠状动脉内注入，常使痉挛迅速缓解。少数患者需增加硝酸甘油剂量方能使痉挛缓解。若病变部位血管痉挛，应将导引钢丝保留在冠状动脉内，同时向冠脉内注入硝酸甘油，多可使痉挛缓解。若为靶病变远端血管痉挛，可将导引钢丝回撤至血管近端，常可使痉挛解除。②钙通道阻滞剂维拉帕米(每分钟100μg，总量1.0～1.5mg)或地尔硫䓬(0.5～2.5mg，总量5～10mg)冠脉内注射可使应用硝酸甘油后再次发生的血管痉挛解除。若患者同时合并缓慢性心律失常，如房室传导阻滞、心动过缓或低血压，可予阿托品1～2mg静脉注射或行临时起搏治疗。冠脉介入治疗前常规口服钙通道阻滞剂盐酸地尔硫䓬片30mg，每天3次、苯磺酸氨氯地平5mg，每天1次，可以预防术中冠脉痉挛的发生。③若上述方法无效，可用球囊以低压力(1～4大气压)持续2～5分钟扩张病变部血管，常可明显改善痉挛而达到满意的冠脉血流。而反复痉挛发生系血管内膜撕裂所致，故对严重的冠状动脉痉挛特别是药物治疗无效的痉挛，不主张以球囊反复扩张，以避免加重血管损伤程度而使痉挛加重。于痉挛血管局部植入支架多可获得满意效果。④抗胆碱药物的应用：乙烯胆碱可缓解因氮氧化物丢失和直接的缩血管物质作用于血管平滑肌导致的冠脉痉挛。⑤循环支持：严重而反复的冠状动脉痉挛常可造成心肌缺血和低血压，此时应用硝酸甘油或钙通道阻滞剂可加重低血压，使临床情况恶化。这种情况下，在主动脉内气囊泵(IABP)支持下方可应用上述药物，以保证有效的循环灌注压。⑥对反复而严重的冠状动脉痉挛，植入支架已被广泛应用，并获得了良好的治疗效果，目前较多应用于伴有冠状动脉内膜严重损伤而引起痉挛的患者。

3.急性冠状动脉闭塞

急性冠状动脉闭塞是发生在冠状动脉介入治疗过程中或之后的病变靶血管的完全闭塞

（图 9-32）。急性闭塞是冠状动脉严重受损的结果，特别是冠状动脉主支血管的急性闭塞，是导致急性心肌梗死、急诊 CABG 甚至死亡的主要原因。多发生于冠状动脉介入治疗过程中（50%～80%），少数发生于术后 6～12 小时。单纯 PTCA 后发生率为 2.0%～8.3%。闭塞一旦发生，即刻产生严重的心肌缺血，常表现为严重而持久的胸痛、大汗，心电图显示相应导联 ST 段上抬，严重者出现血压下降、室性心律失常、室颤致死亡。冠脉闭塞来势凶险，需积极抢救处理。

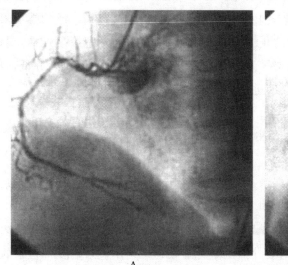
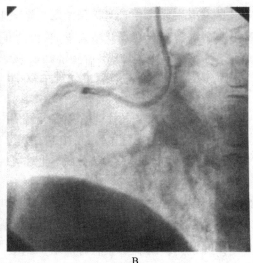

A                 B

**图 9-32　支架置入术后急性闭塞**

注　A.右冠状动脉近、中、远段严重狭窄。B.近、中段支架置入后急性闭塞。

（1）急性冠状动脉闭塞根据影像学表现和冠脉血流分为 3 型。急性闭塞：X 线影像学表现为血管腔的完全闭塞，TIMI 冠脉血流分级为 0～1 级血流；濒临闭塞：为急性严重狭窄的进一步恶化，伴 TIMI 2 级血流；高危闭塞：X 线影像学表现为冠状动脉内膜撕裂或血栓形成导致＞50%的残余狭窄，此时冠脉血流正常（TIMI 3 级血流）。

（2）急性冠状动脉闭塞的处理。①稳定血流动力学状态：予以静脉输液、升压药物、正性肌力药物，必要时应用 IABP 以维持血压和组织灌注；安置心脏临时起搏器维持心率及心率。②恢复血运：冠脉内注射硝酸甘油，以除外冠脉痉挛；药物不能缓解者，可重新送入球囊，再次扩张闭塞部位，使血管再通，并植入支架；一旦出现冠状动脉夹层，应立即于病变部位植入支架以覆盖损伤的血管内膜，稳定冠状动脉血管壁。注意：支架直径不宜过大，不宜以过高压力充盈球囊。标准以造影下，支架充盈后直径与病变近端血管直径一致为宜；经以上处理效果不好时，考虑急诊 CABG 治疗。

4.支架内血栓

冠状动脉支架植入后最主要的并发症是急性和亚急性血栓形成。支架内血栓一旦发生，轻者导致植入支架的血管狭窄，引起患者胸痛，伴心电图缺血性改变（图 9-33），严重时导致植入支架的血管闭塞，引起急性心肌梗死甚至死亡，应积极处理。尽管术前、术后辅助积极的抗凝治疗，急性、亚急性支架内血栓仍时有发生，其发生率在 1%左右。支架内血栓确切的 X 线影像学特征是管腔内有一个或多个充盈缺损或交叉方向投照时管腔均模糊,如果交叉投照时有一个方向无充盈缺损,则夹层可能性大。

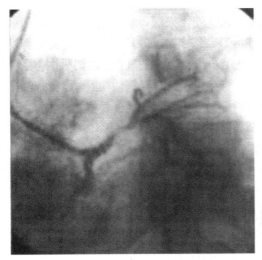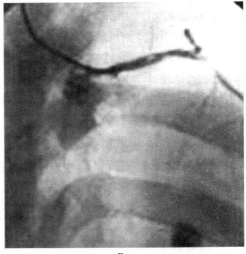

图 9-33　支架内血栓形成

注　A.左冠状动脉主干严重狭窄。B.支架内血栓。

(1)支架内血栓分类:根据血栓发生的时间可将其分为 3 类。急性支架内血栓:24 小时内进行冠状动脉造影显示支架部位血栓;亚急性支架内血栓:24 小时后进行冠状动脉造影见支架部位血流 TIMI 0～1 级或 1 个月内的猝死;早期支架内血栓:30 天内突然发生的胸痛,伴支架部血管供血区心电图缺血或梗死性改变。

(2)支架内血栓的处理。①即刻进入导管室进行冠脉造影,将导引钢丝通过血栓病变,争取恢复血流。②多体位投照排除夹层,如果经造影确认血栓可能与支架近或远端内膜夹层、支架未完全覆盖病变有关,可再次置入支架。③如果条件允许,可应用 GP Ⅱ b/Ⅲ a 受体拮抗剂。④如有较大血栓,可以考虑应用远端血管保护装置吸栓导管抽吸出较大血栓。⑤再次进入导管室条件不具备且无溶栓禁忌证者,应予以溶栓药物治疗。⑥再次 PTCA:软导丝,扩张至残余狭窄<20%,且无充盈缺损。

5.冠状动脉穿孔

冠状动脉穿孔是造影剂经明确的冠状动脉撕裂处流至血管外,发生率为 0.1%～2.5%。冠状动脉穿孔是冠脉介入治疗中少见但非常重要和严重的并发症,发现和处理不及时,常可危及患者生命。冠状动脉穿孔可发生在不同大小的血管,多见于分支及末梢血管。可以是明显的漏血或局部渗血,表现为造影剂直接漏入心包或漏在局部,也可以是末梢血管不易发现的小的渗漏。少数情况下冠状动脉穿孔在术中未能发现,术后数十分钟至数小时后由于少量持续出血导致心脏压塞。冠状动脉穿孔的处理如下。

(1)持续低压力球囊扩张:冠状动脉穿孔一经确定,立即将手边的球囊(多选用直径 2.0mm、2.5mm 球囊)送至穿孔部位,以 2～6 个大气压持续 10 分钟充盈球囊,封堵破孔。如果低压球囊扩张后未完全封闭破口,可再次以低压力持续扩张 15～45 分钟,此时可应用灌注球囊以防止因长时间扩张导致远端血管血流灌注不足而引起心肌缺血。

(2)若球囊扩张后仍出血不止,可以鱼精蛋白中和肝素,使 ACT<200 秒。术前应用阿昔单抗患者,可输注血小板 6~10U 来中和,但对替罗非班和依替巴肽输注血小板无效。

(3)冠状动脉穿孔常引起急性心脏压塞。X 线透视及超声可以迅速明确诊断。心脏压塞一旦发生,应立即采用 X 线透视或造影剂指导下心包穿刺引流,此法见效快、可靠。若仍出血不止,需紧急手术治疗。

(4)若患者临床情况不稳定、血流动力学异常,可静脉灌注液体以增加血压,必要时可辅助 IABP 治疗以维持有效灌注压。若持续的低压充盈球囊压迫仍不能使破孔封闭,应立即于破孔处植入 PTFE 带膜支架(JOMED),其成功率 100%。植入支架时要求导引导管支持力好,要有良好的同轴性,同时要求支架定位准确,避免过度用力推送支架引起脱落。带膜支架常需高压扩张以使支架完全展开。

(5)栓塞治疗:对于外科手术修补困难的患者(小血管、末梢血管、局限性心肌损害及以往慢性闭塞)可采用缠绕栓塞出血口。

(6)外科手术修复穿孔或结扎血管,同时搭桥。

6.无复流

无血流现象指冠脉原狭窄病变处无夹层、血栓、痉挛和明显的残余狭窄,其血流明显减慢(TIMI 0~1 级)的现象;慢血流现象指血流为 TIMI 2 级,发生率为 1%~5%。多见于血栓性病变(如 AMI)、退行性大隐静脉桥病变的介入和使用斑块旋磨、旋切吸引导管以及人为误推入空气时。无复流处理如下。

(1)冠脉内给硝酸甘油和钙通道阻滞剂。

(2)循环支持(包括多巴胺升压、IABP)维持血流动力学稳定。

(3)通过导引导管加压注入动脉血,试图清除微循环内堵塞或栓塞物。

(4)急诊 CABG。

## (二)非心脏相关并发症及处理

1.过敏反应

冠脉造影过程中所使用的药物均可能产生过敏反应,包括局部麻醉药、造影剂、肝素和鱼精蛋白。对过敏体质的患者,术前联合使用激素(泼尼松 20mg,每天 3 次)、$H_1$ 受体阻滞剂(苯海拉明 25mg,每天 3 次)和 $H_2$ 受体阻滞剂(西咪替丁或雷尼替丁)24~48 小时;术中使用非离子造影剂也能增加这些过敏体质患者的安全性;术中一旦出现过敏反应,可给予激素和组胺受体阻滞剂治疗,特别是发生过敏性休克时,应给予肾上腺素和激素治疗。

2.急性肺栓塞

作为冠脉造影后的并发症可能不少见,典型的临床表现是首次下床,特别是如厕排便后突发心悸、气短或晕厥,血压降低(后可升高),心率快,可有发绀。心电图可见典型的 $S_I Q_{III} T_{III}$ 或右束支传导阻滞。冠脉造影后并发急性肺栓塞的机制可能是在原有深静脉血栓的基础上卧床,加压包扎局部影响了静脉回流,有新鲜血栓形成,在解除包扎后,特别是下地行走或如厕大便用力后静脉内血栓脱落而引发肺栓塞。治疗：一旦发现并确诊为急性肺栓塞,应立即给予溶栓治疗(按急性心肌梗死方案),成功率高。预防：关键在于穿刺部位加压包扎切忌过紧,并避免直接压迫静脉;对过去有过深静脉炎史或有过肺栓塞史的患者,应改从经桡动脉途径行冠状动脉造影和介入治疗。

3.肾功能损害

这是较为常见的潜在严重并发症。冠脉造影后约5%的患者有一过性 Cr 升高($>1mg/dL$),主要是造影剂的肾毒性作用所致,其机制尚不清楚,可能与血管收缩功能紊乱、肾小球对蛋白的通透性增加和肾小管损害或堵塞有关。预防措施：①少量用造影剂;②对于已有肾功能损害的患者($Cr>2mg/dL$),除控制造影剂用量外,术前、术后扩容排尿(多巴胺、呋塞米等)也很重要。冠脉造影后肾衰竭的另一个少见原因是胆固醇性肾栓塞,发生率约0.15%,多见于严重动脉粥样硬化的患者,常伴有外周动脉栓塞的证据(如皮肤紫色的瘀斑、腹痛、足痛和足趾末端发紫),肾功能损害往往发展缓慢,多在术后数周到数月发生。肾活检可确诊,治疗是支持性的。

（三）血管穿刺并发症

1.出血和血肿

出血和血肿是股动脉穿刺最常见的并发症。有学者报道,冠状动脉造影术后血肿发生率为8.5%。

2.假性动脉瘤

血肿在动脉穿刺处与动脉相通,形成假性动脉瘤。特点：血管外存在一个或多个瘤腔,内部有血液流动,并经过通道(瘤颈部)与动脉相连,收缩期动脉血液经过瘤颈部流入瘤腔内,舒张期血液回流到动脉内。其发生率：造影0.8%,介入治疗1.6%。常于造影后1天至数天内形成。体检穿刺部位有波动肿块,听诊可闻及明显血管杂音即可诊断,血管超声多普勒可以确诊。

3.血管迷走反射

血管迷走反射较常见,占3%～5%。表现为血压降低($<90/60mmHg$)、心率进行性减慢(80—70—60—50—40 或以下)、面色苍白、出汗、打呵欠、恶心和呕吐。穿刺血管时发生与紧张有关;术后拔管时发生则与疼痛和血容量偏低有关。紧急处理：给予阿托品静脉注射;多巴胺静脉注射;快速补液,抬高双下肢;多巴胺维持静脉滴注。预防：消除患者的紧张和焦虑,并给予镇静剂如地西泮 10mg 肌内注射;穿刺血管应充分局部麻醉,无疼痛刺激;拔管前应充分扩容,充分局部麻醉,同时行心电、血压监测;拔管后1～2小时内特别是10分钟内应密切观察心率、血压、面色、出汗与否等变化,以及时发现和处理血管迷走神经反射。

## 六、直接 PCI 的辅助药物诊疗

### （一）抗血小板药物的应用

血小板激活是 PCI 围手术期血栓形成过程中最关键的部分,有效的抗血小板药物治疗可明显降低患者血栓事件的发生率。常用的抗血小板药物包括阿司匹林、氯吡格雷、GPⅡb/Ⅲa

受体拮抗剂、西洛他唑等。

1.阿司匹林

阿司匹林是AMI抗栓治疗的基石。主要通过抑制血小板中血栓素$A_2$的生成来抑制血小板聚集,从而起到抗血栓形成的作用。阿司匹林口服后需要2小时才能达到最大作用。即刻嚼服大剂量的阿司匹林几乎可以同时发挥抗血小板的作用。所有STEMI患者,如果没有用药禁忌证,术前立即嚼服阿司匹林300mg。根据2007年AHA/ACC指南,PCI术后应该口服阿司匹林162~300mg至少1个月,以后改为100mg口服。我国2006年关于抗血小板治疗的专家共识推荐PCI术后阿司匹林100~300mg口服1个月,以后改为每天100mg口服。存在阿司匹林抵抗(抑制率低)的患者剂量可酌情增加。不能接受阿司匹林治疗者应用氯吡格雷替代。

2.氯吡格雷

氯吡格雷为ADP受体拮抗剂,它可选择性地抑制ADP与血小板受体亚型P2Y1结合,从而阻断ADP诱导的血小板聚集而发挥抗栓作用。氯吡格雷与阿司匹林具有协同作用,联合应用可最大程度地抑制血小板聚集。一旦诊断STEMI,如没有禁忌证,应立即嚼服氯吡格雷300mg。关于氯吡格雷的最佳负荷量目前还存在争议。2007年AHA/ACC/SCAI指南建议,对于临床中需要尽快接受介入治疗的患者和高危患者,术前可给予氯吡格雷600mg负荷剂量。STEMI直接PCI术后,对于植入DES的所有患者,每天应给予氯吡格雷75mg,如果没有出血风险,至少服用12个月。对于植入BMS的患者,服用氯吡格雷至少1个月,最好服用12个月(除非患者有出血风险,服用氯吡格雷至少2周)。

3.血小板糖蛋白(GP)Ⅱb/Ⅲa受体拮抗剂

可通过阻断纤维蛋白原与GPⅡb/Ⅲa受体结合,抑制血小板聚集的最后通路,目前被认为是最强的抗血小板聚集的药物。适用于PCI辅助抗栓治疗的3种GPⅡb/Ⅲa受体拮抗剂的静脉制剂包括阿昔单抗、埃替非巴肽和替罗非班。2007年ACC/AHA关于STEMI的PCI指南中建议:对于已接受抗凝、拟行PCI的患者,术前使用普通肝素(UFH)者,根据手术需要可予以UFH再次静脉注射,但同时应考虑GPⅡb/Ⅲa受体拮抗剂的协同抗凝效应(Ⅰ/C)。目前,在我国临床可用的GPⅡb/Ⅲ受体拮抗剂是替罗非班。

## (二)抗凝药物的应用

凝血酶是使纤维蛋白原转变为纤维蛋白最终形成血栓的关键环节,因此,抑制凝血酶至关重要。主张所有STEMI患者急性期均进行抗凝治疗(Ⅰ,A)。PCI围手术期抗凝药物主要包括:肝素、直接凝血酶抑制剂(比伐卢定)、新型抗凝剂——Ⅹa因子抑制剂(磺达肝癸钠)。

1.肝素

肝素主要分为普通肝素(UFH)和低分子肝素(LMWH)。肝素在体内外均有强大的抗凝作用。可延长凝血时间,其作用机制是加强或激活抗凝血酶Ⅲ(AT-Ⅲ)的作用。灭活凝血因子Ⅱa、Ⅸa、Ⅹa、Ⅺa、Ⅻa而发挥抗凝血作用,可以预防和治疗血栓性疾病,在PCI术中使用肝素可减少术中血栓的形成。对于直接PCI的患者,根据体重选择肝素的冲击量(70~100U/kg),监测活化的凝血时间(ACT),使 ACT>250 秒,手术每延长 1 小时应追加肝素 1 000U,使 ACT>300 秒。术后静脉肝素可以继续使用 12～48 小时,根据具体情况使用时间还可以延长(如高危、多支多处病变、左主干等)。由于 LMWH 具有应用方便、不需监测凝血时间、肝素诱导的血小板减少症发生率低等优点,目前建议术后 LMWH 代替 UFH。依诺肝素 1mg/kg 皮下注射,每天 2 次,连续使用 3～7 天。

### 2.比伐卢定

比伐卢定是直接凝血酶抑制剂。对于肝素诱导的血小板减少性紫癜的患者,直接 PCI 时可考虑用比伐卢定替代肝素。用法:先静脉推注 0.75mg/kg,再静脉滴注每小时 1.75mg/kg,不需监测 ACT,操作结束时停止使用。若 STEMI 患者 PCI 术中出血风险高,推荐应用比伐卢定(Ⅱa,B)。

### 3.磺达肝癸钠

磺达肝癸钠是一种合成的戊糖,为新型的生物合成 Ⅹa 因子抑制剂,具有半衰期长、应用简便等优点。OASIS 6 研究,不主张磺达肝癸钠单独用于 STEMI 直接 PCI 时(Ⅲ,C),需联合普通肝素治疗,以减少导管内血栓形成发生。ACCP 8 更新指南指出:治疗开始即应用磺达肝癸钠并拟进行 PCI 的患者,推荐在介入治疗中静脉给予磺达肝癸钠 2.5mg(如果同时应用 GPⅡb/Ⅲa受体拮抗剂)或 5mg(未用 GPⅡb/Ⅲa 受体拮抗剂),同时给予静脉用肝素 50～60U/kg(Ⅰ,B)。

## (三)其他药物治疗

### 1.β 受体阻滞剂

STEMI 发病后的前几小时,β 受体阻滞剂可通过降低交感神经张力、减慢心率、降低体循环血压和减弱心肌收缩力来减少心肌耗氧量,改善缺血区的氧供需失衡,缩小心肌梗死面积。此外,通过降低心率延长舒张期,增加缺血区心肌尤其是心内膜下的灌注。因此,没有禁忌证的 STEMI 患者,应于发病后 24 小时内常规口服 β 受体阻滞剂(Ⅰ,B);STEMI 合并顽固性多形性室性心动过速(室速),同时伴交感兴奋电风暴表现者,可选择静脉使用 β 受体阻滞剂(Ⅰ,B)。

### 2.血管紧张素转换酶抑制剂(ACEI)和血管紧张素受体阻滞剂(ARB)

ACEI 主要通过影响心肌重构、减轻心室过度扩张而减少充盈性心力衰竭的发生,降低病死率。对于合并 LVEF≤0.4 或肺淤血以及高血压、糖尿病和慢性肾病的 STEMI 患者,只要无使用此药禁忌证,应该尽早应用(Ⅰ,A)。发病 24 小时后,如无禁忌证,所有 STEMI 患者均应给予 ACEI 长期治疗(Ⅰ,A)。如果患者不能耐受 ACEI,但存在心力衰竭表现或者 LVEF≤0.40,可考虑给予 ARB(Ⅰ,A)。如果患者不能耐受 ACEI,但存在高血压,可考虑给予 ARB(Ⅰ,B)。在 STEMI 最初 24 小时内,对前壁心肌梗死,如无低血压(收缩压<100mmHg)或明确使用此类药物的禁忌证,应尽早口服 ACEI,对非前壁心肌梗死、低危患者(LVEF 正常,心血管危险因素控制良好,已经接受血运重建治疗)、无低血压(收缩压<100mmHg)和使用此药禁忌证者,应用 ACEI 也可能获益(Ⅱa,B)。

### 3.钙通道阻滞剂

STEMI 患者不推荐使用短效二氢吡啶类钙通道阻滞剂。对无左心室收缩功能不全或 AVB 的 STEMI 患者,为了缓解心肌缺血、控制房颤或心房扑动的快速心室率,如果 β 受体阻滞剂无效或禁忌使用(如支气管哮喘),则可应用非二氢吡啶类钙通道阻滞剂(Ⅱa,C),STEMI 后合并难以控制的心绞痛时,在使用 β 受体阻滞剂的基础上可应用地尔硫草(Ⅱa,C),STEMI 合并难以控制的高血压时,在使用 ACEI 和 β 受体阻滞剂的基础上,应用长效二氢吡啶类钙通道阻滞剂(Ⅱb,C)。

### 4.他汀类药物

他汀类药物除调脂作用外,还具有抗炎、改善内皮功能、抑制血小板聚集的多效性,因此,所有无禁忌证的 STEMI 患者入院后应尽早开始他汀类药物治疗,且无须考虑胆固醇水平(Ⅰ,A)。他汀类治疗的益处不仅见于胆固醇升高患者,也有益于胆固醇正常的冠心病患者。所有心肌梗死后患者都应该使用他汀类药物将低密度脂蛋白胆固醇水平控制在 2.6mmol/L(100mg/dL)以下。临床研究证实,心肌梗死后及早开始强化他汀类药物治疗可以改善临床预后。

(王 阳)

# 第十章　呼吸系统疾病

## 第一节　大咯血

咯血是指气管、支气管或肺组织的出血,并经咳嗽动作从口腔排出的过程。其为呼吸系统常见疾病。而大咯血则为临床急危重症,如果没有得到及时正确的治疗,病死率高达28%,主要死亡原因为窒息。大咯血的出血量目前尚无统一标准,一般指一次出血量200mL及以上或24小时出血量300mL及以上。

咯血的原因很多,最常见原因为呼吸系统疾病(支气管疾病以及肺部疾病)和循环系统疾病。此外,还包括免疫系统疾病(如系统性红斑狼疮、韦格纳肉芽肿病、肺出血肾炎综合征等)、生殖系统疾病(如子宫内膜异位症)、血液系统疾病等。越来越多的微创医学检查及治疗的开展,如气道介入各种活检术、经皮穿刺肺活检术、心导管术、肺肿瘤射频消融术、粒子植入术、抗凝药物的使用等,导致各种医源性咯血的出现。其他少见原因包括:①先天性,如支气管—肺动脉瘘、肺隔离症、Dieulafoy病、异位体动脉供应正常肺下叶基底段和真性肺动脉瘤等;②体动脉代偿性,如慢性肺栓塞、各种先天性心脏病、肺静脉闭锁等;③隐源性,如长期吸烟性咯血等;④其他,如肺尘埃沉着病、胸主动脉瘤破裂、特发性肺动脉高压等。

咯血分为体动脉源性和肺动脉源性。体动脉源性咯血包括支气管动脉(BA)、异位支气管动脉(迷走支气管动脉)(图10-1、图10-2)和非支气管性体动脉(NBSA)破裂出血,占咯血的85%~95%。主要原因为体动脉直接破裂出血或者通过体肺循环分流(SPS)增加肺循环压力致出血。肺动脉源性咯血为肺动脉(PA)破裂出血,占5%~15%。主要原因为血管壁受损后破裂出血,主要为感染性(以结核病为主),另外也可为肿瘤性、血管性、外伤性和医源性等;其中最主要的表现形式为肺动脉假性动脉瘤(PAPA)。结核空洞内肺动脉假性动脉瘤又称为Rasmussen动脉瘤。

在解剖学上,脏层胸膜由支气管动脉供血,而壁层胸膜由邻近的体动脉供血,如肺部长期慢性炎症刺激可累及脏层胸膜,进而导致脏层胸膜和壁层胸膜粘连,新生的毛细血管可通过粘连的胸膜沟通支气管动脉和分布于胸壁不同部位的其他体动脉,如肋间动脉、胸廓内动脉、膈下动脉、食管固有动脉(图10-3)、甲状颈干、肋颈干、胸外侧动脉、肩胛下动脉、胃左动脉和肝总/固有动脉等,使后者成为潜在的出血来源,故称为非支气管性体动脉破裂出血。

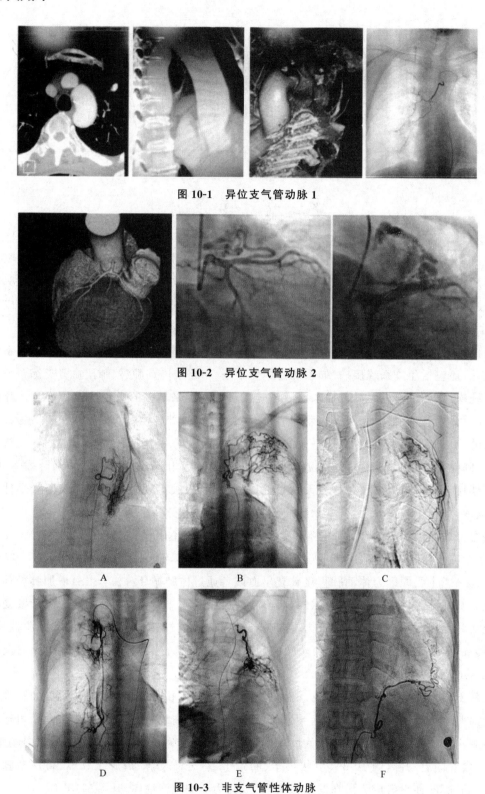

图 10-1　异位支气管动脉 1

图 10-2　异位支气管动脉 2

图 10-3　非支气管性体动脉

**注**　A.食管固有动脉。B.左侧肋间动脉。C.左侧腋动脉。D.右侧胸廓内动脉。E.左侧肩峰动脉。F.左侧膈下动脉。

## 一、一般处理

任何病因所致的咯血均应予以足够重视,除及时明确诊断外,应予以积极治疗,特别是大咯血的处理,应抓好3个关键问题:①保护气道(图10-4),维持通气功能;②保持血流动力学稳定;③防止继续出血。其中保持气道通畅、防治窒息是挽救患者生命,赢得时间控制咯血、治疗原发病的前提条件。

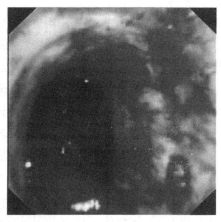

**图10-4 出血来自左上叶支气管,左主支气管被血栓完全阻塞,内镜吸引,保持右主支气管通畅**

对于咯血的患者,要吸氧、保护气道、防止窒息。要求患侧卧位,避免血液吸入健侧肺,也可采用头稍低于胸部,以便于积血外流。若呼吸困难,则应采用30°~40°的半卧位,以利咳嗽、呼吸和排血,保证气道通畅。同时,要消除患者的紧张、恐惧,必要时予以少量镇静剂,因剧烈咳嗽可加重咯血,可适当给予可待因镇咳。若有心肺功能不全、全身衰竭、咳嗽无力的患者,应尽量少用镇静剂,一般禁用吗啡,以免抑制咳嗽反射,使血流滞留在气道内引起阻塞。要及时建立静脉通路,监测心电、血压,评价出血量,若脉搏增快、血压下降,应快速静脉补液,维持血流动力学稳定,防止休克发生。还可静脉应用凝血酶如立止血,抗纤维蛋白溶解剂如氨基己酸,增加毛细血管抵抗力的药物如安络血,另外还有垂体后叶素、酚妥拉明、硝酸甘油等。

一般治疗对小量咯血效果较好,但大咯血常来势凶猛,常规内科药物治疗多不能迅速止血。如果咯血量大,内科治疗无效或反复发作,病因和病变部位也明确,过去常主张行急诊外科手术,但也有一部分患者合并有严重心脏病、呼吸衰竭、肝肾功能不全等重要脏器功能障碍,全身情况和营养状况很差或高龄并伴有很多疾病等,无法耐受手术治疗。在过去,非手术治疗的大咯血患者病死率很高,一般为22%~50%,高危患者甚至达70%~80%。

近年来,对于短期内咯血难以控制的患者,国内外均已开展了治疗咯血的新疗法,包括支气管—肋间动脉栓塞疗法和经支气管镜的治疗,均获得较满意的疗效,提高了大咯血的治愈率,降低病死率或为手术争取了时间。

## 二、支气管镜的应用

对于内科药物治疗无效或反复发作且病变范围广泛、不能进行手术治疗的大咯血患者,可采用支气管镜下检查治疗,不仅可以明确出血部位、清除气道内积血,还可以采取各种止血措施,包括镜下支气管腔内置入球囊导管、灌入血管收缩药或止血药、支气管镜下介入治疗如电凝止血等。

对于大咯血,支气管镜治疗有效率达49.0%~92.9%,但对于支气管镜使用的理想时机是有争议的,因为支气管镜插入会导致患者情绪紧张,诱发或加重咳嗽,不利于止血。比较一致的意见是:对于临床急性恶化的患者立即进行,对于稳定的患者延迟到48小时之后再进行。

### (一)支气管镜吸引积血、维持气道通畅

支气管镜下可以吸引清理积血、通畅气道,为进一步治疗争取时间。清理积血的原则:先清理气管、主支气管内积血,再逐叶、段观察,清理积血;先健侧、后患侧;先健支、后患支。

### (二)大咯血时软、硬质支气管镜的选择

软质支气管镜检查便于床旁进行,软镜便于置入,刺激性小于硬镜,且可到达远端支气管,便于局部灌洗冰盐水或应用止血药物,但软镜视野易被污染,吸引孔道相对较细,易被血栓阻塞。硬镜便于通气,能更好地吸引出血和分泌物,以维持远端气道通畅,但置入困难,刺激性大,需全身麻醉下进行,不便床旁进行,不利于看到上叶支气管或远端气道的病变。

### (三)支气管镜下出血部位局部应用止血药

通过纤维支气管镜将肾上腺素生理盐水溶液(1:20 000)5~20mL或凝血酶溶液(50~500U/mL)3~5mL中喷注到出血部位,可起到收缩血管和促进凝血的作用。对于出血量较大者,可采用冰盐水或肾上腺素盐水联合凝血酶,止血效果肯定。

### (四)支气管镜下冰盐水灌洗法

应用冰盐水经纤维支气管镜或硬质支气管镜灌洗支气管达到止血目的。冷盐水灌洗的作用机制是局部降温,刺激气道黏膜感受器反射性引起肺血管收缩而利于止血。大量文献证明,这是治疗咯血的一种简便、安全和有效的方法。支气管镜吸出健侧积血、改善通气后,再进入患侧吸出积血,经支气管镜注入4℃左右的冷生理盐水20~50mL,等待30~60秒后吸出,反复灌洗,直至出血停止,灌洗总量可为100~500mL。一般经数次灌洗后出血减少,绝大多数病例可以明确支气管出血部位。有学者报道该方法效果良好。

### (五)支气管镜引导放置球囊导管

#### 1.球囊导管的种类

球囊导管在广义上可分为较大口径的球囊导管(即气管插管)和较小口径的气囊导管。

(1)较大口径的气管插管及置入方法:特点是球囊容量大,导管短而管腔大,最多只能到达主支气管,用于呼吸困难或咯血量大,随时有窒息危险的患者,目的是隔离双肺,保障健侧肺通气,随时吸引积血,防止窒息的发生。包括单腔气管导管和双腔支气管导管。

1)单腔气管导管:单腔气管导管的选择原则是尽可能粗,一般选8号以上,以便支气管镜可顺利通过,具体放置方法是先将气管导管套入支气管镜近端,然后将支气管镜插入气管和支气管,直视下明确出血部位,再以支气管镜为引导,将气管导管插入无出血侧的主支气管。气囊充气即可保护健侧肺不致被再吸入血液,同时可经支气管镜吸出健侧残留血块,保护健侧通气,如图10-5所示。

如果出血在右侧,则将气管导管插入左主支气管并充起球囊即可。但如出血在左侧,则需

将气管导管插入右主支气管,此时可将单腔气管导管的 Murphy 孔对准右上叶,以便维持右侧各肺叶的通气。

如果情况紧急,也可不做支气管镜,应用直接喉镜将气管导管直接插至主支气管。导管插至右主支气管比较容易成功,只要将已插至气管的导管稍向前推,越过气管隆凸,不再听到左肺呼吸音时即可。如出血来自左肺,此法即可保持无出血的右肺不致吸入血块。但如果出血来自右肺,则可通过已插入右主支气管的气管导管,再放入 1 根较细的气囊导管,待气囊充气后即可完全堵塞出血的支气管。再将气管导管迅速移回到气管内,不出血的左肺即可维持正常通气。

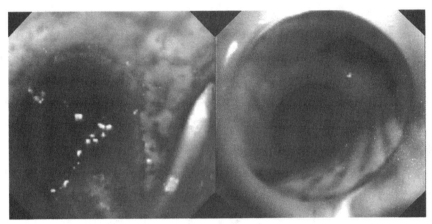

**图 10-5　气管镜引导下插入单腔气管导管**

**注**　左上叶活检后大出血,血液灌满左肺,气管镜引导单腔气管导管插入右主支气管(右),保证右肺通气。

2)双腔气管导管:双腔气管导管有一个支气管腔,伸入一侧主支气管进行单侧肺通气,还有一个气管腔,位于气管隆嵴上,进行另一侧单肺通气,根据伸入支气管腔的不同,分为右侧支气管型和左侧支气管型。管腔的另一端有一个 Y 形管接呼吸机。有两个球囊,分别为气管套囊和主支气管套囊,套囊与相应的充气系统颜色一致,右侧支气管型的支气管套囊旁设计有专供右上叶通气的小孔。双腔气管导管可经弯曲喉镜或超细纤维支气管镜引导放置,缺点是放置难度大,插管易移位,而且内镜视野不清,管腔小导致吸引困难,健侧易被血块阻塞造成通气不足。

单腔气管导管可克服双腔气管插管窄小的问题,故紧急情况下建议放置单腔气管导管。单腔或双腔气管导管都只能分隔双肺,保持健侧肺的通气功能,患侧肺几乎被完全堵塞,被血液浸泡,易出现通气、血流不均,导致低氧血症。而且因气囊没有堵塞于出血的局部支气管,因此对出血支气管的局部无止血作用。

(2)较小口径的球囊导管:较小口径球囊导管的特点是球囊容量小,导管长而管腔细,其结构包括导管、球囊和阀门系统。球囊可压塞、隔离出血支气管。此类球囊导管有 Folev 导管,其管径较大,需要利用硬质支气管镜放置,且硬质支气管镜只能到达主支气管,因而这种球囊导管也只能到达主支气管;Fogarty 导管、Swan-Ganz 漂浮导管、BZ-ZC 型双腔球囊导管以及新型双腔球囊导管,均可经气管镜引导下放置。

有学者采用硬质支气管镜引导 Foley 球囊导管填塞出血的支气管治疗大咯血,该技术被称为支气管内填塞术,随后又有学者应用 Swan-Ganz 漂浮导管、Fogarty 导管等到达不同级别的支气管开口,用于支气管填塞止血。有专家设计制造出一种专门配合支气管镜使用的双腔球囊导管,可以局限出血的支气管,能向出血的支气管内注入止血药物,保护健侧肺通气。

1)Fogarty 导管:管长 80cm,外径 1mm,顶端气囊最大直径 4～14mm,可根据出血部位不同,选择合适的导管。经支气管镜工作孔道放入到相应的支气管,因其阀门系统不能拆卸,拔镜时需剪掉阀门,再向球囊内注入气体或生理盐水,使其膨胀,阻塞出血的支气管,再堵住球囊阀门端,以保证球囊膨胀。也可用导丝法或并行法放置,则不用剪去阀门。球囊内压一般不超过 4.0kPa(30mmHg),放置 24 小时,然后松解气囊观察几小时,如出血已停止,可拔出导管。导管放置时间过长或气囊内压力过高,可能引起支气管黏膜损伤或肺不张,但有研究报告表明,临床表现和 X 线检查未见这些并发症。

2)Swan-Ganz 肺动脉漂浮导管:导管外径小,长度为 110cm,前端有球囊,有多种型号,共有 3～5 个腔,可进入支气管镜工作孔道,用于阻塞出血的支气管。前端球囊最多可注入 1.5mL 液体,膨胀后直径可达 15～20mm,前端球囊最小可达亚段支气管,其多腔系统可用于监测出血情况,必要时可以向出血支气管注入止血药物。

3)BS-ZC 型双腔球囊导管:该球囊导管全长 150cm,管腔直径 2.0mm,球囊完全膨胀时最大充水量为 2mL,直径为 14～20mm,最小可到达段支气管。球囊阀门系统与导管不能分离,经活检孔道置入导管时需剪去阀门,也可用导丝法或并行法放置,则不用剪去阀门。双腔系统可监测出血情况,也可以必要时注入止血药物。

4)Freitag 球囊导管:Freitag 等研制出一种专门为使用纤维支气管镜而设计的双腔球囊导管,充水后球囊直径最大可至 21mm。导管阀门系统可与导管分离,导管全长 170cm,外径 2mm,可以通过工作孔道直接放置超过 2.5mm 的纤维支气管镜,简化了操作,球囊膨胀后既保护了健侧肺,压迫了出血点,局限了出血支气管,又能向出血的支气管内注入药物进行止血。这种球囊的问世,使经纤维支气管镜放置球囊导管填塞治疗咯血的技术得到了进一步发展和完善。

2.小口径球囊导管的放置方法

(1)术前准备:给患者充分局部麻醉,必要时应用咪哒唑仑和芬太尼。检查球囊导管的外观,注水观察球囊无破损,再回抽使球囊完全回缩,导管和球囊涂抹利多卡因凝胶或石蜡油,阀门可拆卸的球囊导管将各部件拆好备用。再根据球囊选择工作孔道尽量粗的支气管镜。

(2)球囊导管的放置方法。

1)导管经支气管镜活检孔道直接置入(直接法):经鼻插入纤维支气管镜,确定出血部位后,将球囊导管通过纤维支气管镜工作通道送至出血部位,缓缓退出纤维支气管镜,装上阀门系统,再次经口进镜至出血部位,确认球囊位置后,注入生理盐水,使球囊膨胀至出血停止,记录生理盐水的用量,于鼻翼处用胶布固定导管并记录导管刻度。以 2% 利多卡因 3mL 冲洗该部位,再次证实无出血后退出纤维支气管镜。该方法操作简单、可靠,在大咯血治疗中取得了较好效果。但该法仅适用于较细的球囊导管,如阀门系统不能拆卸,还需要剪下阀门系统。同时,导管沿内镜进入时占用工作孔道,吸引效果差无法保持视野清晰。另外,置入导管尖端到出血部位后,撤镜还易引起导管错位,两次进镜增加了气道刺激及操作时间,易诱发或加重出血。因此,球囊导管置入的方法又经历了一系列改进。

2)沿导丝经支气管镜置入球囊导管(导丝法):因上述方法镜头易被出血污染,有学者提出通过导丝放置球囊导管,先将导丝经支气管镜活检孔道送达出血部位,拔内镜,沿导丝进入球囊导管,再经口进内镜,监测球囊导管沿导丝达出血部位,注水膨胀球囊。确定出血停止后拔出导丝和支气管镜。这种方法在第一次拔出内镜时导丝易错位,且两次进镜操作时间仍较长。

3)球囊导管和支气管镜、活检钳并行置入(并行法):适用于除了气管导管外的所有球囊导管,尤其是阀门系统不能拆卸的球囊导管。方法是在球囊导管的球囊上方用消毒胶布做了一个1.0cm×0.5cm的翼,将带翼球囊导管经鼻进入咽喉部,确定好出血部位后,将携带活检钳的支气管镜经口也送达咽喉部,在咽喉部用活检钳夹住球囊导管的翼一起前进到达出血部位,直视下膨胀球囊、确认出血的支气管被完全封堵后退镜。该方法可以一次进镜,节省操作时间,球囊导管选择范围大,但活检钳依然占用支气管镜工作道,导致吸引不便、血迹影响视野。

4)球囊导管和支气管镜经丝线固定并行置入(丝线法):是上述并行法的改进。国内学者采用丝线固定双腔球囊漂浮导管气道内置入术治疗大咯血取得了良好效果。固定方法有3种。一是挂线法:取一段长约160cm的丝线,将丝线对折成"U"形,将丝线的"U"区挂住球囊和导管连接处的凹槽,用活检钳经纤维支气管镜工作通道夹住对折的2个丝线线头,牵拉出纤维支气管镜,在纤维支气管镜的操作部将丝线拉紧并固定。当术中球囊充液并固定到合适位置后,放松丝线,拔出纤维支气管镜,然后轻拉丝线将其牵出气道。该方法快捷,适合出血部位明确者。二是死扣固定法:取一段长约90cm的丝线,将丝线的一端以死扣方式固定在球囊和导管连接处的凹槽,用活检钳经纤维支气管镜工作通道夹住丝线另一端,牵拉出纤维支气管镜,在纤维支气管镜的操作部将丝线拉紧并固定。术中球囊充液并固定到合适位置后,放松丝线,拔出纤维支气管镜,然后在鼻部将丝线缠绕球囊导管,并随导管固定到鼻翼。该方法适合于出血部位不明确,气道内操作时间较长者。三是穿线法:取一段长约180cm的丝线,将丝线贯穿双腔球囊漂浮导管(细漆包铜线引导)和纤维支气管镜工作道(活检钳引导),拉紧丝线的两端,使导管前端和纤维支气管镜前端紧靠在一起。术中球囊充液并固定到合适位置后,拔出气管镜,然后在鼻部将丝线缠绕导管,并随导管固定到鼻翼。本方法适合于置入过程中更换不同型号的球囊导管。

将支气管镜和导管并到一起经鼻插入气道,在吸引气道内积血的同时,在支气管镜引导下将导管推向出血的段或亚段支气管,注入生理盐水膨胀球囊,使其完全封闭其段或亚段支气管。然后关闭阀门、放松丝线,支气管镜吸尽气道残血并证实无再出血后退镜,记录生理盐水用量和导管在鼻部的长度,T形胶布于鼻翼旁固定导管。

这种方法避免了操作时占用支气管镜工作孔道和两次进镜,减少了操作刺激及操作耗时。

### (六)其他支气管镜下介入治疗方法

对于叶、段支气管以上的活动性出血灶,尤其是在内镜介入治疗中的出血,还可以选择经支气管镜高频电刀及氩等离子体凝固术(APC)止血。这两种方法均是通过高频电流产生热量快速将组织凝固或蒸发而达到止血的目的。另外还可行内镜下微波热凝、激光治疗气道内出血。需要注意的是,这些方法在治疗出血的同时,可能会导致出血加重。

1.经支气管镜气道内电凝止血

高频电刀的原理是将低压低频的电流经变频变压转为高压高频电流,当电极与人体组织接触时产生热效应,达到切割或凝固作用。其电凝止血功能是使组织发生凝固或炭化而达到止血目的。主要用于气管内新生物活检或治疗后大出血。

2.经支气管镜氩等离子体凝固止血

APC与高频电刀的不同之处是APC通过氩等离子体介导电流而不用直接接触组织,当气体从导管尖端释放后通过电流释放拱形热量,引起热损伤和强烈干燥,使病变组织缩小。APC穿透组织浅,更适合于气道浅表、广泛的病变所导致的出血,止血效果满意。

3.经支气管镜微波止血

微波止血的机制是使血管及其周围组织凝固,血管内皮细胞变性,导致血栓形成。采用针状微波输出器插入出血部位的组织,止血效果确实可靠。但气道腔内微波热凝止血的前提是出血的部位必须在可见的范围内,且微波输出器必须接触到出血部位,适用于肿瘤组织活检处的出血。

4.经支气管镜激光止血

支气管镜下激光止血主要应用激光的热效应,当低功率的激光照射活组织时,部分激光被组织吸收,转化为热能而产生一系列变化,使出血组织蛋白质凝固、血管闭塞,从而达到止血的目的。

## 三、选择性支气管动脉栓塞术治疗大咯血

支气管动脉栓塞治疗是将导管插至支气管动脉,先行支气管动脉造影确定出血部位、程度,再行明胶海绵、丝线、鱼肝油酸钠、聚乙烯醇(PVA)栓塞出血的支气管动脉血管,止血效果确切,即时止血率为$75\%\sim100\%$。但复发率高,文献报道术后1个月复发咯血率达$14\%\sim29\%$。总体来说,支气管动脉栓塞治疗在急、慢性大咯血的治疗中发挥着重要的作用。但支气管动脉或肋间动脉如与脊髓动脉沟通,在造影或栓塞时,将会引起脊髓损伤而致截瘫。

## 四、外科手术治疗大咯血

手术能够切除病变,去除咯血的病因,达到治愈咯血的目的。随着咯血治疗手段的不断发展及介入治疗的广泛应用,仅仅为止血而实施手术治疗越来越少。然而,手术选择仍是咯血治疗的重要方法之一,对于病变局限,常规内科治疗无效,反复、顽固性出血应当选择手术治疗。

总之,支气管镜治疗大咯血在很大程度上是对症治疗,必须在控制病情的前提下进一步寻找病因并对其积极治疗,才能取得更长期和稳定的疗效。

(王　阳)

# 第二节　气道狭窄

气道狭窄是指气管、气管隆嵴、左右主支气管及中间段支气管的狭窄或阻塞,即中心气道

狭窄。中心气道本身病变阻塞管腔或管外压迫可导致中心气道狭窄或阻塞,出现严重的呼吸困难,甚至窒息死亡。气道本身病变或者术后、放疗后可引发气道瘘,进一步加重呼吸困难。中心气道狭窄严重影响患者通气—换气功能,必须及时处理,以改善患者的通气状况。

## 一、适应证

各种原因引起的气管狭窄,造成严重呼吸困难且不能接受或不宜外科手术治疗的患者。

恶性疾病引起的气管狭窄,尚未导致严重呼吸困难,但预计化疗或局部放疗可能会导致患者出现呼吸困难者。

## 二、禁忌证

无绝对禁忌证。

一般认为有严重气管黏膜炎症者,因支架置入后促使肉芽增生引起再狭窄和不利于炎症控制而视为相对禁忌证。

治疗近声门的气管狭窄和婴幼儿良性狭窄,应用气管内支架置入术应该慎重。

## 三、恶性肿瘤引起中央气道阻塞的类型及其处理原则

恶性肿瘤引起中央气道阻塞的类型主要有腔内型、外压型及管壁型(混合型)3 种。

气管水平,3 种恶性中央气道阻塞的主要类型:①腔内阻塞型;②外压型;③管壁型(混合型病变)(图 10-6)。3 幅图中气道腔的狭窄程度是相同的,但经气道腔内的介入治疗方法是截然不同的。

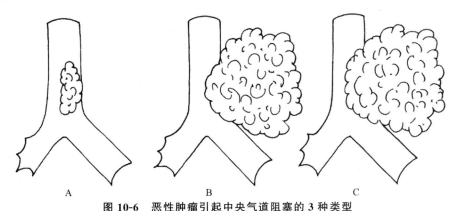

图 10-6 恶性肿瘤引起中央气道阻塞的 3 种类型

## 四、恶性肿瘤引起中央气道阻塞经气道腔内介入治疗的临床应用

### (一)腔内阻塞型恶性病变

1.气管下段鳞癌

气管下段隆突上 4cm 恶性肿瘤几乎完全堵塞气管,前壁余留小缝隙,向下延续至气管隆嵴。气管插管后经气管镜应用 APC 逐渐切除肿瘤,然后应用冷冻、活检钳反复清除坏死组织,

使气管通畅。

**2.气管内腺癌**

所示气管内恶性肿瘤几乎完全堵塞气管,仅左侧壁余留小缝隙,向下延续至气管隆嵴。APC 凝切气管内肿物,冷冻配合活检钳取出肿物,大小约 2.0cm×2.5cm×3.0cm,患者呼吸困难缓解。肿物来自右主支气管,右主支气管已完全阻塞,已无再通可能,肿瘤残根有血液渗出,APC 烧灼后,出血停止。

**3.气管基底细胞鳞癌**

气管镜检查示气管下段左侧距气管隆嵴约 1cm 见菜花样肿物,气管阻塞约 2/3,表面覆有白苔,可随呼吸移动。插入硬质气管镜后经电套圈 2 次套取大部分肿物,硬质钳取出。肿物残根位于气管左前壁,表面有较多渗血,经 APC 凝切残根表面止血,气管通畅。

**4.气管腺样囊性癌**

患者因呼吸困难、咯血发现气管肿物,于外院开胸手术后发现病变广泛,不能切除,诊断气管腺样囊性癌。全身麻醉后气管插管、上呼吸机。经气管插管进镜,于隆突上 2cm,气管左后壁见一肿物,几乎完全堵塞管腔,向上延续约 3cm。经 APC 和冷冻治疗,肿物基本消除。拔除气管插管时发现声门下约 5cm 同样肿物堵塞 3/4 管腔,遂换用喉罩,同样经 APC 和冷冻治疗消除肿物,最后 APC 凝切肿物残根表面止血,气管通畅。

**5.气管内神经内分泌癌**

患者因咳嗽、咳痰伴喘憋进行性加重 1 个月余,以"右肺占位"收入院。气管镜检查示气管下端隆嵴上肿瘤几乎完全阻塞气管,左侧壁遗留缝隙状狭窄,内镜可进入左主支气管。插入硬质气管镜,经硬质大活检钳反复钳夹肿物,结合冷冻攫取,解除气管梗阻。肿瘤来自右主支气管,右主支气管已无法再通。APC 凝切右主支气管开口肿物组织、止血,气管通畅。

**6.肾细胞癌气管内转移**

患者因咳嗽、咳痰、喘憋 20 天收入院。既往右肾癌切除术后 4 年。气管镜检查示气管中段肿物,几乎完全阻塞管腔,肿物基底位于气管中段右侧壁,基底较小,随呼吸上下活动。电套圈套切肿物,冷冻探头取出肿物组织,APC 凝切肿物基底,至管壁与周围平齐。气管通畅。

**7.气管内转移性甲状腺癌**

患者因间断咳嗽、咯血 7 个月余,喘憋 1 个月余收入院。既往 3 年前因甲状腺癌行甲状腺全切术。气管镜检查示声门下约 1cm 见气管左侧壁肿物突向腔内,阻塞管腔＞4/5,外径5.3mm内镜可勉强通过。经圈套器切除部分肿物,余肿物经 APC 凝切、止血,气管通畅。

**8.右主支气管高分化黏液表皮样癌**

气管镜检查示右主支气管被肿物堵塞,仅留微小缝隙,支气管镜可以通过缝隙进入右上叶支气管,中下叶支气管被完全堵塞。经电套圈、冷冻、活检钳切割及清理肿物,右侧支气管再通,其肿物残根位于右中间段外侧壁。APC 处理肿物残根。右中间段气管恢复通畅。

## (二)外压型恶性病变

**1.气管低分化鳞癌**

患者因声音嘶哑 5 个月,咳嗽、胸闷 1 个月余收入院。气管镜检查示声门下开始气管外压性狭窄,自膜部突向气管腔内,狭窄段长约 8cm,最狭窄处呈缝隙状,外径 5.2mm 内镜勉强通过,黏膜刮蹭后易出血,患者呼吸困难。气管镜引导下经喉罩下导丝,进推送器,释放 16mm×80mm 国产镍钛记忆合金支架,支架扩张良好,下缘完全越过狭窄段,上缘位于声门。气管恢复通畅。

**2.气管腺癌**

患者因咳嗽伴憋气 1 个月余收入院。气管镜检查示气管于声门下 1cm 始呈外压性狭窄,肿瘤广泛浸润管壁,狭窄长度约 4cm。气管镜引导下经喉罩下导丝,进推送器,释放国产镍钛记忆合金支架,支架上缘位于声门下 0.5cm,下缘距气管隆嵴 4cm,完全覆盖狭窄段,患者呼吸困难缓解。

**3.气管转移性腺癌**

患者 2 年前开始出现咳嗽,同时自感右颈部淋巴结肿大。CT 示右肺癌,淋巴活检示转移性腺癌,1.5 年前 ECT 示脑转移、骨转移,予伽马刀治疗。近 1 个月来咳嗽加重,并出现呼吸困难。气管镜检查示声门下 5mm 处气管缝隙状狭窄,气管镜勉强通过,狭窄段长约 5cm,气管腔及隆嵴变形。在气管镜引导下经喉罩下导丝,进推送器,释放 18mm×50mm 国产镍钛记忆合金支架,支架扩张良好,患者呼吸困难缓解。

**4.食管癌侵犯气管**

患者男,65 岁,食管癌侵犯气管。气管镜检查示自声门下 4cm,气管后壁外压性狭窄,余留小缝隙,向下延续至气管隆嵴水平。经气管插管放置 18mm×60mm 国产镍钛记忆合金支架,支架释放后完全覆盖狭窄段,患者呼吸困难缓解。

**5.甲状腺极低分化癌**

患者男,78 岁,气管镜检查声门下约 3cm 处气管呈缝隙状外压性狭窄,狭窄段长约 5cm,下端距隆突约 5cm,狭窄处气管黏膜表面多个结节状突起。于声门下气管放置 18mm×60mm 国产镍钛记忆合金支架,完全覆盖狭窄段,患者呼吸困难缓解。

**6.气管支气管鳞癌**

患者男,64 岁,气管镜检查示气管狭窄,隆嵴及双侧支气管肿瘤组织浸润。予以局部麻醉+镇静,保留呼吸,气管镜引导下成功放置 Y 形支架,气管及双侧支气管狭窄改善,患者呼吸困难缓解。

**7.双侧主支气管小细胞癌**

患者女,75 岁,气管镜检查示双侧主支气管狭窄,呈外压性,右主支气管管腔接近闭塞。患者呼吸困难严重,来不及定制 Y 形支架,遂先后于两侧主支气管分别放置支架。患者呼吸困难缓解。

**8.气管支气管未分化癌**

患者女,46 岁,气管镜检查示气管下段外压性狭窄,隆突被肿瘤组织浸润。右主支气管完全闭塞,左主支气管外压性狭窄。患者呼吸困难严重,来不及定制 L 形或楔形支架,遂先于气管放置支架,随后于左主支气管再放置支架。患者呼吸困难缓解。

(王 阳)

# 第三节 原发性肺癌

原发性支气管肺癌简称肺癌,是指来源于支气管黏液腺、细支气管上皮及肺泡上皮的恶性肿瘤。肺癌是我国最常见的恶性肿瘤之一,近几年来发病率呈明显的上升趋势,在我国城市中已经居于恶性肿瘤的首位,在农村占第三位。男性明显多于女性,比例为(3~7):1。肺癌主要是由环境因素引起的疾病,80%~90%的肺癌与直接或被动吸烟、室内、室外空气污染、职业性因素及易感因素有关。科学研究证实,肺癌的发生与每天吸烟的支数、吸烟的年限等呈正比。女性患肺腺癌人数的不断增加,则是由于经常处于吸烟环境中,即所谓"被动吸烟"或长期接触厨房的油烟以及其他因素所致。早期肺癌的治疗效果较好,中、晚期肺癌预后较差,总体的5年生存率是10%~14%。

## 一、病因和发病机制

病因迄今尚未明确。一般认为肺癌的发病与下列因素有关:①吸烟,公认吸烟是肺癌的重要危险因素;②职业致癌因子;③空气污染;④电离辐射;⑤饮食与营养。此外,病毒感染、真菌毒素(黄霉曲菌)、结核的瘢痕、机体免疫功能低下、内分泌失调以及家族遗传等因素对肺癌的发生可能也起一定的综合作用。

## 二、临床特点

肺癌患者大多数是男性,男与女之比为(4~8):1,患者年龄大多在40岁以上。

肺癌的临床表现与癌肿的部位、大小、是否压迫、侵犯邻近器官以及有无转移等情况有着密切关系。早期肺癌特别是周围型肺癌往往不产生任何症状,大多在胸部X线检查时发现。癌肿在较大的支气管内长大后,常产生刺激性咳嗽,大多有阵发性干咳或仅有少量白色泡沫痰,极易误认为伤风感冒。当癌肿继续长大影响支气管引流,继发肺部感染时,可以有脓性痰液,痰量也较前增多。另一个常见症状是血痰,通常为痰中带血点、血丝或断续的少量咯血,大量咯血则很少见。有的肺癌患者,由于肿瘤造成较大的支气管不同程度的阻塞,可以在临床上呈现胸闷、哮鸣、气促、发热和轻度胸痛等症状。

晚期肺癌压迫侵犯邻近器官组织或发生远处转移时,可以产生下列症状。

(1)压迫或侵犯膈神经,引起同侧膈肌麻痹。

(2)压迫或侵犯喉返神经,引起声带麻痹,声音嘶哑。

(3)压迫上腔静脉,引起面部、颈部、上肢和上胸部静脉怒张,组织水肿,上肢静脉压升高。

(4)侵犯胸膜,可引起胸膜腔积液,往往为血性。大量积液可以引起气促。此外,癌肿侵犯胸膜及胸壁,可以引起持续剧烈的胸痛。

(5)癌肿侵入纵隔,压迫食管,可引起吞咽困难。

(6)上叶顶部肺癌,可侵入和压迫位于胸廓上口的器官组织。如侵入第一肋骨、锁骨下动静脉、臂丛神经、颈交感神经等,产生剧烈胸痛,上肢静脉怒张、水肿、臂痛和上肢运动障碍,同侧上眼睑下垂、瞳孔缩小、眼球内陷、面部无汗等颈交感神经症候群。肺癌血行转移后,按侵入器官而产生不同症状。

## 三、辅助检查

肺癌的早期诊断十分重要,对高发癌肿区或有高危险因素的人群宜定期或发现可疑征象时,进行防癌或排除癌肿的有关检查。相关检查包括以下几种。

### (一)影像学诊断

胸部 CT 可以进一步验证病变所在的部位和累及范围,也可大致区分其良、恶性,是目前诊断肺癌的重要手段。MRI 检查对肺癌的临床分期有一定价值,特别适用于判断脊柱、肋骨及颅脑有无转移。骨扫描和 PET-CT 检查主要用于诊断肺癌骨转移或纵隔淋巴结转移时。

### (二)经皮穿刺活检

一些影像学难以明确性质的病变,通过活检取得细胞学、组织学资料可作出定性诊断和鉴别诊断,对于治疗方案的选择、制订及治疗后的随访、预测预后等方面具有重要意义。

### (三)痰液脱落细胞检查

作为初筛,痰液细胞学检查的阳性率与病理科的水平高低、肿瘤的类型及送标本的次数(以 3~4 次为宜)等因素有关。

### (四)纤维支气管镜检查(简称纤支镜检)

对明确肿瘤的存在和获取组织以供组织学诊断均具有重要的意义。

### (五)胸腔镜或开胸手术探查

若经痰细胞学检查、支气管镜检查和针刺活检均未能确立细胞学诊断,则考虑胸腔镜或开胸手术探查。

### (六)其他检查

癌相关抗原,如铁蛋白、癌胚抗原(CEA)、神经特异性烯醇化酶(NSE)、细胞角蛋白片段19(CYFRA21-1)等检查对于发现肺癌均缺乏特异性,但可作为肺癌评估的参考。

## 四、常规治疗

### (一)手术治疗

手术治疗为最有效的治疗方法。手术治疗的效果取决于病期和肿瘤组织类型。早期患者肿瘤切除后长期生存率高,一期术后 5 年生存率高达 75%,晚期肺癌术后平均生存期为 6 个月至 1 年。

### (二)放射治疗

不适合手术或有手术禁忌证的患者大多可以接受放射治疗。对非小细胞肺癌,可采用根治性放疗、姑息性放疗、术前放疗和术后放疗。对小细胞肺癌则应结合全身化疗。

### (三)化学药物治疗

化学药物治疗是肺癌治疗中的重要治疗方法,适用于所有肺癌,特别是不适于手术或放疗的病例及小细胞癌。化疗可为手术、放疗创造条件,补充局部治疗的不足,延迟或减少术后局部复发和转移。肺癌的药物治疗包括化疗和分子靶向药物治疗（EGFR-TKI 治疗）。化疗分为姑息化疗、辅助化疗和新辅助化疗，具体选择应充分考虑患者病期、体力状况、不良反应、生活质量及患者意愿，避免治疗过度或治疗不足。应及时评估化疗疗效，密切监测及防治不良反应，并酌情调整药物和（或）剂量。

### （四）其他治疗方法

生物治疗、光动力学治疗及中西医结合治疗均可用于肺癌治疗。

## 五、介入治疗

肺癌的介入治疗包括针对肿瘤本身的治疗和相关并发症的治疗，前者有支气管动脉灌注化疗和栓塞术、化学和物理消融术、经皮放射性粒子植入术等，后者有内支架植入术治疗肺癌导致的上腔静脉综合征、气管狭窄等。

### （一）支气管动脉灌注化疗和支气管动脉栓塞术

肺癌的血液供应主要来自支气管动脉，通过导管技术，将导管插入支气管动脉进行局部动脉内灌注化疗，使化疗药物在肿瘤局部的浓度大大提高，加强对肿瘤细胞的杀灭作用，同时减少全身的不良反应。在灌注化疗后可用明胶海绵等栓塞材料栓塞肿瘤供血动脉，进一步切断肿瘤的营养，加强抗肿瘤作用。在肺癌并发大咯血经内科止血无效的情况下，更适合采用支气管动脉栓塞术（BAE）（图 10-7）。尽管肺癌的动脉灌注化疗（BAI）已有多年的历史，但由于缺乏大样本的多中心随机对照研究，无与其他学科治疗进行比较的客观数据，目前尚未得到普遍认可，目前仅限于非小细胞癌无法手术或拒绝手术及全身化疗者。

支气管动脉灌注化疗近期效果虽然不错，但受化疗药物及治疗次数的限制，远期疗效有待提高。进一步提高疗效的方法目前主要是综合治疗，如周围型肺癌支气管动脉灌注可配合全身化疗和肿块直接穿刺注药或射频消融、粒子植入等局部治疗。支气管动脉灌注化疗治疗与放疗及外科手术治疗相结合，可提高疗效。另外，还可以结合生物治疗，以提高全身免疫治疗，来控制肿瘤的发展。

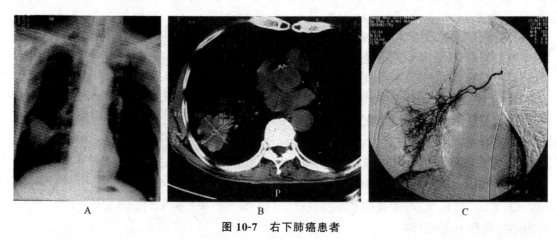

**图 10-7 右下肺癌患者**

注 A.胸部正位平片可见右下肺见类圆形肿块影。B.CT 可见肿块边界清楚，邻近胸膜部分牵拉改变。C.选择性右下支气管动脉造影可见主干明显增粗，肿瘤血管明显增多，不规则增粗，并可见血管包绕征象。

## （二）经皮穿刺瘤内注射药物治疗

经皮穿刺瘤内注射药物治疗是在 CT 引导下将穿刺针穿刺进入肺部肿瘤内，局部注射化疗药物、无水乙醇等，通过药物的直接作用杀伤肿瘤细胞。此种方式的优点是操作简便，定位准确，直接杀灭肿瘤细胞，效果肯定，安全，不良反应少。但由于药物弥散不均匀等因素，治疗过程中往往需要多点、多次注射才能达到较好效果。同时也有局部疼痛、气胸等不良反应和并发症。

## （三）射频、微波、氩氦刀物理消融术

射频、微波是通过高热而氩氦刀是通过冷冻技术对肿瘤进行消融治疗。

适应证：①不能手术的非小细胞型周围型肺癌；②转移性肺癌，单侧肺内病灶少于 4 个，单个病灶小于 5cm 者；③肺功能差或合并全身其他疾病，不能耐受手术者；④放、化疗或其他治疗效果不佳者；⑤手术探查的补救；⑥减瘤综合治疗；⑦姑息治疗缓解症状。

禁忌证：①严重肺气肿、肺纤维化者；②病灶靠近肺门或纵隔大血管者；③肺内多发转移者；④重要脏器功能严重衰竭者，如心脏、肝、肺及肾受累患者。

1.治疗方法

治疗时在 CT（或 B 超）引导下经皮穿刺将消融电极穿入到肿瘤区内，在短时间在局部产生 70～100℃ 的高温或 −20℃ 以下低温灭活肿瘤细胞。这些方法的优势是在治疗范围内不会为组织内的间隔所阻断，肿瘤杀灭较完全，同时其治疗效果不受肿瘤组织类型和癌细胞增殖状态的影响。

2.疗效评价

消融治疗的病灶大小一般要在 5cm 直径以下，直径 3cm 以下的肿块治疗效果较为肯定。有报道可与局部手术切除的疗效相当，尤其适用于单发的转移性肿瘤。其并发症主要为气胸、支气管胸膜瘘等。

## （四）经皮放射性粒子植入术

在 CT 引导下经皮穿刺将放射性粒子永久性植入瘤体内，持续低剂量内照射直接杀死肿瘤，而周围正常组织损伤轻微，是肺癌治疗的一种新的手段。与常规放疗相比，其治疗方便，对周围组织损伤小。与手术相比，其适应证广、创伤小、恢复快，可最大限度地保留肺功能。但治疗时需进行多针、多次穿刺，气胸等并发症较多，其治疗效果也还待进一步研究。此种治疗适用于肿瘤直径小于 5cm，病灶不超出 3 个的肺癌患者。对于手术后、化疗、放疗后肿瘤复发或外照射治疗因剂量不足而效果不佳或失败的病例，进行放射性粒子永久性植入治疗具有较大的临床意义。

## （五）上腔静脉金属内支架植入术

上腔静脉金属内支架植入术主要用于肺癌侵犯上腔静脉，引起上腔静脉狭窄、闭塞，导致上腔静脉综合征。

## （六）气管支架置入术治疗肿瘤压迫所致的气管狭窄

气管支架置入术主要用于治疗肿瘤压迫所致的气管狭窄。

（王　阳）

# 第十一章　消化系统疾病

## 第一节　胃癌

胃癌是世界上最为常见的恶性肿瘤之一，发病率在男性恶性肿瘤中仅次于肺癌，占第二位。在女性恶性肿瘤中居第四位。近年来胃癌的发病率呈下降的趋势。胃癌好发年龄为40～60岁，男女之比约为3∶1或2∶1。好发部位为胃窦部，特别是小弯侧（约占75％），胃体部则少见。胃癌的病因至今未明，考虑与地域环境及饮食生活因素、幽门螺杆菌感染、癌前病变（胃息肉、慢性萎缩性胃炎、胃部分切除后的残胃）及遗传和基因等因素有关。

### 一、病因

胃癌的病因尚未完全清楚，可能与下列因素有关。

#### （一）饮食

胃癌的发生与饮食有较强的关联性。过多食用食盐、熏制或腌制的肉以及泡菜和辣椒、胡椒等可能增加胃癌发病的风险。食品内含的硝酸盐能转换成亚硝酸盐和亚硝基化合物，而后两者能在实验动物中产生胃癌。食用蔬菜、水果有降低胃癌发病风险的作用，特别是生食一些富含抗氧化剂的食物，如含维生素C、维生素E、胡萝卜素和叶酸等的食物。绿茶因含大量的酚，有研究者认为对减少胃癌发病有作用，但目前尚未达成共识。

对移民及其后代胃癌发病率的观察是饮食对胃癌发病率影响的有力证据。观察发现，移民的后代胃癌的发病率逐渐趋于移民地的发病率，这一现象强烈地支持环境因素在发病中起了主要的作用。一项研究显示，日本人移居到胃癌低发的西方地区，其胃癌发病率介于西方人群和日本本土人群之间；如果其后代继续食用日本式的饮食，那么他们仍保持较高的胃癌发病率；如果食用西方饮食，则发病率有所下降。一项对移民至美国10年的波兰人群的调查发现，他们的胃癌发病率降低至美国和波兰之间。这些研究说明早年生活的环境因素对胃癌发病的风险起决定作用。

#### （二）幽门螺杆菌感染

有研究报道，在幽门螺杆菌感染超过10年的人群中，约有5％的患者会发展成胃癌。但幽门螺杆菌引起胃癌发病率增高的确切机制仍不清楚，似乎与导致慢性萎缩性胃炎的发病率增加有关，后者可造成低酸的环境；还可能与造成组织化生和间变有关。由于在世界许多地方，幽门螺杆菌的感染超过50％，很显然幽门螺杆菌的感染不是胃癌发生的充分条件。多种因素可能与幽门螺杆菌相互作用促进胃癌的发生,包括吸烟、感染时的年龄、性别、饮食等。而幽门螺杆菌的亚类也是一个因素。有研究认为 cagA 菌株具有更强的毒素产生能力,引起更多的胃部炎症,与胃癌发生呈强相关。幽门螺杆菌感染主要与胃体和胃窦的腺癌关系密切,感染者的发病率增加约 1 倍。而贲门或食管—胃结合部的癌似乎与幽门螺杆菌感染关系不大。

### (三)胃慢性疾病

伴有肠上皮化生的慢性萎缩性胃炎与胃癌发病关系密切,慢性萎缩性胃炎与胃癌的发生呈正相关,伴有肠上皮化生的部位与胃癌的好发部位也一致。Correa 曾提出了从慢性萎缩性胃炎到肠上皮化生,再到间变的演变过程学说。

胃部疾病术后残胃发生的残胃癌的概率在 10 年后明显上升,特别是 BillrothⅡ吻合术后,可能与该术式导致胆汁反流增加有关。良性胃溃疡恶变是以前常关注的一个问题,但目前的观察认为,似乎胃溃疡恶变的机会并不高。胃溃疡本身并不是一种癌前病变,溃疡边缘的黏膜似乎更易发生肠上皮化生。

### (四)其他因素

流行病学调查发现,胃体癌和胃窦癌的发病率在下降,而胃近端和食管远端腺癌的发病率在增加。美国资料显示,10 年来,胃近端癌的发病率以每年 3.6%～5.6% 的速度增加,贲门的肿瘤大约占胃癌的 47%。欧洲也有类似的报道。近端胃癌较远端胃癌预后差,病因似乎也有所不同。胃体的病变与胃酸分泌少和幽门螺杆菌感染有关,而贲门的病变与这些因素的关系似乎不大。食管—胃结合部癌的发病似乎是多因素引起的,肥胖和过量酒精摄入似乎与该部位癌发病率增高有关,胃食管反流性疾病可能是另一个危险因素,抽烟似乎也与之有关联。相反,在使用阿司匹林及其他非甾体抗炎药的人群中,这一肿瘤的发生率偏低,提示炎性反应可能与其发病有关。

以上提示各种因素均在不同程度上与胃癌发生有关。值得一提的是,胃癌的发生可能是以上多种因素共同作用的结果。例如,幽门螺杆菌感染可增加慢性萎缩性胃炎的发病率,后者造成低酸的环境,而胃内 pH 值的增高有利于亚硝酸盐类物质的产生等。

## 二、病理

### (一)大体分型

Borrmann 分类法从大体解剖上将胃癌分为 4 种类型:第 1 类是乳头状癌,第 2 类是周边隆起的溃疡型,第 3 类是周边浸润型,第 4 类是弥漫浸润型。后来有作者又加入了浅表型和早期癌等。胃癌的大体分型和组织学分化程度不是胃癌的独立预后因素。

### (二)病理学类型

腺癌约占胃癌的 95%,通常所指的胃癌即为胃腺癌。胃腺癌的分类目前采用最多的是WHO 分类。

1.管状腺癌

管状腺癌存在显著扩张或裂隙样和分支状的导管,管腔大小各异,也可存在腺泡状结构。

2.乳头状腺癌

乳头状腺癌具有伸长的指状突起,突起表面覆盖圆柱状或立方上皮,轴心为纤维血管结缔组织。

### 3.黏液腺癌

50％以上黏液腺癌含有细胞外黏液池,可有两种主要生长方式:①腺体由柱状黏液分泌上皮细胞组成,间质腔隙中存在黏液;②细胞呈链状或串状散在漂浮于黏液湖内。

### 4.印戒细胞癌

印戒细胞癌超过50％的细胞由孤立的或呈小团的、包含有细胞内黏液的恶性细胞组成。还有一种常用的 Lauren 分型法,描述了2种胃癌的组织学类型,即肠型和弥漫型。肠型主要从癌前病变(主要包括萎缩性胃炎和肠上皮化生)演化而来,在老年和男性多见,说明环境因素在胃癌发病中的重要作用。弥漫型一般不是从癌前病变演化而来的,主要发生在胃癌低发地区,女性和年轻患者更常见,与家族因素相关(如血型 A)。虽然 Lauren 分型的命名有些混淆,但这种分类法有利于我们深入理解胃癌的病因学和流行病学。

另外,虽然胃黏膜中没有正常的淋巴组织,但胃是胃肠道淋巴瘤最常发生的部位,目前十分重视的幽门螺杆菌感染与胃黏膜相关淋巴瘤的密切关系可以解释这一现象。胃淋巴瘤不论从分期、处理和预后都是与胃腺癌明显不同的另一种疾病。其他类型较少见,包括平滑肌肉瘤、鳞癌、腺鳞癌、类癌等。

### (三)扩散方式

胃癌可直接向周围的组织结构延伸扩散,也可形成淋巴转移、腹膜转移和远处转移。

## 三、临床表现

早期胃癌多数无症状,因此多数患者就诊时已属晚期。晚期胃癌也无特征性的临床表现,患者可能表现为体重下降、食欲减退、疲乏、上腹部不适等。但有些症状对提示病变部位有一定帮助,如吞咽困难,可能提示贲门部的肿瘤;进食少量食物即有饱胀感,提示可能有弥漫浸润的肿瘤;持续性的呕吐,提示可能是胃窦的病变并伴有幽门梗阻。胃肠道出血在胃癌的病史中并不常见,占 10％～15％,若出现腹水、黄疸或可扪及的腹部包块,往往提示肿瘤已到晚期。因为胃结肠韧带的原因,横结肠是距离胃较近且容易受累的器官,因此可能出现横结肠梗阻的症状。腹膜的广泛种植常造成其他肠道的梗阻。大的卵巢或盆腔转移包块可产生直肠阻塞的症状。

## 四、诊断和鉴别诊断

### (一)诊断

中、晚期胃癌的诊断并不困难,但治疗效果不佳。因此,要提高胃癌的治愈率和5年生存率,重在早期发现、早期诊断。由于胃癌目前发病年龄有年轻化的趋势,原则上所有出现上腹部症状的成年人,均应警惕,诊断时应注意排除胃癌。特别是对下列患者要重点警惕。①上腹不适、疼痛,以慢性胃炎或溃疡病治疗未见好转者。②原有胃病患者,近期症状加重,治疗欠佳。③不明原因的贫血、消瘦,大便隐血持续阳性者。④有胃癌家族史者,近期出现上腹部症状。对上述患者应重点排查,胃镜或 X 射线钡餐检查应列为必选项目。对于过去发现有肠上皮化生或不典型增生者、多发性腺瘤样息肉、慢性胃溃疡以及残胃患者应定期复查胃镜。胃镜检查中应对所有可疑部位进行活检,以发现早期病变并及时确诊。

1.胃镜检查

纤维胃镜可以在直视下检查胃、食管和十二指肠上段几乎每一个角落。同时,检查中可以对可疑部位进行活检、刷片、染色,乃至镜下肿瘤切除等治疗。目前的超声胃镜不仅可以了解胃癌的形态、大小,而且可以显示其浸润深度及转移范围,有助于黏膜下肿瘤的鉴别和胃癌的术前分期。胃镜检查虽有一定痛苦,但其却是目前确诊胃癌最经济、最简便、最可靠的方法。目前该项检查已经普及,为胃癌的诊断提供了有力的武器。以后还应充分利用胃镜对高危人群进行普查,以便发现更多早期胃癌。

2.腹腔镜检查

腹腔镜检查在判断胃癌侵犯的范围、淋巴结和腹膜转移情况中有特殊的地位。它在胃癌的术前分期、指导治疗和判断预后中均有不可替代的作用。有些胃癌还可以在腹腔镜下予以切除。国外有些医院已经把腹腔镜检列为胃癌术前的常规检查项目。

3.X线钡餐检查

X线钡餐检查是诊断胃癌的重要检查方法。双重对比造影技术及多角度摄影可进一步提高胃癌的检出率,但无论其特异性、灵敏性和准确性都不如胃镜。目前主要用于不适合胃镜检查的患者。早期胃癌的X线征象难以鉴别,可能只见局部黏膜增粗、紊乱或小的容易忽视的充盈缺损或龛影。X线钡餐检查对中、晚期胃癌的诊断相对容易,主要征象有胃壁僵直、蠕动消失、黏膜皱襞中断、明显的充盈缺损或边缘不规整的大龛影,浸润型胃癌还可表现为胃腔缩小、狭窄,累及全胃时呈"革袋状胃"。

4.CT检查

CT检查可显示胃癌侵犯的范围,腹腔淋巴结、腹膜以及相关器官和组织的转移情况,在病变分期、综合治疗方案的选择以及疗效判断上具有重要的指导意义。

5.实验室检查

(1)常规检查:胃癌中、晚期可有不同程度的贫血、红细胞沉降率增快、白蛋白降低等。大便隐血试验在早期胃癌阳性率较低,可作为体检时筛查使用,中、晚期患者则有较高的阳性率。胃液分析现在已很少开展,部分患者胃酸降低或缺乏,但缺乏特异性。

(2)肿瘤标志物检查:临床常用的胃癌标志物有癌胚抗原(CEA)、癌抗原19-9(CA19-9)、癌抗原72-4(CA72-4)和癌抗原50(CA50)等。其在胃癌中单独检测的敏感性多不超过50%,联合检测可以大大提高检出率。

(二)鉴别诊断

在纤维胃镜几近普及的情况下,胃癌的诊断并不困难。溃疡型胃癌应注意与良性胃溃疡鉴别,隆起型胃癌应注意与胃息肉鉴别,浸润型胃癌应注意与胃皱襞巨肥症(该病在中国罕见)、胃淋巴瘤鉴别,黏膜下病变应注意与恶性淋巴瘤或胃肠道间质瘤等鉴别。

# 五、分期

目前常用的胃癌分期方法是由美国癌症联合委员会(AJCC)和国际抗癌联盟(UICC)联合

制定的 TNM 分期法。其依据是胃癌数据库的资料中,淋巴结阳性胃癌患者的预后与淋巴结受累的数目明显相关。另外,日本癌症研究会也制定了详尽的分期方法。该方法根据肿瘤侵犯的精确解剖学范围,尤其是淋巴结分站情况而制定。这里主要介绍前一种 TNM 分期法。

### (一)T—原发肿瘤

$T_x$:原发肿瘤无法评估。

$T_0$:无原发肿瘤的证据。

$T_{is}$:原位癌:上皮内肿瘤,未侵及固有层。

$T_1$:肿瘤侵犯固有层或黏膜下层。

$T_2$:肿瘤侵犯固有肌层或浆膜下层。

$T_{2a}$:肿瘤侵犯固有肌层。

$T_{2b}$:肿瘤侵犯浆膜下层。

$T_3$:肿瘤穿透浆膜(脏腹膜)而尚未侵及邻近结构。

$T_4$:肿瘤侵犯邻近结构。

### (二)N—区域淋巴结

$N_x$:区域淋巴结无法评估。

$N_0$:区域淋巴结无转移。

$N_1$:1~6 个区域淋巴结有转移。

$N_2$:7~15 个区域淋巴结有转移。

$N_3$:15 个以上区域淋巴结有转移。

### (三)M—远处转移

$M_x$:远处转移情况无法评估。

$M_0$:无远处转移。

$M_1$:有远处转移。

### (四)G—组织学分级

$G_x$:分级无法评估。

$G_1$:高分化。

$G_2$:中分化。

$G_3$:低分化。

$G_4$:未分化。

### (五)胃癌的 TNM 分期标准

胃癌的 TNM 分期标准见表 11-1。

表 11-1　胃癌的 TNM 分期标准

| 分期 | T | N | M |
|---|---|---|---|
| 0 期 | $T_{is}$ | $N_0$ | $M_0$ |
| Ⅰ期 |  |  |  |
| Ⅰa 期 | $T_1$ | $N_0$ | $M_0$ |

| 分期 | T | N | M |
|---|---|---|---|
| Ⅰb期 | $T_1$ | $N_1$ | $M_0$ |
| | $T_{2a/b}$ | $N_0$ | $M_0$ |
| Ⅱ期 | $T_1$ | $N_2$ | $M_0$ |
| | $T_{2a/b}$ | $N_1$ | $M_0$ |
| | $T_3$ | $N_0$ | $M_0$ |
| Ⅲ期 | | | |
| Ⅲa期 | $T_{2a/b}$ | $N_2$ | $M_0$ |
| | $T_3$ | $N_1$ | $M_0$ |
| | $T_4$ | $N_0$ | $M_0$ |
| Ⅲb期 | $T_3$ | $N_2$ | $M_0$ |
| Ⅳ期 | $T_4$ | $N_{1\sim3}$ | $M_0$ |
| | $T_4$ | $N_{1\sim3}$ | $M_0$ |
| | 任何 T | 任何 N | $M_1$ |

胃癌患者的分期与治疗和预后密切相关。影像学技术的进步使临床分期有了很大的改进,这些技术包括腹腔镜下对腹腔和肝脏进行检查以及用内镜超声对原发肿瘤和局部淋巴结进行评价。约有 50% 的患者在诊断时,胃癌已经超过了局部范围。因此,早期诊断对胃癌尤为重要。

## 六、治疗

### (一)治疗原则

0 期及Ⅰ期:根治性手术治疗。

Ⅱ期和Ⅲ期:根治性手术,辅以术后化疗或化、放疗,术前或术中化疗。

Ⅳ期:以化疗(全身或腹腔)为主,辅以提高免疫力为主的生物治疗,肝转移时可行介入治疗,必要时做姑息性手术或放疗。

### (二)手术治疗

外科手术是胃癌的首要治疗方法。手术的目的是尽可能达到根治性切除($R_0$),提高治愈率和 5 年生存率。手术原则如下所述。

1.远端胃癌

多采用胃大部切除术。对于远端胃癌,胃大部切除术与全胃切除的效果相当,而并发症明显减少。

2.近端胃癌

可采用近端胃大部切除或全胃切除手术。

3.手术切缘

近端切缘和远端切缘均应该距离肿瘤≥5cm。

4.淋巴结清扫

切除 15 个以上的淋巴结并进行检查。手术中应尽可能避免切除脾和胰腺。对淋巴结清除的范围国际上存在很大的争议,目前我国推荐 $D_2$ 根治术(第 2 站淋巴结完全清除,保留胰尾部和脾)。如果存在腹膜受累、远处转移或主要血管侵犯或包裹,则不宜手术切除。

内镜下黏膜切除术(EMR)是胃癌微创手术的主要进步。其适应证为肿瘤分化良好或中度分化、肿瘤最长径小于 30mm、无溃疡以及肿瘤浸润的证据。目前还没有随机研究比较 EMR 和其他手术方法对胃肠道肿瘤的治疗效果。但在严格掌握适应证的情况下,它将是很有前途的微创治疗方法。

### (三)新辅助治疗

术前新辅助化疗或化、放疗的优点是通过肿瘤降期提高 $R_0$ 切除率,同时有可能消灭微转移灶。其缺点是早期患者可能会受到过度治疗;对于 Ⅱ~Ⅳ 期患者,治疗的有效率可能并不满意,部分患者可能反而影响手术的成功率或失去手术机会。因此,目前多用于局部晚期胃癌不能手术切除或虽可手术切除但复发风险较高的患者。

术前新辅助化疗的代表性研究为英国医学研究委员会主持进行的 MAGIC 试验。该试验选择表柔比星(表阿霉素,EPI)、顺铂(DDP)和氟尿嘧啶(5-FU)联合的 ECF 方案。具体如下:EPI 50mg/m²,第 1 天;DDP 60mg/m²,第 2 天;5-FU 200mg/m²,第 1~21 天;每 3 周应用 1 次。

患者被随机分为两组,治疗组 250 名术前、术后各采用 3 个周期 ECF 方案,对照组 253 名单用手术治疗。每组患者中,74% 为胃癌,14% 为低位食管癌,11% 为食管—胃结合部癌。围手术期化疗组患者的 5 年生存率为 36%,单独手术组为 23%。同时化疗组的死亡风险降低了 25%。该研究显示,使用 ECF 方案进行围手术期化疗可以显著延长可手术胃癌和低位食管腺癌患者的无疾病进展生存期和总生存期。因此,ECF 作为围手术期辅助化疗方案已基本成为共识。

关于术前新辅助化、放疗的效果,目前仅有几项小样本 Ⅱ 期临床研究表明,以紫杉醇为基础的新辅助放、化疗,初步显示出较高的病理完全缓解率(26%)和病理切缘阴性率(77%)。但由于研究中入组病例组成复杂(Ⅰb~Ⅲ 期),因此,尚无法判断新辅助化、放疗的适应人群及其疗效,需要开展大型的、设计严格的随机对照临床研究以提供充分证据。

### (四)术后辅助治疗

1.辅助化疗

胃癌术后辅助化疗的大型临床研究较多,但其结论和解读差异较大。大多数研究者推荐使用。临床上除早期无高危因素的患者外,几乎普遍使用。但目前仍然没有标准的辅助化疗方案。实践中多参照进展期胃癌的化疗方案。

日本 Sasako 报道了 ACTS-GC 的 Ⅲ 期临床试验结果。该项研究将 1 059 例 D2 根治术后的 Ⅱ 期、Ⅲa 期和 Ⅲb 期胃癌患者随机分入替吉奥(S-1)单药口服组和单纯手术的对照组,随访 4 年中期总结的结果证明,S-1 单药口服组的 3 年生存率较对照组明显提高,分别为 80.5% 和 70.1%,且不良反应轻微,证实了 S-1 在 Ⅱ 期、Ⅲ 期的胃癌根治术后辅助化疗中的安全性和有效性。但该试验目前仅为中期总结,其 5 年生存率是否有意义尚需要进一步等待随访数据。

2.辅助放、化疗

在美国完成的 INT-0116 多中心试验是胃癌辅助放、化疗的重要临床试验。该试验的入组对象为 $T_3$ 和(或)有淋巴结转移的胃癌或食管-胃结合部癌患者。在接受了 $R_0$ 切除后,603名患者被随机分为观察组和术后联合放、化疗组,每月 1 个周期静脉化疗[化学药物采用氟尿嘧啶＋四氢叶酸(LV)],共 5 个周期,同时在第 2 个周期、第 3 个周期中联合 45Gy 的同步放疗。联合放、化疗组以局部复发为首次复发的比例明显降低(联合放、化疗组为 19％,单纯手术组为 29％),中位生存期明显延长(联合放、化疗组为 36 个月,单纯手术组为 27 个月),3 年无复发生存率(联合放、化疗组为 48％,单纯手术组为 31％)和总生存率(联合放、化疗组为50％,单纯手术组为 41％,$P＝0.005$)显著提高。根据该项研究结果,美国将术后放、化疗列为胃癌术后的标准治疗。但该项研究一直颇具争议,主要有以下几方面不足:①入组病例 85％为Ⅲ期或Ⅳ期;②54％的患者仅接受了小于 D1 的手术(即 D0 手术),接受 D2 手术者仅占10％;③采用的化疗方案为氟尿嘧啶单药,故仅可看作放疗增敏,即其主要作用为放疗的作用,并非真正的放、化疗。

韩国 Kim 等将 INT-0116 的试验在韩国进行了重复,并进行了分层分析,证明对于术后病理分期为 $T_{1,2}N_0$ 者行辅助放、化疗无意义,仅对 $T_{3,4}N_0$ 或者 $T_{3～4}N_{1～3}$ 者方可延长生存期和减少局部复发。$T_2N_0$ 期患者,如果存在高危因素(肿瘤低分化或组织学分级高、淋巴管浸润、神经浸润或年龄小于 50 岁),术后都应接受辅助放、化疗。因此,目前认为所有达到 $R_0$ 切除的 $T_3$、$T_4$ 期或任何 T 伴淋巴结转移的胃癌患者术后都应接受放疗(45.0～50.4Gy),同时给予以氟尿嘧啶类为基础的放疗增敏剂(首选)或氟尿嘧啶加或不加四氢叶酸。

获得 $R_1$ 手术切除的胃癌患者应当接受放疗(45.0～50.4Gy),同时给予以氟尿嘧啶类为基础的放疗增敏剂(首选)或氟尿嘧啶加或不加四氢叶酸。如果没有远处转移,$R_0$ 手术切除的胃癌患者可以选择下列治疗:①放疗(45.0～50.4Gy)联合以氟尿嘧啶类为基础(氟尿嘧啶、卡培他滨、替加氟)的放疗增敏剂;②挽救性化疗;③如果患者身体状况很差,可以选择最佳支持治疗。

### (五)晚期或转移性胃癌的化疗

由于胃癌早期诊断困难,故手术切除率低,5 年生存率也低。在我国,临床上 50％以上的胃癌为不能手术或术后复发的晚期胃癌。

迄今为止,化学药物治疗仍然是晚期胃癌内科治疗的主要手段。遗憾的是胃癌对化学药物治疗具有天然的抗性,并且即使用一种药物化疗,其耐药性也常常出现在其他化学药物上,即所谓的多药耐药性。也鉴于此,胃癌的化疗方案层出不穷且不断更新,但至今仍没有一个"标准方案"问世。

晚期胃癌虽然难以治愈,但是化疗明显有姑息性治疗效果。目前只有少数几个单药对晚期胃癌有肯定的疗效。这些药物包括氟尿嘧啶、丝裂霉素、依托泊苷和顺铂,总体有效率为10％～20％。有几种新药及其联合方案显示出对胃癌有治疗活性。这些药物包括紫杉醇、多西紫杉醇、伊立替康、表柔比星、奥沙利铂、替吉奥和 UFT(一种尿嘧啶和替加氟的复合物)。一些口服药也有望用于胃癌治疗。

### 1.口服化疗药

以氟尿嘧啶为代表的胸苷酸合成酶抑制剂是胃癌化疗的主要口服制剂。氟尿嘧啶虽于20世纪60年代已应用于临床的抗肿瘤治疗,但因口服制剂胃肠吸收差,直到近些年一些新的制剂及其衍生物,如呋喃氟尿嘧啶(FT-207)、优福定、卡莫氟、氟铁龙等的出现才使其真正用于抗肿瘤治疗。

(1)卡培他滨:为氟尿嘧啶的前药,口服后胃肠道吸收好,生物利用度高,可在人体组织中经过3种酶的催化作用最终转化为氟尿嘧啶。该催化过程的最后一步是希罗达的中间代谢产物 5′-脱氧氟尿嘧啶(5′-DFUR)在组织中的胸苷磷酸化酶(TP)作用下转化为具有细胞毒作用的氟尿嘧啶。正常组织中一般均含有一定活性的 TP,但肿瘤组织中的 TP 活性往往比正常组织高出数倍(如胃肠肿瘤中的 TP 活性比正常高 6 倍)。因此,从某种程度上讲,肿瘤组织和其来源的正常组织中 TP 活性的差距决定了卡培他滨的药物靶向性和疗效。大多数消化道肿瘤、泌尿生殖系统肿瘤及乳腺癌中 TP 的活性比其来源的正常组织高出许多倍,这就为卡培他滨选择性杀伤作用奠定了基础。研究显示,卡培他滨的抗癌活性高出口服氟尿嘧啶及优福定 5~18 倍。初步临床应用显示,卡培他滨用于胃癌治疗其疗效与氟尿嘧啶静脉给药相仿。目前临床上卡培他滨除一般口服化疗外,在联合化疗中有明显代替氟尿嘧啶的趋势。

卡培他滨的不良反应主要有手足综合征和胃肠反应,停药后症状均可恢复。

(2)替吉奥:日本学者通过研究氟尿嘧啶的代谢机制,发现氟尿嘧啶在肝脏通过二氢嘧啶脱氢酶的作用降解,在胃肠上皮细胞通过 ORTC 酶将氟尿嘧啶合成 FUMP,而后者与胃肠细胞毒性有关。它们通过 CDHP 抑制二氢嘧啶脱氢酶的降解作用以增效,用乳清酸钾抑制ORTC 的活性以减轻胃肠细胞毒性。结果产生了新药替吉奥(S-1)。S-1 由 FT-207、CDHP和乳清酸钾 3 种成分组成,其分子比依次为 1∶0.4∶1,临床应用显示这类药物的胃肠反应明显减轻。通过近些年的临床验证,其总有效率为 25%~40%,胃肠反应减轻了 80%左右。

### 2.静脉化疗药

(1)紫杉醇和多西紫杉醇:这两种药物均属紫杉类药物,由紫杉的树干、树皮或针叶提取或半合成,主要活性成分为紫杉醇。早在 20 世纪 60 年代,人们就发现美国西部紫杉树的粗提物有抗肿瘤作用。经多年研究,直到 1992 年底,紫杉醇才被美国 FDA 正式批准用于治疗转移性卵巢癌。随后发现其在乳腺癌、肺癌、头颈部肿瘤中也有很好的抗肿瘤作用。在胃肠道肿瘤,特别是胃癌的化疗中,无论是单药还是和其他药物联合应用,紫杉类药物均有较好的效果,是胃癌化疗的一个新方向。以欧洲紫杉树叶为原料的多西紫杉醇比紫杉醇的抗肿瘤活性高 2 倍以上。肿瘤细胞对多西紫杉醇也更敏感。可喜的是,我国的科学工作者发现,我国西南和东北的红豆杉中也含有丰富的紫杉醇并开发了具有自己独立知识产权的新药。

紫杉类药物的抗肿瘤作用机制比较独特。一般认为,它主要作用于细胞的微管,既抑制微管蛋白的装配,也抑制微管蛋白的解聚,结果造成微管束的排列异常,细胞因有丝分裂被阻断而死亡。但研究发现,紫杉类药物具有很强的诱导细胞凋亡的作用,提示其作用机制可能很复杂。

(2)草酸铂(奥沙利铂):为第三代铂类抗肿瘤药物。化学结构上,草酸铂与顺铂的差异在于顺铂的氨基被 1,2-二氨环己烷基团替代。该药首先在日本合成,后在欧洲研发并上市。草酸铂对多种肿瘤细胞有明显的抑制作用,其活性与顺铂相似,但其胃肠和肾脏毒性明显比顺铂轻。草酸铂最先应用于晚期大肠癌,近年应用于胃癌、胰腺癌并取得良好的疗效。特别适合老年患者、有肾脏疾病的患者使用。在联合化疗中似有取代顺铂的趋势。

(3)伊立替康:为喜树碱的衍生物,由日本学者研制。在 20 世纪 70 年代初期的研究中,由于其制剂的水溶性差、毒性大而被迫放弃。其后发现喜树碱的抗癌机制独特,是迄今唯一的特异性作用于 DNA 拓扑异构酶Ⅰ的抗肿瘤药物。因此,对喜树碱的研究再次形成了高潮。经过近些年的开发,我国提取到了 10-羟基喜树碱,为纯天然抗癌药;美国研制出拓扑替康,日本研制出 CPT-11,后两者均为喜树碱的衍生物。这类药物具有广泛的抗肿瘤活性,其中对 CPT-11 的研究尤为深入。CPT-11 在体内迅速酯化为活性代谢产物 SN-38,后者的活性是 CPT-11 的 100～1 000 倍,是所有喜树碱中体外活性最强的成分。CPT-11 的抗癌机制是通过在 DNA 复制时,与拓扑异构酶Ⅰ和 DNA 形成复合物来稳定结合,特异性抑制 DNA 的重连步骤,进而引起 DNA 断裂、细胞死亡。目前 CPT-11 主要用于大肠癌、胃癌、肺癌、皮肤癌、生殖系统癌、非霍奇金淋巴瘤等。

3.联合化疗

几个大宗的循证分析已经证实,与最佳支持治疗相比,以往的联合化疗也可以明显提高晚期胃癌患者的生活质量和总生存率。在 20 世纪 80 年代初期,FAM 方案(氟尿嘧啶＋多柔比星＋丝裂霉素)是治疗晚期胃癌的"金标准"。美国癌症治疗北方中心工作组(NCCTG)在一项关键性的研究中比较 FAM、氟尿嘧啶单药和氟尿嘧啶联合多柔比星这 3 种方案的疗效。结果发现,3 种方案的生存率没有显著性差异。不过,联合化疗的缓解率要高于氟尿嘧啶单药。因此,联合化疗作为姑息性治疗要优于单药化疗。从氟尿嘧啶应用于临床后学者们一直致力于寻找一个最佳的化疗方案,先后有几十个方案出台,至今仍不断推陈出新。从过去的报道来看,单药化疗的疗效一般在 20%左右;双药在 30%左右;三药联合往往在 40%左右;四药以上联合因未见疗效增加而不良反应大增,故很少应用。

(1)以铂类为基础的化疗方案:卡培他滨如上所述,20 世纪 80 年代初期,FAM 方案(氟尿嘧啶＋多柔比星＋丝裂霉素)是治疗晚期胃癌的标准方案。20 世纪 90 年代初,在 FAM 方案基础上用甲氨蝶呤代替丝裂霉素的 FAMTX 显示出比 FAM 更好的疗效,故在欧洲特别流行。20 世纪 90 年代中期开始,以顺铂为基础的 CF 方案(顺铂＋氟尿嘧啶)或 ECF 方案(表柔比星＋顺铂＋氟尿嘧啶)逐步显示出良好的有效性和生存期。Water 等将 ECF 方案和 FAMTX 方案进行了比较,两组患者各 137 例,有效率分别为 46%和 21%,中位生存期分别为 8.7 个月和 6.1 个月,2 年生存率分别为 14%和 5%,完全缓解患者 ECF 组 3 例而 FAMTX 组为 0,可手术患者 ECF 组 10 例而 FAMTX 组仅 3 例。结果均对 ECF 组有利,FAMTX 方案从此被淘汰。以顺铂为基础的 CF 和 ECF 方案逐步成为以后临床研究中标准的对照方案。

在英国完成的大型 REAL-2 临床试验,是以 ECF 方案为参考方案评价新药奥沙利铂(O)、卡培他滨(X)分别代替顺铂和氟尿嘧啶后在晚期胃食管癌一线治疗中的疗效。该试验入组的是经病理证实的胃癌和食管—胃结合部的腺癌、鳞癌或未分化癌患者。这些患者随机接受 2×2 设计的 4 个化疗方案(ECF、EOF、ECX 和 EOX)之一。剂量:表柔比星(E)50mg/m²,顺铂(C)60mg/m²,奥沙利铂(O)130mg/m²,静脉滴注,每 3 周 1 次;氟尿嘧啶(F)200mg/m²,

静脉滴注,每天 1 次,卡培他滨(X)625mg/m²,每天口服 2 次,连续给药;均治疗 8 个周期。观察的主要终点指标是总生存率。该试验共入组 1 002 名患者。结果显示,ECF 方案有效率为41%,与 EOF 方案 42%、ECX 方案 46% 和 EOX 方案 48% 相比,差异没有显著性。REAL-2研究结果表明,含卡培他滨方案的 1 年生存率和总生存率不低于含氟尿嘧啶方案,卡培他滨可以在治疗中取代氟尿嘧啶;含奥沙利铂方案的疗效也不低于含顺铂方案,在三药方案中奥沙利铂可以在治疗中取代顺铂。

ML17032 是一项随机性Ⅲ期试验,评价卡培他滨加顺铂(XP)方案和氟尿嘧啶加顺铂(FP)方案作为一线方案治疗以前未经治疗的晚期胃癌的疗效差异。结果显示,XP 方案比 FP方案有较高的有效率(XP 方案为 41%,FP 方案为 29%)和总生存期(XP 方案为 10.5 个月,FP方案为 9.3 个月),而中位无疾病进展生存期二者相似(XP 方案为 5.6 个月,FP 方案为 5.0 个月)。这些研究结果也证实卡培他滨不比氟尿嘧啶差。因此,由于卡培他滨口服方便,可以减少住院时间;奥沙利铂也具有毒副作用小的特点,故目前临床上两药有分别取代氟尿嘧啶和顺铂的趋势。

S-1 代替氟尿嘧啶的研究也很多。许多Ⅰ期或Ⅱ期临床试验验证了 S-1 作为单药和与顺铂联合应用时的效果。在一项随机性Ⅲ期试验(SPIRITS 试验)中,S-1 联合顺铂方案的总生存期和有效率均高于 S-1 单药,提示该方案可以作为晚期胃癌的一线治疗方案。目前旨在比较该联合方案与氟尿嘧啶和顺铂联合的一项Ⅲ期试验(FLAGS)正在进行中。

(2)以紫杉类为基础的化疗方案:20 世纪末和 21 世纪初,许多临床Ⅱ期试验在 CF 方案的基础上加紫杉醇组成的联合方案在晚期胃癌的一线治疗中显示了可观的疗效。大量类似的研究,其相似的结果牢固地树立了紫杉醇的地位,使大家对紫杉类药物在晚期胃癌治疗中的作用寄予了很高的期待。在一项随机性多中心Ⅲ期临床研究中(V325),445 例未经治疗的晚期胃癌患者被随机分为两组,一组用 DCF 方案(多西紫杉醇+顺铂+氟尿嘧啶)治疗,每 3 周 1 次;另一组用顺铂加氟尿嘧啶(CF 方案)治疗。DCF 组的有效率比 CF 组明显提高,分别为 37%和 22%;无疾病进展生存期明显比 CF 组延长,分别为 5.6 个月和 3.7 个月。DCF 组的 2 年生存率为 18%,CF 组为 9%。DCF 方案的总体中位生存期比 CF 组明显延长,分别为 9.2 个月和 8.6 个月($P=0.02$)。根据这些研究结果,2006 年 FDA 批准 DCF 方案可用于晚期胃癌的一线治疗,但该方案的血液学毒性和胃肠不良反应明显比 CF 组大。

(3)以伊立替康为基础的化疗方案:有研究报道,以伊立替康为基础的联合用药在晚期胃癌中的作用。V30 6RCT(Ⅱ)结果显示:IRI 加 LF(74 例)和 IRI 加 DDP(72 例),其有效率分别为 34% 和 28%,中位疾病进展时间(mTTP,单位为月)为 6.5∶4.5($P=0.0001$),中位总生存期(mOS,单位为月)为 10.7∶6.9($P=0.003$)。1 年生存率为 44% 和 25%,且 IRI+LF 不良反应小,证明 IRI+LF 有生存与安全的优势。ILF 除腹泻外,其他不良反应少,ILF 的 RR、TTP、OS 有增高的趋势。IRI 与其他新药联合如 FOLFIRI、FOLFOXIRI 及加 CAPE、S-1 的报道也显示其有不错的有效性和生存优势,但均有待于高水平Ⅲ期的临床研究验证。

胃癌治疗效果取决于早期诊断和治疗。外科根治手术是治疗胃癌的主要手段,但手术能根治者仅占 30% 左右,综合治疗的 5 年生存率为 20%～30%。如何提高手术切除率,减少复发和转移,是胃癌综合治疗长期有待解决的问题。对于不能手术、根治术后或姑息手术后的患者多采用静脉途径化疗和放疗。但全身化疗存在局部药物浓度较低、全身不良反应大的缺点，随着介入放射学的发展，动脉灌注化疗在胃癌治疗中取得了良好的疗效。目前选择性插管灌注化疗治疗消化道恶性肿瘤已经逐渐受到重视，甚至被公认为是不能手术切除的恶性肿瘤。其为综合治疗中最好的方法。

# 七、介入治疗

## （一）胃的血管解剖基础及胃癌的主要供血动脉

一般认为，贲门和胃体部由胃左动脉供血，胃窦小弯侧和胃窦大弯侧分别由胃右动脉和胃网膜右动脉供血，胃底主要由脾动脉发出的胃短动脉供血。有学者观察了胃癌的供血动脉情况，其中胃左动脉供血占 83.3%，胃十二指肠动脉占 26.2%，胃后动脉占 14.28%，左隔下动脉占 9.5%，胃右动脉占 9.5%。

## （二）胃癌的血管造影表现及意义

①胃癌的血管造影表现主要有血管包绕、肿瘤血管、肿瘤染色、血管受压移位、供血动脉增粗。根据血供多少可分两种类型。无染色和少量染色为乏血运型，中量染色和大量染色为富血运型。②其他表现有肿瘤所在区域血供增加，供血动脉及分支增粗、扩张、扭曲、动脉托直、异位，偶有其他部位血供；可见相应的供血血管不同程度地不均匀狭窄或闭塞；肿瘤血管和肿瘤染色，于动脉期可见肿瘤局部血管的粗细不均、分布杂乱，实质期肿瘤内造影剂存留；肿瘤出血可见造影剂外溢；偶可见肝、胰腺、脾或腹腔淋巴结转移的血管改变等。

胃癌血管造影的意义：①作为胃癌诊断的辅助方法之一使用；②根据染色量的多少推测胃癌的预后及治疗效果；③根据肿瘤部位的血管在影像学上的改变，估计肿瘤的大小、浸润范围以及其周围毗邻关系，从而判断肿瘤切除的可能性；④行局部灌注化疗。

## （三）胃癌血管介入治疗的适应证和禁忌证

1.适应证

（1）胃癌切除术前化疗。

（2）不能外科手术切除的胃癌患者。

（3）高龄或拒绝外科手术的胃癌患者。

（4）胃癌伴远处转移的胃癌患者。

（5）胃癌术后预防性动脉内化疗。

2.禁忌证

（1）心、肝、肺、肾功能严重不良者，全身衰竭者。

（2）出、凝血功能障碍者。

（3）已有全身广泛转移者。

（4）有化疗禁忌证，对化疗药物过敏及对碘过敏者。

（5）明显的深溃疡型胃癌者应慎重，注意防止此类型患者出现胃穿孔。

## （四）术前准备、药物选择、剂量及灌注方法

1.术前准备

（1）完善术前检查。如肝功能，肾功能，血常规，血型，出、凝血时间及凝血酶原时间，血离

子,胃镜,腹部 CT、胸部 X 线摄片等检查。凝血酶原时间需＞70％。在凝血酶原时间 60％～70％时,出、凝血时间需正常。同时血常规白细胞计数＞$3.0×10^9$/L;血小板计数＞$80×10^9$/L。

(2)备皮、造影剂皮试、抗生素皮试。

(3)术前禁食、水 4 小时(有消化道梗阻症状者需禁食、水 12 小时),术前 30 分钟肌内注射地西泮 10mg、异丙嗪 25mg。

2.药品准备

(1)化疗药物的准备:5-FU 750～1 250mg、MMC 10～20mg、DDP 60～120mg、ADM/EADM 60～90mg、卡铂 500mg、VP-16 100～200mg。选用 3 种化疗药物联合应用。

(2)造影剂准备:泛影葡胺 200mL 或优维显 370 100mL 或碘海醇 100mL。

(3)栓塞剂:40％国产碘化油或进口超液化碘化油 10～20mL,明胶海绵。

(4)其他:肝素 12 500U、地塞米松 10～15mg、昂丹司琼 8mg、利多卡因 0.2、强痛定 100mg。

3.器械准备

(1)血管造影手术包 1 个。

(2)Seldinger 穿刺针、超滑导丝 1 根、动脉鞘 1 个。

(3)导管:向右两弯导管(RH 导管)、RLG 导管,向左两弯导管(LH 导管),Simmons-Ⅰ导管、盘曲型导管。

4.插管技术及造影方法

(1)插管技术:采用 Seldinger 法插管到腹腔干,可采用 Cobra、肝动脉、脾动脉和单弯导管。寻找腹腔动脉开口(在第 12 胸椎右下角处),注射造影剂,胃癌证实后如为术前化疗或有肝、腹腔淋巴结转移者即可直接给药。如需要行局部病灶化疗,可根据病灶的位置选择胃左动脉或胃右动脉。胃左动脉是腹腔动脉的第一主要分支,但变异较多。一般选用胃左动脉导管(RLG)、盘曲型导管,于腹腔动脉起始处附近进行插管,一般可以成功。

(2)造影方法:首先行腹腔干造影,了解胃癌病灶的血供情况,造影剂用量 20～25mL,注射速度为 6～10mL/s。胃左动脉造影的造影剂用量为 10～15mL,流速为 2～3mL/s。

(3)药物选择:通常选择联合用药。① FAC 方案:5-FU＋ADM/EPI＋DDP/CBP。②FMC 方案:5-FU＋MMC＋DDP/CBP。③FAM 方案:5-FU＋MMC＋ADM。④FCM 方案:5-FU＋MMC＋CTX。注射时间在 15～30 分钟。一定要缓慢注射,防止压力过高,以免造成化疗药物进入正常胃组织中,引起化学性胃炎,推注后需用生理盐水反复冲洗导管,防止因药物残留造成皮肤和皮下组织坏死。

(4)胃动脉栓塞化疗:通常行胃癌灌注化疗后给予碘化油与化疗药物的混合乳液,碘化油乳液有:碘化油 5～10mL＋MMC 10～20mg;碘化油 5～10mL＋ADM 30～60mg。碘化油乳液注射应在监视下推注,根据肿瘤供血情况选定用量,防止碘化油反流引起误栓。

**(五)灌注化疗后手术时机的选择**

化疗后的手术时机目前认为灌注化疗后 5～30 天,普遍认为平均 12 天左右手术较为适宜。化疗次数各家报道不一,有学者报道为 1～3 次,间隔时间 10～72 天;有学者报道半年内连续 2～3 次插管化疗为宜。普遍认为需要 1～3 周后手术。若估计不能切除,则在第一次介入后,根据肿瘤缩小程度,间隔 3～4 周行第二次或第三次介入治疗,以争取较高的手术切除率。

### (六)血管介入治疗的并发症及处理

胃癌血管介入治疗的并发症,除了介入手术的常见并发症之外,主要为化学性胃炎、造影剂过敏、局部血肿、出血、急性动脉血栓形成和栓塞、急性血栓性静脉炎、假性动脉瘤或夹层动脉瘤、内膜下通道、血管穿孔和破裂等。通常手术后为防止并发症的出现,给予下列处置:术后禁食 1 天,流食 1 周;加强营养支持治疗,3 天复查肝功能、肾功能、血常规、便常规;注意消化道出血的防治等。

化学性胃炎的防治,首先应特别强调行胃癌灌注化疗时常严格控制推注化疗药的速度和压力,防止过快和压力过大,并尽可能推至肿瘤的供血血管,避开正常的胃动脉分支,以降低化学性胃炎的发生。化学性胃炎治疗以黏膜保护及抑酸治疗为主。

### (七)胃癌血管介入治疗疗效评价

有学者对 3 例进展期胃癌患者进行术前动脉介入化疗。其化疗方案为 FAM:5-FU $750mg/m^2$、MMC $10mg/m^2$、DDP $60mg/m^2$。通过对手术前后肿瘤组织的病理对比发现,胃癌介入灌注化疗可提高肿瘤部位的药物浓度,增强对肿瘤细胞的杀伤作用,缩小病灶,提高手术切除率,防止术中医源性扩散,降低化疗的不良反应,提高化疗疗效。使已存在的微小转移灶和亚临床病灶能得到较早的控制,以减少手术的复发和转移,同时通过对切除后标本的病理检查,有助于了解肿瘤细胞对化疗药物的敏感性,有利于术后化疗药物的选择。介入化疗可以控制癌细胞增殖,促进肿瘤病理性坏死。

有学者对 14 例胃癌患者术前行经股动脉穿刺置管到达腹腔干或肝总动脉,注入化疗药氟尿嘧啶脱氧核苷(FUDR)$0.8mg/m^2$、表阿霉素 $40mg/m^2$、奥沙利铂 $80mg/m^2$。化疗后 5～7 天行根治性切除术。通过对介入灌注化疗患者手术前后的肿瘤组织和手术中肿瘤切除的观察得出结论为:大剂量、高浓度的化疗药可引起肿瘤区域小动脉炎症,血管内膜水肿,血栓形成,引起肿瘤缺血坏死。术前肿瘤组织坏死与术后化疗引起坏死的机制显然不一样,其坏死灶远离血管,是由于肿瘤生长过快,肿瘤相对供血不足引起的组织坏死。介入治疗创伤小。只要患者无严重的器官功能障碍,均可以接受,化疗药对肿瘤组织进行一次高浓度冲击化疗后,药物进入全身血液循环。药物浓度明显降低,对机体无明显影响,不影响手术伤口愈合,也不会延误手术时机。化疗后的主要反应为轻度的胃肠道反应。

有报道,术中发现肿瘤病灶周围均出现不同程度的纤维化,浸润粘连少,局部组织疏松水肿,肿瘤容易剥离,术中清扫淋巴结出血少,粘连少,操作方便。同时发现癌组织变性、坏死主要在癌边缘的血管周围,血管壁炎症水肿,血管内膜增厚,管腔狭窄,沿血管壁纵轴出现大片多灶凝固性坏死。介入治疗后 7～10 天,15 例复查胃肠钡餐或胃镜,癌变溃疡明显缩小,接近消失者占 13%;肿瘤体积不同程度缩小的占 53%;CT 复查 7 例,病灶缩小、变薄,与胰腺后腹膜界限清楚的为 71%;病灶周围肿大淋巴结消失、缩小的为 14%。而且术中发现肿瘤病灶与胃镜检查时相比都有不同程度的缩小。

有学者观察了灌注化疗后组织和细胞结构的变化,总结如下。①坏死灶特点:60 例 (73.2%)标本中有明显坏死灶,其中 46 例(56.1%)位于血供良好的血管周围,14 例(17.1%) 位于血供较差的远离血管区域,22 例(26.8%)标本未发现明显坏死灶。②细胞成分变化:细 胞核出现固缩和碎裂。偶见空泡化。细胞质出现凝固和坏死。这些变化以血管周围显著。除 细胞质坏死以轻度为主外,其余均以中度变化为主,无变化和重度变化者较少。③细胞间质及 血管变化:细胞间质出现水肿、炎症细胞浸润、炎症反应、纤维增生。血管内膜增厚。以上变化 以中度变化为主,无变化及重度变化者均较少。而血栓形成则以轻度变化为主,其次为中度变 化。细胞成分变化及间质反应也以血管周围显著。

据报道,灌注化疗后胃癌原发灶和淋巴结转移灶中,癌细胞均有不同程度的变性坏死。部 分早期胃癌术后病理标本中未找到癌细胞。

有学者根据组织学判定标准发现总有效率为 65%。20 例中,显效 2 例,中度有效 7 例,轻 度有效 4 例,其余 7 例无明显变化。并且发现 2 例显效者,术前胃镜活检分别为低分化腺癌与 印戒细胞癌,术后仅在肌层和浆膜下个别视野内找到少量变性癌细胞及黏液湖。有 4 例出现 淋巴结转移灶坏死,2 例浆膜外癌结节、1 例脾脏转移结节出现坏死。

有学者观察到了癌细胞、淋巴结转移癌细胞的坏死,说明此疗法具有使肿块缩小并消灭胃 周淋巴结和亚临床病灶中癌细胞的作用。

(王交运)

# 第二节　肝癌

## 一、概述

射频消融(RFA)是电极针穿刺肿瘤,以高频率射频波激发组织细胞进行等离子振荡,局 部产生热量致肿瘤坏死。一般采用 CT 或彩超的引导,将射频电极针通过患者腹部 2mm 的微 小针孔,直接穿刺到肝肿瘤部位治疗。射频消融与其他介入治疗结合,提高了临床治疗效果。

### (一)射频消融术治疗肿瘤的历史与现状

1.历史

100 多年前人类就知道用交流电(10kHz)能在人体内产生热,从而制作了电凝刀(止血), 但由于加热的范围很小,一直未被重视。有学者提出采用物理疗法,通过集束电极、射频电极 发出高频率射频波,激发组织细胞进行等离子振荡,局部所产生的热量可使局部温度达到 90℃以上,从而快速有效地杀死肿瘤细胞。随着射频消融设备的研究,学者报道了利用射频治 疗肝肿瘤,从此射频消融术越来越引起医师们的关注和重视。

2.现状

临床研究证实,肿瘤细胞对热的耐受能力比正常细胞差,局部 39～40℃可使癌细胞停止 分裂,达 41～42℃时可致癌细胞死亡或引起其 DNA 损伤,49℃以上发生不可逆的细胞损伤。 医生采用 CT、彩色 B 超的引导下,将射频电极针通过患者腹部直接穿刺到肝肿瘤部位,放射高频电磁波,让肿瘤局部产生 90～100℃的高温,使肿瘤组织发生凝固性坏死。坏死的组织被患者机体吸收。肝组织再生,新生长的肝组织填补原来肿瘤占据的空间。现在射频消融已广泛运用于各种实体性肿瘤的治疗,特别对肝肿瘤,第一代伞状多极针或单极针,可治疗直径 3cm 以下肝肿瘤。与传统治疗相比具有疗效高、创伤小、痛苦小、恢复快、适应证广等优点,被国内外专家誉为绿色治疗技术。目前研究根据肿瘤大小选择个体化的射频消融针,第二代多极针研究成功,一次最大消融直径达 5cm。第三代超级针已开始应用于临床,经研究可治疗直径 5～7cm 的肿瘤。如果用直径 4～5cm 球形损毁灶治疗一个直径 7cm 的肿瘤,需要 22 个点才能完整地覆盖,操作很困难,且存在肝肿瘤复发转移的可能,不规则大肝癌、巨大肝癌仍是治疗的难题。

### (二)适应证

射频消融术可用于肝癌。原发性肝癌、转移性肝癌、不能手术切除的晚期肿瘤、手术中探查发现不能完全切除的肿瘤、不能承受放疗和化疗的肿瘤患者,甚至是一些肝良性肿瘤,均可接受射频消融治疗。病灶越大,治疗效果越差,一般对于>7cm 的病灶,不推荐使用射频消融治疗。

### (三)射频消融方法

一般采用局部麻醉,在 CT、彩色 B 超的引导下,选择按测定的距离和角度对肿瘤进行(经皮)穿刺,将电极针刺入肿瘤中心后,根据肿瘤大小、形状放置、展开电极,开始进行射频消融。肝表面的肿瘤还可在腹腔镜辅助下根据肿瘤大小、形状放置、展开电极射频消融治疗。电极选择:①肝肿瘤直径3cm 以下的可以选择按测定的距离和角度对肿瘤进行(经皮)穿刺,将普通电极针刺入肿瘤中心后,展开电极,开始进行射频消融;②肝肿瘤 3～7cm 的病灶,可选第三代超级多极针,并使用特殊注射泵,使热传导更快、更均匀。

## 二、射频消融技术的研究

### (一)射频消融(RFA)术的物理学概念

1.无线电频率和波段的划分。

无线电频率和波段的划分见表 11-2。

表 11-2　无线电频率和波段的划分

| 段号 | 频段名称 | 频段范围 | 波段名称 | 波长范围 |
|---|---|---|---|---|
| 1 | 极低频(ELF) | 3～30Hz | 极长波 | 10～100Mm |
| 2 | 超低频(SLF) | 30～300Hz | 超长波 | 1～10Mm |
| 3 | 特低频(ULF) | 300～3 000Hz | 特长波 | 100～100 000m |
| 4 | 甚低频(VLF) | 3～30kHz | 甚长波 | 10～10 000m |
| 5 | 低频(LF) | 30～300kHz | 长波 | 10～1 000m |
| 6 | 中频(MF) | 300～3 000kHz | 中波 | 10～100m |
| 7 | 高频(HF) | 3～30MHz | 短波 | 10～100m |
| 8 | 甚高频(VHF) | 30～300MHz | 超短波 | 1～10m |

| 段号 | 频段名称 | 频段范围 | 波段名称 | 波长范围 |
|------|----------|----------|----------|----------|
| 9 | 特高频(UHF) | 300～3 000MHz | 分米波微波 | 1～10dm |
| 10 | 超高频(SHF) | 3～30GHz | 厘米波 | 1～10cm |
| 11 | 极高频(EHF) | 30～300GHz | 毫米波 | 1～10mm |
| 12 | 至高频 | 300～3 000GHz | 丝米波 | 0.1～10mm |

2.不同频率的应用领域

300～3 000MHz(米波)用于通信、电视、广播。

3000～3 0000MHz(厘米波)用于雷达、卫星通信、无线电导航。

30 000～300 000MHz(毫米波)用于卫星通信。

100kHz～100MHz 为医用射频的频率范围。

射频消融设备一般用的频率为 200～500kHz、13.56～27.12MHz、40.68MHz。

3.消融的概念

(1)地质学中的解释:地球上的固态物质(如小山丘、岩石等),在长期的风化作用下,其体积会逐渐缩小,甚至消失,这种物理变化过程称为消融现象。

(2)医学中的解释:将病变的组织(固态物质)利用冷冻、高温或化学方法将其灭活,术后在周围正常组织的吸收作用下(新陈代谢),灭活组织的体积会逐渐缩小,甚至消失,这种生理变化过程称为消融,相应的治疗方法称为消融治疗。

(3)射频是指无线电频率,但它不属于无线电通信中波段的划分,因为在这样的频率范围内辐射性能很低,故通信设备中较少采用,面对生物体的作用主要是热效应。当射频的电流频率高到一定值(＞100kHz)时,引起组织内带电荷的离子运动即摩擦生热(60～100℃)。射频消融设备常用的频率为 200～500kHz,输出功率 100～400W,实施见图 11-1。

## (二)射频消融的基本原理

1.射频消融系统组成

①射频信号产生器和测温控温装置;②消融电极;③地电极(体外电极);④计算机控制系统;⑤患者及模拟器。

2.热生成的机制

(1)高频电流回路的构成见图 11-2。

(2)由患者肌体内的导电离子和极化分子在高频电场的作用下形成了电流(交流),由于离子之间相互摩擦而产生摩擦热。摩擦热的功率与肌体的导电率、射频源的功率(电压)、消融电极和外电极的表面积有关。

功率 $P＝I^2R$,式中 I 为电流,R 为回路电阻(或阻抗)。

热量(温度)$\propto P\times t$,P 为高频功率,t 为时间。

在消融区内某点的温度为组织本身产生的摩擦热加上离消融电极表面较近的组织的传导热。

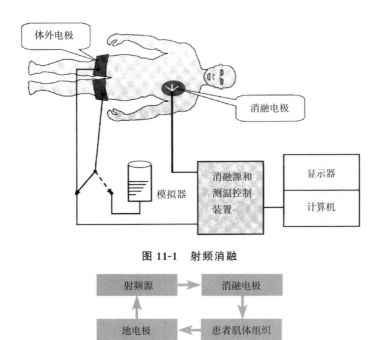

图 11-1　射频消融

图 11-2　高频电流回路

（3）热对细胞的作用见表 11-3。

表 11-3　热对细胞作用

| 温度（℃） | 细胞效应 |
| --- | --- |
| ＜40 | 细胞无损伤 |
| 40～49 | 细胞损伤可逆 |
| 49～70 | 细胞变性（不可逆） |
| 70～100 | 细胞凝固性坏死 |
| 100～200 | 细胞干燥 |
| ＞200 | 细胞炭化 |

（4）热疗中 3 个温度段的定义及在临床中的应用：有学者将热疗温度分为 3 个温度段（图 11-3），42～50℃为理疗温度段，起镇痛、改善局部血液循环、抗炎、改善局部代谢营养、解痉的作用；70～90℃为消融温度段，可使病变组织产生不可逆转的凝固性坏死，术后坏死组织逐渐被吸收或纤维化；400℃以上可直接使病变组织产生汽化，达到切割或消除肿物、增大腔道的目的。

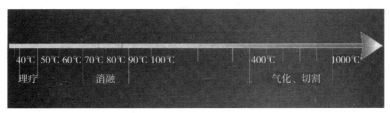

图 11-3　3 个温度段的作用

3.目前对 RFA 的普遍认识(评价)

①微创(痛苦小、并发症少、不良反应小、费用少);②疗效确切(特别对 3～4cm 或以下的肿块);③适应证广;④为绿色治疗。

### (三)射频消融设备的种类

(1)冷循环射频消融系统(单针)见图 11-4。

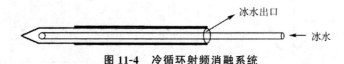

**图 11-4　冷循环射频消融系统**

(2)多极针射频消融系统(单极与双极)见图 11-5。

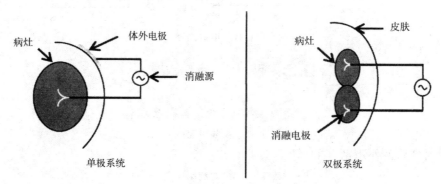

**图 11-5　单极与双极射频消融系统**

### (四)评价射频消融系统优劣的准则

(1)RFA 系统的关键技术:测温与控温技术。测温的目的如下。

1)实时控制最高点温度<100℃,避免消融电极针表面产生结痂和炭化现象。

2)疗效评估:目前临床上使用的所有射频消融电极,都不能使医生在术后立即对患者的疗效进行确切地评估,如果肿块的直径为 4cm,则要求消融的范围至少达到 5cm,一个直径为 5cm 的球体的表面积 $S=4\pi r^2=4\times 3.14\times 2.5^2=78.5cm^2$,估测温点至少要 70 个才能确切评估疗效。

有的消融电极有 5 个测温点,这不但不是优点,反而失去了控温参考点,因此不能解决电极针表面结痂和炭化问题;另外子针展开后呈树状,进针阻力大,而且子针的间隙也大(>1.5cm 容易产生遗漏)。应改进提高。

(2)RFA 系统的关键部件:消融电极,设计应该包括以下因素。①治疗范围;②创伤的大小;③测温传感器的位置;④有无注药孔;⑤子针展开方式(稳定性与力学的合理性);⑥子针展开后的形状(能否适形);⑦子针展开后大小有无刻度指示。

(3)RFA 系统的安全性与可靠性:射频消融治疗系统属于三类医疗设备,因此,它的安全性与可靠性是极为重要的。

### (五)射频消融技术研究进展

第三代超级多极针的一次消融直径可达 7cm,并使用了特殊注射泵,使热传导更快、更均匀,治疗时间大幅缩短,提高了治疗大肿瘤的效果。国内学者研究成功 WE7568 多极射频肿瘤消融仪,消融直径达 13cm,具有新一代优势。

WE7568 多极射频肿瘤消融仪与同类产品的比较如下。

(1)解决了测控温技术,确保了在治疗过程中不会产生结痂与炭化,测温传感器放置在最高温度点,采用了自适应 PID 控制,使最高温度始终＜100℃,并按理想的控温曲线进行治疗(图 11-6)。

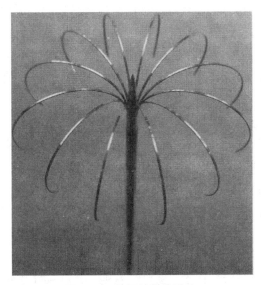

**图 11-6　多极射频消融头**

(2)消融电极——关键部件改进:①圆锥形针尖优于猫耳形针尖(创伤小,对肺肿瘤尤为重要);②子针排列均匀;③有子针导向缝(可调节),在硬组织内可展开;④子针展开后大小有刻度指示;⑤子针展开采用旋转方式,展开时在其稳定性和力学上更合理;⑥可注药。

### (六)目前 RFA 技术的瓶颈

(1)消融范围小(3～5cm),多靶点消融有遗漏,治疗不彻底,使医生的工作效率低。

(2)不能做到适形治疗。

(3)术后不能立刻做疗效评估。

(4)手柄太长,用小孔径 CT 有困难(＞13cm)。

(5)精确地穿刺定位问题。

适形消融电极基本解决了上述(1)～(4)大技术难题。对 CT 引导穿刺定位目前也有突破性的产品。

## 三、射频消融临床应用研究

射频消融对位置和大小要求比较高,肝癌射频消融指征如下。

肝癌射频消融根治性治疗的适应证为:①不能或不宜手术的小肝癌;②单发肿瘤,最大直径≤5cm 或者肿瘤数目≤3 个,最大直径≤3cm;③没有脉管癌栓及邻近器官侵犯;④肝功能分级 Child-pugh-A 或 B。

姑息性治疗的适应证:无手术切除指征,同时没有禁忌证的肝癌,均可进行姑息性射频消融治疗。

肝癌射频消融的主要禁忌证：①肿瘤巨大或者弥漫型肝癌；②伴有脉管癌栓或者邻近器官侵犯；③肝功能 Child-pugh C 级，经护肝治疗无法好转；④大量腹水、严重的黄疸、严重的出血倾向；⑤严重的合并症，无法耐受治疗；⑥全身情况差或者恶病质。

相对禁忌证：肿瘤邻近胆囊、胃肠、胆管、膈肌等部位或位于肝包膜下；第一肝门区肿瘤，伴有肝外转移的病灶不应视为禁忌，仍然可以采用射频消融控制肝内病灶情况，再进一步治疗。

我国学者报道采用多面体几何模型多针、多点治疗大肝癌的布针方案，可以使消融范围达到 7cm 以上，他们采用这种方法治疗肝癌 231 例，肿瘤大小 1.2～7.4cm，平均 4.0cm，术后 1 年、3 年、5 年总体生存率为 84.7％、55.8％、40.7％，是目前为止 RFA 治疗大肝癌的最好疗效，但仍差于手术切除。

要想达到比较好的治疗效果，要求既杀伤癌细胞又远离大的血管和多余正常肝边缘，射频消融需要解决的是选择适合的形状范围、适度的温度，使射频消融既能充分治疗肝癌，又能避免大的血管和过多正常肝脏损伤。随着射频消融技术不断提高，适形射频消融技术研究有待扩大肝癌射频消融治疗适应证，降低禁忌证，提高不规则大肝癌治疗疗效。

### （一）射频消融的临床应用研究

微创治疗是医学发展的大方向，介入治疗是微创医学的重要组成部分；射频消融在介入治疗中应用，其技术近年来不断提高，可按照肝肿瘤不同形状将多极子母针消融电极准确刺入肿瘤部位进行治疗，适形射频消融新技术更受临床欢迎。近年初步临床观察发现，适形射频消融术治疗肝癌提高了大肝癌的治疗效果。

#### 1.适应证

适形射频消融术可用于＞7cm 的肝癌。原发性肝癌、转移性肝癌、不能手术切除的晚期肿瘤、手术中探查发现不能完全切除的肿瘤、不能承受放疗化疗的肿瘤患者，大致上可以分为姑息性治疗和根治性治疗。

#### 2.射频消融方法

术前做 B 超或彩超、CT、MRI 等精确定位。一般采用局部麻醉或硬膜外麻醉，局部皮肤切 1.0cm 的小切口，在 CT、彩色 B 超的引导下，选择按测定的距离和角度对肿瘤进行（经皮）穿刺，将射频电极针通过患者腹部的微小针孔，将 1 枚呈伞形分布的多极射频针插入肝癌瘤体内，根据肿瘤大小、形状放置、调整适形展开电极，开始进行射频消融。射频消融还可在腹腔镜中根据肿瘤大小、形状适形射频消融治疗。应注意避开胆囊、大胆管及血管、胃肠，以免损伤；由于温度迅速升高，蛋白质凝固，在针尖周围形成炭化，导电性下降，阻抗迅速升高，治疗范围下降，因而射频的能量应由小到大序贯治疗，开始能量为 20～30W，在 10 分钟内增加至 90W，随着能量加大和治疗时间延长，阻抗逐渐上升，当阻抗至 999Ω 时，停止治疗，对于瘤体＜5.0cm 可一次性完成治疗。对于直径＞5.0cm 的肿瘤，用不同层面适形射频消融治疗，还可同时插上数根射频针，多根针分时、分批、重复治疗或介入栓塞化疗加瘤体内无水乙醇注射加射频治疗。射频产生的固化灶的范围应超过肿瘤边界 0.5～1.0cm。采用冷循环电极或内芯降温射频治疗仪（CRF）、超级多极适形、温控针扩大固化的范围。

3.临床研究

有学者采取冷循环的方法:将电极穿刺入肿瘤组织,依次开启冷循环泵及射频发生器,冷循环泵持续地将冰水泵入电极的内置管中,使针尖温度保持在 16～20℃,输出功率可达150W,集束针可达 190W,治疗时间为 12 分钟,治疗结束后组织温度可升至 60℃以上,可保证肿瘤细胞的杀死,调节输出功率,使针尖温度保持 90～100℃ 10 秒,以使针道炭化、止血,同时亦可预防针道转移。有学者用内芯降温射频治疗仪(CRF)的方法:将射频电极置入肿瘤,开通水泵,形成冰生理盐水循环,进行射频治疗,电脑根据阻抗变化自动采用脉冲输出电流方式以保持电阻抗不至于上升得过高和过快,调节功率保持瘤体温度 90℃以上至少 2 分钟后完成一次治疗。有学者采用 RFA 治疗的同时,在组织内注射高渗盐水以增强组织导电性等,结果表明治疗效果有较大的提高。对肝表面的肿瘤,在腹腔镜观察下将电极插入瘤体内,以免胃肠及胆管损伤。

4.并发症

并发症有发热、疼痛、肝功能损害、气胸、液胸、腹内脏器组织损伤、出血、皮肤烧伤、感染、针道转移。

(1)发热:是较常见的并发症,多发生在较大的肿瘤。原因:①一过性发热;②吸收热;③感染热。一般体温在 38℃左右,也有达 39℃以上,术前、术后用广谱抗生素可预防感染的发生。

(2)疼痛:与烧灼刺激有关,在靠近肝表面尤其是靠近膈肌的肿瘤治疗时会引起明显的疼痛,并向右肩部放射,有时可持续多天。

(3)肝功能损害:主要是由于射频治疗对肝的损伤。

(4)气胸:多位于肝膈面顶部,由于肺内气体的干扰,影响超声的定位,损伤肺及胸膜。

(5)胃肠穿孔及胆瘘:是射频时烧伤空腔脏器所致,多为慢性穿孔,是严重的并发症,尤其是肿瘤靠近脏面时应谨慎,对于这种情况用腹腔镜引导下射频治疗可避免发生。

(6)胆心反射:是 RFA 治疗中最易发生的一种并发症,这是由于电极针紧靠胆囊或较大的胆管治疗时高温诱发迷走神经反射所致,术中用心电监护可及时发现,并应立即用阿托品静脉注射。

(7)上消化道出血:发生率为 8.9%。

技术提高后可降低射频消融的主要禁忌证:①大量腹水、严重的黄疸、严重的出血倾向;②弥漫型肝癌,伴有脉管癌栓或者邻近器官侵犯;③肝功能 Child-pugh C 级,经护肝治疗无法好转;④严重的合并症,全身情况差或者恶病质,无法耐受治疗。

总之,射频治疗肝癌是安全有效的高温物理治疗方法,对于小肝癌尤其是伴有重度肝硬化的、位于肝门区靠近大血管的小肝癌疗效佳且损伤小。优点是微创、不需开腹手术、见效快、疗程短、安全、可靠、并发症少、生活质量高、有利于增强机体细胞免疫功能。缺点是对较大范围的肿瘤治疗不彻底。

**(二)射频消融综合治疗肝癌**

目前国内大多数单位对大的病灶未严格计算进针的方向、角度和治疗的次数,多有病灶遗留;分层适形射频消融技术及改进是为了寻求更好的效果证实其效果,但需要大组病例及长时间随访结果,需进一步研究。射频治疗对较大范围的肝癌治疗不彻底,因而射频治疗肝癌仍需要综合治疗。

**1.评价射频消融的肝癌组织坏死程度**

应用 RF 2000 型射频治疗仪及 LeVeen 电极针,对 5 只实验猪的肝进行射频消融,治疗后即刻取肝,分别行 NADH 和 HE 染色,评价肝组织坏死程度。结果 HE 染色射频消融中央区表现为核浓缩、胞质红染,而核碎裂、核消失少见,肝细胞索完整,其细胞核形态和排列较消融前无明显改变。周边带表现为肝窦充血、出血。消融中央区、周边出血带和正常区之间界限模糊,难以准确评价射频消融的组织坏死程度;而 NADH 染色见消融中央区肝细胞完全失去活力,周边充血、出血带肝细胞尚有活力,与正常区呈色截然不同,边界清晰,可准确、快速地对射频消融的肝组织坏死程度作出判断。结论为射频是一种有效的肝癌治疗方法,HE 染色不能准确评价射频消融对肝组织的即刻灭活效应,酶组织化学 NADH 染色判定细胞活力简易、直观、准确。

**2.腹腔镜下冷循环微波消融治疗原发性肝癌**

有学者报道了腹腔镜下冷循环微波消融治疗原发性肝癌的临床应用,探讨腹腔镜下冷循环微波消融在原发性肝癌治疗中的方法、安全性和有效性。选择肿瘤位于肝脏面和膈面的原发性肝癌 23 例,其中肝癌破裂出血 3 例,予以全身麻醉,术中先腹腔镜探查,明确肿瘤位置,确定穿刺点,然后在腹腔镜引导下,穿刺肿瘤行微波消融治疗。其中 3 例肝癌破裂出血停止,术后复查肿瘤均缩小,血 AFP 显著下降。术后 3 个月 CT 示 13 例肿瘤病灶完全坏死;10 例病灶部分坏死。随访 3～18 个月,22 例生存,1 例死亡(死于肝衰竭)。认为腹腔镜引导下冷循环微波消融治疗肝癌比 B 超引导下微波治疗定位更加准确,治疗效果肯定。

**3.多电极适形射频消融后经肝动脉栓塞化的联合治疗肝癌**

多电极射频是治疗肝癌的可靠方法之一,但是由于病灶的大小、部位等诸因素的不同,临床上往往会出现肿瘤治疗不彻底的情况。1 次或 2 次多电极射频治疗后 33.8%～61.8% 的肝癌患者仍存在肿瘤残留。多电极适形射频和肝动脉栓塞化疗联合应用可提高治疗疗效。

(1)方法:先多电极适形射频消融、后经肝动脉栓塞化的联合方法。射频发生器、电极针和电极板,小结采用一针一点或多点治疗,大结节采用二针多点分次治疗,每次治疗的总体积不超过 60mm×60mm×60mm。数字减影 X 线机,1 250mA。患者射频治疗后 1～2 周行肝动脉 DSA 检查及栓塞化疗,栓塞剂为碘油,化疗药为氟尿嘧啶、MMC、DDP、ADM 联合应用。超声仪引导并观察射频治疗。1 个月后复查超声、AFP、CT 或 MRI,以后每 1～3 个月追踪随访。大肝癌(6～10cm)用多电极适形射频消融。

先多电极适形射频消融、后经肝动脉栓塞化的联合方法,其意义在于它能够发现并及时治疗特殊部位的“保护性”残余肿瘤,增加了肿瘤治疗的彻底性。结果表明,该两种方法联合应用,患者临床症状改善明显,生活质量明显提高,短期疗效肯定。因此认为,在目前治疗肝癌的多种方法中,对于非手术适应证患者,先多电极射频治疗、后肝动脉栓塞的方法,是值得倡导的综合性治疗方法。

(2)临床应用评价:一般局部消融常用于肝内小肝癌的治疗,也用于多发性肝癌患者的肝内局部性肝癌的控制以及肝癌患者等候肝移植时减慢肿瘤生长速度。研究显示,射频消融对小肝癌(直径 3cm 以下)有根治疗效。两项 RCT 也显示局部消融治疗与手术切除对小肝癌的疗效一样。

单纯局部消融治疗适合用于：①没有肝外转移的较小肝癌(直径＜5cm)；②癌灶数目在 3 个以下的小肝癌；③手术风险较大的患者，如肝功能不全、严重肝硬化、严重肝门静脉高压者；④术后肿瘤复发但不宜再手术者。

术后 80％以上患者自觉症状明显改善。术后行彩超、CT、MRI 检查，查肿瘤标志物 (AFR)。彩超观察表明，射频治疗后肿瘤中心及周边血流明显减少，血流中断及血流消失，表明治疗后在发生凝固性坏死的同时，伴有肿瘤血流的中断或消失，这对防止肝癌血行转移及肝内播散有重要意义，肿瘤的血供观察，可作为判断预后的重要指标。有学者报道，瘤体直径＜5.0cm，射频治疗术后 30 天，瘤体血供均消失，70％(42/60)的患者瘤体缩小 30％以上，30％(18/60)无明显变化；90 天，89％(33/37)缩小 50％；180 天，90％(18/20)缩小 50％以上。瘤体直径＞5.0cm，术后 30 天血供消失占 50％(68/136)，血流减少占 50％，瘤体缩小占 30％(21/136)，瘤体无明显变化占 70％(115/136)，术后 90 天瘤体缩小占 70％(63/90)，180 天瘤体缩小占 60％。学者们报道 20 例 CT 增强扫描，18 例发现病灶完全低密度，强化后病灶无明显增强，2 例有局部增强；32 例彩超 87.5％(28/32)病灶变为高回声，病灶内已无动脉血流或有少许静脉血流，4 例发现残留有低回声区中有动脉血流。学者们报道：MRI 提示＜5.0cm 的肿瘤完全凝固性坏死率达 85.9％；且小肝癌 AFP 阳性转阴率为 75.0％～87.5％，总有效率达 86.9％～96.1％；AFP 转阴率 60.8％(31/51)。1 年完全消融率为 52％～67％，1 年、3 年、5 年生存率分别为 96％、64％和 40％。

并发症有发热、疼痛、肝功能损害、气胸、液胸、腹内脏器组织损伤、出血、皮肤烧伤、感染、针道转移。

总之，射频治疗肝癌是安全有效的高温物理治疗方法，对于小肝癌尤其是伴有重度肝硬化的、位于肝门区靠近大血管的小肝癌疗效佳且损伤小。优点是微创、不需开刀、见效快、疗程短、安全、可靠、并发症少、生活质量高、有利于增强机体细胞免疫功能。不足是治疗的不彻底性，尤其是对较大范围的肿瘤。目前国内大多数单位对大的病灶未严格计算进针的方向、角度和治疗的次数，多有病灶遗留；我国在 RFA 治疗中应引进先进技术及改进方法，以获得更好的效果。目前尚需大组病例及长时间随访结果证实其效果。

射频消融技术也使许多这类肝癌患者达到了较长期"无瘤生存"的效果。

(3)射频消融与其他微创技术的比较。

1)微波消融：特点是加热快，无须外电极，价格便宜；有微波辐射，每次治疗的范围为 3cm，形状为鸭梨形，但不能实时测温与控温，在治疗中有气化、炭化现象。

2)冷冻(氩氦刀)：特点是冷冻能止痛，冰球可实时观察，无电磁干扰；治疗范围为≤3cm。

3)激光：特点是对小病灶可用 MRI 做精确定位治疗；范围小，适应证少。

4)TACE：局部抗肿瘤不如射频消融作用快。

5)乙醇注射：治疗范围小，疗效不如射频消融。

目前国际上公认的肝癌根治性治疗方法主要包括手术切除、肝移植、射频消融等。其中射频消融具有微创、相对安全、疗效确切、可重复操作、对肝功能损伤小等独特优势，在临床上治疗 3cm 左右肝癌逐渐得到广泛应用。国内外也积极研究射频消融对大肝癌(直径＞5cm)的治疗。射频消融的适形消融电极的出现,初步临床观察基本解决了巨大肝癌(直径 13cm)的治疗技术难题。CT 引导穿刺定位有了新突破,一般肝癌射频消融可以在影像引导下经皮穿刺进行。射频消融在外科手术中及腹腔镜下进行,有利于直视观察射频消融在肝局部产生的变化;CT 引导在腹腔镜下进行适形消融是进一步研究的课题;分层适形射频消融,精确治疗各种巨大和不规则肝癌是今后射频消融治疗的发展方向;由多电极头端注入相关药物杀灭肿瘤,防止肿瘤复发,再进行肝癌的多维组合设计治疗,大大提高肝癌治疗疗效。

4.射频消融治疗肝癌的展望

提高未来肝癌治疗水平需要医务工作者、相关技术人员合作研究,把现实出现的成熟技术进行科学整合,解决目前的难题,这既是可以实现的新课题,又是治疗肝癌的展望。

(1)完成各种不规则巨大肝癌的治疗:单孔非气腹腹腔镜辅助、超声或 CT 引导下、分层适形射频消融完成各种不规则巨大肝癌的治疗在近期可有技术突破。

利用单孔非气腹腹腔镜观察辅助保护周围脏器、超声或 CT 引导下,经肝癌适当位置穿刺把多电极、适形、温度控制电极置入肿瘤,按肿瘤形状,由浅开始射频消融,按照不同深度的肝癌形状分层适形射频消融。

(2)机械人准确分层适形射频消融:在现有技术的基础上,未来机械手、CT 三维成像、计算机模拟分析技术、多电极射频、温度控制、分层适形射频消融技术整合,用机械人分层适形射频消融比入手工操作更准确,可精确治疗各种巨大和不规则肝癌,并且由多电极头端注入相关药物杀灭肿瘤,防止肿瘤复发,在不远的将来一定会实现。

## 四、肝内肿瘤粒子植入治疗术

肝癌是世界多发肿瘤之一,2020 年,全球约 90 万人被诊断为肝癌,约 83 万人死于肝癌。我国是世界肝癌高发国家,肝癌患者数占全球发病总人数的 50％以上,在我国肿瘤发病谱中排第二位。肝癌的治疗方法繁多,外科手术切除仍然是肝癌最重要的治疗方法,但由于多数肝癌确诊时病情已属晚期,故初次就诊者仅 15％～30％适宜手术;放、化疗的效果也不甚让人满意。患者生存状况很差,平均生存期从诊断起不到 6 个月,严重威胁着人们的健康。放射性粒子植入是 20 世纪 80 年代兴起的治疗肿瘤的新技术,在对肝癌的治疗中显示了独特的优势。对传统肝癌治疗方法难以控制的晚期肝癌肝外转移灶及肝内播散灶,$^{125}$I 粒子局部植入也有很好的疗效,同时无放射性肺炎、肝功能损害、骨髓抑制等常见的放、化疗并发症。对于顽固的门脉癌栓也有一定的疗效,同时具有很好的止痛效果,明显改善了患者的生活质量。

相对于外放疗,粒子植入的治疗优势在于肿瘤治疗体积丢失率低。传统的外放疗设备发展很快,现已发展到立体定向适形治疗阶段,但即便是最精确的适形计划,对受呼吸影响而上下移动的肝脏肿瘤的治疗,仍存在着放射剂量不均匀的缺陷,而放射性粒子种植治疗是在影像引导下或在术中直视下进行,剂量分布达到高度适形,照射过程中又不受体位和呼吸运动的影响,肿瘤治疗体积的丢失概率大大减少。另外,低能放射性粒子植入时,低剂量照射使肿瘤细胞免疫表型发生变化,从而发生特殊的抗肿瘤作用。

## （一）适应证

### 1.原发性肝癌

（1）术中残留或切缘距肿瘤太近者。

（2）局部晚期无法手术切除者。

（3）术后或介入治疗后复发者。

（4）乏血供的肝癌。

（5）肿瘤直径<7cm。

### 2.转移性肝癌

（1）肿瘤数目<3个。

（2）单个病灶直径<5cm。

（3）没有肝外转移。

（4）术中肉眼或镜下残留。

## （二）禁忌证

（1）一般状况差,预计生存时间<3个月。

（2）病变性质不明确或侵犯大血管。

（3）弥漫型肝癌。

（4）合并严重肝硬化、凝血机制障碍或大量腹腔积液者。

（5）已有广泛肝外转移者。

## （三）术前准备

（1）遵循知情同意原则,签订相关手术知情同意书。

（2）术前1周心、肝、肾功能,凝血功能,AFP检查等。

（3）术前禁食、禁水2～4小时。

（4）TPS计划:将术前近期(2周以内)CT图片输入TPS,计算出$^{125}$I粒子植入数目、粒子的空间分布、平均吸收剂量、等剂量曲线等参数。

## （四）操作过程

### 1.CT引导定位方法

根据肿瘤部位选取合适体位。行病灶CT扫描,结合术前CT图像(主要为增强CT)详细了解穿刺区域局部解剖结构,避开心脏、大血管、肠管、胰管、脊髓等重要结构,寻找最安全的穿刺通路,体表穿刺点定位后消毒,铺无菌巾,局部麻醉。

### 2.植入过程

在CT引导下,采用单针或多针行病灶穿刺,按照巴黎原则(放射源呈直线排列,相互平行且距离相等),分次植入粒子,粒子之间间距0.5～1.0cm。术后即刻扫描观察,观察的重点是有无包膜下出血、粒子的位置,若图像显示粒子分布不均要及时补种,直到符合TPS预定的布源计划为止。

### 3.术后处理

术后卧床8小时,常规给予抗感染、止血、保肝治疗3～5天。

### （五）并发症的预防和处理

**1.肝脏和胆道出血**

学者报道 1 例粒子植入治疗后出现胆道出血,行经皮穿刺胆道引流后出血停止。

**2.术后感染**

肝癌患者一般营养状况较差,机体防御屏障又遭到破坏,经皮穿刺和术中植入都有引起术后感染的可能,一旦发生术后感染,应及时应用抗生素。

**3.免疫功能降低**

部分患者术后有不同程度的免疫功能降低,免疫指标测定低于正常,可用干扰素、白介素-2等提高免疫功能。粒子植入后约 12% 的患者术后 1 周内 WBC 可降至 $3\times10^9$/L,经口服生白剂后 WBC 可回升至正常水平。

**4.放射性损伤**

为了避免放射性损伤,对于重要脏器如肠管、重要大血管等,粒子植入间距最好大于 1cm。当合并黄疸时,宜先行 PTCD,缓解黄疸症状,改善肝功能,减轻瘤周水肿,再考虑行放射性粒子植入治疗。对放射性肝损伤患者,应让其卧床休息,减少肝糖原的分解,减少体力及热量的消耗,进食高能、高蛋白、高维生素、低脂食物,服用甲氧氯普胺、多酶片等助消化药物。

**5.胃肠吻合口瘘和肠穿孔**

$^{125}$I 放射性粒子虽然射线能量低,有效作用半径短,但由于消化道平滑肌属于放射敏感组织,因而在剖腹植入粒子时如粒子位置不当、移位或脱落可造成胃肠吻合口漏和肠穿孔。

**6.粒子的丢失**

粒子迁移可引起血管栓塞甚至急性心脏梗死,手术后 1 周应常规 X 线摄片,如条件允许,应做 CT 检查,了解放射性粒子的分布情况及是否丢失,以便及时补救。

## （六）治疗评价

影像学评价:肿瘤疗效评估采用 WHO 制定的实体瘤疗效评估标准。完全缓解(CR):肿瘤完全消失,影像学检查不能显示肿瘤或仅有条索状影像;部分缓解(PR):肿瘤消退 50% 及以上;无变化(NC):肿瘤增大不足 25%,减少不足 50%;进展(PD):肿瘤增大超过 25% 或有新病灶出现。

**1.放射性粒子治疗中、晚期肝癌**

有学者对放射性粒子植入治疗肝癌进行了深入的研究。他们报道了对 38 例肝癌患者的治疗结果,其中 21 例接受单纯 CT 引导下 $^{192}$Ir 粒子植入治疗,17 例接受放射性粒子植入和激光综合治疗,肿瘤周边匹配剂量 10～20Gy,术后 6 个月单纯粒子组局部控制率为 87%,综合治疗组为 73%,同年 5 月份,其对 21 例行 CT 引导下粒子植入治疗肝癌患者进行了总结,平均肿瘤周边最小剂量 17Gy,患者术后 6 个月和 12 个月的局部控制率分别为 87% 和 70%。国内研究也证明了粒子植入治疗肝癌的疗效。有学者对 42 例肝癌患者行 $^{125}$I 粒子植入治疗,12 个月、24 个月、36 个月的复发率分别为 0、6.7%、11.7%,生存率分别为 94.7%、87.5%、68.7%,与非粒子治疗组比较差异有显著性。有学者对 14 例原发肝癌行 $^{125}$I 粒子治疗,患者平均随访 7.5 个月全部存活,无一例复发。

2.放射性粒子与手术治疗大肝癌

大肝癌和巨块型肝癌大多手术不能完全根治,姑息切除难以达到治愈的目的,疗效不能令人满意。$^{125}$I粒子能对手术难以切除的亚临床病灶给予有力的杀伤,提高治疗效果。有学者对20例大肝癌(平均直径7.7cm)进行了放射性粒子植入治疗,肿瘤周边最小剂量12～25Gy,术后6个月、12个月的局部控制率分别为74%和40%,取得了令人振奋的结果。有学者对84例肝癌患者随机分组,分别给予术后化疗和术中$^{125}$I粒子组织间放射治疗,研究结果显示:前组3年局部复发率为59.5%,3年生存率为47.6%,13例姑息治疗患者有效率为46.2%;后组3年局部复发率为11.9%,3年生存率为68.7%,20例姑息治疗患者有效率为70.0%,明显优于前组的疗效。有学者另对60例大肝癌患者行$^{125}$I粒子植入治疗,12个月、24个月、36个月生存率分别为91.7%、86.7%和75.0%,他们同时指出,对瘤体5～10cm的患者,粒子植入的有效率达76%,瘤体大于10cm的患者有效率也有69%。

3.放射性粒子治疗肝转移癌

肝脏是人体最大的实质性器官,血液供应丰富,是很多恶性肿瘤特别是大肠癌的转移部位。放射性粒子植入对于肝转移瘤的治疗同样也取得了很好的疗效。有学者在乔治敦大学医院对22例不能切除的大肠癌肝转移患者行$^{192}$Ir粒子植入治疗,给予20～30Gy的剂量,患者平均随访期11个月,在随访期内无一例患者出现放射性并发症,26%的患者在随访26个月后依然存活,并且影像学检查显示了良好的局部控制。给予30Gy的患者在随访期内两次活检肿瘤受照区域均未发现肿瘤组织。有学者报道,$^{125}$I粒子内放疗治疗不可手术切除的大肠癌肝转移患者1年生存率和3年生存率分别是73%、23%,中位生存期20个月,最长生存时间7.5年,单发转移灶的5年肝内控制率(38%)高于多发转移灶的5年肝内控制率(6%)。多因素分析表明,转移灶的数目、大小与患者预后显著相关,单发病灶者生存期明显长于病灶数多于4处者。

## 五、微波在肝癌手术中的应用

微波是一种高频电磁波,频率300～300 000MHz,波长1～1 000mm。自20世纪初问世以来,20世纪60年代进入医学领域,20世纪80年代由于加温技术的进展,微波在肿瘤治疗中的应用日渐广泛。

### (一)基本原理

微波治疗肿瘤,主要是利用其热效应,基本原理是生物组织被微波辐照后,即吸收微波能,导致该区组织细胞内的极性分子处于一种激励状态,发生高速振荡,一相邻分子频频摩擦而将微波能量转变为热能,从而使组织凝固、坏死。实验证明,肿瘤组织的pH和血流量均比正常组织低,因此微波加热效果对肿瘤组织明显增强。同时,研究表明,肿瘤组织中含水量可高达89%,而正常软组织一般在65%以下。由于水是一种偶极分子,介电常数大,能强烈地吸收微波能并转化为热能。因此,微波辐射可选择性地破坏肿瘤。

### (二)微波机

2 450MHz微波机,最大输出功率为150W,单极针头长度分15mm、30mm、45mm和

60mm 4 种,根据所需深度选择不同长度的针头。针头与同轴电缆柄由直角连接,以适用于肝膈面区微波手术。另有分离探头连接辅助电极,使微波针头较易从肝实质内拔出。

有学者报道,B 超引导下经皮穿刺插入微波针热凝固化治疗不能切除肝癌,此法安全简便,不用剖腹,扩大了微波在肝癌治疗中的应用范围。

### (三)临床应用研究

手术操作:右肋缘下切口进腹,对左侧肝癌可将切口延长至左肋缘下。断离患侧肝诸韧带,牵拉圆韧带,使患侧肝能充分显露。将微波针插入肝预切线内,每针间距 1cm,使之形成一条热凝固带,然后用电刀或手术刀沿凝固带纵线逐层切开肝实质,切除肝叶。通常每根针每次 50~100W,持续 20~40 秒,针头周围热凝固区直径可达 1cm,以分离电极作用 1~2 次(每次 10 秒),然后将针头轻轻拔出。切肝时一般无须阻断肝门血流,但必须指出,对肝断面较大血管和胆管仍需结扎或缝扎,以免术后肝断面渗血或出现胆漏。肿瘤切除后,肝切缘上下缘对拢缝合或用镰状韧带或大网膜覆盖。膈下或肝切缘置引流管或烟卷引流。术前、术后按肝切除常规处理。

病例选择:经病理确诊为原发性肝癌患者共 34 例,其中肝细胞肝癌 33 例、混合性肝癌 1 例。肿瘤直径为 2.7~11.0cm(平均 6.6cm);肿瘤为单结节 19 例,多结节 15 例。4 例不能切除肝癌做单纯微波热凝固化肿瘤后留置,30 例用微波做切除,其中右叶局部切除 19 例(肿瘤位 V 段 6 例、VI 段 7 例、VII 段 5 例、VIII 段 1 例),左外叶切除 6 例,左半肝切除 3 例,肝左、右二叶肿瘤切除 2 例。

微波外科有以下一些优点。①微波有较好的止血作用。肝硬化患者对肝缺血的耐受力较差,因而微波外科对合并肝硬化患者做肝切除尤为适用。②微波能杀灭肝切缘的癌细胞。对不适合做规则性肝叶切除的患者,应用微波技术贴近肝癌边缘切除,有可能减少切缘残癌和术中癌细胞扩散,并能最大限度地保留正常肝组织。③微波热凝固,可作为不能切除肝癌综合治疗的一个手段。④微波手术是安全可行的。

### (四)治疗方法

1.手术方式

(1)术中微波凝固治疗(IMCT):与肝切除术相比,IMCT 操作简单,对肝功能损害轻,出血量少,术后并发症少,增大了肝癌患者治疗和生存的机会。有学者对 8 例肝细胞癌患者进行 IMCT(剖腹术)。患者因多发病灶(2~7 个)并伴严重肝硬化,肝功能储备差,已不能手术完全切除,其中 3 例行部分肝切除术合并 IMCT,5 例行肝动脉栓塞化疗合并 IMCT。IMCT 处理的肝癌直径 14~60mm。术后患者并发症少,感染轻,肝功能恢复快,术后 1 个月,所有患者 AFP 都明显下降(平均下降 86%),增强 CT 显示病灶内完全无血流,细针穿刺活检证实肿瘤完全凝固坏死,随访 4~24 个月患者全部存活,仅 3 例患者在肝的其他部位发现新病灶。

手术方式:采用微小开胸术及微小剖腹术进行术中微波凝固治疗。

优点:①术中应用高频超声可提高诊断的灵敏度;②手术直观,操作方便,对电极植入的位置及角度限制少,植入位置更精确,因而可凝固治疗更大或更小的病灶,并可同时治疗多个病灶;③可根据手术情况,灵活选择手术切除、手术切除合并 MCT、单纯 MCT 等不同方式。

(2)内镜微波凝固治疗(EMCT):有学者选择某院同期 18 例孤立性肝细胞癌患者中的 15

例(1 例因既往手术史导致粘连,2 例因病灶直径＞40mm 而除外)行腹腔镜 MCT。15 例患者平均年龄 62.9 岁(43~74 岁),均伴有肝硬化,肿瘤大小平均 24(12~40)mm,Child 分级:A 级 8 个、B 级 4 个、C 级 3 个,在腹腔镜超声准确定位下行 MCT。手术当天所有患者即能行走,术后第 2 天有低热(＜38℃),但 2~3 天后即恢复,无出血、感染、腹水、黄疸、肝脓肿等并发症,术后 1 周 CT 显示无增强效应,术后 2 周血管造影所有病灶内血流消失,AFP 浓度明显下降,其中 2 例因肝衰竭和食管静脉破裂出血分别于术后 1 个月、11 个月死亡,另 13 例随访 12~24 个月存活,仅 2 例有复发。有学者采用胸腔镜 MCT 治疗原发性和转移性肝癌,取得较好疗效,被认为是治疗位于膈顶下方、Ⅶ段和Ⅷ段肿瘤的有效方法。

(3)经皮微波凝固治疗(PMCT):PMCT 是 MCT 发展的一个新阶段,也是近年研究的一个热点,其技术要点是:局部麻醉后,在超声引导下用 14G 引导针穿刺肿瘤,拔出针芯,导入微波天线,使肿瘤凝固坏死。IMCT 和 EMCT 相比,PMCT 更加安全,操作简单,损伤小,更适合那些由于不同程度肝硬化而导致肝功能不足的患者。PMCT 主要适用于瘤径 3.0cm 以下的小肝癌。首先解决了置入式微波在深部组织中形成类球形凝固的理想形态和条件,单导一次辐射在不同能量级可形成直径 2.7~4.0cm 椭球体凝固,双导可形成直径 3.9~6.5cm 的球形凝固。有学者研究发现,采取阻断肝动脉和肝门静脉使肿瘤缺血的办法,可使凝固范围倍增。有学者研制出一种盘形引导器,它可精确引导多根(最多达 11 根)天线按一定间隔插入肿瘤组织,形成天线阵列,单次作用可形成直径达 60mm 的凝固区。由于上述技术的进步,PMCT 适应范围大大扩展。一般可用于肿瘤直径≤6cm 的单发结节或是多发结节＜3 枚;肿瘤位置合适;Child 分级一般是 A 级或 B 级,C 级须慎重。

2.适应证

①不愿手术或各种原因未能手术切除或不宜手术或术后复发的小肝癌;②肝癌切除后有残存的小结节;③转移性小肝癌;④位于第一、第二肝门区或靠近下腔静脉的小肝癌;⑤肝动脉插管介入治疗效果不佳者;⑥大肝癌肝功能正常,无黄疸及腹水者;⑦大肝癌可配合 TACE、无水乙醇注射(PEI)、肝门静脉栓塞(PVE)等方法治疗。

3.禁忌证

重度黄疸及腹水者,严重肝、肾功能损害者,巨大肝癌及弥散性肝癌患者,经常性发热及恶病质患者及伴有出血性疾病的患者,安有心脏起搏器者。

### (五)术后效果概述

文献报道微波对 3mm 血管能有效止血。微波止血的优点是凝血块不发生炭化和脱落,从而避免术后继发出血可能。某研究所报道微波手术治疗肝癌 34 例,微波手术无手术死亡,无胆汁漏、出血和腹腔感染等并发症。微波切肝组合并大结节性肝硬化者比手术刀切肝组多($P<0.01$),但术后肝功能(谷丙转氨酶和血清总胆红素)变化两组无显著差异($P$ 均$<0.05$),可能与微波组阻断肝门血流少,从而减少术后肝功能紊乱有关。资料表明,微波与手术刀组比较术中失血量和输血量显著减少($P$ 均$<0.01$),可在不阻断肝门血流情况下做肝癌切除。微波组仅 1 例(3.3%)切肝时阻断肝门,而手术刀组 26 例(86.7%)切肝时阻断肝门($P<0.01$)。因此,有可能减少和避免因阻断肝门血流对肝功能损害的不良反应。我国肝癌患者 80%以上合并肝硬化,肝硬化患者对肝缺血的耐受力较差,因而微波外科对合并肝硬化患者做肝切除尤

为适用。最近,有学者报道 B 超引导下经皮穿刺微波热凝固治疗 18 例手术不能切除的单结节小肝癌(≤2cm),所用穿刺针长 30cm,粗 1.6cm,微波功率 60W。术后 AFP 均见下降,B 超、CT、MRI 检查表明全部病例均见肿瘤坏死。其中 1 例经微波治疗后手术切除,标本见肿瘤全部坏死。全组无严重并发症,未见术后复发,17 例继续存活。但随访期短(11~33 个月),远期疗效尚需进一步随访。学者报道的"微波消融治疗肝癌的临床研究",采用微波治疗系统对 20 例不能手术的肝癌患者行微波治疗。结果患者 AFP 水平下降,无明显肝功能损伤,无明显并发症。认为微波消融治疗在肝癌的治疗中具有较好的临床疗效。另有学者报道的"腹腔镜下冷循环微波消融治疗原发性肝癌的临床应用",对肿瘤位于肝脏面和膈面的原发性肝癌 23 例采用腹腔镜下冷循环微波消融治疗,其中肝癌破裂出血 3 例,予以全身麻醉,术中先腹腔镜探查,明确肿瘤位置确定穿刺点,然后在腹腔镜引导下,穿刺肿瘤行微波消融治疗。结果显示,3 例肝癌破裂出血停止,术后复查肿瘤均缩小,血 AFP 显著下降。术后 3 个月 CT 示 13 例肿瘤病灶完全坏死;10 例病灶部分坏死。随访 3~18 个月,22 例生存,1 例死亡(死于肝衰竭)。认为腹腔镜引导下冷循环微波消融治疗肝癌比 B 超引导下微波治疗定位更加准确,治疗效果肯定。

(王交运)

# 第三节　胰腺癌

胰腺癌主要指胰外分泌腺腺癌,是消化系统中恶性程度最高的肿瘤之一,占消化道恶性肿瘤的 8%~10%。胰腺癌发病率呈逐年上升趋势。5 年生存率<1%,是预后最差的恶性肿瘤之一。胰腺癌早期的确诊率不高,手术病死率较高,而治愈率很低。本病发病率男性高于女性,男女之比为(1.5~2):1,男性患者远较绝经前的妇女多见,绝经后妇女的发病率与男性相仿。

## 一、病因和病理

胰腺癌的病因尚不十分清楚。老年、有吸烟史、高脂饮食、体重指数超标为胰腺癌的危险因素,暴露于萘胺、联苯胺等化学物质可导致发病率增加。

胰腺癌可发生于胰腺的任何部位,但以胰头为多见,占 60%~70%,胰体胰尾部癌占 25%~30%;全胰癌占 5%左右;另有少数病例部位难以确定。胰腺癌多数起源于导管上皮细胞,称为导管细胞癌,约占 90%。来自胰管的胰腺癌,因其质地坚硬,统称为硬癌。起源于胰腺泡细胞的胰腺癌称腺泡细胞癌,较少见,癌瘤质地柔软,呈肉质型。按组织学分类主要依据细胞分化程度和形态特征分为鳞状上皮细胞癌、小细胞未分化癌、大细胞未分化癌和腺癌。

胰腺癌转移扩散的主要方式是局部浸润和淋巴转移。在早期即可直接浸润到邻近的门静脉、肠系膜上动静脉、腹腔动脉、肝动脉、下腔静脉及脾动静脉等。易受浸润的周围脏器有胃窦部、十二指肠、胆总管、横结肠、肠系膜及周围膜组织和神经丛,也可血行转移至肝、肺及椎骨等。

## 二、临床表现

胰腺癌的临床表现取决于癌肿的部位、病程早晚、胰腺破坏的程度、有无转移及邻近器官累及的情况。其临床特点是整个病程短、病情发展快和迅速恶化。

### (一)症状

(1)多数胰腺癌患者缺乏特异性症状,最初仅表现为上腹部不适,隐痛,易与其他消化系统疾病混淆。当患者出现腰背部疼痛时为肿瘤侵犯腹膜后神经丛,为晚期表现。

(2)80%～90%的胰腺癌患者在疾病初期即有消瘦、体重减轻。

(3)胰腺癌患者常出现消化不良、呕吐、腹泻等症状。

### (二)体征

早期一般无明显体征,典型胰腺癌可见消瘦、上腹压痛和黄疸。出现黄疸时,常因胆汁淤积而有肝大,其质影、表面光滑,可叩击囊状、无压痛、表面光滑并可推移的肿大胆囊,称为Courvoisier征,对胰头癌有一定的诊断意义,但阳性率不高。腹部肿块多数属于晚期体征。晚期可有腹水,多因腹膜转移所致。少数患者可有锁骨上淋巴结肿大或直肠指诊触及盆腔转移癌。

## 三、辅助检查

### (一)血生化检查

早期无特异性血生化改变,肿瘤阻塞胆管可引起血胆红素升高,伴有谷氨酸氨基转移酶、门冬氨酸氨基转移酶等酶学改变。胰腺癌患者中有40%出现血糖升高和糖耐量异常。

### (二)肿瘤标志物检测

检查血CEA、CA19-9升高对胰腺癌诊断有帮助价值。

### (三)影像学检查

1.B超检查

首选筛查方法。B超对晚期胰腺癌的诊断阳性率可达90%,能较好地显示胰腺内部结构、胆管有无梗阻及梗阻部位、梗阻原因。

2.CT检查

CT增强扫描显示解剖结构清晰,能较好地显示胰腺肿物的大小、部位、形态和内部结构,不受体型、肠内气体等的影响,目前是检查胰腺最佳的无创性影像检查方法。可显示>2cm的肿瘤,可见胰腺形态变异、局限性肿大、胰周脂肪消失、胰管扩张或狭窄、大血管受压、淋巴结或肝转移等,诊断准确率可达80%以上。

3.磁共振胰胆管成像(MRCP)

MRCP能显示主胰管和胆总管病变,效果基本与ERCP相同。

4.经皮肝穿刺胆管造影(PTC)

随着X线或B超引导下穿刺和操作技术的数量,PTC的成功率在95%以上。ERCP插管失败或胆总管下段梗阻不能插管时,可以通过 PTC 显示胆管系统。胰头癌累及胆总管,引起胆总管梗阻、扩张和阻塞,梗阻处可见偏心性压迫性狭窄。还可见胆总管的围管性浸润,造成对称性胆总管狭窄或不规则胰管。

**5.选择性动脉造影**

经腹腔动脉做肠系膜上动脉、肝动脉、脾动脉选择性动脉造影,对诊断早期胰腺癌并非必要,目前多用于术前判断肿瘤的可切除性。凡有肠系膜上动脉根部和腹腔动脉受侵犯则表示肿瘤已属晚期,已不能切除。通过术前造影还可发现有无异常动脉分支及肝转移,有助于手术决策。

### (四)组织病理学和细胞学检查

在 CT、B 超定位和引导下或在剖腹探查中用细针穿刺做多处细胞学或活体组织检查,一般无危险和严重并发症,也不致引起肿瘤扩散。

## 四、晚期胰腺癌常用介入手段

### (一)经皮胰腺穿刺活检术

**1.定义**

经皮胰腺穿刺活检术是通过经皮穿刺获取所需部位胰腺活组织,经过检验,明确胰腺病变的细菌学、细胞学和组织病理学诊断,甚至基因诊断与测序,从而提高胰腺病变诊断的精确率,以指导进一步临床治疗。在影像(B 超和 CT 图像)引导下经皮穿刺活检在胰腺占位性病变的定性和鉴别诊断中仍起着重要的作用,同时对临床治疗具有指导意义。对于接受手术治疗的胰腺癌患者,无须病理学诊断;但接受放疗或化疗等辅助治疗的胰腺癌患者需要在治疗前获得明确诊断。

**2.适应证与禁忌证**

(1)适应证:胰腺穿刺活检术适用于胰腺实性肿块、胰腺囊实性肿块、怀疑有弥漫性疾病等,以确定胰腺肿块性质,鉴别胰腺原发癌与转移癌等。

(2)禁忌证:严重出血倾向者,急性胰腺炎、腹膜炎、皮肤感染、心肺功能衰竭、顽固性腹水等。

**3.手术操作**

(1)细针负压针吸活检时,经 CT 扫描或 B 超确认穿刺针尖的准确位置后,进行多点、多向、负压抽吸活检,也可使用同轴套管针反复穿刺抽吸数次。后在有经验的病理医师协助下,快速将穿刺抽吸物固定在福尔马林溶液内,做细胞离心、涂片染色等检查。

(2)根据 CT 扫描或 B 超定位显示的病变位置,穿刺路径选择皮肤至胰腺病变中央区最短距离,避开胰腺周围大血管及扩张的胆囊、胆总管。胰头、胰体病变多采用垂直方向进针,胰尾病变多采用水平或斜向进针,如图 11-7 所示。以 16G 或 18G 的活检针进行经皮胰腺占位性病变穿刺,可进行多次穿刺,直至取得令人满意的病变组织标本后结束穿刺(满意标本:标本长度>5mm,组织条完整或轻度破损,外形呈细条状)。还可以在 ROBIO 等穿刺机器人协助下选择特殊进针路径,以最大程度减少周边正常脏器损伤,降低并发症发生率。

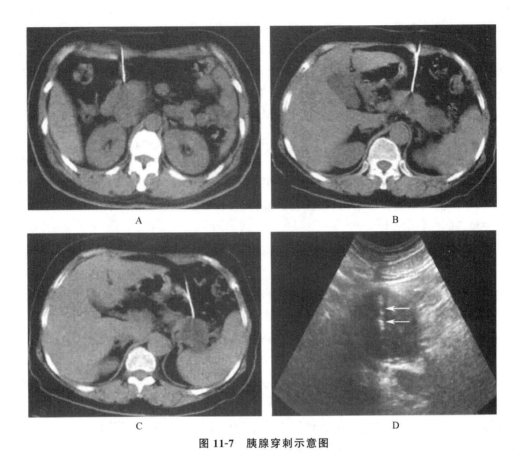

**图 11-7 胰腺穿刺示意图**

注 A~C.CT 引导下胰头颈、胰体和胰尾部占位性病变穿刺活检,避开胃肠道。D.B 超引导下胰头部肿块穿刺,避开重要脏器,提高穿刺效率。

（3）术后患者平卧 1~2 小时,观察脉搏、血压及有无剧烈腹痛等症状。细针负压吸引活检术后一般观察 2 小时。切割针穿刺活检术后,继续禁食,患者无明显不适,次日复查血、尿淀粉酶,正常后方可进食。

4.注意事项

目前胰腺穿刺活检技术主要包括超声内镜下细针穿刺活检以及 B 超或 CT 引导下经皮穿刺活检术。超声内镜下细针穿刺活检的定位更为精确,尤其是能够对微小病变（直径＜1cm）进行定位穿刺活检,但是操作复杂、技术要求高、费时及费用较高,因此不适合广泛开展。而经皮穿刺活检术和细针穿刺术,操作相对简单、省时,技术要求也相对较低,且该项技术的定位准确性和阳性率均较高,但是理论上其穿刺风险要高于超声内镜下细针穿刺。

5.疗效分析及手术技巧

多个研究表明,胰腺经皮穿刺的诊断准确率为 91.75%~92.00%,敏感度和特异度分别为90.12%~91.00%、100%,胰腺恶性肿瘤的周围组织通常存在炎性浸润区域,并有大量纤维结缔组织,穿刺如果不能达到肿瘤深度,会造成假阴性结果。因此,穿刺路径尽量通过实性成分取材;必要时增加穿刺次数,多方向、多部位取材;对于小病灶可加大穿刺角度;病灶较大、可能有坏死者,应穿刺病灶周边部;在诊断性穿刺活检的同时联合囊液的生化分析或肿瘤标记物检查,以提高病变的诊断准确率。另外,在影像引导方式的选择上,CT 引导下的穿刺不能实时监控,且易受呼吸运动及邻近组织结构和器官等因素的影响,在选择穿刺路径时较 B 超引导下穿刺更为困难,所以其相对耗时和穿刺次数也均多于 B 超引导下的穿刺;而 B 超引导下穿刺可在实时监控下进行,同时可以通过超声探头加压推开胃肠组织以避免其对穿刺的干扰,所以 B 超引导下的穿刺更为简便和准确。临床上操作原则以 CT 图像作为参考,首选 B 超引导下穿刺,如果 B 超无法清晰显示病灶,则可改用 CT 引导下穿刺。

6.常见并发症及手术风险

胰腺是腹膜后器官,周围有大血管包绕,穿刺活检困难,风险较肝和肾穿刺活检高。主要防止术中、术后消化道或腹腔出血、急性胰腺炎、胆汁性腹膜炎、胃肠道穿孔继发腹腔感染、肿瘤针道种植、胰瘘等的发生。

### (二)动脉内灌注化疗术和肝动脉栓塞化疗术

1.定义

动脉内灌注化疗术(TAI)是指经动脉内将导管或微导管插入胰腺癌病灶主要供血动脉(如胃十二指肠动脉、胰十二指肠动脉及脾动脉等),根据临床资料所确定相应化疗药物及其方案,将药物在一定时间内经导管灌注到肿瘤组织内的治疗方法。肝动脉栓塞化疗(TACE)术应用于有肝转移患者,是在胰腺灌注化疗的基础上再行肝动脉造影,根据血管造影情况,用化疗药物与超液化碘化油混合制成混悬液,超选择插管至肝动脉肿瘤供血动脉行栓塞化疗。

2.原理

通过导管经动脉进入肿瘤的供血动脉内再进行化疗药物的灌注,药物分布不受全身无关的血流影响,肿瘤区域是全身药物分布量最多且浓度最高的地方,即使以少于静脉给药量的剂量进行灌注,肿瘤区域的药物浓度仍远高于全身的药物浓度,其随血液循环流至全身其他地方的药物同样对靶器官外可能存在的其他转移性病灶起作用,是一种微创、相对高效,同时也兼顾局部和全身的治疗方式。依据注射方式可分为:①持续性动脉内灌注化疗(CTAI),一般要求留置动脉导管,灌注时间依据肿瘤生物性特性以及所选择药物的时间浓度曲线决定;②冲击性动脉灌注化疗(BTAI),又称团注灌注化疗,灌注时间一般在 30~45 分钟,多在肿瘤血供丰富时进行。

3.适应证和禁忌证

(1)适应证。

1)不能手术切除的晚期胰腺癌。

2)已采用其他非手术方法治疗无效的胰腺癌。

3)胰腺癌伴肝转移。

4)胰腺癌术后复发。

(2)禁忌证。

1)对比剂过敏。

2)大量腹水、全身多处转移。

3)全身情况衰竭者,明显恶病质,ECOG 评分＞2 分,伴多脏器功能衰竭。

4)有出血或凝血功能障碍性疾病不能纠正,有明显出血倾向者。

5）肝、肾功能差，超过正常参考值 1.5 倍的患者。

6）白细胞＜$3.5×10^9$/L，血小板＜$50×10^9$/L。

以上 1）～3）为绝对禁忌证，4）～6）为相对禁忌证。

**4.操作方法**

（1）患者体位：患者取仰卧位。

（2）操作步骤：常规腹股沟区消毒、铺巾，腹股沟局部麻醉，Seldinger 法穿刺股动脉，放置动脉鞘，选择性动脉插管。将导管分别选择性置于腹腔动脉、肠系膜上动脉造影（造影持续至静脉期，观察静脉受侵情况），若可见肿瘤供血血管，则超选至供血动脉灌注化疗。建议：胰头、胰颈部肿瘤经胃十二指肠动脉及肠系膜上动脉灌注化疗；胰体尾部肿瘤视肿瘤侵犯范围、血管造影情况，经腹腔动脉或脾动脉灌注化疗；伴肝转移者同时经肝固有动脉灌注化疗，若造影下见肝内转移瘤的血供较丰富，可给予栓塞治疗，栓塞剂可选用超液化碘油或颗粒栓塞剂等，栓塞时应在透视下监视，防止异位栓塞（图 11-8）。

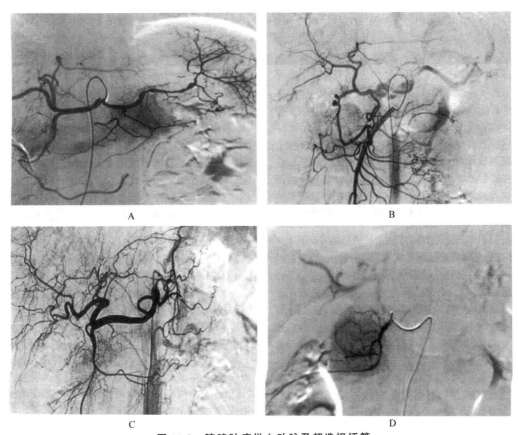

**图 11-8 胰腺肿瘤供血动脉及超选择插管**

注 A～C.脾动脉主干、肠系膜上动脉、腹腔干动脉参与肿瘤血供。D.高度超选至肿瘤血管进行造影。

（3）药物选择：选用吉西他滨、氟尿嘧啶、雷替曲塞、奥沙利铂、伊立替康、白蛋白结合型紫杉醇等，原则上不超过三联用药。

（4）术后随访：建议每 1～2 个月随访 1 次。主要进行生活质量评价和血常规、肝肾功能、肿瘤标志物及影像学检查等。

**5.疗效分析**

介入治疗是胰腺癌的一种重要的姑息治疗手段,因其全身不良反应小、局部药物浓度高等特点,尤其适用于不能手术切除的晚期胰腺癌以及年老体弱者。动脉局部灌注化疗大大提高了肿瘤组织局部的药物浓度。而且,经腹腔动脉和肠系膜上动脉等灌注入的化疗药物,随后可经门静脉系统回流肝脏,形成对肝脏的再灌注,进一步杀灭门脉系统内和肝内的转移病灶。有报道,对于中、晚期胰腺癌,介入动脉灌注化疗较传统全身静脉化疗可显著提高患者临床获益率、1 年生存率及患者的生活质量。

**6.常见并发症**

(1)与血管内操作相关的并发症:血肿、动脉夹层形成、动脉痉挛、闭塞等。

(2)与化疗药物相关的并发症:胰腺炎、恶心、呕吐、疼痛、发热、骨髓抑制、肝功能损害、肾功能损害等。

(3)与机体抵抗力下降和(或)药物相关并发症:消化道出血/应激性溃疡等。

### (三)$^{125}$I 粒子植入术

$^{125}$I 放射性粒子植入术逐渐应用到胰腺癌的治疗中,临床实践也证明了它在缓解患者疼痛、局部控制肿瘤进展、延长患者生存时间和改善患者生活质量等方面具有良好的疗效。依靠其创伤小、并发症少的优势,$^{125}$I 放射性粒子植入已成为我国胰腺癌常规治疗手段之一。

**1.定义**

在开腹手术直视下、超声、超声内镜及 CT 引导下$^{125}$I 粒子植入术(IP)是指在局部麻醉或全身麻醉下,依据模拟内放射治疗系统(TPS)确定靶区和粒子植入的数目,采用直接穿刺的方法将$^{125}$I 粒子植入胰腺肿瘤组织中,使肿瘤组织细胞发生坏死的治疗方法。

**2.原理**

胰腺癌属于低氧性肿瘤,对常规放疗不敏感。而$^{125}$I 粒子半衰期为 59.4 天,能持续性释放能量为 35.5keV 的 γ 射线。γ 射线是原子核受激辐射的,比 X 射线光子能量高,波长更短,穿透能力更强,可持续破坏肿瘤细胞的 DNA 合成,从而阻止肿瘤细胞增殖,同时还能杀伤胰腺肿瘤干细胞。同时$^{125}$I 粒子所释放的 γ 射线为低能量射线,有效照射距离在 1.0~2.0cm,不容易对周围正常组织造成损伤。

**3.适应证和禁忌证**

(1)适应证。

1)晚期胰腺癌介入治疗术后。

2)不能手术切除的,预计生存期大于 3 个月的胰腺癌。

3)不愿意接受胰腺癌切除手术的患者。

4)预计生存期小于 3 个月,为缓解持续性上腹部疼痛。

5)原发胰腺肿瘤最大直径＞5.0cm 者,应慎重选择肿瘤减荷。

(2)禁忌证。

1)临床有明确证明胰腺肿瘤已广泛转移证据。

2)多器官功能衰竭者,不能接受放射粒子植入治疗。

3)胰腺恶性肿瘤合并胰腺炎症者,炎症急性期不能接受放射粒子植入治疗。

4）合并凝血功能障碍，经药物治疗不能改善者。

5）合并严重糖尿病，经过降糖治疗，血糖不能控制在 16.7mmol/L 以下者。

6）合并菌血症、脓毒血症者，不能接受放射粒子植入治疗。

**4.TPS 及手术操作**

推荐放射治疗处方剂量为 110～160mGy；$^{125}$I 粒子活度为每粒 0.38～0.40mCi。粒子数量计算依据 Cevc's 公式：计算总粒子数＝（长＋宽＋厚）/3×5÷每个粒子活度。根据 CT 平扫/增强及超声等影像，了解胰腺病灶大小、形态与周边组织器官，如胰管、十二指肠、胃、门脉等的关系。穿刺途径避开重要血管、神经、淋巴引流区；辐射覆盖胰腺肿瘤病灶功能范围，尽量辐射均匀，粒子分布均匀。具体操作：使用 18G 的粒子穿刺针从进针点穿刺至距肿瘤底部约 5mm 处，植入 1 颗粒子后退针 10mm，再植入 1 颗粒子，再退针，直到距离肿瘤顶部边缘约 5mm。各个穿刺点间隔 10mm，并尽可能保证所有粒子最后植入时立体空间距离为 10mm。

**5.疗效分析**

$^{125}$I 放射性粒子植入术能显著降低血清肿瘤标志物水平，减轻黄疸，使肝功能得到明显改善，进一步提高患者临床疗效。于聪慧等对 26 例胰腺癌患者行术中 $^{125}$I 放射性粒子植入，随访发现患者平均生存期为（12.0±5.1）个月，存活时间最长者达 21 个月，肿瘤局部控制率约为 79.1%，术后 1 周有 94.7% 的患者感觉疼痛缓解；Wang 等对 14 例胰腺癌患者行术中超声引导下 $^{125}$I 放射性粒子植入术，结果发现 87.5% 的患者疼痛得到缓解，肿瘤局部控制率达 78.6%，中位生存期约 10 个月。有学者对 26 例不可切除的胰腺癌患者行超声引导下 $^{125}$I 放射性粒子植入，肿瘤局部控制率约为 50%，中位生存期为 11 个月，疼痛缓解率为 79%，患者临床症状显著改善，生活质量也得到明显提高；Sun 等通过超声内镜植入放射性粒子后发现，其临床疗效良好，部分患者肿瘤体积较术前减小，疼痛也得到缓解，临床有效率为 30%；有学者对 90 例胰腺癌患者行 CT 引导下 $^{125}$I 放射性粒子植入，结果患者中位生存期为（11.0±0.7）个月，疼痛缓解率约为 42.2%，局部控制有效率达 61.1%；充分证明其有效性及安全性。

**6.常见并发症**

目前文献中介绍的常见的术后并发症主要有胰瘘、胆瘘、出血、胃肠道不适、腹腔感染、术后大量腹水等，另外还包括放射性粒子独有的并发症，如粒子移位、白细胞下降、放射性肠炎等。

**7.注意事项**

加强对术后患者的住院及家庭环境的管理，加强对医护人员的培训和保护，做好放射性防护。

## （四）经皮微创消融技术（射频、微波、冷冻、不可逆性电穿孔）

**1.定义**

经皮射频、微波、冷冻、不可逆性电穿孔消融治疗术（RFA/MWA/CA/IRE）是指在局部或全身麻醉下，采用 CT 或 B 超扫描等影像定位技术将不同数量及型号的消融针直接穿刺到胰腺肿瘤和转移病灶组织中，在一定功率/电压和时间内，使肿瘤组织细胞发生凝固坏死的治疗方法。

**2.原理**

射频和微波消融都是通过高热使肿瘤组织发生凝固性坏死，以达到彻底治愈的目的，其区别主要在于产热的原理不同：射频消融是高频交流电电流的作用下体内离子相互摩擦并与其他微粒相碰撞而产生生物热作用；而微波消融是在微波作用下组织内的极性分子高速运动而产生热量，当温度升到50～90℃时，肿瘤细胞的蛋白质变性凝固，导致其不可逆坏死。冷冻消融（俗称"氩氦刀"）是氩气在刀尖上急速制冷，在几秒内将肿瘤的温度降至−170℃，使之形成冰球，然后再借助氦气在刀尖上急速制造热效应，快速将冰球解冻并升温至50℃以上，冷冻时癌细胞内已经形成冰晶，快速解冻及升温使冰晶爆裂，从而达到完全摧毁癌细胞的目的。不可逆性电穿孔（俗称"纳米刀"）通过对肿瘤细胞实施瞬时、高频、反复的高电压脉冲，引起肿瘤细胞膜不可逆性电穿孔，从而导致细胞凋亡，达到消融肿瘤的目的。

3.适应证和禁忌证

（1）适应证。

1）晚期胰腺癌介入治疗术后。

2）不能手术切除的，预计生存期大于3个月的胰腺癌患者。

3）不愿意接受胰腺癌切除手术的患者。

4）预计生存期大于3个月，为缓解持续性上腹部疼痛，可慎重选择。

5）原发胰腺肿瘤最大直径＞9cm者，应慎重选择减瘤治疗。

（2）禁忌证。

1）临床有明确证据证明胰腺肿瘤已广泛转移。

2）恶病质者，不能接受射频、微波、冷冻、不可逆性电穿孔消融治疗。

3）胰腺恶性肿瘤合并胰腺炎症者，炎症急性期不能接受射频、微波、冷冻、不可逆性电穿孔消融治疗。

4）合并凝血功能障碍，经药物治疗不能改善者。

5）合并严重糖尿病，经过降糖治疗，血糖不能控制在15.6mmol/L以下者。

6）合并菌血症、脓毒血症，不能接受射频、微波、冷冻、不可逆性电穿孔消融治疗。

对于接受不可逆电穿孔消融的患者应同时排除以下几种情况：严重心律失常（心率＞120次/分或＜60次/分、多发性室性期前收缩或心房颤动）；心脏负荷测试发现可诱导的心肌缺血或不可控心绞痛；安装心脏起搏器；术前2个月内曾发生心肌梗死。

4.手术操作

患者局部麻醉或全身麻醉后，在开腹、超声或CT引导下合理地将消融针插至肿瘤部位。射频/微波消融根据肿瘤大小确定消融电极数量，一般选择1～3针、间隔2.0cm、呈等腰三角形排列（微波消融因其消融形态可控性差，须慎重选择）。冷冻消融时根据瘤体大小、形状、部位等可选择同时插入2～4支冷冻探针。如肿瘤＜2cm时，插入1支直径为2mm的探针即可；如果肿瘤直径在2～4cm之间，则插入2支冷冻探针；如果肿瘤直径≥5cm时，则可插入3～4支探针。经皮IRE消融时，通过术前治疗计划决定电极数量、插针方式及术中参数。术中使用主电级1支，标准电极1～2支，针尖距为1.0～2.0cm，电极有效暴露距离为1.5～2.0cm。每组放电脉冲次数10次，脉宽70～90微秒，放电组数7～9个。总脉冲数目为70～90次。平均电场强度为1 200～1 500V/cm，心电同步器在心房/心室收缩期以外的心动周期发射脉冲。通过实时的电阻或电流变化，结合术中超声及CT确认消融成功。穿刺方案应尽可能避开重要脏器、血管及正常管腔组织,如胰管、胆管。消融范围覆盖整个肿块并超出至少"0.5cm 安全界"为止。

5.疗效分析

对于失去手术机会的胰腺癌患者,放、化疗是标准治疗方法,但中位生存期仅 6～11 个月。对这类患者进行局部微创消融治疗,从而减轻肿瘤负荷,并使部分患者获得二次手术机会,是目前可采用的治疗策略。有学者介绍了 100 例局部晚期胰腺癌患者经 RFA 联合放、化疗治疗后 3 例患者术后 30 天内死亡,在中位随访的 12 个月中,59 例患者死亡,有 19 例患者伴瘤生存,22 例患者肿瘤无进展生存,其中 1 例患者目前为止仍健康存活,总的中位生存期达 20 个月。有学者总结了 25 例晚期不可切除胰腺癌患者的治疗经验:单纯化疗组患者平均存活 13 个月,最长存活 30 个月;而化疗联合 RFA 治疗组患者平均存活达 33 个月。氩氦刀冷冻消融术治疗晚期胰腺癌临床疗效满意,可降低疼痛评分、术后 CA199、癌胚抗原(CEA)表达,能有效缓解患者疼痛,缩小肿瘤组织直径,提高术后的生活质量。有学者又用超声联合 CT 引导下经皮冷冻治疗 85 例胰腺癌患者,所有患者共行 121 例次经皮冷冻治疗,均顺利完成,无一例死亡,肿瘤直径明显缩小,所有瘤灶冷冻区活性消失,患者生存质量明显提高。有学者对 65 例诊断为进展性胰腺癌接受 IRE 治疗后,48 例经 IRE 治疗后无局部复发,无局部复发的患者无瘤生存期显著高于局部复发患者(12.6 个月 vs 5.5 个月,$P=0.03$)。有学者对 200 例Ⅲ期进展性胰腺癌并接受 IRE 治疗的患者进行多中心前瞻性评估,其中包括联合切除术 50 例。所有患者均接受术前诱导化疗,有 52% 的患者术前(平均 6 个月)同时接受放、化疗,随访 29 个月时 6 例发生局部复发,平均总生存期为 24.9 个月。随着肿瘤局部消融技术的广泛应用,极大提高了胰腺癌的治疗效果,射频消融、微波消融、氩氦刀等传统消融方法术后感染、出血、胰瘘和胆瘘等发生率高,临床适用性明显受限,逐渐被临床淘汰。与上述传统的消融技术相比,纳米刀消融术作为一种新兴的消融方法,具有"选择性消融"的独特优势。IRE 的优点:①消融区与非消融区之间界限清晰;②组织选择性好;③不受大血管血流的热/冷吸除作用影响;④因消融时间短等。IRE 逐渐受到医生的"恩宠",更适用于胰腺癌、肝门部胆管癌等靠近胰管、胆管、肝门复杂部位的肿瘤微创治疗(图 11-9)。

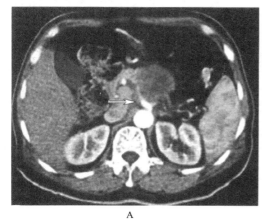 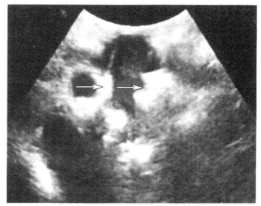

A                                    B

**图 11-9**

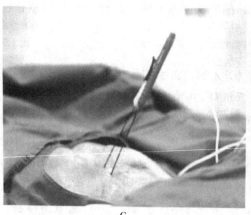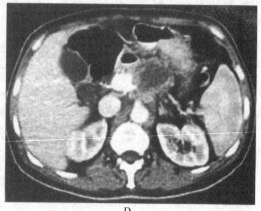

**图 11-9　胰腺体部 IRE 消融示意图**

注　A.胰腺体部肿瘤 IRE 消融前增强 CT 显示肿瘤包绕腹腔干、脾动静脉、肠系膜动静脉,无法手术切除。B.术中超声示 2 支电极消融时针道区出现气泡,呈现高回声,显示病灶消融完全。C.经皮纳米刀消融胰腺肿瘤。D.同一患者 IRE 术后 30 天 CT 增强扫描示病灶中心无强化,肿瘤缩小。

6.常见并发症

(1)胰源性腹水、急性胰腺炎以及胰瘘:任何有创操作均易造成胰管的机械性损伤。

(2)胃肠道损伤:由于操作不当等原因,仍有可能造成胃壁、肠管的机械性穿刺损伤,造成局部水肿、出血等。

(3)静脉血栓形成:在流速较慢的静脉系统存在形成血栓的可能。

(4)心律失常、骨骼肌和膈肌收缩、心动过速、丙氨酸转氨酶和胆红素一过性升高等。

(5)要注意的是在胰腺组织实施消融以后,并发症很大程度上与消融温度相关。

### (五)晚期胰腺癌常见并发症的临床处置

1.梗阻性黄疸

(1)原因:胰头部肿瘤,肝门部淋巴结转移。

(2)处置策略。

1)PTCD:一般情况下可行内、外引流,若肝门部梗阻严重者,可先行外引流 3～7 天,待梗阻部位炎症水肿消失后,再行内、外引流。

2)ERCP:一般情况下可行内、外引流,若肝门部梗阻严重者,可先行外引流 3～7 天,待梗阻部位炎症水肿消失后,再行内、外引流。

3)胆道支架植入:根据梗阻的原因不同,选择不同规格的支架,在肝功能基本恢复正常后植入支架。

2.胃肠道梗阻

(1)原因。

1)腹腔内淋巴结转移压迫胃肠道。

2)胰腺癌病灶压迫。

3)胰腺癌术后吻合口狭窄。

(2)处置策略。

1)胃肠减压:置入胃肠营养管至胃肠道梗阻段远端3~7天,待梗阻部位炎症水肿消失后,再行支架植入。

2)胃肠道支架植入:根据梗阻的原因、部位不同,选择不同规格的支架。

3.顽固性疼痛

(1)原因。

1)腹腔内淋巴结转移压迫。

2)胰腺癌病灶压迫。

3)腹腔神经节受侵犯。

(2)处置策略。

1)局部消融:射频、微波、冷冻、不可逆性电穿孔、高强度聚焦超声。

2)腹腔神经节阻滞术。

3)疼痛阶梯治疗。

(王交运)

# 参考文献

[1]郭广春,朱宏,葛涌钱,等.现代临床医学影像诊断[M].郑州:河南大学出版社,2021.

[2]夏瑞明,刘琳祥.医学影像诊断学[M].4版.北京:人民卫生出版社,2020.

[3]于广会,肖成明.医学影像诊断学[M].北京:中国医药科技出版社,2020.

[4]周叶,孟凡东,刘志胜.医学影像诊断与应用[M].长春:吉林科学技术出版社,2020.

[5]郑娜,姜波,崔文超,等.实用临床医学影像诊断[M].青岛:中国海洋大学出版社,2020.

[6]孟庆民,洪波,王亮,等.临床医学影像诊断技术[M].青岛:中国海洋大学出版社,2019.

[7]黄政,潘昌杰.新编实用医学影像诊断学[M].长春:吉林科学技术出版社,2019.

[8]索峰.现代医学影像诊断与临床[M].长春:吉林科学技术出版社,2019.

[9]姜凤举.实用医学影像检查与临床诊断[M].长春:吉林科学技术出版社,2019.

[10]陈绪珠,戴建平.医学影像诊断路径[M].北京:人民卫生出版社,2018.

[11]齐顺,郝悦.实用医学影像诊断精要[M].西安:西安交通大学出版社,2017.

[12]刘红霞,梁丽萍.超声诊断学[M].北京:中国医药科技出版社,2020.

[13]谢明星,田家玮.心脏超声诊断学[M].北京:人民卫生出版社,2019.

[14]赵维鹏,潘翠珍,舒先红.心脏超声入门[M].上海:上海科学技术出版社,2019.

[15]王金锐,周翔.腹部超声诊断学[M].北京:人民卫生出版社,2019.

[16]刘学明,蒋天安.实用腹部超声诊断图解[M].北京:人民卫生出版社,2019.

[17]张震,王学梅.消化系统急症的超声诊断[M].沈阳:辽宁科学技术出版社,2017.

[18]鲁红.妇科超声检查[M].北京:科学出版社,2022.

[19]廖建梅,杨舒萍,吕国荣.现代妇科超声诊断与治疗[M].福州:福建科学技术出版社,2021.

[20]唐军.实用妇科盆底与超声[M].北京:中国医药科技出版社,2021.

[21]陈常佩,李力,陆兆龄.妇科超声与临床[M].北京:人民卫生出版社,2018.

[22]吕建林.实用泌尿超声技术[M].北京:中国科学技术出版社,2021.

[23]滕皋军,王维.介入放射学[M].5版.北京:人民卫生出版社,2022.

[24]卢川,潘小平,赵振华,等.介入放射学基础[M].北京:人民卫生出版社,2020.

[25]郑传胜,程英升.中华影像医学介入放射学卷[M].2版.北京:人民卫生出版社,2019.

[26]申宝忠,杨建勇.介入放射学[M].北京:人民卫生出版社,2018.

[27]蒋烈夫,李敬哲.介入放射学[M].北京:科学出版社,2017.

[28]徐霖,罗杰.实用介入放射学手册[M].武汉:华中科技大学出版社,2015.